TRAITÉ

DES

MALADIES DES ENFANS

NOUVEAU-NÉS ET A LA MAMELLE.

TRAITÉ

DES

MALADIES DES ENFANS

NOUVEAU-NÉS ET A LA MAMELLE,

FONDÉ

SUR DE NOUVELLES OBSERVATIONS CLINIQUES ET D'ANATOMIE
PATHOLOGIQUE,

FAITES A L'HÔPITAL DES ENFANS-TROUVÉS DE PARIS, DANS LE SERVICE DE M. BARON;

PAR C. M. BILLARD,

DOCTEUR EN MÉDECINE DE LA FACULTÉ DE PARIS,

MEMBRE DE PLUSIEURS SOCIÉTÉS SAVANTES.

*Vides, ut amplissima, eademque propemodùm intentata
pateat via ad recens natorum morbos attenta, dum vivunt
observatione, accuratâ autem post mortem dissectione per-
vestigandos, nisi parentum inepta charitas obstaret.*

(Morgagni, de sedibus et causis morborum.
Ep. 48. p. 582, éd. Tissot.)

DEUXIÈME ÉDITION,

AUGMENTÉE D'UN MÉMOIRE MÉDICO-LÉGAL SUR LA VIABILITÉ DU FOETUS.

AVEC DES NOTES

ET UNE NOTICE SUR LA VIE ET LES OUVRAGES DE L'AUTEUR ;

PAR M. LE Dr OLLIVIER (D'ANGERS).

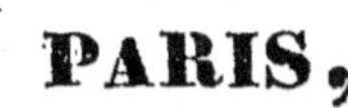

PARIS,

J.-B. BAILLIÈRE,

LIBRAIRE DE L'ACADÉMIE ROYALE DE MÉDECINE,

RUE DE L'ÉCOLE-DE-MÉDECINE, N° 13 (bis).

LONDRES, MÊME MAISON, 219, REGENT-STREET.

BRUXELLES, TIRCHER. — LIÈGE, DESOER. — GAND, DUJARDIN. — MONS, LEROUX.

1833.

ÉPERNAY, IMPRIM. DE WARIN-THIERRY ET FILS.

A

M. BARON,

MÉDECIN EN CHEF DE L'HOSPICE DES ENFANS-TROUVÉS,
MEMBRE DE LA LÉGION-D'HONNEUR,
DE L'ACADÉMIE ROYALE DE MÉDECINE, ETC.

Hommage d'estime et de reconnaissance.

C. Billard.

NOTICE

HISTORIQUE

SUR LA VIE ET LES TRAVAUX

DE C. M. BILLARD,

PAR LE DOCTEUR OLLIVIER (D'ANGERS).

QUAND on voit succomber, au déclin de sa vie, un homme qui a long-temps honoré son pays par ses talens ou ses vertus, et qui meurt après avoir fait tout le bien qu'il pouvait faire, cette idée consolante pour ceux qui le pleurent, s'unit du moins à la douleur qui entoure sa tombe. Mais lorsque la mort vient interrompre inopinément, et à son début, une carrière déjà signalée par d'importans travaux et pleine d'avenir, rien ne peut tempérer l'amertume des regrets qu'on éprouve ; le souvenir du passé les augmente encore, car il rappelle toutes les espérances dont on voit la source à jamais tarie. Telles sont les réflexions pénibles que fait naître la fin prématurée de Billard. Ceux qui le connurent, et qui ont pu l'apprécier, diront comme moi. Je ne crains pas d'être aveuglé par l'amitié qui nous lia dès l'enfance, dans le jugement que je porte aujourd'hui sur lui, car il se trouve écrit

tout entier dans l'histoire de la vie et dans les ouvrages de mon malheureux ami. Une narration simple et
fidèle de ce qu'il était et de ce qu'il a fait, suffit à son
éloge ; c'est en même temps l'hommage le plus digne
qu'on puisse rendre à sa mémoire.

CHARLES-MICHEL BILLARD naquit en l'année 1800, le
16 juin, au village de Pellouailles, près d'Angers, dé-
partement de Maine-et-Loire, de parens qui n'avaient
qu'une très-modique fortune. Resté orphelin dès son
bas âge, avec un frère plus jeune que lui, il fut adopté
et élevé par une tante qui prit soin de son éducation,
et dont la sollicitude vraiment maternelle ne con-
tribua pas peu à favoriser les heureuses dispositions
du jeune Billard. Aussi n'oublia-t-il jamais qu'elle
avait été une mère pour lui, et, jusqu'à la fin de sa
vie, il lui témoigna toute la reconnaissance et l'atta-
chement d'un fils dévoué et soumis. Elevés ensemble
sous les yeux des mêmes parens, quoique différens
d'âge, nous partageâmes pendant plusieurs années
les mêmes jeux et les mêmes leçons. Ce souvenir de
mon enfance me rappellera toujours le caractère doux
et aimant de Billard ; plus d'une fois on me donna pour
exemple sa docilité, et son application à ses devoirs.
Billard commença ses études au collége de Laval,
et vint les terminer au lycée d'Angers. Il montra de
bonne heure qu'une extrême facilité et une grande
mémoire n'empêchent pas toujours de se livrer à un
travail soutenu et opiniâtre. Ses récréations étaient le
plus souvent employées à la lecture d'ouvrages d'his-

toire ou de littérature ; et c'est en choisissant ainsi des délassemens utiles, qu'il étendit et perfectionna lui-même son éducation première. Les mathématiques furent la seule science pour laquelle le jeune Billard ne se sentit pas de dispositions naturelles, malgré le caractère sérieux et réfléchi qu'il annonçait déjà. On eût dit qu'il était éloigné, en quelque sorte à son insu, d'une science trop froide pour fournir des alimens à une imagination aussi vive que la sienne. Dans les dernières années de ses études au collége d'Angers, on commença à entrevoir la direction vers laquelle le jeune Billard paraissait entraîné. A l'esprit de critique et d'examen que ses maîtres avaient souvent reconnu en lui, se joignit insensiblement un goût très-prononcé pour l'observation de la nature. Dans ses instans de loisir, il laissait ses livres de philosophie, pour s'occuper de minéralogie et de botanique ; c'est ainsi qu'il fut conduit à l'étude de la médecine par celle des sciences naturelles qui forment une partie de son domaine.

Billard s'inscrivit au nombre des élèves de l'École secondaire de médecine d'Angers, au mois de novembre 1819, et presqu'en même temps il obtint, au concours, une place d'externe dans le service de l'hôpital. Ce premier succès donna une nouvelle activité à son ardeur pour l'étude, et les prix qu'il remporta chaque année, furent la juste récompense de ses efforts et de son travail. Mais un succès bien plus important par les avantages qui s'y rattachaient, vint combler toutes ses espérances. En 1821, Billard fut nommé élève interne, et dès-lors s'ouvrit devant lui une mine féconde en élémens d'instruction. En effet, à part les grands hôpitaux de Paris et de Lyon, il en est peu qui offrent autant de moyens d'étude que l'Hôtel-Dieu d'Angers; tous ceux qui, depuis Béclard, ont puisé à cette source, ont pu apprécier toutes les richesses qu'elle renferme. Billard les avait entrevues, et brûlait du désir de les exploiter : aussi commença-t-il à se livrer avec un zèle infatigable à l'observation des malades et à l'étude de l'anatomie normale et pathologique.

Pénétré des principes philosophiques de Bâcon, nourri de la lecture de Morgagni, il s'appliqua à poursuivre ses investigations dans le même esprit qui avait guidé l'illustre médecin de Padoue, rapprochant les symptômes qu'il observait pendant la vie, des altérations pathologiques qu'il trouvait après la mort. Il avait déjà recueilli un grand nombre de faits intéressans, mais sans autre but que celui de s'éclairer sur les diverses parties de la pathologie, lorsqu'une société savante vint donner une direction particulière à ses travaux, et l'engager dans l'examen de l'une des questions d'anatomie pathologique les plus importantes par ses applications.

En 1823, l'Athénée de médecine de Paris proposa pour sujet de prix : 1° « De déterminer, d'après des » observations précises, les divers aspects que pré- » sente, dans l'état sain, la membrane muqueuse » gastro-intestinale; 2° d'indiquer les caractères ana- » tomiques propres à l'inflammation de cette mem-

» brane ; 3° de distinguer cette inflammation des au-
» tres états sains ou morbides, et notamment des con-
» gestions avec lesquelles elle pourrait être confon-
» due ? » La solution de ce problème devait jeter une
vive lumière sur beaucoup de points encore obscurs
ou mal déterminés de l'histoire d'une classe entière
de maladies. Billard entreprit de répondre à cette
question, et ses observations ont démontré la nécessité
de répéter pour tous les organes ce qu'il a fait pour
le sujet qu'il avait à traiter, c'est-à-dire, de constater
d'une manière positive les caractères physiques et anatomiques de leur état sain, afin de pouvoir toujours
juger avec exactitude du degré des altérations qu'ils
peuvent présenter. Billard rassembla et coordonna
ses nombreux matériaux dans le silence, et il adressa à
Paris le résultat de son travail, avec cette inquiétude
secrète que donne toute l'incertitude d'un succès.

Cependant, à mesure qu'il avançait dans l'étude
de la médecine, les sources d'instruction qui l'entouraient ne lui suffisaient plus, il éprouvait la nécessité de savoir davantage. Il est, en effet, une vérité
reconnue et avouée par tous les médecins réellement instruits, c'est que notre science fait sentir chaque jour, à celui qui la cultive avec passion, le besoin d'ajouter à ce qu'il sait déjà, et ce n'est pas
avancer un paradoxe, de dire, qu'en médecine, *plus
on sait, plus on a besoin d'apprendre.* L'ambition de
Billard ne se bornait plus, comme au début de ses
études, à obtenir le titre modeste d'officier de santé.
Le premier essai de ses forces semblait lui avoir dé-

voilé jusqu'où elles pouvaient atteindre. Mais, s'il commença à entrevoir un avenir plus étendu, ce fut avec des inquiétudes nouvelles pour lui, que lui firent naître les embarras de sa position. Mademoiselle Billard, sa tante, avait suivi avec trop d'attention les progrès de son fils adoptif, pour ne pas le seconder activement dans la carrière qu'il avait embrassée; elle avait jusque là fait tous les sacrifices qu'elle pouvait faire. Mais la modicité de son revenu, qu'elle consacrait en même temps à l'entretien de ses deux neveux, devenait insuffisant pour donner au jeune Billard les moyens de compléter son éducation médicale. Il se vit donc tout à coup menacé de laisser inachevé le cours de ses études favorites. « Jusqu'alors, m'écrivait-il, j'avais ignoré que j'étais pauvre! » Et cette vérité, qui devint trop évidente pour lui, au moment où il sentait tout le prix de la fortune, par l'usage qu'il en voulait faire, le jeta pendant quelque temps dans un profond découragement.

Au milieu de cette perplexité, le souvenir d'une dernière ressource se présente à son esprit. Une maison, de valeur bien médiocre, était le seul débri du léger patrimoine que lui avaient laissé ses parens. Billard n'hésite pas, il la met en vente. Je vois encore les lettres où il me peignait toute l'anxiété que lui causait la crainte de ne pas trouver d'acquéreur; là étaient toutes ses espérances. Enfin, après une longue attente, ce moyen lui réussit; il reçut une faible somme, mais c'était un trésor, puisqu'elle lui fournissait les moyens de vivre quelque temps à Paris, et

de continuer ses études. En voyant la carrière brillante que dès-lors il a parcourue, cette circonstance
rappelle une particularité analogue de la vie de l'un de
ses plus célèbres compatriotes, de Volney. Ce fut de
même un modeste héritage qui décida de son voyage
en Égypte et en Syrie, source première des travaux
historiques et philosophiques qui l'ont illustré (1).

Billard arriva dans la capitale pour assister à un
triomphe qu'il n'avait osé espérer. Son mémoire fut
couronné par l'Athénée de médecine, qui lui décerna
en même temps le titre de membre correspondant.
Le jugement de cette compagnie savante ne tarda
pas à obtenir la sanction unanime du public médical.
Dans ce travail, en effet, Billard montre à la fois un
talent remarquable d'observation et une rare sagacité;
on voit que déjà il était pénétré de ce principe, qu'il
a rappelé lui-même dans un autre ouvrage (2), « que
» dans une science d'observation, l'homme doit pour
» ainsi dire disparaître derrière les faits, qui, seuls,
» constituent la force et la garantie de ses opinions. »
Placé désormais sur un théâtre où tout excitait son
émulation, Billard redoubla d'activité. La carrière
des hôpitaux lui offrait les moyens d'agrandir le cercle de ses études cliniques, le concours venait de
s'ouvrir (novembre 1824); il se met sur les rangs,
et est nommé le premier. Nonobstant un service long

____

(1) Voyez la préface du *Voyage en Égypte et en Syrie*. Paris, in-8°,
2 vol.

(2) *Traité des maladies des enfans nouv. nés*, p. 176 de la 1re édit.
et p. 186 de la 2e édit.

et pénible au lit des malades, malgré son assiduité à
des cours nombreux, Billard trouvait encore le temps
de s'occuper de littérature médicale. Il publia, la même
année (1825), son travail *sur la membrane muqueuse
gastro-intestinale*, en y faisant d'importantes additions;
il traduisit de l'anglais, mais en gardant l'anonyme,
les *Principes de chimie* de Th. Thomson, travail long
et difficile, dans lequel il a rendu avec autant de
clarté que de précision tous les détails des expériences
délicates du chimiste anglais. En même temps, il con-
signait, dans les *Archives générales de médecine*, ses
observations sur une paralysie partielle de la face, et
sur les altérations de couleur de la substance nerveuse
dans l'encéphalite, ainsi que de nombreux extraits
des journaux anglais, et surtout des *Transactions philosophiques* de Londres. Je les indiquerai ci-après.

Billard avait quitté l'École de médecine d'Angers, en
emportant l'affection et l'estime de tous ses profes-
seurs; le vénérable directeur de cette École, M. Chevreul, lui en donna le témoignage le plus honorable.
Ce praticien distingué chargea son jeune élève de
publier, à Paris, une nouvelle édition de son *Précis de
l'art des accouchemens*. Billard s'acquitta de cette tâche
avec tout le soin qu'en attendait l'auteur, et, pour
compléter le travail de son maître, il y ajouta une
histoire rapide des monstruosités ou vices de conformation du fœtus, en la présentant dans un esprit entièrement conforme à celui de l'ouvrage (1).

(1) *Précis de l'Art des accouchemens, à l'usage des étudians en médecine et des élèves sages-femmes;* par M. Chevreul, directeur de l'école

L'année suivante, Billard obtint, après des épreuves plus brillantes encore, la place d'élève interne; son nom fut de nouveau proclamé le premier. Il venait d'étudier à la Salpétrière les maladies qui accompagnent si souvent la vieillesse; il voulut s'éclairer sur celles qui naissent avec l'homme, ou qui se développent pendant la première période de son existence : il entra, au mois de janvier 1826, à l'hospice des Enfans-Trouvés. Là, il s'appliqua sans relâche à rassembler tous les faits intéressans qui passaient sous ses yeux, et la collection précieuse de ses observations fut jugée digne de l'un des prix que l'administration des hôpitaux distribue chaque année à ceux des élèves qui se sont le plus distingués dans l'art si difficile de bien observer les maladies.

La pathologie des enfans nouveau-nés n'était encore, pour ainsi dire, qu'ébauchée : on n'en trouvait une exposition complète dans aucun ouvrage *ex-professo*, et Billard sentit bientôt tout ce qui manquait à nos connaissances sur cette matière. L'étude des maladies des enfans naissans offre des difficultés de plus d'un genre, qui la rapprochent, sous certains rapports, de celle de la médecine vétérinaire. C'est, en effet, uniquement à la sagacité du praticien d'apprécier avec justesse la valeur des moindres signes que lui fournit le diagnostic; il ne peut être éclairé par le malade, car l'enfant ne sait pas exprimer ce qu'il souffre. Cette source d'obscurités dans l'étiologie des symptômes morbides,

secondaire de médecine d'Angers, médecin de l'hospice de la Maternité de cette ville, etc. Paris, 1826, in-12.

est, sans contredit, une des causes qui expliquent l'état arriéré, jusqu'à ces derniers temps, de nos connaissances sur un sujet de semblable importance. Aussi, la plupart des écrits sur cette matière contiennent en général des principes thérapeutiques qui sont bien plutôt l'expression d'un empyrisme routinier, que l'application d'une médecine rationnelle. A l'exception de quelques médecins éclairés, le plus grand nombre ne s'attachaient qu'à combattre les symptômes, sans remonter à leur cause. Ainsi, on voit traiter, sous autant de chapitres différens, et comme des maladies particulières, *la rétention du méconium*, et ce qu'on nommait *l'engouement des intestins*, *la faiblesse des nouveau-nés*, *le vomissement*, *la constipation*, *la diarrhée*, *les tranchées*, *la tympanite*, *l'obstruction* (prétendue) *du mésentère*, *l'assoupissement*, *les convulsions*, etc., etc. On aurait tort de penser, d'après ces réflexions critiques, que la pathologie des enfans nouveau-nés était tout entière à faire. Telle ne peut être mon opinion en présence des faits nombreux que l'on doit à des observateurs qui font autorité dans la science, et parmi lesquels je me contenterai de citer Fr. Hoffmann, Boerhaave, Van-Swieten, Puzos, Levret, Rosen, Underwood, Armstrong, Andry, Doublet, Autenrieth, etc., etc. Les observations et les descriptions qu'ont laissées ces auteurs, forment autant de pages intéressantes dans l'histoire pathologique des enfans nouveau-nés, mais elles ne composent qu'une partie du tableau des maladies du premier âge. Un élève distingué de l'École de Paris, M. le docteur Denis, qui avait précédé Billard de quelques années dans le service médical de l'hospice des Enfans-Trouvés, avait aussi entrevu les lacunes qui existaient dans cette partie de la science ; il s'est efforcé d'en combler quelques-unes, et ses recherches sont empreintes de l'esprit philosophique qui caractérise les travaux de notre époque (1). Mais, comme il le dit lui-même : « La partie dominante de » son ouvrage concerne les altérations des organes, » leur nature, leur siége et leurs formes : la description » des causes et des symptômes n'est qu'effleurée ; le » traitement est seulement indiqué dans de courtes » considérations. (Préface, *loc. cit.*, p. x.) »

Ainsi, un traité complet sur cette partie intéressante de la pathologie, manquait en France. Billard tenta cette entreprise difficile, et s'efforça de réaliser le vœu de Morgagni, en suivant, comme il l'avait déjà fait, les préceptes de ce médecin célèbre. Observateur judicieux, doué de cet esprit d'induction qui apporte le perfectionnement dans les sciences, et qui ajoute à leurs progrès, « il rapprocha les symptômes notés » pendant la vie, des lésions anatomiques qui les » avaient déterminés, et, de cette double observa- » tion, il vit découler naturellement l'étiologie et la » symptomatologie des maladies des enfans naissans » (préface). » Mais, afin de profiter d'une critique éclairée, dans l'étude d'une matière aussi délicate, Billard soumit successivement au jugement du public

(1) *Recherches d'anat. et de physiologie pathologiques sur plusieurs maladies des enfans nouveau-nés.* Commercy, 1826, in-8.

(dans les *Archives génér. de Méd.*, tome XII, XIII, XIV) le résultat de ses recherches sur la chute du cordon ombilical, sur l'œdème ou l'induration du tissu cellulaire, sur le cri des nouveau-nés, considéré sous le rapport physiologique et séméiologique ; mémoires qui forment autant de chapitres importans dans l'ouvrage qu'il fit paraître peu après. Il est à regretter que Billard n'ait pas publié de la sorte les autres parties de son travail, avant d'en achever l'impression, car on n'y trouverait pas des chapitres qui attestent la précipitation avec laquelle l'auteur les a composés.

Depuis la première publication de cet ouvrage, il n'est paru aucun autre écrit sur cette matière. Entièrement basé sur l'observation la plus exacte, c'était moins des rectifications qu'on pouvait y ajouter, que le résultat d'observations nouvelles. Aussi me suis-je appliqué, dans cette seconde édition, à conserver intact le texte de l'auteur, et à joindre de loin en en loin quelques notes sur des points qui m'ont paru dignes de fixer l'attention, et qui avaient échappé aux investigations de Billard.

Pendant qu'il rédigeait cet ouvrage, il achevait de se familiariser avec la langue allemande, et recherchait, dans les nombreux écrits des médecins du nord, les matériaux qui pouvaient l'aider à compléter son travail ; en même temps, il traçait l'état actuel de nos connaissances sur le croup, dans un article remarquable par l'esprit de critique et d'analyse qui préside à sa composition ; il prenait la part la plus active à la publication du *Dictionnaire de chirurgie pratique* de S. Cooper, immense répertoire de faits importans, qui représente la matière de plus de quatre volumes : Billard a traduit les deux tiers de cet ouvrage. Enfin, il écrivait l'histoire anatomique de tous les organes du fœtus, considérés dans l'état sain et dans l'état morbide; il pratiquait et décrivait une série d'expériences délicates sur la docimasie pulmonaire. Ces dernières recherches ont été consignées par M. le professeur Orfila, dans ses *Leçons de médecine légale*.

Des travaux aussi nombreux n'avaient pas été profitables seulement à l'instruction et à la réputation de leur auteur; ils lui donnèrent aussi les moyens de satisfaire un désir qu'il entretenait depuis long-temps, celui d'aller visiter les universités d'Angleterre et d'Écosse, et d'y étudier l'organisation des hôpitaux et des établissemens publics, élevés à la fois pour le soulagement de l'humanité et le perfectionnement des études médicales.

A mesure que la raison s'est éclairée, que les lumières de la civilisation ont pénétré chez les différens peuples, ils ont senti le besoin de s'entendre, et d'entretenir entre eux des communications fréquentes. Aujourd'hui, les hommes de tous les pays, qui cultivent les sciences, ne forment pour ainsi dire qu'une seule grande famille, dont tous les membres sont également intéressés à se prêter un mutuel appui pour favoriser l'extension de leurs connaissances, et agrandir le domaine de la philosophie. De nombreuses sociétés savantes, des milliers de publications journalières, mettent incessamment en rapport les hommes qui habitent sur tous les points du globe. C'est sans doute à la centralisation de ces travaux, dont la France, et Paris surtout, est le foyer principal, que nous devons l'espèce d'indifférence qui se remarque généralement chez nous pour les excursions lointaines ; en voyant tous les jours arriver à la fois les travaux des savans de l'Amérique et du nord de l'Europe, on semble trouver inutile d'aller, ou puiser à leurs leçons, ou se former à leur exemple. Sans doute, la méditation de leurs écrits ajoute de nouvelles lumières à celles que nous possédons, mais, dans l'étude de la médecine, combien ne gagne-t-on pas encore en assistant à l'enseignement, et surtout à la pratique des grands maîtres ? Billard concevait tous les avantages qu'on peut retirer des voyages entrepris avec une connaissance exacte du langage et des mœurs du pays qu'on veut parcourir. Son nom, déjà connu de nos voisins, devint pour lui la recommandation la plus utile et la plus honorable ; les observations qu'il a recueillies montrent tout le parti qu'il sut tirer de sa position, et de l'accueil qu'il reçut de la plupart des médecins renommés qui honorent aujourd'hui la Grande-Bretagne. Le mémoire qu'il a publié sur les hôpitaux, les établissemens de charité et l'instruction médicale en Angleterre, est rempli de documens du plus grand intérêt ; il fut justement apprécié par l'administration supérieure des hôpitaux de Paris : on y a puisé plus d'un renseignement utile.

De retour à Paris, Billard s'occupa de la publication de son traité des Maladies des Nouveau-Nés, auquel il a joint un atlas de planches gravées et coloriées, dont il avait lui-même peint les figures avec
une grande vérité. Pendant qu'il terminait ce travail,
il composait sa thèse pour obtenir le grade de docteur en médecine; l'étude des maladies du fœtus et
de l'enfant naissant, lui avait enseigné qu'elles pouvaient entraver plus ou moins directement la viabilité
des nouveau-nés; il s'est attaché à apprécier le degré
d'influence de ces causes pathologiques, comme obstacles à l'établissement de la vie. En considérant de
la sorte la question médico-légale de la viabilité, Billard la rattachait à la pathologie des enfans naissans.
Voilà pourquoi j'ai cru devoir ajouter sa dissertation
inaugurale à cette deuxième édition du *Traité des
maladies des enfans nouveau-nés*. Elle en forme pour
ainsi dire le complément, elle est le résultat final des
applications que l'on peut faire en médecine légale
des faits nombreux que l'auteur a recueillis sur les
maladies congénitales.

En restant à Paris, Billard poursuivait une carrière
commencée sous des auspices qui lui promettaient
des succès à venir plus brillans encore; son aptitude
et ses moyens naturels lui ouvraient la carrière de
l'enseignement avec des chances non moins heureuses que celles qu'il avait eues dans la littérature médicale. Mais une vie plus modeste convenait mieux
à ses goûts, l'espoir de tant d'avantages dépassait les
bornes de son ambition, et ne pouvait effacer le sou-

venir d'une affection d'enfance qui le rappelait vers
son pays. Billard arriva à Angers après avoir parcouru
une partie de la Savoie, de la Suisse, et visité les
hôpitaux de Genève et de Lyon. Riche de connaissances positives, il voulait y ajouter encore l'expérience que l'on acquiert par la fréquentation des praticiens éclairés ; et dans ce second voyage il sut profiter de ses rapports avec MM. Decandolle, Maunoir,
Butini, Coindet, Gensoul, comme il l'avait fait en
Angleterre avec MM. Lawrence, Wardrop, Duncan,
Thomson, etc.

Précédé par une réputation justement méritée,
Billard était attendu de ses concitoyens, quand il vint
se fixer au milieu d'eux pour y exercer la médecine.
Les succès remarquables qu'il obtint bientôt dans sa
pratique, achevèrent de justifier la haute opinion
qu'on avait conçue de ses talens ; aussi vit-il sa clien-
telle s'accroître rapidement. Malgré les fatigues insé-
parables d'une profession si souvent pénible, Billard
dérobait chaque jour quelques heures à son sommeil,
pour les consacrer à l'étude. C'est ainsi qu'il acheva la
traduction des *Leçons sur les Maladies des yeux*, de
M. Lawrence, et qu'il rédigea le *Précis de l'Anatomie
pathologique de l'œil*, qu'il a ajouté à l'ouvrage du chirurgien anglais. Quoiqu'il ait puisé les matériaux de
ce travail dans les écrits de Meckel, de Wardrop et
d'Albrecht Schön, il n'en a pas moins composé un
mémoire vraiment original et très-instructif, par
les développemens et les aperçus ingénieux qu'il y
expose, autant que par la manière neuve avec la-

quelle il a envisagé ce sujet ; il publiait en même
temps dans les journaux de médecine , le résultat de
son expérience sur l'emploi du calomélas dans le
traitement du croup et des angines pelliculeuses , et
une consultation médico-légale sur un cas de supposition de part. Le dernier travail de Billard a pour sujet
un exemple aussi rare que remarquable de *sueur
bleue*. La plupart des pathologistes qui ont parlé des
altérations de couleur que la sueur peut offrir, font
mention d'une manière générale des changemens
qu'on a observés dans la couleur de cette humeur.
Ainsi, on cite des sueurs de sang, des sueurs jaunes,
vertes, noires ; quant aux observations de sueur
bleue, il n'en existe, à ma connaissance, que trois
autres cas, dont un seulement offre tous les caractères
de l'authenticité : il est rapporté par Conradi, dans
son *Traité d'Anatomie pathologique* (1) ; les autres,
racontés par Jean Dolœus, médecin de la cour de
Nassau (2), et par Lemery (3), ne sont pas à l'abri
de toute contestation. Billard n'envisagea pas ce fait ,
en apparence extraordinaire , comme un cas rare qui
devait simplement piquer la curiosité. Cette singulière
altération de couleur de la sueur devint pour lui l'occasion de recherches intéressantes sur la cause de ce
phénomène morbide, et sur le traitement rationnel
qu'il convient de lui opposer.

Ici s'est terminée la carrière littéraire de Billard.

(1) Voyez tome 4, 2ᵉ partie, page 112. *Trad. ital.*
(2) *Éphém. des cur. de la nat.*, déc. 1. Ann. VI et VII.
(3) *Hist. de l'Acad. royale des sciences.* Ann. 1701.

Ce qu'il a écrit porte généralement le cachet de cette observation éclairée, qui s'entoure des lumières et de l'expérience que l'on puise dans l'histoire approfondie de la science. On y trouve à chaque page l'application des principes que professait Béclard, et qui caractérisent la plupart des travaux des élèves formés à son école (1). Ainsi, ce ne sont pas seulement les faits qu'il observe qui constituent la base des préceptes qu'il veut établir; une érudition acquise avec discernement lui fournit encore des élémens nombreux pour compléter ou rectifier les résultats de ses propres recherches. Billard était doué d'un esprit juste et réservé, qui le tenait en garde contre les écarts où pouvaient l'entraîner l'ardeur et la facilité de son imagination. Interprète ingénieux et fidèle de la nature, il s'attacha surtout à ne parler que d'après ses inspirations, soit qu'il retrace avec clarté, dans un style à la fois élégant et concis, les faits soumis à son observation, soit qu'il les généralise en embrassant avec le coup d'œil du génie leurs analogies et leurs différences. Habile à envisager rapidement toutes les faces d'une question, il épuisait pour ainsi dire chacun des sujets qu'il étudiait. Combien n'est-il pas à regretter que les circonstances au milieu desquelles il fut placé, ne lui aient pas permis d'ajouter à ce qu'il a produit, toute la maturité d'une plus longue expérience! Billard était membre de la Société de méde-

(1) Voyez ce que j'en ai dit ailleurs (pages 15—17), dans la *Notice sur la vie et les ouvrages de Béclard*. Paris, 1826, in-8°, chez Béchet.

cine d'Angers, de la Société d'agriculture, sciences et arts de la même ville; membre correspondant de l'Athenée de médecine de Paris, et de la Société médico-philosophique de Wurtzbourg.

D'un caractère sévère et enjoué, Billard se livrait avec une égale aptitude aux études sérieuses et à la culture des lettres et de la poésie. Peu de sujets de philosophie et de morale lui étaient étrangers. Il possédait des connaissances étendues en physique et en astronomie. Le nombre de pièces de vers qu'il a composées est considérable, et, quoique la plupart eussent été avouées par plus d'un poète en réputation, aucune de ces productions ne sortit jamais du petit cercle d'amis qui l'entourait. Naturellement simple et modeste, Billard eût craint qu'on pût lui supposer des prétentions à un genre de talent dont il ne se faisait aucun mérite, et qui n'était chez lui que le produit de la fécondité de son imagination. Je pourrais citer ici, s'il en était besoin, quelques-unes des inspirations poétiques que lui fit naître l'Écosse, quand il parcourait les lieux que Walter-Scott nous a peints sous des couleurs si brillantes et si vraies. Sa correspondance avec moi, pendant ses voyages en Angleterre et en Suisse, montrerait aussi toute l'étendue d'esprit de Billard. On serait étonné de la justesse et de la profondeur de ses réflexions, sur des sujets qui étaient tout-à-fait en dehors de ses études habituelles.

Aux avantages naturels que possédait Billard, se joignait encore une prodigieuse facilité pour l'étude

des langues ; il était également versé dans la connaissance de l'Anglais, de l'Allemand et de l'Italien :
il parlait chacune d'elles avec aisance. Billard avait
une élocution brillante et facile ; il exposait ses idées
avec une méthode et une clarté vraiment remarquables. En un mot, il réunissait toutes les qualités propres
à l'enseignement, et s'il eût suivi cette carrière, je ne
doute pas qu'on l'eût compté au nombre des profes-
seurs distingués de l'École de Paris.

Ce n'est pas seulement dans les rangs de la médio-
crité que se montre l'ambition des honneurs et des
titres ; il n'est que trop commun de voir des hommes
de talent rechercher avec empressement, par intérêt
ou vanité, des faveurs qui nuisent plus qu'elles
n'ajoutent au mérite qu'ils possèdent. Billard avait
trop d'indépendance dans les idées et le caractère,
pour n'être pas ennemi de tout ce qui pouvait ressem-
bler à l'intrigue ; aussi, quoique l'opinion publique l'eût
désigné à plus d'une place, il n'en sollicita et n'en
occupa aucune. La seule qui lui fut offerte, et à laquelle il avait été nommé peu de temps avant sa mort,
fut celle de membre de la Commission de surveil-
lance de l'institution des sourds et muets de la ville
d'Angers ; place honorable qu'il dut à cet ardent
amour du bien public, dont il avait donné tant de
preuves. C'était en quelque sorte un hommage rendu
aux sentimens généreux et à la philantropie éclairée,
qui lui suggérèrent, de concert avec plusieurs citoyens recommandables, la pensée de créer un dépôt
de mendicité dans la commune d'Angers. Pour fonder

cet établissement, qui a déjà porté ses fruits, et qui signalera long-temps le nom de ses auteurs à la reconnaissance publique, il fallait vaincre des difficultés de plus d'un genre. La considération dont Billard était entouré, rendit très-efficace sa coopération auprès de toutes les classes de la société, en donnant plus de poids à ses paroles, quand il plaidait avec chaleur la cause de l'indigent. Élu rapporteur de la Commission administrative de cette association de bienfaisance, il en remplit les fonctions avec tout le zèle qu'inspire le désir de faire le bien : pourquoi n'était-il pas destiné à voir la prospérité d'un établissement qui était en partie son ouvrage !!!

Honoré de l'estime et de la confiance de tous ses concitoyens, tendrement chéri de sa jeune épouse, Billard n'a pu jouir long-temps du bonheur qu'il méritait à tant de titres. C'était au moment où ses travaux lui donnaient l'espoir d'une vie plus calme et plus heureuse, qu'il ressentit les premières atteintes du mal qui devait le moissonner avant le temps. Une toux légère, à laquelle il n'apporta d'abord que peu d'attention, fut le prélude d'accidens qui devinrent plus graves de jour en jour. Bientôt tous les symptômes de la phthisie pulmonaire se déclarèrent, et ne laissèrent plus d'espoir à sa famille et à ses amis. Billard ne fut pas bercé de ces illusions qui, si souvent alors, montrent au malade un riant avenir, quand déjà la tombe s'entrouvre pour le recevoir ; il connut dès le principe tout le danger de sa position, jugeant et calculant les progrès de son mal avec le sang-froid du courage. Sans doute, il eut l'âme déchirée en voyant s'évanouir si tôt tous ses rêves de bonheur ! Combien ne dut-il pas regretter la vie en essuyant les larmes de son épouse éplorée , en recevant les caresses de son enfant!!! Mais il ne laissa pas entrevoir un seul instant les émotions douloureuses qui l'oppressaient, et l'on peindrait difficilement le calme qu'il montra jusqu'à ses derniers momens, en encourageant et consolant tous ceux qui entouraient son lit de mort. Enfin, il s'éteignit en donnant un dernier souvenir à ses amis absens. Billard n'avait pas encore compté sa trente-deuxième année (1).

Sa mort plongea la ville entière dans le deuil , car chacun était intéressé à la conservation d'une vie si précieuse. Chez lui, les qualités du cœur réhaussaient encore les talens : la simplicité de ses goûts montrait toute la pureté de son âme ; on se rappelait sa bonté, sa douceur, sa sollicitude également empressée à soulager le malheureux comme l'homme opulent. Aussi, les regrets furent unanimes, et l'on vit au milieu de la foule de citoyens qui venaient lui rendre un dernier hommage en suivant son cercueil, un cortège de vieillards, pauvres et infirmes, auxquels il avait assuré un asile et du pain.

(1) Il a succombé le 31 janvier 1832.

LISTE

DES OUVRAGES PUBLIÉS PAR BILLARD.

De la Membrane muqueuse gastro-intestinale, dans l'état sain et dans l'état morbide, ou Recherches d'anatomie pathologique sur les divers aspects sains et morbides que peuvent présenter l'estomac et les intestins. Ouvrage couronné par l'Athénée de médecine de Paris. Paris, 1825, in-8°; traduit en allemand, par J. Urban. Leipsick, 1828, in-8°.

Traité des maladies des enfans nouveau-nés et à la mamelle, fondé sur de nouvelles observations cliniques et d'anatomie pathologique. Paris 1828, in-8°. — 2° édition, avec des notes et une notice sur l'auteur, par le docteur Ollivier d'Angers. Paris, 1833, in-8°. — traduit en Allemand, par F. L. Meissner. Weimar, 1829, in-8°. — Autre traduction. Leipsick, 1829, in-8°.

Atlas d'anatomie pathologique, pour servir à l'histoire des maladies des enfans. Paris, 1828, in-4° de 10 planches avec texte explicatif.

Dissertation médico-légale sur la viabilité, considérée dans ses rapports avec la pathologie des nouveau-nés. Thèse inaugurale. Paris, 1828, in-4°; réimprimée à la suite du *Traité des maladies des enfans,* 2° édition.

Billard a inséré dans les *Archives générales de Médecine,* les articles suivans :

Observation d'une luxation du fémur, en arrière et en bas

(tome III, page 539); c'est le premier exemple connu de ce genre de luxation.

Paralysie partielle de la face, provenant d'une lésion avec perte de substance du tronc du nerf facial (tome IV, p. 347).

Considérations sur quelques altérations de couleur de la substance corticale du cerveau, suivies d'observations d'encéphalite (tome IX, p. 492).

Mémoire sur la chute du cordon ombilical chez l'homme, considérée sous le rapport physiologique et médico-légal; réimprimé dans le *Traité des maladies des enfans nouveau-nés* (tome XII, page 370).

De l'état actuel de nos connaissances sur le croup (tome XII, page 544).

Mémoire sur l'œdème ou l'induration du tissu cellulaire des nouveau-nés (tome XIII, page 204); réimprimé avec quelques modifications dans le *Traité des maladies des enfans nouveau-nés.*

Mémoire sur le cri des nouveau-nés, considéré sous le rapport physiologique et séméiologique (tome XIV, page 481); réimprimé dans le *Traité des maladies des enfans nouveau-nés.*

Coup d'œil sur les hôpitaux, les établissemens de charité et l'instruction médicale en Angleterre (tome XV, page 395, et tome XVI, page 40). Un certain nombre d'exemplaires de ce mémoire ont été tirés à part.

Mémoire sur l'emploi du calomélas (proto-chlorure de mercure) dans le traitement du croup et des angines pelliculeuses (tome XX, page 491).

Mémoire sur un cas particulier de cyanopathie cutanée, ou coloration bleue de la peau, causée par une altération de la transpiration (tome XXVI, page 453).

Consultation médico-légale sur un cas de supposition de part (Journ. hebdomadaire de Méd., t. IV, p. 410, ann. 1829).

Billard a traduit de l'anglais les ouvrages suivans :

Principes de la chimie, établis par les expériences, ou Essai sur les proportions définies dans la composition des corps ; par Th. Thomson. Paris, 1825, in-8°, 2 volumes.

Traité pratique sur les maladies des yeux, ou Leçons données à l'infirmerie ophthalmique de Londres en 1825 et 1826, sur l'Anatomie, la Physiologie et la Pathologie des yeux, par le dr W. Lawrence ; *suivi d'un Précis de l'anatomie pathologique de l'œil.* Paris, 1830, in-8°.

On trouve encore de lui, dans les *Archives générales de Médecine*, un grand nombre d'articles également traduits de l'anglais ; je vais indiquer les principaux :

John Davy, *Observations sur un cas de pneumo-thorax, avec des expériences sur l'absorption de différentes espèces de gaz introduites dans la cavité de la plèvre.* — Idem, *avec des remarques sur l'air rencontré dans les cavités du corps, et la propriété qu'ont les membranes muqueuses d'absorber l'air.* — Ch. Bell, *Recherches sur les mouvemens de l'œil, et sur les usages des muscles et des nerfs renfermés dans l'orbite.* — W. Proust, *De la nature des substances acides et salifiables qui résident habituellement dans l'estomac des animaux.* — Wollaston, *De la semi-décussation des nerfs optiques.* — Ev. Home, *Sur la structure interne du cerveau humain examiné au microscope, et comparé avec celui des poissons, des insectes et des vers.* — Shaw, *Sur le traitement des blessures que l'on se fait en disséquant.* — Clark, *Observations sur l'emploi du seigle ergoté.* — *Cas d'Hydrocéphale, dans lequel on a pratiqué la ponction plusieurs fois avec succès.* — *Observations d'hydrophobie spontanée.* — Th. Harris, *Traitement de la syphilis sans mercure.* — Brodie, *Remarques et observations sur quelques maladies des testicules.* — Abercrombie, *Recherches pratiques sur les maladies du cerveau et de la moelle épinière.* —Young, *Du traitement du cancer par la compression.* — Wardrop, *Anévrysme de la carotide et de la sous-clavière, ligature au-dessus de la tumeur.* — Idem, *Sur l'amputation de la mâchoire inférieure, etc., etc.*

Billard a également composé ou rédigé les pièces suivantes :

Projet d'association pour l'extinction de la mendicité dans la ville d'Angers. Angers, 1831 (mars), in-8°, 7 pages.

Rapport sur la souscription destinée à l'établissement d'un dépôt de mendicité dans la ville d'Angers, 1831 (mai), in-fol., joint comme supplément au *Journal de Maine et Loire.*

Statuts et réglemens pour la maison destinée à l'extinction de la mendicité dans la commune d'Angers. Angers, 1831 (juin), in-8°, 15 pages.

Le *journal de Maine et Loire* (2 février 1832), contient un discours du docteur V. Laroche, prononcé sur la tombe de Billard, et l'on trouve dans le 2ᵉ nᵒ des *Mémoires de la Société d'agriculture, sciences et arts d'Angers,* une notice biographique publiée sur lui, par M. le docteur G. Lachèse.

PRÉFACE

DE LA PREMIÈRE ÉDITION.

En lisant un jour Morgagni, l'un de mes auteurs favoris, je fus frappé du passage que j'ai pris pour épigraphe, et qui se trouve à l'avant-dernier paragraphe de sa quarante-huitième lettre. Je vis que ce célèbre observateur, après avoir énuméré les affections auxquelles les enfans nouveau-nés sont sujets, se plaignait de l'état peu avancé de la science sur ce point de pathologie ; il regrettait amèrement que la tendresse des mères s'opposât à ce qu'on pût ouvrir les cadavres des enfans dont on avait observé attentivement les maladies. Vous voyez, disait-il, quelle carrière vaste et nouvelle s'ouvre encore devant nous pour étudier les maladies des nouveau-nés.

Depuis Morgagni jusqu'à nos jours, cette carrière a déjà été parcourue par des hommes plus capables que moi de reculer les limites de la science, et lorsque je m'engage après eux dans la même route, je n'ai pas la prétention de mieux faire, et d'aller plus loin ; je veux seulement glaner sur leurs traces les faits qui leur sont échappés, et réunir quelques vérités nouvelles à celles qu'ils ont découvertes, persuadé qu'en rapprochant ainsi le fruit de mes recherches des faits épars dans le domaine de la science, je pourrai peut-être rendre quelque service à l'humanité.

Placé pendant un an comme élève interne à l'hospice des Enfans-Trouvés de Paris, j'ai observé avec attention les enfans qui ont été soumis aux soins de M. Baron, dont je ne saurais trop louer l'extrême obligeance; et lorsqu'ils ont succombé aux maladies dont ils étaient atteints, j'ai ouvert les cadavres, et j'ai recherché dans tous leurs organes les causes et le siége de ces maladies. Ainsi s'est trouvé rempli le vœu de Morgagni. J'ai pu rapprocher de la sorte les symptômes notés pendant la vie, des lésions anatomiques qui les avaient déterminés, et de cette double observation j'ai vu découler naturellement l'étiologie et la symptomatologie des maladies des enfans naissans.

Le but principal de cet ouvrage est donc d'exposer les caractères des symptômes propres aux maladies des enfans, et de les considérer dans leurs rapports avec les altérations des organes. J'ai passé successivement en revue tous les appareils, je me suis arrêté à étudier les variétés de forme et d'aspect de chaque

organe considéré dans l'état sain , dans l'état
anormal et dans l'état pathologique ; et ce n'est
qu'après avoir discuté et apprécié la valeur des
symptômes et la nature des lésions anatomiques , que j'ai exposé , comme une dernière
induction , les méthodes de traitement.

J'ai parlé le plus rapidement possible de
l'évolution des organes ; et, sans vouloir passer
en revue tous leurs vices de conformation, j'ai
particulièrement fait ressortir ceux qui pouvaient donner lieu à quelques symptômes
pendant la vie, et troubler ainsi les diverses
fonctions du nouveau-né.

Je n'ai traité ni des fièvres, ni des vers intestinaux, ni des maladies du système lymphatique en particulier, parce que j'ai reconnu que ces maladies, assez rares chez les
nouveau-nés et les enfans à la mamelle, appartenaient plus spécialement à la seconde
enfance ou à la seconde époque de la première
enfance. L'absence de toute réaction fébrile ,
lors même qu'il existe des lésions graves chez
les nouveau-nés ; la promptitude , au contraire, avec laquelle la fièvre s'allume par la
moindre cause chez les enfans qui ont dépassé
l'âge de la dentition, imprime aux maladies
de ces deux époques un caractère différentiel
de la plus grande importance.

J'ai fait exécuter un atlas qui renferme dix

planches dont j'ai peint les modèles d'après nature ; ces planches représentent quelques cas d'anatomie pathologique intéressans (1).

Le cadre que j'ai embrassé étant assez vaste, j'ai dû apporter de la concision dans l'histoire de chaque maladie ; j'ai fait en sorte de n'aborder que des discussions susceptibles d'être éclairées par des faits, et j'ai rejeté loin de moi les théories spéculatives.

Enfin, j'ai écrit cet ouvrage avec toute l'indépendance d'un homme qui ne veut puiser dans les doctrines établies, que ce qu'elles ont de positif, qui ne voit la vérité que dans les faits bien évidens, dans les analogies qu'ils offrent naturellement, et dans les conclusions qui en découlent sans effort. Je n'ai fait, d'ailleurs, en cela, que d'imiter le plus grand nombre des hommes qui cultivent aujourd'hui les sciences. Puisse donc cet essai être empreint de l'esprit de la philosophie contemporaine, et porter le cachet du siècle.

Paris, avril 1828.

(1) L'Atlas se vend avec ou sans l'ouvrage.

INTRODUCTION.

Lorsqu'on veut étudier quelques branches de la science de l'organisation, on doit d'abord se pénétrer des grands principes suivant lesquels semblent s'être effectuées les œuvres de la nature, et que les travaux des savans nous ont aujourd'hui en partie révélés. Ces principes, qui sont comme les vérités fondamentales de la science, doivent nous servir de base et de point de départ; et c'est autour d'eux que nous devons grouper les résultats de nos travaux et de nos découvertes, car leur ensemble constitue la philosophie de la science, sans laquelle la pensée s'avance sans guide et sans but au milieu des théories et des hypothèses dont se trouve remplie l'histoire des recherches et des méditations de l'esprit humain. Ainsi, l'analyse et la synthèse nous ont conduits à regarder comme bien établies les vérités suivantes qui se rapportent particulièrement au travail que nous entreprenons.

A. Du moment où deux ou plusieurs substances sont unies entre elles, de manière à former un corps au maintien duquel président les lois générales de la nature, ce corps jouit de propriétés particulières, et présente des phénomènes qui lui sont propres, et qui dépendent de sa structure et de son organisation. C'est ainsi que, dans le règne minéral ou anorganique, on voit des cristaux et des sels résulter de l'affinité et de la combinaison de l'agrégation d'un nombre déterminé d'atômes différens; et ces composés binaires ou ternaires, avoir des propriétés physiques et chimiques, tellement liées à la composition du corps auquel elles appartiennent, que l'on modifiera nécessairement ces qualités, si l'on modifie la composition intime du corps.

B. Il en est de même dans le règne organique; la structure des végétaux renferme toujours la condition de leurs qualités, et le changement de sol et de climat apporte, dans la nutrition, dans la composition intime, et bientôt dans le développement et le goût du fruit d'un arbre, des modifications très-remarquables; tant il est vrai que ses qualités et ses propriétés sont sous la dépendance immédiate de sa structure ou de son organisation.

C. Ce que nous venons de dire pour les végétaux, s'observe aussi chez les êtres qui composent le règne animal. On sait en effet que la forme, que les fonctions, que les habitudes des animaux, dépendent de leur organisation, et l'on connaît les variétés que présentent à cet égard les infusoirs, les mollusques, les vertébrés, les mammifères.

Si cette proposition est vraie pour les êtres des différentes classes des corps organisés, elle doit l'être pour les individus d'une même classe ou d'une même espèce, considérés dans les diverses phases de leur développement. Ainsi, l'œuf humain, quelques jours après la conception, diffère réellement du fœtus, de l'enfant à terme, de l'homme adulte, sous le rapport des matériaux qui entrent dans sa composition, ou du moins de l'état actuel dans lequel se trouvent réciproquement ces matériaux. Les travaux des anatomistes sur l'embryologie, viennent à l'appui de cette proposition, qui n'est, du reste, que la conséquence des principes généraux précédemment exposés, et nous devons la regarder, non comme un principe préconçu, mais bien comme une règle générale empreinte aujourd'hui du sceau de la vérité.

D. Nous nous trouvons maintenant conduits à établir *à priori* un autre principe, que la suite de ce travail confirmera sans doute, mais qu'il est important d'émettre d'avance pour faire concevoir dans quel esprit cet ouvrage est composé. C'est que, si les fonctions des corps organisés vivans, ou, pour mieux dire, la manière dont ces fonctions s'exécutent, se trouvent sous la dépendance de l'organisation, les aberrations de fonctions, ou les maladies résultant d'un trouble quelconque survenu dans l'organisation, varieront également suivant les divers êtres et suivant les diverses époques de la vie d'un même être.

Ainsi, à mesure que l'œuf, que l'embryon, que le fœtus, que l'homme adulte, se perfectionneront dans leur organisation, ils rempliront, dans l'état de santé, leurs fonctions d'une manière particulière, et présenteront, dans l'état de maladie, des symptômes également particuliers, dont la forme et le mode d'être différeront très-certainement suivant ces diverses phases de l'organisation. Simple masse de tissu cellulaire et de mucus, l'embryon se desséchera comme une feuille tombée d'un arbre, lorsqu'une cause accidentelle viendra le détacher du corps qui lui fournissait les élémens de la vie. Revêtu plus tard d'une enveloppe extérieure et d'un canal interne, pourvu de vaisseaux et d'organes circulatoires, métamorphosé par la suite en un corps sensible et bientôt mobile, une organisation nouvelle, de nouvelles fonctions et de nouveaux symptômes de maladies se présenteront inévitablement, car l'organisation, les fonctions, les maladies, tout se lie nécessairement; tout cela forme une suite d'anneaux dont la chaîne constitue la vie considérée dans son origine, dans son développement, dans l'état normal et dans l'état anormal.

E. Ainsi donc, ce n'est point en naissant, que l'homme, comme l'ont dit les philosophes, voit commencer la série des maux qui affligent son espèce; la source en remonte encore plus loin, elle commence avec l'organisation, dont elle est la conséquence, sinon nécessaire, du moins possible, et les annales de l'art nous offrent aujourd'hui un assez grand nombre de preuves qui attestent que l'enfant, pendant la vie intra-utérine, a éprouvé des affections dont il n'apporte que trop souvent en naissant les funestes résultats. Aussi peut-on avancer ici une autre proposition, qui, déjà confirmée par les faits dont chaque jour s'enrichit la science, le sera mieux encore par les observations qui se trouveront dans cet ouvrage : c'est que *les enfans peuvent naître sains, malades, convalescens ou entièrement guéris d'une ancienne maladie.* Cette vérité est d'une grande utilité pratique; car si les enfans naissent quelquefois avec des affections dont la marche, loin de s'interrompre à l'époque de la naissance, continue de parcourir ses périodes, on conçoit combien il est important pour

le médecin de pouvoir saisir les signes extérieurs de ces maladies congénitales, afin d'en suspendre les progrès, si cela
se peut. D'un autre côté, s'il arrive qu'un enfant naisse con-
valescent d'une maladie dont les périodes se sont accomplies
pendant la vie intrà-utérine, on conçoit encore de quels soins
devront être environnés ces êtres débiles, dont la santé est
si chancelante. Enfin, lorsque l'enfant naît après la disparition complète d'une maladie, il reste encore au médecin une
tâche à remplir, celle de dicter aux parens les préceptes
d'hygiène que réclamera l'enfant, dont la constitution antérieurement épuisée, n'aura plus besoin que de l'influence
d'un bon régime pour acquérir toute l'énergie de la santé.

Cet exposé rapide de quelques principes généraux établis
dans la science par les travaux des hommes qui consacrent
leurs veilles à la recherche de la vérité, doit faire concevoir
sous quel point de vue nous nous proposons d'étudier les
maladies des enfans à la mamelle. Nous voulons tâcher de saisir leurs caractères particuliers, afin de les mieux dessiner et
d'en faciliter le diagnostic souvent obscur et difficile; nous
tâcherons donc de signaler avec soin ce qu'elles ont de différent ou d'analogue avec les affections des autres âges.

Il faut, avant d'aborder l'étude des maladies en particulier,
étudier les phénomènes généraux que présente l'examen extérieur de l'enfant; ce sera le sujet de la première partie de
ce travail. La seconde comprendra l'histoire des maladies développées soit pendant la vie intrà-utérine, soit après la naissance. J'étudierai ces maladies suivant les appareils, et je
commencerai toujours par un aperçu de l'évolution de chaque organe, des altérations qu'il peut éprouver durant les
diverses périodes de sa formation, et enfin des aspects qu'il
présente dans l'état sain.

TRAITÉ

DES

MALADIES DES ENFANS

A LA MAMELLE.

PREMIÈRE PARTIE.

ÉTUDE DES PHÉNOMÈNES GÉNÉRAUX QUE PRÉSENTE L'EXAMEN EXTÉRIEUR DE L'ENFANT.

Avant de commencer l'étude spéciale des maladies de chacun des organes, il est utile d'entrer dans quelques considérations sur tout ce que peut présenter à l'observateur l'examen extérieur de l'enfant pendant la période de la vie à laquelle nous bornerons nos recherches. Il est également indispensable d'avoir une idée fixe des phénomènes qui se rattachent à l'examen extérieur de l'enfant, et qu'il faut interroger dans toutes les maladies, tels que la physionomie, les cris, la circulation, etc. ; car lorsque nous connaîtrons l'ensemble de ces signes extérieurs, dans l'état sain, il nous sera plus facile d'apprécier les modifications qu'ils subiront, dans chacune des maladies en particulier. Ces premières données nous serviront de point de comparaison.

CHAPITRE PREMIER.

ATTITUDES DE L'ENFANT.

Lorsque l'enfant vient d'être expulsé de l'utérus, si, pendant qu'on fait la ligature et la section du cordon ombilical, on le laisse entre les jambes de sa mère, on le voit fléchir le tronc et les membres, et rapprocher la tête de la poitrine, de manière à se rouler en quelque sorte sur lui-même et à prendre la position qu'il avait dans l'utérus. Lorsqu'il est séparé d'avec le placenta, il s'efforce d'étendre ses membres et les agite avec assez de force, mais l'action des fléchisseurs l'emportant toujours sur celle des extenseurs, ses membres se fléchissent, ses mains se contractent, et son tronc tend toujours à se courber en avant. La tête trop pesante n'obéit point encore à l'action des muscles chargés de la maintenir dans des attitudes convenables; elle vacille çà et là, et se porte surtout en avant. En un mot, la position fléchie des membres et la courbure du torse en avant constituent l'attitude particulière du nouveau-né.

Il est fort difficile d'indiquer précisément les différentes époques auxquelles l'enfant prend successivement de nouvelles attitudes; cela varie suivant la force ou la faiblesse musculaire de chaque enfant : je pense aussi que la contraction musculaire qui peut déterminer les attitudes de l'enfant étant sous l'influence de la volonté, cette contraction devient de plus en plus évidente à mesure que l'innervation prend son empire sur l'économie, c'est-à-dire, à mesure que le cerveau s'organise et exécute les fonctions auxquelles il est destiné. Tous les mouvemens de l'enfant sont d'abord purement automatiques. Dès le premier jour on peut remarquer qu'il exerce la préhension sur tout ce qui l'environne; que souvent même il porte à sa bouche les objets qu'il saisit machinalement. Plusieurs enfans récemment nés, étant couchés sur un canapé, j'ai vu l'un d'eux prendre la main de l'autre, la porter à sa bouche, qu'elle remplissait tout entière, et y exercer une succion vraiment gloutonne. Certes, dans ce cas, ce mouvement n'était pas guidé par la volonté.

Mais à mesure que l'enfant avance en âge, il exerce les mouvemens de ses bras et de sa main sur les objets qui se présentent à sa portée; plus tard, il écarte ce qui l'incommode, attire à lui ce qui le tente, et fait de ses bras et de ses mains des instrumens d'attraction et de répulsion, suivant ses désirs ou ses besoins. Ainsi les mouvemens des membres supérieurs, d'abord purement automatiques, ne tardent pas à devenir volontaires : on voit de très-jeunes enfans saisir le doigt ou un hochet dès qu'on les leur présente. Presque tous portent les mains sur le sein de leur nourrice, ou introduisent dans leur bouche un ou plusieurs doigts, sur lesquels ils exercent la succion. Aux mouvemens volontaires des bras, succèdent ceux de la tête; d'abord vacillante, elle devient plus fixe sur le col. A mesure que l'exercice de la vision se perfectionne, les mouvemens de la tête sont plus déterminés. A un mois l'enfant tourne déjà sur son oreiller la tête à droite et à gauche, quand on porte alternativement de ces deux côtés un objet brillant. A six semaines il fixe les objets qui l'environnent; il a surtout pour la lumière une prédilection particulière; de là cette recommandation si ancienne d'éviter qu'un rayon de lumière ne tombe obliquement sur la tête d'un enfant au berceau, dans la crainte que l'axe de la vision ne soit dévié de la direction naturelle.

Ce n'est guère qu'à six semaines ou deux mois que l'enfant commence à soutenir sa tête, encore la voit-on continuellement vaciller; elle paraît trop pesante pour que les muscles du cou puissent la maintenir et la diriger. Il n'est pas inutile de s'arrêter à ces considérations, car elles peuvent servir à déterminer l'époque à laquelle on doit porter un enfant sur le bras sans craindre de le fatiguer. Or, nous pensons qu'il faut laisser l'enfant couché, ou se borner à le promener sur un oreiller tant qu'on s'aperçoit qu'il n'a pas encore la force de maintenir sa tête, et c'est à deux mois environ qu'il commence ordinairement à pouvoir la soutenir; toutefois il faut avouer que cela souffre beaucoup d'exceptions, en raison de la force ou de la faiblesse des individus.

La colonne vertébrale devenant de plus en plus solide, le

tronc se soutient mieux ; de quatre à cinq mois on voit l'enfant se soutenir assis, sa base de sustentation est entre les ischions, dont l'écartement devient de plus en plus considérable. Rien ne s'oppose alors à ce qu'on puisse porter l'enfant sur le bras. Cet écartement devenant de plus en plus grand, l'attitude assise est aussi de plus en plus facile à prendre ; de sept à huit mois on voit des enfans assis sur leur berceau, s'y mouvoir à droite et à gauche, en avant et en arrière, avec la plus grande facilité. On peut donc alors les placer souvent dans cette attitude, et leur permettre de se livrer aux divers mouvemens que leur tronc est susceptible d'exercer.

Enfin, la force et les mouvemens des jambes se développent les derniers ; c'est de huit à neuf mois, terme moyen, que l'enfant essaie de se soutenir sur ses jambes et de marcher. Il est beaucoup d'enfans qui ne marchent pas encore à un an.

Il résulte des considérations précédentes, que la position fléchie des membres et la courbure du torse en avant est l'attitude propre au nouveau-né ; que les mouvemens volontaires se développent d'abord dans les membres supérieurs ; la main, qui n'exerce dans le principe qu'une préhension mécanique, devient de plus en plus propre à remplir ses usages sous la direction de la volonté. Les mouvemens de la tête, du cou, puis ceux du tronc, et enfin des membres inférieurs, se succèdent dans leur développement, de sorte que l'enfant sort peu à peu de cet état d'inertie où le retenait encore son organisation à peine ébauchée. Il n'est donc point destiné, par la nature, à ramper sur ses quatre membres, ainsi que l'ont voulu certains philosophes ; mais il acquiert insensiblement le pouvoir de prendre les attitudes, et d'exercer les mouvemens qui caractérisent les individus de son espèce, à mesure que son corps se perfectionne, et que ses forces musculaires se développent. S'il peut exercer la préhension dès les premiers jours de sa naissance, c'est qu'alors la clavicule, l'humérus et les os de l'avant-bras, sont suffisamment développés; tandis que le bassin, fort étroit, et presque tout cartilagineux, n'offre point aux membres inférieurs de point d'appui assez solide, ni au tronc de base de sustentation assez large pour que la station debout et la marche puissent avoir lieu. C'est ainsi que nous trouverons toutes les fonctions de l'économie sous la dépendance directe de l'organisation, et se développant, se perfectionnant, ou s'altérant avec elle.

CHAPITRE II.

COLORATION DES TÉGUMENS.

La coloration des tégumens mérite également de fixer ici notre attention. Les enfans qui viennent de naître ont presque tous une coloration uniforme. Le sang prédomine dans leurs tissus, et communique sa couleur; la face, le tronc et les membres sont fortement colorés. Du cinquième au huitième jour, cette coloration diminue, mais elle peut persister aussi plus long-temps, et l'on ne saurait indiquer, à cet égard, aucun terme précis. Ce qu'il y a de certain, c'est que cette coloration rouge n'est qu'accidentelle; quel que soit l'instant de sa disparition, voyons quelles nuances particulières lui succèdent :

Si elle doit persister, elle ne reste point aussi intense qu'elle était d'abord; elle devient violacée; les mains et les pieds offrent surtout cette coloration, mais alors elle n'est pas toujours un indice de santé, elle co-existe souvent dans ce cas avec un gonflement œdémateux des membres. Nous reviendrons dans un autre lieu sur cette coloration violacée et sur cette congestion sanguine générale du nouveau-né. A la coloration rouge primitive peuvent succéder plusieurs nuances particulières. Les tégumens deviennent d'un beau rose tendre, d'une blancheur remarquable, ou d'un jaune plus ou moins foncé. Lorsqu'on applique le doigt sur la peau d'un enfant, la coloration rouge s'efface dans ce point, et la peau apparaît jaunâtre, puis, le sang revenant peu à peu dans les capillaires dont la pression l'avait chassé, cette nuance jaune est remplacée par la couleur rouge antérieure. Ce que l'on remarque dans l'expérience que je viens d'indiquer, s'observe souvent aussi à mesure que la couleur rouge des tégumens disparaît : on voit ceux-ci, avant de devenir tout-à-fait blancs, offrir une teinte générale jaunâtre et comme cuivrée. Cet ictère est considéré par un grand nombre de médecins comme le résultat d'une maladie du foie. Nous combattrons cette opinion en exposant le résultat d'observations nombreuses sur ce sujet.

On conçoit aisément comment le sang devenant moins abondant dans les tissus, par la dépense que les organes en font pour leur propre nutrition pendant les premiers temps de la vie extrà-utérine, les tégumens puissent prendre un aspect rose et vermeil en même temps qu'ils sont distendus par des chairs fermes et élastiques. C'est là le véritable apanage de la santé. Cet aspect est remarqué par les personnes les moins exercées, et l'on ne tarde pas à conclure qu'un enfant est sain et bien portant quand il présente une peau rose et lisse, et des chairs fermes au toucher. Cette conclusion est assez souvent juste, quoique cela souffre encore des exceptions. La peau de l'enfant naissant est d'abord tapissée par un enduit albumineux plus ou moins épais; elle reste pendant quelques jours un peu humide et comme gluante, surtout entre les plis qu'elle forme, ou la matière de la perspiration détermine par son contact une irritation assez vive. Plus tard la peau devient plus sèche, et l'exhalation cutanée n'offre plus rien de remarquable.

Cette coloration rouge dont nous venons de parler, a fixé de tous temps l'attention des médecins. Vanswieten, dans ses Commentaires sur les Aphorismes de Boerhaave, a dit, à ce sujet, d'après Vander-Monde (1) : *Hæc cutis rubedo æquè manifesta est in Æthiope, ac in Europæo; et vulgò creditur, eò nitidiorem ac pulchriorem cutem futuram posteà, quò magis rubicunda fuerit in recens nato infante* (2).

On a cru que cette rougeur générale provenait de ce que l'on avait l'habitude de laver l'enfant naissant avec de l'eau tiède pour enlever l'humeur sébacée dont il est ordinairement enduit; mais j'ai remarqué que les enfans offraient cette coloration même avant d'avoir été lavés, d'où je conclus qu'il est plus raisonnable de l'attribuer à la surabondance du sang dans les tissus. Je ne sache pas qu'il soit vrai de dire que les enfans seront d'autant plus blancs par la suite, qu'ils ont été plus rouges à l'époque de la naissance : je n'ai observé aucun fait qui puisse confirmer cette règle générale.

Les nuances particulières que prend la peau après la naissance sont quelquefois déterminées par l'insolation ou la température, ainsi que par la disposition des lieux qu'on habite. Les enfans élevés au sein des grandes villes sont toujours plus pâles et plus blancs que les nourrissons de nos campagnes, qui sont sans cesse exposés à l'action des rayons solaires.

Malgré cette influence de la température et du climat propres à certaines contrées, on voit dès l'enfance se manifester les diverses nuances de coloration particulière à chaque constitution. C'est au bout de trois mois environ que ces nuances s'établissent d'une manière assez décidée, et l'on peut alors distinguer les uns des autres les enfans bruns ou blonds; dans un âge plus tendre la couleur particulière de leur chevelure avait déjà permis de les distinguer, mais à l'époque dont nous parlons, la peau du tronc est devenue blanche ou brune, le visage est pâle ou coloré, déjà les traits propres à chaque constitution se dessinent. Il est vrai que par la suite mille causes extérieures peuvent apporter des modifications dans

(1) Essai de perfect. l'esp. hum., t. 2, p. 6.
(2) Vanswieten. *Com. in Boehr. aph.*—§. *morbi Infant.* Tom. IV, p. 575.

la constitution et le tempérament de ces enfans. Je veux dire seulement ici que c'est de deux à trois mois que l'on commence à bien distinguer les nuances de la coloration et du teint propres à chaque enfant. Plus l'enfant avance en âge, plus ces différences deviennent tranchées.

CHAPITRE III.

CHUTE DU CORDON OMBILICAL.

Je me propose d'étudier ici tous les phénomènes qui précèdent, accompagnent ou suivent la chute du cordon ombilical. Malgré les détails intéressans que renferment sur ce sujet les divers Traités d'accouchemens et de médecine légale, il m'a semblé que ce point de la science offrait encore quelques lacunes, et c'est pour tâcher de les remplir, que j'ai fait les recherches suivantes.

§ Ier. *Dessiccation du cordon ombilical.* — La dessiccation du cordon ombilical, et l'époque à laquelle il se détache de l'abdomen, offrent, suivant les individus, d'assez grandes variétés, de sorte qu'il est difficile d'établir à cet égard des règles fixes. Afin de saisir ces variétés, je vais exposer et commenter les observations qui font la base de ce chapitre, et je comparerai à mesure mes conséquences aux assertions émises sur le même sujet par les auteurs qui m'ont précédé. J'ai dirigé mes observations sur 86 enfans de différens âges et de différens sexes, et paraissant tous jouir d'une bonne santé (1); j'ai d'abord tenu compte d'une différence bien tranchée et signalée par les accoucheurs, entre les cordons ombilicaux. Les uns sont volumineux, mous, et pour ainsi dire gras; ce qui tient à la surabondance de la gélatine dite de Warthon; les autres sont petits, minces, et contiennent en petite quan-

(1) Pour être certain de l'âge des enfans, j'ai choisi de préférence ceux qui étaient nés à la Maternité, et dont l'époque de la naissance est ordinairement indiquée avec exactitude.

tité la substance albuminiforme dont nous parlons. Les premiers se désséchent plus tard que les seconds. Ils ont une certaine tendance à se ramollir, et ils suppurent souvent, surtout à leur base. Les seconds deviennent de bonne heure secs et transparens comme un parchemin ; ils se desséchent promptement, et quand ils sont secs, on aperçoit à travers leur tissu des lignes noirâtres, indices de leurs vaisseaux oblitérés. La proportion entre les cordons minces et ceux qui sont pourvus d'une grande quantité de gélatine, est d'un tiers pour les premiers, et des deux tiers pour les seconds. Avant de se dessécher, les cordons se flétrissent, et l'on peut regarder la flétrissure comme le prélude ou le premier degré de la dessiccation. Voici ce que j'ai observé relativement à l'époque à laquelle elle commence.

Sur 86 enfans soumis à mon observation, 16 ont présenté leur cordon seulement un peu flétri, et même encore frais. Il était molasse, un peu bleuâtre, très-flexible ; il remplissait en entier le nœud de la ligature, et sa coupe était encore nette. Sur ces 16 enfans, il y en avait un âgé de cinq heures, six d'un jour, quatre de deux jours, et quatre de trois jours. Ainsi l'on peut observer la flétrissure du cordon depuis le premier jusqu'au troisième jour de la naissance. Mais il ne s'ensuit pas pour cela que la dessiccation qui suit ordinairement la flétrissure, ne commence toujours qu'après le troisième jour. Elle peut commencer plutôt, ainsi que nous allons le voir. Sur les 86 enfans dont il est question, il y en avait 24 chez lesquels la dessiccation commençait au sommet, arrivait à la moitié, ou s'étendait déjà près de la base du cordon ombilical. Sept n'avaient qu'un jour ; onze étaient âgés de deux jours, trois de trois jours, et trois de quatre jours. Chez quelques-uns le cordon était large et très-mou à la base, qu'environnait un bourrelet cutané, épais et saillant. Chez tous le sommet du cordon n'offrait plus de section nette, il commençait à noircir, à se vriller, et à se trouver plus libre dans la ligature ; chez la plupart il n'y avait pas d'inflammation à l'ombilic. D'après ce que nous venons d'exposer, la dessiccation commence le plus ordinairement le premier et le second jour, et peut cependant ne pas être avancée même le quatrième jour.

L'époque de la dessiccation complète n'est pas moins variable. Sur les 86 enfans précités, 25 ont présenté leur cordon entièrement sec, 5 étaient âgés de 2 jours, 9 de 3 jours, 5 de 5 jours, 4 de 4 jours, 1 d'un jour, 1 d'un jour et demi. Trois jours paraissent donc être l'époque à laquelle la dessiccation du cordon ombilical est le plus ordinairement complète : cependant elle ne l'est quelquefois qu'à 4 ou 5 jours, ou bien elle a déjà lieu à 1 jour, ainsi que nous avons pu le voir. Mais il est à remarquer que dans ce dernier cas le cordon était extrêmement mince, et cette disposition particulière avait dû hâter sa dessiccation.

Aussitôt après la section du cordon ombilical, ses vaisseaux se rétractent, et se cachent dans la lymphe qui forme l'épaisseur du cordon. Cette lymphe commence quelquefois à se dessécher lorsque la membrane extérieure qui l'enveloppe conserve encore sa souplesse. Ce n'est pas toujours précisément au sommet du cordon que la dessiccation commence : parfois elle se manifeste d'abord au niveau de la ligature, tandis que la partie du cordon qui la dépasse reste encore molle pendant quelque temps. Le cordon se rétrécit et se raccourcit en même temps : il s'opère en lui une véritable constriction de la circonférence au centre, d'où résulte la compression et l'aplatissement des vaisseaux, qui deviennent bientôt tortueux, et participent eux-mêmes à la dessiccation. Ils se trouvent alors solidement compris dans l'épaisseur de la lymphe desséchée, qui s'oppose à ce qu'ils se rétractent davantage, et ne consistent plus qu'en de petits filamens noirâtres, et plus opaques que le corps à demi-transparent au milieu duquel ils serpentent. La ligature est, à cette époque, tout-à fait inutile, et l'on ne doit pas craindre d'hémorrhagies par le bout du cordon. Peu à peu la dessiccation fait des progrès, elle s'avance vers l'ombilic, et s'arrête enfin au niveau du bourrelet cutané, duquel le cordon se détache bientôt, soit par suite d'une véritable suppuration, soit par une sorte de séparation spontanée analogue à la manière dont la queue du fruit des cucurbitacées se détache de son implantation circulaire. Alors la gélatine desséchée, et non pas l'épiderme du fœtus, comme on l'a dit (1), forme autour du triple faisceau vasculaire une sorte de nœud qui comprime et amincit les parois de ces vaisseaux. Il existe toujours entre ce point de constriction et l'endroit où les trois vaisseaux ombilicaux se séparent pour se rendre à leur destination, un espace ou col plus ou moins court, où le cordon ne consiste qu'en un petit faisceau vasculaire, dernière connexion de l'abdomen avec le cordon, et qui permet à celui-ci de se mouvoir comme sur un pivot fragile, dans tous les sens. Ce lien vasculaire est entouré librement par le bourrelet cutané de l'ombilic, sur le contour duquel la séparation du cordon a laissé de légères excoriations, et qui n'exerce point sur les vaisseaux ombilicaux de constriction, comme l'a prétendu M. Gardien; la peau de l'ombilic se fronce bien évidemment quand la base du cordon se dessèche, mais c'est qu'elle est attirée par la lymphe raccornie, et dès que la séparation du contour du cordon s'est faite, la peau de l'ombilic revient sur elle-même. Ce froncement est donc le résultat et non la cause de la dessiccation : c'est dans ce point, c'est-à-dire, à l'endroit où la lymphe cesse d'exister, que va s'opérer la séparation du cordon, et tout concourt alors à la favoriser. En effet, les cris de l'enfant déterminent à chaque instant l'élévation et l'abaissement du diaphragme et du foie, et causent des mouvemens alternatifs d'expansion et de rétraction des parois ab-

____

(1) *Dict. des Sciences médicales*, art. *Nouveau-né*, pag. 384, par M. Gardien.

dominales, d'où résulte une traction continuelle des vaisseaux ombilicaux vers l'intérieur de la cavité abdominale ;
d'un autre côté, la portion extérieure et desséchée du cordon,
offrant à sa base un bourrelet assez dur, tiraillée par des
langes, ou fixée dans un bandage approprié, oppose aux tractions intérieures une résistance assez forte, d'où il suit que
le cordon ombilical subit, dans l'endroit où il ne consiste
qu'en un lien fragile, un tiraillement auquel il ne résiste pas
long-temps, et qui détermine et sa rupture et sa chute. Ainsi
la dessiccation est la cause prédisposante, et le tiraillement
dont nous parlons, la cause directe de la chute du cordon
ombilical. On peut expliquer de la sorte comment il se fait
que le cordon ombilical se rompt toujours au même endroit,
et pourquoi on ne le voit presque jamais se détacher de
l'abdomen avant la dessiccation complète de la lymphe de
Warthon.

La dessiccation du cordon ombilical est un phénomène
tout-à-fait physiologique, et qui se lie aux phénomènes de la
vie sous la dépendance de laquelle il paraît être. La portion
du cordon qui tient au placenta n'offre pas, comme celle qui
reste à l'enfant, les phénomènes de la dessiccation, elle se
flétrit et pourrit comme un corps inerte, tandis qu'il n'en est
pas de même de la portion abdominale du cordon. Chez elle
la dessiccation cesse aussitôt que la vie s'éteint, ne s'opère
pas si l'enfant meurt en naissant, ou bien se trouve alors
considérablement retardée. Le cordon ombilical, au lieu de
se dessécher et de tomber au bout de quelques jours, comme
cela s'observe pendant la vie, subit, sur le cadavre, une véritable décomposition, bien différente de sa dessiccation
normale. On voit tous les jours des fœtus transportés dans
les amphithéâtres, pour les travaux anatomiques, y demeurer
quelques jours sans que leur cordon se dessèche, et même
celui-ci reste assez mou, et ses vaisseaux assez béans pour
qu'on puisse y faire pénétrer une injection ; tandis que pen-

dant la vie le cordon se dessèche et les vaisseaux s'oblitèrent dès le 1er, le 2e ou le 3e jour. Je me suis assuré de ce fait, en conservant des cadavres de fœtus pendant plusieurs jours. Je n'ai point vu leur cordon se dessécher d'abord; il restait mollasse et flexible jusqu'au 4e ou 5e jour, et alors il tombait souvent en putrilage. J'ai pu injecter, par le cordon ombilical, au bout de quatre jours, le cadavre d'un enfant mort en naissant, en ayant soin seulement de rafraîchir la section qui était un peu flétrie. Le cordon n'offrait pas le moindre degré de dessiccation, il était seulement très-mollasse. Ainsi l'on doit regarder la dessiccation normale du cordon ombilical comme un phénomène physiologique qui ne s'opère que pendant la vie, et qui se suspend avec elle.

Voici trois observations qui viennent encore à l'appui de cette assertion. Trois enfans jumeaux naissent vivans, sans être forts, dans la nuit du 20 au 21 octobre, et sont apportés, quelques heures après, à l'hospice des Enfans-Trouvés. L'un d'eux meurt six heures après sa naissance; son cordon ombilical est très-mou, et nullement flétri. Un autre meurt le 22 au soir; son cordon ombilical est aplati, vrillé, et sec jusqu'à la moitié de sa longueur. Le troisième meurt le 23 au matin; le cordon ombilical est sec dans presque toute sa longueur. Ni l'un ni l'autre n'offre de cercle rouge à l'ombilic. L'enfant mort le premier a été conservé et enveloppé dans un linge; le 24 au matin, son cordon n'avait encore subi aucun commencement de dessiccation, il était seulement un peu flétri. Ainsi la dessiccation du cordon ne s'est pas opérée chez ce dernier, et la mort est venue l'empêcher d'avoir lieu, tandis que chez ses deux frères, qui lui ont survécu, on a vu ce phénomène commencer à parcourir ses périodes jusqu'à ce que la mort fût également venue en suspendre la marche.

Sans vouloir expliquer positivement comment il se fait que ce phénomène, qui paraît être tout-à-fait physique, soit si intimement lié à la vie, je ferai remarquer que la chaleur animale , que pendant la vie l'enfant communique au cordon, peut bien favoriser l'évaporation et le desséchement de la lymphe de Warthon , et que l'humidité , au contraire , qui s'exhale du cadavre, entretient la mollesse de cette lymphe, ou bien en provoque la décomposition ; quoi qu'il en soit , le fait existe, et il me paraît important d'en tenir compte, car il en découle une conséquence applicable à la médecine légale. En effet , lorsqu'on examine un fœtus quelque temps après sa naissance, ou lorsqu'on en fait l'exhumation, s'il porte encore son cordon , il faut bien observer si celui-ci offre les caractères de la dessiccation normale, c'est-à-dire , s'il est roussâtre, aplati , vrillé, et si ses vaisseaux sont oblitérés et desséchés ; ou bien s'il est encore mou ou dans un état de putréfaction analogue à l'état général du cadavre : car , dans le premier cas, l'enfant n'était pas mort-né , et pouvait avoir vécu un ou deux jours , puisque la dessiccation, qui n'a lieu que pendant la vie , avait déjà commencé ; tandis que , dans l'autre cas, l'enfant pouvait être mort-né ou n'avoir vécu que peu de temps, puisque le cordon ombilical, mollasse et seulement flétri , n'avait point encore éprouvé sa dessiccation normale. Enfin , telle est l'importance du fait que je signale en ce moment à l'attention des médecins, qu'il peut concourir à démontrer , conjointement avec les circonstances invoquées en pareils cas, qu'un enfant a vécu , puisqu'on peut poser en principe que , toutes les fois que l'on rencontre le cordon ombilical desséché, aplati , vrillé et noirâtre , sur le cadavre d'un enfant, celui-ci a dû vivre au moins un jour, cet état du cordon ne pouvant être un effet cadavérique. En résumé, voici les conséquences que l'on peut tirer, en médecine légale, de l'examen du cordon ombilical avant sa chute : 1° La dessiccation du cordon ombilical ne peut se faire que pendant la vie. 2° A partir de l'instant de la mort , cette dessiccation est suspendue ou considérablement ralentie. 3° Si le cordon est frais ou dans un commencement de flétrissure, l'enfant peut être mort-né, ou n'avoir vécu que peu de temps. 4° Si le cordon a déjà éprouvé un commencement de dessiccation, ou même une dessiccation complète, l'enfant a pu vivre au moins un jour. Ces conséquences auront d'autant plus de vérité, que l'examen du cadavre se fera à une époque plus voisine de la mort.

Quand on abandonne sur le cadavre le cordon ombilical à la putréfaction, il devient d'abord d'un blanc verdâtre, puis il se fronce à son extrémité, et il se flétrit; la pellicule du cordon se détache aisément, mais le cordon lui-même ne se sépare pas de l'abdomen à son point d'insertion, comme cela s'observe pendant la vie; il peut se déchirer dans différens endroits, ou même s'amoindrir et sécher à la longue; et si l'enfant a été plongé long-temps dans l'eau, le cordon reste mollasse, et devient très-fragile; il en est de même quand l'enfant est mort et a séjourné quelque temps dans les eaux de l'amnios (1). Dans le cas contraire, il offre plus de résistance et moins de mollesse, et les vaisseaux ombilicaux, qui lui servent pour ainsi dire de racine, opposent toujours une certaine résistance aux tractions que l'on exerce pour les briser. Je n'ai jamais vu le cordon d'un enfant mort-né sécher avant 5 ou 6 jours, j'ai observé que, dans ce cas, il gardait sa forme circulaire, et conservait long-temps encore de la souplesse. Le docteur Ollivier d'Angers m'a communiqué une observation fort intéressante à ce sujet : il fut appelé le 28 septembre 1826, conjointement avec MM. Marc et Denis, pour faire la visite légale du cadavre d'un fœtus du sexe masculin à terme, mort depuis 8 ou 9 jours, et déposé à la morgue. Tous les organes étaient réduits dans un état de putréfaction fort avancé, les cavités se trouvaient distendues par des gaz, le tissu des poumons était réduit en putrilage ; enfin le cordon ombilical, qui ne paraissait pas avoir été lié, partageait lui-même la décomposition générale du cadavre. Sa longueur

(1) Orfila, *Leçons de médecine légale.* Paris, 1828, in-8°. 3 vol., 2e édit.

était de quatre pouces environ; près du bourrelet ombilical
l'enveloppe du cordon ne consistait qu'en une pellicule mince,
à travers et contre laquelle on voyait s'appliquer les vaisseaux ombilicaux : et au lieu d'être sèche, aplatie, et contour-
née sur elle-même, comme cela s'observe ordinairement, elle
formait un sac froncé au niveau de la section du cordon, et
de l'intérieur duquel la gélatine de Warthon avait disparu ;
ce sac ressemblait à un étui membraneux à parois minces et
transparentes, assez analogue à une portion d'intestin distendue par des gaz et desséchée. L'épiderme de l'abdomen
s'enlevait aussitôt qu'on y touchait, et cependant la membrane du cordon, et le cordon lui-même, offraient une assez
grande résistance. Certes, on ne peut confondre cet état particulier avec la dessiccation normale du cordon ombilical,
qui avait subi ici une véritable décomposition cadavérique,
laquelle cependant n'avait point causé sa chute, parce que
les circonstances qui la déterminent pendant la vie n'avaient
pas existé dans le cas dont il s'agit. J'ai remarqué qu'en général la putréfaction du cordon ne commençait qu'après la
décomposition des autres parties du cadavre, de sorte qu'on
ne trouve jamais le cordon putréfié sans que les parois abdominales ne soient vertes, et les divers organes dans un état
de putridité très-évidente.

§ II. *Chute du cordon ombilical.* — Après avoir passé en
revue les phénomènes de la dessiccation du cordon ombilical, j'arrive naturellement à l'examen de sa chute et des phénomènes qu'elle présente. Déjà nous avons fait connaître les
circonstances qui la préparent, et nous avons dit que la dessiccation de la lymphe une fois terminée, le cordon n'était
plus maintenu que par une radicule vasculaire formée quelquefois par les trois vaisseaux à la fois, qui bientôt se rompent successivement, de telle sorte qu'à la fin il n'existe plus
que la veine ombilicale, ou bien l'une des artères, ou les
deux à la fois.

Les auteurs ont expliqué de différentes manières le phénomène de la chute du cordon; Haller (1) et Monro (2) l'attribuaient à une sorte de gangrène : voici comment s'exprime
le célèbre physiologiste de Berne : *Funiculi quidem ombilicalis particula quam obstetrices solent cum abdomine parvuli
conjunctam relinquere abit in sphacelam, quasi ambusta, et
post biduum, triduumve dilabitur.* Cette opinion a été reproduite par un grand nombre de physiologistes. On a donné
aussi d'autres explications de ce phénomène. M. Gardien,
ainsi que nous l'avons dit, regarde la constriction de l'épiderme comme la cause de cette chute. Chaussier l'attribue
à un travail inflammatoire se développant à l'ombilic, et son
opinion a été partagée par Béclard, M. le professeur Orfila
et M. Capuron. Enfin, M. le docteur Denis, qui a fait sur le sujet dont nous nous occupons des recherches intéressantes (3),
prétend que, pendant la dessiccation, la macération de la
base du cordon, par la sérosité muqueuse sécrétée, le retrait
de la peau et la dissolution putride de la substance de Warthon, déterminent peu à peu la séparation du cordon. Ces médecins ont pu observer, il est vrai, dans certaines circonstances que nous allons signaler tout à l'heure, une espèce de
suppuration éliminatoire à la base du cordon; mais cela n'est
pas constant, et ce phénomène, comme nous allons le prouver, est purement accidentel. Quant à l'opinion de Haller,
elle tombe d'elle-même. Admettons donc provisoirement
l'explication que nous avons donnée de la chute du cordon,
et examinons les faits qui peuvent appuyer nos assertions.

L'époque à laquelle tombe le cordon présente de très-
grandes variétés. Sur le nombre d'enfans indiqué plus haut,
il y en avait 21 sur lesquels le cordon était tombé, mais chez

(1) *Elementa physiol. corp. hum.*, t. VIII, p. 15.
(2) *Essais d'Édimbourg*, part. 2ᵉ, page 164.
(3) *Recherches d'anatomie et de physiologie pathologiques sur plusieurs maladies des enfans nouveau-nés*; Commercy, 1826, pages 297 et suiv.

16 d'entre eux seulement la chute du cordon était récente. Il y en avait 2 de deux jours, 3 de trois jours, 6 de quatre jours, 3 de cinq jours, 1 de six jours, 1 de sept jours; le cordon de ce dernier enfant m'est tombé entre les mains pendant que je l'examinais. Un de neuf jours. Chez un autre de neuf jours, l'ombilic était sec et cicatrisé. Un de dix jours, l'ombilic était cicatrisé, et le bourrelet cutané peu large et peu saillant. Enfin un dernier enfant avait quinze jours, la cicatrice ombilicale était parfaite; cependant l'ombilic était saillant, gros, et environné d'un cercle rouge. Quatre à cinq jours paraissent donc être l'âge auquel s'effectue ordinairement la chute du cordon, quoiqu'il puisse également tomber avant et après ce terme moyen. Ainsi le cordon ombilical se flétrit ordinairement le premier jour, dans le courant ou à la fin duquel la dessiccation commence. Cette dessiccation est complète vers le 3ᵉ jour, et c'est du 4ᵉ au 5ᵉ que le cordon se sépare de l'abdomen. Tout en donnant ces règles générales, nous nous empressons de dire qu'elles sont sujettes à de nombreuses exceptions, ainsi que nous venons de le voir; aussi nous paraît-il fort difficile d'indiquer, d'après ces simples données, l'âge précis d'un enfant. Il ne faut donc point y attacher trop d'importance en médecine légale, ou chercher à les préciser davantage si l'on veut en tirer quelque parti. Nous nous trouvons d'accord, quant à ces diverses époques, avec les auteurs qui se sont occupés du sujet que nous traitons, et notamment avec M. Gardien; car suivant lui le cordon ombilical tombe communément du 4ᵉ au 5ᵉ jour (1). M. le professeur Orfila a dit, dans ses leçons de médecine légale, que le cordon ombilical commençait à se dessécher le premier jour, et qu'il tombait ordinairement le 4ᵉ, le 5ᵉ ou le 6ᵉ jour; enfin M. Denis a vu également le cordon se dessécher vers le 4ᵉ jour, et sa chute s'effectuer au 5ᵉ, 6ᵉ, 7ᵉ et 8ᵉ jour. Toutes ces indications générales sont, comme on le voit, assez variables,

(1) *Dict. des Sciences médicales*, loc. cit.

surtout si l'on y rapporte les nombreuses exceptions dont j'ai cité des exemples.

Cependant il est possible de tirer certaines conséquences de ces données, si l'on tient compte des causes qui peuvent déterminer leurs variations, et qui ne sont pas l'effet du hasard, comme je vais essayer de le démontrer, en examinant avec attention ce qui se passe à l'ombilic lors de la chute du cordon.

Remarquons d'abord que l'implantation du cordon ombilical à l'abdomen présente deux aspects différens : ou bien il est large à sa base, et le bourrelet cutané qui l'environne est très-prononcé, et s'avance quelquefois jusqu'à quatre ou six lignes sur le cordon, ou bien celui-ci est mince, grêle, et le bourrelet cutané peu saillant et peu prononcé se fronce déjà sur lui-même, et présente en partie la disposition qu'il aura lorsque la cicatrice ombilicale sera formée. Dans le premier cas, il s'établit presque toujours à la base du cordon une suppuration plus ou moins abondante, le bourrelet cutané s'enflamme assez souvent, et présente un cercle rouge qui persiste plus ou moins long-temps. Dans le second cas, le cordon se dessèche le plus ordinairement sans suppuration, et le cercle inflammatoire peut ne pas se manifester ; on ne voit pas se développer alors ce qu'on pourrait appeler un travail éliminatoire ; la dessiccation seule produit la séparation qui s'opère de la manière indiquée plus haut, et comme on l'observe ordinairement chez les petits de quelques animaux, chez le chien par exemple, dont le cordon ombilical se dessèche et tombe très-promptement. Mais avant d'aller plus loin, citons les faits sur lesquels j'ai établi la distinction que je viens de signaler. Sur les quatre-vingt-six enfans dont j'ai parlé, un d'eux, âgé d'un jour, offrait encore son cordon frais, et déjà l'ombilic était saillant, rouge et tuméfié, mais il ne présentait pas encore de suppuration. J'ai observé la rougeur de l'ombilic avec tuméfaction, mais sans suppuration, sur dix-sept

enfans; trois d'entre eux n'avaient qu'un jour ; le cordon était
sec dans la moitié de sa longueur sur les deux premiers, et
entièrement sec chez le troisième. Six autres de ces enfans
étaient âgés de deux jours ; le cordon était sec chez le premier, demi-sec chez le second, ainsi que chez le troisième et
le quatrième, dont le bourrelet cutané était très-saillant. Le
cordon était sec chez le cinquième ; et chez le sixième il était
gros, humide et sanguinolent à la base. Quatre enfans
étaient âgés de trois jours ; le premier avait son cordon sec,
le second flétri ; le troisième sec, mince, et le bourrelet cutané peu saillant. Le quatrième était sec. Il y en avait deux
de quatre jours, dont le cordon était encore humide à la
base, et desséché dans les deux tiers de sa longueur ; un
de cinq, chez lequel la chute du cordon était récente et
l'ombilic encore humide ; enfin, un de quinze jours, dont le
cordon était tombé depuis long-temps, l'ombilic cicatrisé, et
le bourrelet cutané très-saillant et surmonté d'un cercle
rouge. Tels étaient les différens états du cordon ombilical
chez les enfans qui m'ont offert l'ombilic rouge et tuméfié sans
suppuration. Voici maintenant dans quel état il était chez
huit enfans qui offraient à l'ombilic, outre la rougeur et la tuméfaction, une suppuration bien établie. Il y en avait un seul
âgé d'un jour ; le cordon était sec, l'ombilic un peu saillant, et
le cercle rouge qui le surmontait très-léger. Trois autres enfans
étaient âgés de deux jours : chez le premier, le cordon était sec
au sommet, mais son insertion était large, et le bourrelet
cutané très-saillant. Le cordon était récemment tombé chez
le troisième ; trois enfans étaient âgés de trois jours. Sur deux
d'entre eux le cordon était sec ; il n'était encore que flétri
chez le troisième. Enfin, il y en avait un de cinq jours chez
lequel le cordon était sec, mais très-gros et très-large à son
insertion. Un seul enfant, âgé de trois jours, a présenté une
suppuration assez abondante à la base du cordon, sans rougeur circonvoisine. Ainsi donc, sur quatre-vingt-six enfans de

différens âges, vingt-six seulement ont présenté des traces évidentes d'un travail inflammatoire sur le contour du bourrelet ombilical. Cette inflammation n'est donc point indispensable pour que la chute du cordon s'effectue, et elle n'est point une circonstance toujours concomitante de cette séparation, puisque je ne l'ai pas remarquée, malgré l'attention la plus scrupuleuse, sur soixante-un enfans qui complètent le nombre de ceux sur lesquels j'ai particulièrement dirigé mes recherches. On doit remarquer que je fais une différence entre la suppuration de la base du cordon et le suintement qui survient après sa chute au fond de l'ombilic. Dans ces soixante-un cas, le cordon ne m'a point présenté de dissolution putride, je n'ai observé que sa dessiccation. Et j'ai d'ailleurs vu s'opérer très-souvent la chute du cordon de la manière indiquée plus haut, sans le concours d'aucune inflammation. Il ne faut donc pas, en médecine légale, attacher beaucoup d'importance, ainsi que l'ont fait les auteurs les plus recommandables, à l'absence ou à la présence d'un cercle rouge à l'ombilic, lorsque l'on veut déterminer si l'enfant dont on examine le corps, est mort avant, pendant ou après l'accouchement (1).

Cette rougeur inflammatoire provient d'une cause que je vais essayer d'expliquer. On a dû remarquer que la rougeur et la suppuration de l'ombilic ne s'étaient manifestées que sur un quart environ de tous les cas qui font le sujet de ces recherches, et que presque tous les enfans qui ont présenté ce phénomène avaient le bourrelet cutané ombilical très-prononcé, tandis que le cordon, riche en lymphe de Warthon, offrait une large insertion à l'abdomen. D'après cela, ne peut-on pas attribuer cette inflammation à la saillie de l'ombilic, qui l'expose davantage aux frottemens des langes et aux frictions produites par le cordon desséché et devenu rugueux,

(1) Médecine légale. *Considérations médico-légales sur l'infanticide*, etc.; par A. Lecieux, édit. in-8°, p. 33.—Orfila, *Leçons de médecine légale*, t. Ier, p. 57.

et ne peut-on pas voir dans la lymphe de Warthon, ou dans le tissu celluleux qui entoure avec elle les vaisseaux du cordon, les matériaux d'une suppuration plus ou moins abondante? Cette rougeur est souvent partielle, et ne se manifeste qu'à la partie sur laquelle le cordon avait exercé une compression. D'autres fois cette inflammation apparaît et disparaît à plusieurs reprises, soit que le cordon persiste, soit qu'il soit tombé depuis long-temps, et il n'est pas rare de la voir durer des semaines entières, et devenir le point de départ d'un érysipèle aux parois du bas-ventre chez les nouveau-nés. Pour éviter l'irritation que peut déterminer le contact d'un cordon endurci sur cette partie, on devrait avoir soin de le couper partiellement à mesure qu'il se dessèche, et d'appliquer toujours sur l'ombilic une compresse, au centre de laquelle on pratiquerait une ouverture propre à laisser passer le cordon ombilical.

Puisqu'il se présente deux phénomènes différens dans la chute du cordon ombilical, puisque dans un cas l'ombilic s'enflamme et suppure abondamment, tandis que dans l'autre la séparation se fait par une simple dessiccation accompagnée quelquefois d'un léger suintement à la base, mais sans nulle inflammation éliminatoire, on peut se demander dans quel cas la chute du cordon se fait le plus promptement. Nous allons répondre à cette question par des faits. Chez les 21 enfans chez lesquels le cordon était tombé, et que j'ai indiqués plus haut, j'ai observé, sur trois seulement, le cercle rouge à l'ombilic. L'un, âgé de cinq jours, offrait de la rougeur sans suppuration; l'autre, de 3, présentait de la rougeur et de la suppuration; enfin, chez le troisième, de quinze jours, la chute du cordon était ancienne, et l'on voyait à l'ombilic un cercle rouge inflammatoire; les 18 autres ne présentaient pas la moindre rougeur. J'ai dit plus haut que 26 enfans m'avaient présenté les traces évidentes d'un travail inflammatoire à la base du cordon et sur le contour du bourrelet ombilical : eh bien ! chez presque tous, quoiqu'ils fussent plus ou moins âgés, l'insertion du cordon était encore assez solide, et le cordon n'était pas desséché à la base. Par conséquent, l'inflammation de la base du cordon n'est point une condition propre à en accélérer la chute; bien le contraire : elle se développe dans le cas où cette chute est ordinairement plus tardive, car ce sont les cordons plus abondamment pourvus de lymphe de Warthon qui suppurent le plus souvent; or, on sait que la dessiccation de la base du cordon est une des conditions nécessaires de sa chute, mais l'abondance de la lymphe retarde cette dessication; par conséquent, les cordons pourvus de cette lymphe tomberont plus tard. Ici le raisonnement et l'observation se soutiennent mutuellement; car je ne raisonne que sur des faits. Cependant, comme il arrive quelquefois que l'inflammation se développe également sur un bourrelet mince, et auquel est inséré un cordon plus ou moins grêle, on conçoit qu'il est possible de rencontrer la chute prématurée du cordon, même dans les cas d'inflammation ombilicale : mais cette circonstance est plus rare. Ne considérons donc cette inflammation que comme une chose purement accidentelle, et non comme un travail indispensable à la chute du cordon. Cependant on trouve, en parcourant les observations qui ont été communiquées à M. le professeur Orfila, et qui se trouvent consignées dans ses Leçons de médecine légale, que chez tous les sujets le cercle rouge de l'ombilic existait. M. Denis, dans le tableau synoptique qu'il a donné sur les différens phéno-mènes de la chute du cordon, a été moins exclusif, et s'est, à mon avis, approché davantage de la vérité.

Enfin on peut conclure de tout ce qui précède, que la séparation du cordon ombilical résulte de la constriction que la lymphe desséchée exerce sur les vaisseaux ombilicaux, au niveau de l'ombilic, et que cette chute est provoquée par le tiraillement qui s'opère en dehors et en dedans de l'abdomen, sur ce point rétréci, desséché et fragile du cordon ;

qu'il n'y a dans ce cas ni gangrène du cordon, comme le pensait Haller, ni constriction de l'épiderme, comme l'a dit M. Gardien, constriction que ne pourrait guère exercer une pellicule aussi inerte; qu'il n'y a pas non plus de resserrement de la peau avec inflammation de l'ombilic, comme le prétend M. Capuron (1), et qu'enfin il n'est pas nécessaire qu'il s'établisse une sorte de travail inflammatoire et une véritable suppuration, comme l'ont enseigné beaucoup d'autres; ce dernier phénomène n'ayant lieu que dans des circonstances particulières, ne peut être considéré comme la cause constante de la chute du cordon. On sait d'ailleurs que l'inflammation et la suppuration des parties au milieu desquelles se trouvent des vaisseaux, ne causent pas toujours la rupture de ces derniers. On voit souvent des veines et des artères rester saines au milieu de vastes abcès. Béclard avait observé que les artères, au milieu des parties enflammées, ne s'enflammaient presque jamais. M. le docteur Bérard a cité, dans sa Dissertation inaugurale, un fait remarquable à l'appui de cette opinion. S'il en est ainsi, comment se ferait-il qu'il fallût nécessairement un travail inflammatoire à l'ombilic pour causer la friabilité ainsi que l'érosion des artères et de la veine ombilicale, et, par suite, la chute du cordon?

§ III. *Cicatrisation de l'ombilic.* — Pour bien concevoir ce qui se passe à l'ombilic après la chute du cordon, ne perdons pas de vue ces deux sortes de bourrelets ombilicaux dont j'ai parlé; l'un, peu saillant et déjà rentré sur lui-même, se rencontre ordinairement avec les cordons grêles et minces; l'autre, très-gros et très-saillant, embrasse largement la base du cordon, sur laquelle il semble se prolonger, et se rencontre communément avec les cordons gros et humides. A mesure que la dessiccation s'opère, le contour de l'ombilic paraît d'abord se froncer, l'ombilic offre quelquefois, à cette époque, un double anneau cutané, l'un se trouvant compris dans

____

(1) *Traité des Maladies des enfans*, page 215.

l'autre. Le cordon venant à se détacher circulairement, le cercle ombilical devient libre ; c'est alors l'orifice d'un enfoncement infundibuliforme, au fond duquel le cordon peut tenir encore par un ou deux vaisseaux qui ne tardent pas à se rompre. Au sommet ou au fond de cet enfoncement infundibuliforme, se trouvent les extrémités rompues des vaisseaux, entourées par du tissu cellulaire, et maintenues au niveau du cercle aponévrotique que la ligne blanche présente dans ce point, par un prolongement du fascia transversalis, qui revêt l'extérieur du péritoine. Cette portion du cordon est composée des deux artères dont les parois, très-épaisses dans cet endroit, offrent une espèce de renflement fusiforme de la veine ombilicale et de l'extrémité de l'ouraque. Toutes ces parties s'enfoncent peu à peu vers la cavité abdominale ; et voici, je crois, la cause de cette rétraction. Les artères et la veine ombilicale ont, jusqu'à l'époque de la naissance, pris part à l'accroissement général du corps ; mais dès l'instant où, condamnées à l'inaction, elles ne reçoivent plus de sang et commencent à s'oblitérer, leur diamètre et leur longueur semblent diminuer en même temps. L'accroissement rapide de l'enfant pendant les premiers jours de la vie, le développement et l'ampliation des parois abdominales, agrandissent de plus en plus l'espace qui se trouve entre l'ombilic et la terminaison des vaisseaux ombilicaux, et, comme ceux-ci s'atrophient et n'éprouvent pas un allongement qui réponde au développement du ventre, il en résulte qu'ils attirent pour ainsi dire à eux le bourrelet ombilical qui, de saillant et conique qu'il était d'abord, offre bientôt une surface déprimée et infundibuliforme. Ce tiraillement est bientôt contrebalancé par l'anneau aponévrotique de la ligne blanche ; il se forme alors, ainsi que le dit M. Denis, une espèce de sac au fond duquel s'établit une suppuration qu'il ne faut pas confondre avec celle qui résulte de la désorganisation de la base du cordon dans certains cas. L'insertion du cordon est sou-

vent tout-à-fait sèche ; lorsque l'enfoncement infundibuliforme de l'ombilic vient à se former et à fournir la suppuration dont je parle. Celle-ci a différens matériaux : d'abord, la
peau du contour de l'ombilic, qui est toujours un peu excoriée
au niveau de la séparation du cordon, se transforme, en ren-
trant sur elle-même, en une sorte de membrane muqueuse
qui sécrète un fluide puriforme ; ensuite le tissu cellulaire qui
se trouve au fond du sac tombe lui-même en suppuration. On
observe aussi, au centre de l'ombilic, une sorte de tubercule
mollasse et plus ou moins rouge, formé par les extrémités vasculaires réunies, qui disparaît et s'enfonce peu à peu dans
l'abdomen. Quelquefois ce tubercule s'enflamme, devient
fongueux, et forme au centre du bourrelet cutané une excroissance qu'on est obligé de cautériser. Ces vaisseaux ombilicaux
forment, à leur point de réunion, un angle qui s'ouvre de plus
en plus à mesure que la rétraction ombilicale s'opère ; et,
quand l'enfoncement est profond, la peau rentrée et froncée
circulairement se réunit d'autant plus facilement sur ses
bords, qu'ils se trouvent légèrement excoriés. Il se développe
ici une inflammation adhésive. La peau présente alors une cicatrice traversée par plusieurs petites lignes blanchâtres qui
existent au point où la réunion s'est faite, et qui persistent
même pendant toute la vie. La peau semble être entraînée au
fond de l'ombilic par le moyen des adhérences celluleuses qui
l'unissent au fond du sac avec les vaisseaux ombilicaux ; ces
adhérences deviennent de plus en plus étroites et solides, et
la face interne du repli cutané finit par être accolée au contour du cercle aponévrotique de la ligne blanche.

Pendant que la cicatrisation s'est terminée au fond de
l'ombilic, le bourrelet ombilical a pris, à l'intérieur, une
forme nouvelle ; il n'est plus circulaire, il est composé de
deux rebords particuliers, l'un supérieur, souvent très-gros,
l'autre inférieur, presque toujours mince ; ils ont la forme
d'un croissant, et la convexité de l'un correspond à la con-

cavité de l'autre, d'où résulte au centre de l'ombilic un enfoncement demi-circulaire dont la concavité regarde tantôt
en haut, tantôt en bas, mais le plus souvent en bas, parce
que la traction des artères ombilicales est plus forte dans ce
sens que celle de la veine du même nom. Cette disposition
varie peu, et s'observe souvent chez les adultes. Cependant
l'accroissement progressif de l'abdomen, l'état d'embonpoint,
le marasme, etc., la modifient par la suite; mais telle est la
forme primitive de l'ombilic dans la plupart des cas. Quand
on la rencontre sur le cadavre, et qu'il existe encore à l'ombilic un suintement puriforme, on doit en conclure que la
chute du cordon est récente. M. Denis a décrit sous le nom
d'anneau cutané temporaire, celui qui entoure le cordon
avant sa chute, et il appelle anneau permanent celui qui
persiste pendant la vie. Cette distinction est fort juste, mais
l'auteur a tort de donner à cet anneau une forme circulaire;
elle est telle que je viens de la décrire. Ces deux rebords
opposés résultent évidemment des tractions qu'exercent en
sens inverse, sur le fond de l'ombilic, la veine et les artères
ombilicales. Cette traction étant ordinairement plus prononcée inférieurement que supérieurement, on voit presque
toujours le rebord supérieur embrasser et dépasser l'inférieur.

C'est communément du 10° au 12° jour que la cicatrisation est complète, et que le suintement de l'ombilic est tari.
Toutefois, cela varie beaucoup. Souvent cette cicatrice est
fermée plus tôt, et la forme de l'ombilic est une des causes
du temps plus ou moins long qu'elle exige pour être achevée.
Elle se fait promptement, si le bourrelet est mince et le
cordon étroit. Si, au contraire, le bourrelet est volumineux
et fort avancé sur le cordon, la rétraction et la cicatrisation
se font plus tard; le bourrelet conserve même quelquefois,
le reste de la vie, sa forme en cul de poule, car on observe
cette disposition chez quelques adultes. Ainsi, lorsque l'on
trouve chez des enfans l'ombilic cicatrisé, il faut tenir compte

de ces différences dans la forme du bourrelet ombilical. En général, un ombilic mince correspond à un cordon grêle; dans ce cas, la dessiccation, la chute du cordon et la cicatrisation de l'ombilic ont dû se terminer avant le 10e jour. Si, au contraire, on rencontre un ombilic très-saillant, comme il correspondait très-probablement à un cordon épais, on peut en conclure que la cicatrisation s'est opérée plutôt après qu'avant le 10e jour.

Diverses causes pathologiques, telles que l'inflammation, l'exomphale, et certaines monstruosités, peuvent retarder la marche de cette cicatrisation ou en faire varier la forme. Chacune de ces maladies trouvera sa place dans le cours de cet ouvrage. Je ne m'arrêterai donc pas à les décrire ici (1). En examinant le centre de l'ombilic avec attention, on voit qu'il est occupé par une sorte de tubercule assez dur, résultant de l'extrémité oblitérée des artères et de la veine ombilicale réunies. Plus l'enfant avance en âge, plus cet espace se rétrécit; le tubercule et le centre ombilical s'enfoncent, les bords du bourrelet cutané se rapprochent, et deviennent presque contigus, tandis qu'une véritable cicatrice ou pellicule s'organise, se solidifie au niveau du tubercule vasculaire, qui se rétracte de plus en plus en attirant à lui le centre irrégulier de la cicatrice ombilicale.

CHAPITRE IV.

EXFOLIATION DE L'ÉPIDERME.

Un autre phénomène, non moins intéressant à observer que celui dont nous venons de nous occuper, est la chute de l'épiderme.

A une époque plus ou moins éloignée de la naissance, la peau des nouveau-nés se dépouille de son épiderme; il s'agit d'étudier : 1° l'époque de cette exfoliation épidermique; 2° la

____

(1) Voyez les articles *Érysipèle, Hernies abdominales,* etc.

manière dont elle s'opère; 3° les conséquences physiologiques et pratiques qu'on peut en tirer.

L'exfoliation de l'épiderme ne s'opère qu'après la naissance; je ne sache pas qu'on ait des exemples d'enfans sur lesquels on ait pu constater que ce phénomène avait déjà commencé à s'opérer pendant la vie intra-utérine; il est même remarquable que les avortons n'offrent pas ce phénomène immédiatement après avoir été mis au jour : il faut qu'il s'écoule quelque temps, et que l'enfant soit arrivé à un certain âge, pour qu'il perde son épiderme. Les médecins légistes ont cherché à tirer certaines conséquences de la chute de l'épiderme relativement à l'âge de l'enfant; et M. Orfila, voulant préciser davantage les assertions émises à ce sujet par Chaussier, M. Capuron, etc., a tenté, de concert avec M. Thierry, quelques recherches, desquelles il a conclu que l'exfoliation épidermique présentait d'abord un travail préparatoire, puis le soulèvement, et enfin la chute de l'épiderme. Le travail préparatoire se remarque, suivant ce professeur, du sixième au onzième jour; le soulèvement de l'épiderme de toutes les parties du corps, du vingtième au trentième; et enfin l'exfoliation complète n'a lieu que du trente-cinquième au quarantième jour. Suivant ces auteurs, certaines maladies peuvent ralentir ou suspendre la chute de l'épiderme. Avant d'émettre mon opinion sur ce phénomène, je vais exposer les faits que j'ai recueillis, et j'en tirerai à mesure les conséquences qui en découleront naturellement.

Les quatre-vingt-six enfans sur lesquels j'ai fait mes recherches relativement au cordon ombilical, m'ont également servi pour éclairer le point dont il s'agit maintenant.

L'exfoliation épidermique n'avait pas encore commencé sur quarante-deux d'entre eux : quatorze étaient âgés d'un jour, onze de deux jours, neuf de trois jours, cinq de quatre jours, deux de cinq jours, un de neuf jours, un de dix jours. Il résulte de ce calcul, que l'exfoliation de l'épiderme commence à une époque extrêmement variable; cependant il est à noter que le plus grand nombre des enfans sur lesquels elle ne se présentait pas, étaient âgés d'un ou de deux jours; par conséquent on peut admettre qu'elle n'a pas lieu immédiatement après la naissance. Nous allons voir maintenant quel était l'âge des enfans sur lesquels ce phénomène commençait à s'opérer; mais, avant d'aller plus loin, disons un mot sur la manière dont cette exfoliation s'effectue.

Je n'ai pas précisément observé le travail préparatoire dont M. Orfila parle d'après M. Thierry; ce médecin ne s'est pas assez expliqué sur ce qu'il entend par là; je pense que, dès l'instant où l'épiderme se fendille, c'est un véritable soulèvement qui s'opère, car aussitôt les sillons se soulèvent et s'écaillent. On ne peut donc admettre que deux temps bien distincts dans le phénomène de l'exfoliation épidermique : le soulèvement et la chute de l'épiderme. Ce soulèvement se fait de trois manières différentes : par lignes ou sillons, par larges plaques, par écailles furfuracées; cette disposition a été notée par M. Orfila. Chacun de ces modes d'exfoliation dépend des parties où l'épiderme se soulève; ainsi les lignes ou sillons se remarquent au ventre et au niveau des sillons cutanés que détermine la flexion des articulations; aux aines, aux jarrets, au coude-pied, aux plis du bras, etc. Les plaques larges se forment dans les intervalles de ces plis, sur les parois pectorales, souvent à la plante du pied, et quelquefois sur le ventre; enfin, les écailles furfuracées se rencontrent au niveau du sternum, sous les aisselles, sur les joues, entre les omoplates, sur l'épaule et le bras, sur les fesses, etc. J'ai noté avec soin ces divers modes d'exfoliation; voici ce que j'ai observé sous le rapport de l'âge auquel elle a lieu le plus communément, et de la manière dont elle s'opère :

Sur le nombre d'enfans déjà cités, quarante-quatre présentaient l'exfoliation épidermique. Pour mettre de l'ordre dans l'exposition des divers phénomènes qu'ils ont présentés, je les diviserai en deux séries , qui comprendront : 1° les enfans chez lesquels l'exfoliation commençait, ceux chez lesquels elle était en pleine activité , et enfin ceux chez lesquels elle finissait. On voyait l'épiderme commencer à se soulever , soit par lignes , soit par écailles furfuracées , dans divers points du corps chez onze enfans. Chez trois d'entre eux l'épiderme n'était encore ni fendillé ni écaillé , mais on s'apercevait facilement qu'il commençait à perdre son adhérence avec la peau , à ce qu'en le pinçant ou le frottant il semblait lui-même se mouvoir sous la pression des doigts ; il.était d'une sécheresse remarquable , et contrastait, par son aspect, avec les autres parties du corps , où la peau était lisse , et l'épiderme uni et parfaitement tendu sur elle. C'était à l'abdomen que se présentait cette disposition ; les petites inégalités et l'aspect comme chagriné qu'offrait cette surface , avait quelque ressemblance avec les pellicules qui se forment à la surface du lait quand il est sur le point d'entrer en ébullition. Le lendemain et les jours suivans, des lignes fendillées et des écailles nombreuses se sont développées sur ces surfaces, et la chute de l'épiderme s'est opérée ensuite comme chez les autres enfans. C'est peut-être cette disposition particulière des couches épidermiques que M. Thierry appelle travail préparatoire ; quoi qu'il en soit , cette disposition n'est pas indispensable pour que la chute s'effectue , car on la rencontre assez rarement , tandis que les lignes d'exfoliation se forment le plus souvent sans aucun travail préliminaire. Les trois enfans dont je viens de parler étaient âgés, l'un de trois jours , l'autre d'un jour , le troisième de deux jours. Huit enfans ne présentaient encore que quelques lignes à peine formées à l'abdomen ou à la base de la poitrine ; trois étaient âgés d'un jour , trois de deux jours , un de trois jours, un de quatre jours. Sur les trois de deux jours on voyait de légères écailles à l'aisselle , et des lignes dans le sens des plis du cou et de l'aîne. Je crois que l'on doit rigoureusement considérer comme à son début l'exfoliation épidermique chez tous les enfans dont il vient d'être question ; or, leur âge varie beaucoup , de sorte qu'il est impossible de dire précisément à quelle époque commence ordinairement cette exfoliation.

2° Elle était en pleine activité, c'est-à-dire, de larges écailles ou des zones très-étendues d'épiderme s'enlevaient sur divers points de la surface du corps ; chez trente-deux enfans, un seul était âgé d'un jour, sept de deux jours , huit de trois jours, six de quatre jours, six de cinq jours, un de sept jours , deux de neuf jours , un de quinze jours.

C'est donc à l'âge de trois à cinq jours que l'exfoliation de l'épiderme est ordinairement dans sa plus grande activité. Nous avons dit précédemment que l'exfoliation de l'épiderme ne s'observait pas encore sur quarante-deux enfans ; j'ajouterai à cela qu'il est des cas où elle se fait pour ainsi dire d'une manière insensible , car tous les enfans ne présentent pas des lignes et des lames exfoliées aussi apparentes que nous venons de les décrire. L'épiderme tombe alors en poussière, sans qu'on puisse saisir les différentes périodes de son exfoliation et de sa chute. On peut appeler , ce me semble, ce phénomène , exfoliation insensible de l'épiderme. Je n'ai pu observer à quelle cause tenait cette différence d'exfoliation, je me suis par conséquent borné à la signaler.

La durée du temps pendant lequel s'opère l'exfoliation est très-variable. Je l'ai vu se terminer à trente, à quarante jours, et même à deux mois. Elle dure beaucoup plus long-temps, et elle se fait d'une manière bien plus sensible chez les enfans qui tombent dans le marasme, parce que la flaccidité des tégumens permet à l'épiderme de s'élever sous la forme de larges écailles. C'est sans doute ce qui a fait dire à M. Thierry (1) que la gastro-entérite retardait le phénomène de l'exfoliation. Ici ne confondons pas le retard avec la pro-

____

(1) Orfila , *loc. cit.*

longation. Disons plutôt que le détachement de l'épiderme est favorisé par l'état de sécheresse et de flaccidité auquel le marasme réduit les tégumens. Il se passe alors un phénomène analogue à l'exfoliation épidermique chez les adultes qu'une maladie grave a promptement fait maigrir, et qui, dans le cours de leur convalescence, changent de peau, comme le dit le vulgaire. Il semble que chez ces malades la nutrition ait été suspendue dans les parties du corps où elle ne se fait naturellement qu'avec lenteur, et que l'épiderme, privé du peu d'activité vitale qu'il emprunte au torrent général de la circulation, ait été dans ce cas flétri et frappé de mort. Le marasme chez un enfant dont l'épiderme commençait à s'exfolier, doit donc seconder et prolonger la durée de cette exfoliation.

La cause de l'exfoliation épidermique chez les nouveau-nés peut, ce me semble, s'expliquer de la manière suivante : Les tégumens de l'enfant ont été, pendant sept mois environ, plongés dans un liquide qui devait les maintenir dans un état continuel de souplesse et d'humidité (1). L'épiderme est comme imbibé des eaux de l'amnios, à l'époque de la naissance. Une fois exposé à l'air, il doit éprouver un dessèchement subit, et perdre la souplesse dont il était pourvu pendant la vie intra-utérine. Il résulte de cette sorte de dessiccation, à laquelle ne peut s'opposer l'exhalation cutanée, que l'épiderme se fendille, s'écaille et tombe, soit par lames, soit sous la forme pulvérulente.

A mesure que les lames épidermiques s'enlèvent, l'épiderme sous-jacent se forme d'une manière insensible. La peau, sous les lames enlevées, est rouge, fort irritable, car elle s'enflamme avec la plus grande facilité. J'ai vu sur un enfant l'épiderme du scrotum entièrement enlevé. Cette partie de la peau se trouvant en contact avec l'urine, s'enflamma, et devint le siége d'un érysipèle fort intense et très-douloureux.

(1) Ce n'est qu'à deux mois, suivant Authenrieth, que l'épiderme commence à se former.

L'épiderme se reproduit promptement dans les endroits qui sont librement exposés au contact de l'air ; mais au fond des plis de la peau, comme sous les aisselles, au cou, à l'aîne, la surface cutanée où l'exfoliation s'est faite, se dérobant au contact direct de l'air, sécrète, comme les membranes muqueuses, un fluide muciforme, que l'on tarit aisément en favorisant la formation du nouvel épiderme par l'application d'une poudre siccative sur la surface sécrétante. Cette circonstance peut servir à prouver que l'épiderme n'est autre chose qu'une sorte de sécrétion cutanée, une lame presque inorganique, se détruisant et se rétablissant, suivant qu'on expose les surfaces cutanées au contact de l'air, ou qu'on les soustrait à son influence directe.

Le soulèvement de l'épiderme, chez les nouveau-nés, doit favoriser l'absorption cutanée, puisque le derme n'est plus couvert par la couche qui protégeait sa surface absorbante. Cette circonstance ne doit point être négligée en thérapeutique, car on peut, par ce moyen, faire aisément pénétrer dans l'économie des médicamens souvent difficiles à administrer aux enfans naissans. Il me semble qu'on pourrait alors avoir avantageusement recours à la médication endermique.

Il ne faut pas confondre l'exfoliation naturelle de l'épiderme avec sa chute causée par la putréfaction ; dans ce dernier cas, les parois du ventre sont ordinairement vertes, des signes généraux de putréfaction se manifestent, et quand on enlève l'épiderme avec précaution, on aperçoit une foule de filamens très-fins, transparens, incolores, qui se rompent après s'être allongés jusqu'à un certain degré (1). J'ai remarqué que l'on ne voyait pas ces prolongemens dans la chute naturelle de l'épiderme ; plusieurs anatomistes, tels que W. Hunter, Kaw, Bichat et Chaussier, les ont regardés comme des vaisseaux ; mais, comme on ne les observe que

______

(1) Béclard, *Anat. gén.*, p. 281, 1ʳᵉ édit. 1823.

dans le cas de putréfaction, n'est-il pas permis de considérer les filamens, ainsi que Béclard l'a fait judicieusement observer, comme des tractus muqueux formés par la substance intermédiaire au derme et à l'épiderme, rendue fluide et visqueuse par un commencement de décomposition (1) ?

J'ai quelquefois observé l'exfoliation épidermique deux fois chez le même enfant. Il n'est pas rare de voir des enfans offrir, dans le premier mois de leur naissance, les phénomènes de l'exfoliation épidermique naturelle. Si, au bout de ce temps, ils tombent malades et sont réduits au marasme par les progrès de leur maladie, l'épiderme de l'abdomen ou des membres se détache de nouveau, mais alors il s'enlève sous forme de lamelles très-larges ; des zones plus ou moins étendues se manifestent sur le ventre, et des écailles surfuracées se montrent en abondance sur les diverses parties du corps. Les mains et les pieds offrent alors, plus souvent que dans le premier cas, l'exfoliation épidermique que l'on doit réellement attribuer ici au marasme déterminé par la maladie chronique survenue chez l'enfant. Si M. Thierry a observé cette exfoliation secondaire chez des enfans déjà vieux, il a pu croire que la gastro-entérite dont ils étaient atteints, avait ralenti le développement de ce phénomène, tandis qu'au contraire elle l'avait provoqué. C'est ainsi que l'on peut expliquer l'assertion émise à ce sujet dans l'ouvrage de M. le professeur Orfila.

Il est difficile d'établir des rapports constans entre la chute de l'épiderme et celle du cordon, dans le but de connaître l'âge du nouveau-né, j'ai vainement essayé de tirer quelques conséquences générales de l'examen comparatif de ces deux phénomènes. Il résulte des considérations dans lesquelles nous venons d'entrer, que l'exfoliation épidermique des nouveau-nés est un phénomène naturel qui n'exige que des soins d'hygiène.

(1) Béclard, *loc. cit.*

CHAPITRE V.

DE LA TAILLE DE L'ENFANT ET DE SA PESANTEUR.

Depuis sa naissance jusqu'à sept mois, l'enfant croît très-rapidement; la nutrition se fait chez lui avec une grande activité; aussi il ne tarde pas à acquérir une taille très-élevée en proportion de celle qu'il avait à l'époque de la naissance, et ses membres grossissent d'une manière remarquable.

Le professeur Chaussier a noté que l'embryon croissait dans le sein de sa mère de 2 pouces par mois, d'où il suit que l'enfant, à l'époque de la naissance, doit avoir environ 18 pouces (1). Telle devrait être en effet la taille de l'enfant naissant, s'il est vrai que la nature suive exactement le calcul établi par le célèbre anatomiste que je viens de citer.

Sans avoir égard à l'accroissement plus ou moins régulier de l'embryon pendant son séjour dans l'utérus, j'ai mesuré un certain nombre d'enfans, depuis l'âge d'un jour jusqu'à un mois, afin de connaître la taille des enfans naissans. Voici les résultats généraux de ces recherches.

J'ai pris au hasard et sans distinction de sexe ou d'âge, 54 enfans dont j'ai mesuré la taille, afin d'avoir une moyenne proportionnelle. Il y en avait *sept* nés à terme et âgés d'un jour; ils avaient, l'un 16 pouces, deux 17 pouces, deux 15 pouces 6 lignes, un 19 pouces, et l'autre 18. *Trois* enfans qui paraissaient être nés avant terme, et qui étaient âgés d'un jour, avaient, l'un 12 pouces, l'autre 14½, et le 3ᵉ 15 pouces. — *Trois* enfans étaient âgés de 2 jours; ils avaient, l'un 17 pouces (féminin), l'autre *idem*; le dernier 19 pouces (masculin) : *six* étaient âgés de 3 jours (masculin); ils étaient faibles, et paraissaient être nés avant terme. Le 1ᵉʳ avait même 15 pouces 6 lignes, et le 4ᵉ 14 pouces 3

______

(1) *Table synoptique des mesures relatives à l'étude et à la pratique des accouchemens*, gr. in-fol.

lignes; le 5e (fém.) avait 17 pouces; le 6e (masc.), 19 : un seul de 4 jours, né à terme (masc.), avait 16 pouces 4 lignes : *trois*, âgés de 5 jours, avaient, l'un 15 pouces 6 lignes (fém.), l'autre, 17 pouces (fém.); le 3e, 17 pouces 2 lignes : *trois* de 6 jours avaient, l'un (masc.), 17 pouces; le 2e (fém.), 17 pouces 1 ligne; le 3e (fém.), 16 pouces. Sur *quatre* enfans âgés de 7 jours, le 1er (masc.), 17 pouces 5 lignes; le 2e (masc.), 17 pouces 6 lignes; le 3e (fém.), 15 pouces 10 lignes; le 4e (masc.) 17 pouces : *trois* enfans de 8 jours avaient, l'un (fém.), 17 pouces 6 lignes; l'autre (fém.), 17 pouces 9 lignes; le 3e (masc,), 17 pouces : *deux* de neuf jours, l'un avait 19 pouces 8 lignes; l'autre 16 pouces 9 lignes, tous les deux du sexe masculin : *un* seul de 10 jours (fém.), avait 17 pouces 6 lignes : *un* de 12 jours (masc.), avait 19 pouces $\frac{1}{2}$: *deux* de 13 jours (fém.), l'un 16 pouces 6 lignes; l'autre 18 pouces : *trois* de 14 jours, dont 2 du sexe féminin, 17 pouces; le 3e (masc.), 16 pouces 6 lignes : *un* de 15 jours (fém.), 17 pouces : *un* de 17 jours (fém.), 17 pouces 6 lignes : *trois* de 18 jours avaient, le 1er (masc.), 17 pouces 3 lignes; le 2e (fém.), 18 pouces 6 lignes; le 3e (masc.), 18 pouces : *un* de 20 jour. (fém.), 18 pouces 6 lignes : *un* de 21 jours (masc.), 19 pouces : *cinq* d'un mois, le 1er (fém.), 16 pouces 6 lignes; le 2e (masc.), 17 pouces 8 lignes; le 3e (masc.), 19 pouces; le 4e (masc.), 16 pouces 6 lignes; le 5 (fém.), 17 pouces 4 l.

On voit, d'après ce relevé, que la plupart des enfans mesurés, soit au moment de la naissance, soit 15 ou 20 jours après, n'avaient pas 18 pouces; que le plus grand nombre, au contraire, n'en avait que 17, puisque, sur les 54 enfans dont il s'agit, 22 avaient 17 pouces, et 4 seulement 18 pouces; le reste n'ayant offert que 19, 16 ou 15 pouces, 16 à 17 pouces peuvent être considérés comme la taille ordinaire des enfans naissans.

Les faits que nous venons d'énumérer démontrent qu'il est

impossible d'assigner une taille commune à tous les enfans naissans ; ils varient déjà sous ce rapport presqu'autant que les adultes. Les uns, en effet, apportent en naissant une taille élevée et des membres vigoureux ; ils ont tous les apanages de la grandeur et de la force ; les autres, au contraire, petits et débiles, portent l'empreinte de la faible constitution qu'ils auront dans le cours de leur vie. Toutes les variétés de grandeur, de force, de formes, de figure et de couleur que nous présente l'espèce humaine, se remarquent pour ainsi dire sur l'homme au berceau. La nature nous donne dès-lors une preuve évidente du jeu bizarre de ses productions, qui, bien que calquées pour chaque espèce sur un plan général, n'en présentent pas moins des variétés infinies que nous soumettrons toujours avec peine à nos calculs et à nos idées théoriques.

Le professeur Chaussier, dans la table synoptique que nous venons de citer, après avoir indiqué 18 pouces comme la taille ordinaire des enfans nés à 9 mois, a senti qu'il était important d'apporter une restriction à cette donnée générale, et c'est sans doute pour cela qu'il ajoute : « Quelquefois on voit des fœtus à terme n'avoir que 14 ou 15 pouces ; d'autres fois on en a vu de 27 pouces, comme Millot dit en avoir observé un cas. »

Il est difficile d'établir exactement de combien croît chaque mois un enfant depuis sa naissance jusqu'à 7 ou 8 mois. Les enfans présentent encore sous ce rapport des différences suivant leur constitution particulière et les maladies qui peuvent les affecter à cette époque de la vie. Je n'ai point de données assez positives sur ce sujet, pour pouvoir les consigner ici.

Quant à la pesanteur des nouveau-nés, elle ne mérite que secondairement de fixer notre attention. Elle a été rigoureusement établie par des observateurs exacts (1), qui s'accor-

(1) Chaussier, Baudelocque, etc.

dent à dire qu'à 9 mois l'enfant pèse de 5 livres à 5 livres ¼. On trouve parfois, dit Chaussier, des fœtus à terme et vivaces, qui ne pèsent que 1,300 grammes ou 40 onces (2 livres ½), d'autres du poids de 1,714 grammes (56 onces eu 3 livres ¼); très-ordinairement on en voit qui pèsent 300 grammes, un peu plus de 6 livres; on en voit rarement de 4,400 (150 onces ou 9 livres); plus rarement encore on en voit du poids de 6,800 grammes (200 onces ou 12 livres). Baudelocque en a vu de 5,300 grammes, 13 livres; mais peut-on croire qu'il y en ait eu de 11 à 12,500 grammes, plus de 23 ou 25 livres, comme quelques-uns l'avancent (1)?

La pesanteur des enfans à chaque âge varie suivant une foule de circonstances dont il est difficile de tenir compte. J'ai pesé un certain nombre d'enfans à différens âges, et j'ai obtenu des résultats trop variables et trop peu importans pour mériter une place dans cet ouvrage.

CHAPITRE VI.

DES MOYENS D'EXPRESSION DE L'ENFANT.

Ils se bornent au cri et à l'expression de la physionomie.

ARTICLE PREMIER.

Du cri, considéré sous le rapport séméiologique.

§ Ier. *Analyse du cri.* — Lorsqu'on ne prête qu'une attention superficielle au cri des enfans, on n'entend qu'un bruit unique, sorte de vagissement que nous savons toutefois distinguer de tous les autres bruits qui frappent habituellement notre oreille; mais si l'on écoute attentivement un enfant crier, on verra que son cri se compose de deux parties distinctes; l'une est très-sonore, assez prolongée, c'est le cri

(1) Table synopt. citée.

proprement dit : elle se fait entendre pendant l'expiration, elle cesse et commence avec elle, elle résulte de l'expulsion de l'air sortant des poumons à travers la glotte; l'autre partie du cri est le résultat de l'inspiration; l'air, en se précipitant à travers la glotte pour s'introduire dans les poumons, se trouve comprimé par la contraction en quelque sorte spasmodique des muscles vocaux, et fait entendre un bruit plus court, plus aigu, quelquefois aussi moins perceptible que le cri proprement dit; c'est une sorte de reprise qui a lieu entre le cri qui vient de finir et celui qui va commencer. Souvent le cri existe seul, et la reprise ne se fait pas entendre, ou bien on entend la reprise seule, et le cri est étouffé. La reprise et le cri peuvent éprouver dans leur timbre et dans leur durée des modifications importantes à connaître, et que nous indiquerons plus bas.

Plus un enfant est jeune, moins la reprise se fait entendre; elle devient plus sensible à mesure qu'il avance en âge; le son qui la constitue varie depuis le bruit d'un vent de soufflet jusqu'au chant aigu d'un jeune coq. Elle semble toujours augmenter d'intensité en raison inverse de celle du cri. Quand l'enfant, après avoir beaucoup crié, tombe épuisé par la fatigue, l'insomnie ou la douleur, la reprise devient dominante; c'est elle seule qui se fait entendre dans les sanglots que poussent par intervalle les enfans qu'un profond chagrin vient d'affliger, et qui, suspendant enfin leurs cris, laissent pourtant échapper de temps en temps de profonds soupirs provoqués par la réminiscence de leur douleur récente.

Le timbre particulier du cri varie comme la voix des hommes; il offre dans chaque enfant des modifications particulières, que le langage ne peut exprimer, mais que l'oreille peut saisir. Ainsi, le cœur d'une mère ne bat point aux cris des enfans qui lui sont étrangers; mais aussitôt que l'enfant qu'elle chérit vient à crier, elle sait distinguer son cri au milieu de tous les autres.

D'après ce que nous venons de dire, le cri n'est donc réellement que l'inspiration et l'expiration devenues sonores. S'il en est ainsi, l'enfant doit présenter, pendant qu'il crie, tous les mouvemens de la face et du tronc que détermine l'acte respiratoire quand il devient pénible et forcé. M. Ch. Bell a démontré, par ses expériences, que la portion dure de la septième paire de nerfs était le nerf respirateur de la face, c'est-à-dire, qu'il était particulièrement chargé de transmettre la motilité aux muscles qui circonscrivent les ouvertures que l'air inspiré doit franchir pour pénétrer dans les poumons. Or, pendant que l'enfant crie, les mouvemens des agens de la respiration sont pour ainsi dire convulsifs, et tandis que le diaphragme et les muscles du thorax se contractent avec force, ceux de la face entrent également en contraction, et donnent à la physionomie une expression particulière. On sait que ces mouvemens d'ensemble des muscles du tronc et de la face sont dus aux communications anastomotiques qu'ont entre elles les branches nerveuses de ces diverses parties. Lors donc qu'on examine un enfant commençant à crier, on remarque que la face rougit, le mouvement d'inspiration devient forcé, la bouche s'entrouvre, et laisse apercevoir sur les bords des gencives, la langue, qui est quelquefois agitée d'un léger mouvement convulsif; les narines se dilatent, les yeux se ferment, les paupières sont comme gonflées, trois ou quatre lignes verticales se dessinent à la racine du nez, on en voit aussi d'autres paraître au front; elles se croisent dans tous les sens, et varient quant à leur nombre et à leur direction. On les voit disparaître et reparaître alternativement, à chaque mouvement d'expiration et d'inspiration. Si le cri est prolongé, l'enfant agite en même temps ses membres supérieurs, et leur fait éprouver alternativement des mouvemens d'élévation et d'abaissement, comme pour aider l'action des muscles dilatateurs de la poitrine. Il arrive quelquefois que ces différentes contractions musculaires et ces efforts pénibles d'inspiration, ne sont d'abord accompagnés d'aucun bruit; mais bientôt à ces premiers efforts succède un cri peu soutenu, puis plus prolongé, et enfin plein et sonore. Il arrive aussi que la reprise est sourde d'abord, ou bien elle ne se fait entendre que par moment. Souvent trois ou quatre cris se précipitent pour ainsi dire les uns à la suite des autres, puis on entend une reprise à laquelle succède un cri plus longuement prolongé que les autres, et qui se termine par une finale saccadée, ressemblant un peu au bêlement de la chèvre.

Lorsque l'enfant se pâme, comme on le dit vulgairement, la bouche reste béante, et la face est pour ainsi dire dans un état de contraction permanente, jusqu'à ce que l'effort pénible de la respiration se termine enfin par un cri violent que l'enfant semble avoir préparé par un effort long et pénible.

On observe cette succession alternative de cris plus ou moins rapprochés, de reprises intermédiaires et de contractions musculaires du thorax et de la face, tant que dure l'agitation de l'enfant; aussitôt qu'il commence à se calmer, l'harmonie se rétablit entre l'expiration et l'inspiration, le cri devient moins intense. On distingue mieux la reprise : les rides de la face disparaissent, la bouche se ferme peu à peu, et bientôt un calme général remplace l'état d'agitation que nous venons de décrire.

Il est un fait important à noter ici : c'est que les enfans très-jeunes ne versent jamais de larmes pendant qu'ils crient, ou du moins n'en répandent que très-rarement. La sécrétion de la glande lacrymale est, comme on le sait, sympathiquement et promptement excitée par le chagrin; mais les enfans dont nous parlons sont-ils encore trop jeunes pour que l'innervation ait de l'influence sur cet organe sécréteur? sa sécrétion n'est-elle provoquée que par l'excitabilité nerveuse due à des causes morales? les douleurs physiques qui doivent être les seules chez un être dans le cerveau duquel ne combinent encore aucunes idées, et d'où ne semblent émaner aucunes volitions, sont-elles incapables d'agir sur cette glande? Ce sont des questions difficiles à résoudre. Toujours est-il que la glande lacrymale est, à cet âge, parfaitement développée, qu'elle reçoit des artères et des nerfs, et qu'elle offre en apparence toutes les conditions anatomiques des autres glandes. Cependant elle ne produit pas de larmes pendant les cris; et, tandis que le simple souvenir de la perte d'une personne qui nous était chère, nous fait sangloter et répandre des larmes en abondance, la sécrétion lacrymale reste nulle, malgré l'agitation et les cris réitérés d'un jeune enfant tourmenté par l'insomnie, le malaise et la douleur; ce fait mérite réellement toute l'attention des physiologistes. Il est un exemple remarquable de l'influence particulière du système nerveux sur les fonctions de certains organes du corps humain.

Telle est l'analyse du cri des nouveau-nés, telle est l'étude des phénomènes qui l'accompagnent. Maintenant, que nous connaissons pour ainsi dire le mécanisme de ce phénomène physiologique, remontons aux causes qui peuvent le déterminer, cherchons à interpréter et à connaître ce qu'il doit exprimer.

§ II. *Des causes et de l'expression du cri.* — Quelle est la cause du premier cri? Tout porte à croire que c'est la douleur. Cette douleur est produite par les sensations nouvelles que l'enfant éprouve; tels sont l'impression de l'air sur son corps plongé tout à coup dans une atmosphère plus froide que celle qu'il habitait, le contact des draps ou des mains, l'action de la lumière sur ses sens, et probablement l'introduction de l'air dans les poumons qui se trouvent pour la première fois en contact avec ce fluide. L'enfant donne des marques évidentes de l'excitation qu'il reçoit alors, par les mouvemens rapides de ses membres, quelquefois par l'éternuement, et toujours par ses cris. L'accoucheur doit apporter, dès les premiers momens de la vie extra-utérine, une attention particulière à la forme, à la durée et à la nature du cri, parce que des modifications particulières sont propres à indiquer l'établissement complet ou incomplet de la respiration, ainsi que l'état sain ou l'état pathologique des poumons; mais nous reviendrons sur ce sujet; qu'il nous suffise de faire remarquer ici qu'un enfant doit être considéré comme vigoureux et très-propre à vivre, lorsque son cri est soutenu, sonore et facile; un tel cri coïncide toujours avec une respiration libre et large, indice ordinaire de la vigueur et de la santé chez les nouveau-nés. Cette remarque ne trompe presque jamais : on voit des enfans pourvus d'un certain embonpoint et de membres robustes, respirer à peine, crier difficilement, et périr asphyxiés ou apoplectiques, tandis que d'autres, plus faibles, si l'on en juge par l'apparence extérieure de leur corps, mais plus viables, si l'on s'en rapporte à la force de leurs cris, subissent sans danger les changemens qu'apporte tout à coup dans l'économie le passage à la vie extra-utérine.

Lorsque l'enfant est revenu de cette sorte de commotion qu'il devait éprouver par suite de ses sensations nouvelles et inaccoutumées, ses cris ont d'autres causes. C'est ainsi qu'ils peuvent être provoqués par un besoin, par un malaise, par la douleur. Il importe de savoir distinguer à l'occasion ces diverses causes les unes des autres, pour pouvoir les éloigner ou les adoucir.

Le malaise général qu'éprouve le nouveau-né au milieu des langes dont on l'enveloppe, est souvent la cause de ses cris; il est vrai que l'on a perdu l'habitude de lier les enfans comme on le faisait autrefois, cependant il est encore des lieux où n'a pas pénétré la voix éloquente du philosophe de Genève; et l'on voit tous les jours, à l'hospice des Enfans-Trouvés de Paris, les sœurs, les filles de service ou les nourrices, tâcher, en habillant les enfans, d'en faire plutôt un paquet solide, que de les vêtir de manière à ce qu'ils puissent mouvoir leurs membres et respirer librement. Si un adulte se trouvait au lit dans la gêne où l'on y met les enfans, dit Rosen, ne regarderait-il pas cela comme un très-grand tourment; mais nous sommes sans pitié pour ces pauvres créatures (1). L'habitude, qui fait supporter à la longue la compression des langes, le besoin du sommeil, plus impérieux que toute autre sensation, calment l'enfant momentanément, et l'on peut dire qu'il succombe à la fatigue plutôt qu'il ne s'endort naturellement; mais aussitôt que le premier besoin du sommeil est satisfait, le malaise l'agite de nouveau, et ses cris recommencent. On remarque, dans les salles de l'hospice des Enfans-Trouvés, que, dès qu'un enfant vient à crier, tous les autres l'imitent aussitôt. Il n'en faut qu'un seul pour troubler le repos de la salle. C'est que, se trouvant éveillés par les cris du premier, tous les autres éprouvent alors, comme lui, le malaise et peut-être la douleur que le sommeil avait assoupie pour un instant.

On reconnaîtra que les cris de l'enfant sont dus au malaise qu'il éprouve de la part de ses vêtemens ou de sa couche mal disposée, si, en le levant et en relâchant ses langes, il se calme et cesse de crier. Il est à remarquer aussi que, lorsque l'enfant n'éprouve qu'un simple malaise, il ne crie que par intervalle, et que la moindre diversion peut le calmer.

Le besoin des alimens peut aussi déterminer les cris du nouveau-né. On s'assurera si telle en est la cause, en considérant depuis quel temps l'enfant n'a bu ou pris le sein de sa nourrice. Il ne faut pas toujours conclure, de ce qu'un enfant se calme en prenant le mamelon, que la faim déterminait ses cris, car il est des enfans d'une voracité remarquable, et qui

(1) *Traité des maladies des enfans*, page 14. Trad. franç. Paris, 1778, in-8°. Voyez encore les Réflexions de Ballexerd sur les inconvéniens du maillot, dans sa *Dissert. sur l'éducation physique des enfans depuis leur naissance jusqu'à la puberté.* Paris, 1762, in-8°, pag. 52 et suiv.

ne se lassent jamais de prendre le sein de leur nourrice. Leur estomac gorgé de lait le rejette à chaque instant, ou devient le siége d'une inflammation , dont les progrès sont ensuite difficiles à combattre. Il faut , dans ce cas , apporter le plus grand soin à régler les heures de l'allaitement , et chercher à calmer d'abord les cris par d'autres moyens. Ne perdons pas de vue que l'habitude a déjà , sur les fonctions organiques chez ces petits êtres , une influence dont l'hygiène peut tirer un parti très-avantageux.

Enfin, la douleur est souvent la cause des cris du nouveau-né. Le cri de la douleur est remarquable par sa force , sa fréquence , son opiniâtreté ; par l'expression particulière de la physionomie , expression que l'on peut difficilement décrire , mais que l'on saisit assez bien ; par l'état général de l'enfant , tels que la pâleur , le dépérissement , le dégoût et le refus du sein. Enfin , ce qui le caractérise encore , c'est l'ensemble des symptômes et des signes propres à manifester l'existence d'une maladie dans quelque partie du corps. Le timbre et la forme du cri provoqué par la douleur , peut d'ailleurs éprouver , suivant les organes malades , quelques modifications que nous signalerons plus bas.

Il est des enfans qui crient sans qu'on puisse réellement en connaître la cause ; et , malgré leur agitation continuelle et leurs longues insomnies , on ne les voit pas dépérir. Ces enfans se distinguent par leurs cris opiniâtres au milieu de tous ceux que l'on voit arriver dans les salles de l'hospice des Enfans-Trouvés ; et les nourrices, qui redoutent de les allaiter , les désignent vulgairement par l'épithète assez méritée *d'enfans méchans.* Cette excitation continuelle provient sans doute d'une exaltation de sensibilité plus prononcée chez eux que chez les autres enfans ; le cri n'en est pas moins pour cela l'expression d'un malaise auquel il faut chercher à donner diversion par les moyens convenables.

Il est important de ne pas perdre de vue ce qui se passe

dans les organes respiratoires ou circulatoires pendant qu'un enfant crie; nous savons déjà qu'alors les agens physiques de la respiration sont dans un état en quelque sorte spasmodique, d'où résulte un trouble assez grand dans la circulation pulmonaire. Le retour du sang dans les cavités gauches du cœur se fait avec peine, ce liquide reste stagnant dans les poumons, puis reflue dans les cavités droites, et de là dans le système veineux en général; il en résulte la congestion et la teinte violacée de la face et même des membres, que l'on remarque ordinairement chez un enfant qui crie avec force. J'ai vu plusieurs enfans éprouver une véritable asphyxie momentanée, à force de crier. Les poumons, le cœur et même le cerveau, se trouvent donc exposés à des congestions qui peuvent devenir funestes (1). Il faut par conséquent toujours s'efforcer de calmer et de suspendre les cris des enfans. Rosen nous donne pour cela d'excellens préceptes. « Tout l'art de tranquilliser un enfant, dit-il, consiste à éviter l'occasion des cris, et à distraire l'enfant par quelque objet qui le fixe, de sorte qu'il ne pense plus à ces occasions, ou n'y fasse plus d'attention suivie (2). »

Je pense qu'il est convenable, pour éviter l'occasion et le retour des cris, de régler les heures de l'allaitement, d'accoutumer l'enfant à dormir au milieu du bruit, de l'envelopper légèrement dans ses langes, de maintenir la température de la chambre où se trouve son berceau, de manière à ce qu'il n'ait ni trop chaud ni trop froid, et enfin de calmer son agitation, quand elle a pour cause un malaise ou la douleur, par les sons d'un instrument très-doux, et surtout par le chant, moyen si facile et si naturel qu'il est devenu populaire.

(1) Les cris continuels que la souffrance arrache aux enfans à la mamelle, en proie à une gastro-entérite entretenue par une alimentation mal dirigée, ont encore pour effet de déterminer le développement de hernies, lorsque l'amaigrissement, suite de la maladie, vient à faire des progrès.

(2) *Loc. cit.*, page 26.

Après avoir fait l'histoire générale du cri des nouveau-nés, il nous reste à étudier ses variétés de forme, de timbre et de durée, suivant les diverses maladies.

§ III. *Altérations et variétés des cris du nouveau-né.* — Le cri du nouveau-né peut offrir des variétés suivant sa forme, son timbre, sa durée.

Suivant sa forme, il peut être, 1° incomplet ou imparfait; 2° pénible; 3° étouffé.

Suivant son timbre, il peut être, 1° aigu ou perçant; 2° grave ou sonore; 3° voilé; 4° chevrotant.

Suivant sa durée, 1° il est court ou fréquent; 2° il est entrecoupé et singultueux.

1° *Altération du cri suivant sa forme.* — J'entends par le cri incomplet, celui dans lequel une seule partie du cri se fait entendre. Ainsi la reprise est quelquefois tout-à-fait nulle tandis que le cri domine; d'un autre côté, celui-ci ne se fait nullement entendre, et c'est la reprise seule qui est dominante. Le premier cas a lieu lorsque les poumons étant sains, sans engouement et très-perméables à l'air, l'enfant ne déploie pas en criant tout l'effort musculaire qu'il pourrait mettre en œuvre pendant l'inspiration, de sorte que l'air traverse la glotte sans aucun bruit, et n'en produit un qu'en la traversant de nouveau à sa sortie des poumons. Ce cri est de peu d'importance; on l'observe ordinairement chez les enfans qui, sans être malades, naissent très-petits et très-faibles.

Mais il n'en est pas de même lorsque le cri est étouffé, et que la reprise seule se fait entendre. C'est un indice presque certain d'un engouement ou d'une inflammation pulmonaire. Comme je ne veux rien avancer ici qui ne soit basé sur des faits, je présenterai un résumé des observations qui m'ont conduit à regarder comme démontrée chacune des assertions que je me propose d'émettre.

J'ai observé vingt enfans chez lesquels la reprise seule

était dominante et le cri étouffé. Il y en avait six nés avant terme (de 5 à 7 mois de conception); sur trois d'entre eux, morts à un, deux et trois jours après leur naissance, l'air ne paraissait nullement avoir pénétré dans les poumons; car ceux-ci mis dans un vase rempli d'eau , en ont aussitôt gagné le fond, soit qu'on les y ait plongés en masse, soit qu'on les y ait déposés par fragmens. Chez les trois autres enfans nés avant terme , l'air s'était introduit dans une partie du parenchyme pulmonaire ; mais ce tissu était en grande partie compact, nullement crépitant, et gorgé de sang. Les quatorze autres enfans qui complètent le nombre de ceux dont il s'agit ici, offraient leurs poumons dans un état d'engouement et d'hépatisation très-étendu, ce qui permettait de croire que l'air n'arrivait qu'avec la plus grande difficulté dans ces organes.

Nous pouvons donc déjà tirer une première conclusion de l'examen du cri des nouveau-nés : c'est que, dans les cas où la reprise seule se fait entendre, il est très-probable que l'air ne pénètre pas, n'a pas pénétré, ou a peu pénétré dans les poumons. Ce signe , réuni à ceux que fournit la percussion et l'auscultation, peut donc contribuer à éclairer le diagnostic des maladies du poumon; et lorsque les médecins sont appelés à prononcer devant les magistrats sur la viabilité d'un enfant, il faut qu'ils s'informent de quelle nature étaient les cris qu'on dit avoir été poussés par cet enfant. Un enfant qui n'a pas respiré peut bien avoir crié , mais il a crié d'une certaine façon qu'il faut noter avec le plus grand soin. Peut-être éviterait-on de la sorte tant de contradictions qui s'élèvent chaque jour devant les tribunaux entre les procès-verbaux des médecins qui, d'après la docimasie pulmonaire, constatent qu'un enfant n'a pas respiré , et les témoignages des parens et des sages-femmes qui affirment avoir vu tels ou tels enfans ouvrir la bouche, respirer et crier.

Le cri pénible se reconnaît aisément aux efforts que fait

l'enfant pour crier, à l'expression douloureuse de sa physionomie, à la difficulté qu'il semble éprouver pour expulser l'air des poumons, et enfin à ce que le cri se termine presque toujours par une finale peu soutenue et en quelque sorte mourante. Le cri pénible n'a pas seulement pour cause une affection des organes respiratoires. Sur six enfans qui m'ont frappé pendant leur vie par la difficulté extrême avec laquelle ils criaient, bien que cependant les deux parties du cri se fissent entendre, il y en avait deux affectés de pleuro-pneumonie avec épanchement dans la plèvre; un de ramollissement gélatinimiforme de l'estomac; le quatrième d'une encéphalite; le cinquième d'une péritonite aiguë, et le sixième d'une péricardite très-bien caractérisée. Il semble que le cri prenne alors l'expression de la douleur ressentie par l'enfant; ainsi le cri pénible, que l'observateur saisira mieux encore au lit du malade que je ne puis le décrire ici, sera, sinon le résultat nécessaire, du moins le signe assez probable de l'existence d'une maladie grave dans quelques parties du corps. Le cri étouffé se définit assez par lui-même, aucun bruit ne se fait plus entendre. Le mouvement alternatif de l'inspiration et de l'expiration donne lieu à un double bruit de soufflet, auquel se mêle cependant parfois un filet de voix plus ou moins aigu, que l'on entend par intervalle. Plusieurs causes peuvent donner lieu à l'étouffement du cri. Sur dix-huit enfans dont le cri était totalement étouffé, il y en avait treize qui, ayant d'abord bien respiré et crié parfaitement, ont été atteints d'une pneumonie très-intense, et ont perdu le cri dans les derniers jours de leur vie. On trouva à l'ouverture du cadavre les deux poumons fortement hépatisés, le larynx et les bronches très-enflammés, les gros vaisseaux, le cœur et le cerveau considérablement gorgés de sang. Chez deux autres, le larynx seul était violemment enflammé, et les poumons crépitaient un peu; enfin les trois autres étaient nés faibles, leur respiration s'était mal établie, et jamais leur cri ne s'était fait entendre; les organes respiratoires présentèrent sur deux la même congestion sanguine que les précédens; le troisième fut rappelé à la vie par l'application d'une sangsue sous chaque aisselle, son cri s'établit peu à peu, et l'enfant végéta quelques jours, au bout desquels il mourut aussi. On ne trouva à l'autopsie du cadavre qu'une congestion sanguine au bord postérieur de chaque poumon. Il arrive souvent que le cri d'un enfant qui vient de naître est entièrement étouffé; il ne s'établit qu'à mesure que la respiration devient plus libre et plus large. Le cri s'étouffe également dans l'agonie qui survient au terme d'une maladie dont les progrès ont réduit l'enfant à une faiblesse extrême. Quand cela s'observe en même temps que le *facies* hypocratique, c'est un signe assez certain de la mort prochaine, et l'on ne peut en tirer qu'un augure très-fâcheux. Il résulte de ce que nous venons de dire, que le cri étouffé est, comme le cri imparfait, un signe très-probable de l'engouement et de l'inflammation des poumons, et un signe possible de l'inflammation de la glotte et des bronches.

2° *Altérations du cri suivant son timbre.* — Il faut observer ici avec la plus grande attention si c'est la reprise ou le cri proprement dit dont le timbre est altéré. Ce que l'on appelle le cri aigu est le plus ordinairement produit par la reprise devenue dominante et plus ou moins bruyante. C'est en effet ce dont on peut se convaincre en examinant un enfant en proie aux douleurs d'une angine intense, d'une strangulation imminente produite par la présence d'un corps étranger dans le larynx, de l'angine gangréneuse et du croup. Ce bruit, que tous les auteurs ont comparé au chant du jeune coq, et que les enfans font entendre dans l'angine croupale, n'est autre chose que la reprise devenue dans ce cas plus ou moins bruyante, plus ou moins aiguë, entre-coupée et saccadée par les mouvemens spasmodiques dont le larynx devient le siége pendant le cours de cette funeste maladie. Cette remarque n'avait point échappé à Jurine, qui a fait observer que la voix croupale se fait particulièrement entendre pendant l'inspiration (1).

En général la reprise dans le cri des enfans devient aiguë toutes les fois que les amygdales ou le larynx sont le siége de quelque irritation. Quand les enfans ont beaucoup crié, et par conséquent beaucoup irrité les organes de la phonation, la reprise ne tarde pas à devenir très-aiguë, tandis que le cri proprement dit cesse de se faire entendre. Le même phénomène se remarque lorsque l'inflammation de la membrane muqueuse buccale se propage aux amygdales et au larynx. J'ai ouvert trois enfans qui, sans être affectés du croup, avaient offert pendant leur vie la reprise aiguë, entrecoupée, et assez semblable au chant du jeune coq. Chez deux d'entre eux il existait une angine des plus violentes, l'inflammation s'étendait fort avant dans la trachée : chez le dernier, les amygdales étaient tapissées d'une couche épaisse de muguet ; il y en avait sur les bords de la glotte, mais la trachée-artère en était exempte, les poumons étaient sains.

Les deux parties du cri peuvent être très-aiguës, et pour ainsi dire déchirantes, sans qu'il existe de lésion particulière des organes de la voix. On sait que M. Maunoir de Genève a déjà fait remarquer le timbre particulier du cri des enfans affectés d'hydrocéphale aiguë, et qu'il a, je crois, désigné sous le nom de cri hydrencéphalique. Il est probable que cela tient à la douleur excessive qu'endure l'enfant dont le cerveau se trouve distendu et déchiré par l'accumulation toujours croissante de la sérosité dans les ventricules cérébraux.

Je pense donc que l'on peut poser en principe que ce que l'on appelle ordinairement le cri aigu, est presque toujours produit par la reprise dont le timbre se trouve altéré, et que cette altération particulière du cri des enfans est plutôt un

____

(1) *Voyez* le Rapport de Royer-Collard sur le concours de 1807.

signe d'une angine laryngienne ou laryngo-trachéale, que d'une inflamation des poumons.

Le cri grave ou sonore fournit peu d'indications seméiologiques. J'ai vu une seule fois un enfant remarquable par son cri rauque et sonore. Il était affecté d'une légère entérite dont il guérit promptement : je pus donc seulement observer le timbre particulier de ce cri, sans être à même de remonter à la cause qui le produisait.

Le cri voilé se fait souvent remarquer dans les affections catarrhales. On l'entend en même temps que le râle muqueux ou crépitant. Il paraît que les mucosités épaisses qui obstruent les bronches, empêchent l'air de parcourir librement les canaux qu'il doit traverser pour monter à la glotte, où il n'arrive pas en assez grande quantité à la fois pour qu'en traversant l'ouverture du larynx il y produise un son pur et retentissant. Cette altération atteint plutôt le cri que la reprise, qui conserve assez habituellement son timbre naturel, quoiqu'il soit possible que le contraire ait lieu. Sur douze enfans nouveau-nés, dont le cri était voilé, il y en avait quatre dont les bronches étaient remplies de mucosités, les deux autres avaient une angine très-violente. Le cri voilé peut donc être un indice d'une affection des bronches ou du larynx. Il se remarque aussi à la suite des phlegmasies simples ou pseudo-membraneuses de ces parties. On sait que les enfans qui ont le bonheur de survivre au croup, conservent pendant long-temps une altération particulière dans le timbre de leurs cris et de leur voix, qui, comme le disent les auteurs, restent presque toujours voilés.

Il est une espèce de cri toute particulière, que je n'ai observée que trois fois, et qui, en raison de son timbre, fort analogue à celui du bêlement de la chèvre, et de sa manière tremblante et comme saccadée, mérite, à mon avis, le nom de *cri chevrotant*. La reprise se fait ordinairement plus entendre que le cri ; l'un et l'autre sont peu soutenus, et ont le timbre particulier que je viens d'indiquer. Les trois enfans sur lesquels j'ai observé le cri chevrotant étaient âgés, l'un de huit jours, l'autre de trois semaines, le troisième de quatre mois. Ils succombèrent à une entérite chronique ; mais, en outre, la glotte était le siége d'un œdème considérable, et présentait tous les caractères de l'angine œdémateuse, de sorte que je serais porté à croire que le cri chevrotant est un signe propre à l'angine œdémateuse. J'émets toutefois cette opinion avec toute la réserve qu'on doit apporter dans une conclusion tirée d'un petit nombre de faits.

3° *Altération du cri suivant sa durée.* — Lorsqu'une cause quelconque vient accélérer les mouvemens de la respiration, le cri devient aussi très-rapide, les deux parties qui le composent se succèdent promptement, trois ou quatre cris précèdent une reprise. Cette sorte de cri est produite ordinairement par le développement d'une douleur violente et subite, comme lorsqu'on vient à piquer l'enfant, ou quand il se brûle en buvant. On l'observe encore dans les cas de coliques ou tranchées, dans l'iléus, dans la péritonite.

Le cri entrecoupé ou singultueux s'observe surtout dans l'angine suffocante, affection qui ne mérite pas toujours le nom d'angine pris dans son acception rigoureuse, et qui, le plus souvent, est une véritable névrose des principaux organes de l'appareil respiratoire. Ce cri se rapproche beaucoup de celui qui caractérise le croup ; il est dû comme lui à une altération particulière du timbre de la reprise ; mais, en outre, on peut entendre ici très-distinctement les deux parties du cri, tandis que dans le croup le cri est totalement remplacé par un bruit de soufflet qui succède à chaque reprise. Le cri singultueux est aussi très-irrégulier, il est produit et entretenu par les causes qui rendent la respiration singultueuse ; il indique ordinairement un grand trouble dans l'innervation des organes de la voix ; je l'ai observé porté au dernier degré chez un enfant de quatre mois, qui périt après avoir offert des symptômes fort analogues à ceux du croup. On trouva pour toute lésion, à l'ouverture du cadavre, une masse grosse comme une noix, de tubercules crus situés dans le médiastin postérieur, et qui comprimaient fortement la trachée-artère à l'origine des bronches. Le diamètre de ce conduit était diminué de moitié par suite de l'aplatissement qu'il avait subi, de sorte que l'air ne le traversait qu'avec la plus grande difficulté.

Il découle des considérations qui précèdent, une conséquence générale qu'il ne faut pas perdre de vue dans la séméiologie des maladies des enfans à la mamelle; c'est que les altérations du cri proprement dit, indiquent le plus ordinairement une affection des poumons ou des bronches, tandis que les altérations de la reprise sont un signe assez ordinaire d'une affection du larynx et de la trachée-artère. Si l'expérience confirme cette règle, qui, du reste, peut recevoir quelques exceptions, on conviendra sans peine que la distinction que j'ai faite des diverses parties qui composent le cri n'est pas frivole, puisqu'elle peut avoir une utilité pratique.

Quant aux différentes variétés du cri des nouveau-nés, que je viens d'exposer, je pense qu'avec un peu d'imagination et la création facile de quelques mots nouveaux, on pourrait les multiplier à l'infini; mais je me suis arrêté aux distinctions que j'en ai faites, parce que je pense qu'il est facile d'y rapporter toutes les modifications du cri que notre oreille peut saisir. Lorsque nous étudierons les maladies des organes de la phonation en particulier, nous ferons l'application de chacune des variétés et des altérations du cri que nous venons d'établir ici d'une manière générale.

ARTICLE DEUXIÈME.

Expression de la physionomie.

Après le cri, l'expression de la physionomie est un des principaux moyens qu'a l'enfant de manifester les sensations qu'il éprouve.

La physionomie de l'enfant naissant n'offre point encore aux yeux des gens du monde d'expression bien caractérisée; cependant, si nous en jugeons par le sentiment qu'elle nous inspire, nous devons admettre qu'elle exprime quelque chose de tendre et d'aimable. Mais il est vrai de dire qu'il en est de la physionomie de ces jeunes enfans comme de toutes les choses qui frappent nos regards; nous en jugeons diversement suivant la disposition particulière de notre esprit, et l'idée arbitraire que nous nous faisons de la beauté et de la laideur, influe beaucoup ici sur notre jugement.

Le médecin ne doit pas s'arrêter à cette première sensation, car elle est le résulat d'un examen superficiel. Avide de lire dans le moindre mouvement des traits de l'enfant, l'expression de quelque besoin ou de quelque douleur, il doit chercher à apprécier tous les changemens qui y surviennent. C'est dans le but d'enrichir la séméiotique des enfans d'un nouveau moyen d'investigation, que M. le docteur Jadelot a imaginé la séméiologie physiognomonique, et l'on ne peut disconvenir qu'il n'ait rendu un véritable service à la science, puisque cette théorie est capable de répandre quelque lumière sur le diagnostic toujours obscur des maladies des enfans. La séméiologie physiognomonique, que M. Jadelot a fait connaître seulement aux personnes qui suivent habituellement sa visite, n'a été publiée que par M. Eusèbe de Salle, dans un discours préliminaire qu'il a mis en tête du *Traité des Maladies des Enfans*, de Michael Underwood.

« Durant les premiers mois de la vie, dit cet auteur, la figure de l'enfant ne présente guère qu'une masse informe sur laquelle on ne distingue encore aucun trait arrêté. Cependant les maladies aiguës y impriment déjà quelques modifications sensibles. Ces altérations seront plus manifestes pour les maladies chroniques. » C'est depuis la première dentition, suivant M. Eusèbe de Salle, jusqu'à la puberté, que l'on peut tirer quelques secours de la séméiologie physiognomonique (1).

Ainsi M. Jadelot n'a point appliqué sa nouvelle théorie à l'étude des maladies des enfans à la mamelle. Il se présente donc ici une lacune à remplir ; et comme nous ne pensons pas, avec le commentateur d'Underwood, que la figure des enfans naissans ne présente aucun trait arrêté, nous allons tâcher d'indiquer, et les changemens qui y surviennent, et les indications que ceux-ci peuvent fournir.

Dans l'état de calme et de santé, la figure de l'enfant ne présente aucune ride, les saillies osseuses ne paraissent pas, les joues sont saillantes et rondes, et l'expression de la physionomie est presque nulle ; mais aussitôt que la douleur ou la joie viennent agiter l'enfant, il se passe dans sa physionomie un changement remarquable.

La douleur est, pendant le premier mois au moins, la seule sensation que puisse éprouver l'enfant, et le bien-être dans lequel il se trouve au milieu de l'exercice régulier de ses fonctions, est plutôt l'absence de la douleur que le plaisir tel que nous le concevons et le ressentons. Nous avons vu que l'enfant, pendant qu'il criait, offrait certaines rides à la racine du nez, à l'angle externe des yeux, que sa bouche s'entr'ouvrait, et que les muscles de la face étaient pour la plupart dans un état alternatif de contraction et de relâchement. Cela s'observe dès que l'enfant vient de naître ;

____

(1) *Traité des Maladies des Enfans*, entièrement refondu, complété, et mis sur un nouveau plan ; par Eusèbe de Salle, doct.-méd. — Disc. prélim., page 45.

cette expression particulière de la physionomie , que nous avons dit résulter des efforts que nécessite la respiration précipitée de l'enfant, est déjà pour nous un premier indice qu'il faut saisir avec soin , parce qu'il peut nous conduire plus loin. En effet, faisons, pour un moment, abstraction du cri qui accompagne ordinairement ce mouvement de la physionomie, et comparons ces différentes rides de la face à celles que l'on observe chez un adulte en proie à des douleurs violentes. On verra la lèvre supérieure se rider et se soulever à demi, des rides verticales et horizontales se dessiner à la racine du nez, ou s'étendre au front; les paupières se rapprocher, et des rides nombreuses se manifester à l'angle externe de l'œil , ou se dessiner circulairement à la la peau dans la direction du muscle orbiculaire des paupières. Tels sont les traits que les peintres s'efforcent d'indiquer quand il veulent peindre la douleur; tels sont ceux que nous observons chez l'enfant qui crie , et enfin tels sont les traits qui caractérisent le *facies* douloureux chez les nouveau-nés. Si l'on joint à cela les circonstances dont le médecin peut éclairer son jugement, on concevra qu'il est possible de reconnaître les traits de la douleur, même chez les enfans les plus jeunes. J'ai pu me convaincre d'ailleurs de la vérité de ce que j'avance, en examinant des enfans qui criaient parce qu'on les avait piqués par mégarde , ou parce qu'on les avait brûlés en leur faisant prendre des boissons trop chaudes.

Il est facile d'expliquer comment il se fait que l'expression de la douleur soit caractérisée par les mêmes contractions musculaires que celles que déterminent l'accélération et la gêne de la respiration. En effet, les sensations douloureuses agissent toujours sympathiquement sur les organes de la circulation et de la respiration, dès-lors tout le cercle nerveux décrit par M. Ch. Bell, éprouve, par irradiation, une excitation subite, de laquelle résulte l'ensemble des contractions thoraciques et faciales que l'on remarque chez l'enfant qui crie et qui souffre. La joie excessive agit bien également sur les organes circulatoires, mais elle en suspend plutôt le mouvement qu'elle ne l'accélère; et l'on sait que l'excès de la joie produit les syncopes plutôt qu'une douleur excessive. Il est également reconnu que, dans une opération grave, le patient ne s'évanouit pas ordinairement tant que dure l'excès de ses douleurs, et que c'est habituellement lorsqu'il ne ressent plus le tranchant de l'instrument, qu'il tombe en syncope. Les cris, les sanglots, la suffocation qu'éprouvent les personnes affligées, démontrent aussi le lien qui existe entre le sentiment de la douleur et l'agitation convulsive des muscles du thorax et de la face. Ainsi donc on peut expliquer comment il arrive que les contractions du visage, pendant les cris, sont les mêmes que celles qui constituent l'expression de la douleur.

Ce premier point établi, nous pourrons prendre pour objet de comparaison le *facies* douloureux que nous venons de décrire, et regarder comme un signe de douleur chaque modification de la physionomie qui aura quelque rapport avec cette expression. Dans les douleurs sourdes causées par une maladie chronique, dans le cas de malaise général, de fatigue, de digestion difficile, on remarquera chez l'enfant au berceau les traits dont il s'agit, plus ou moins prononcés; à peine visibles quelquefois, ils donneront à la figure de l'enfant un aspect particulier qui n'échappera pas à un observateur attentif, et que l'on sentira plutôt qu'on ne pourra décrire : c'est comme un nuage, si je puis me servir de cette expression métaphorique, qui voile et obscurcit la figure de l'enfant. Plus marqués dans certaines circonstances, ces traits se dessineront de manière à ce qu'on ne puisse les méconnaître. On les voit souvent apparaître au réveil de l'enfant, qui présente alors cette expression douloureuse quelques minutes avant de jeter le cri, et qui les conserve également après avoir crié. Dans le cas de douleurs continues, dans les affections abdominales chroniques, ces traits plus ou moins perceptibles, plus ou moins modifiés, sont pour ainsi dire permanens; et si l'on joint à cela la langueur et l'abattement de l'enfant, dont le teint devient pâle et flétri, on aura le type du *facies* douloureux; on peut dire que la figure porte alors le cachet de la douleur : la même chose se remarque dans le cas d'hydrocéphale aiguë et d'inflammation franche ou pelliculaire des voies aériennes. Ainsi nous connaissons maintenant l'expression de la douleur chez les enfans, et c'est déjà un pas de fait dans l'étude du diagnostic de leurs maladies.

Nous verrons, en étudiant les maladies en particulier, comment cette expression se modifie sous l'influence des altérations de tels ou tels organes, et nous ferons alors, autant que possible, l'application de la théorie de M. Jadelot.

La figure des enfans peut aussi exprimer le bien-être et la joie.

Il est rare de voir les enfans sourire avant trois semaines; j'en ai vu plusieurs commencer à cet âge à prendre part aux agaceries qu'on s'efforçait de leur faire pour obtenir un premier sourire; mais c'est ordinairement à un mois environ que l'enfant commence véritablement à rire. L'expression que prend alors son visage est trop connue pour que je cherche à la décrire, et tous les physiologistes ont parlé de l'épanouissement général des traits du visage, qui constitue l'expression du bonheur et de la joie, et ont fait ressortir le contraste qui existe entre cet état et la contraction générale des traits dans la douleur. « Dans la douleur, dit Cabanis, l'animal se retire tout entier sur lui-même, comme pour présenter le moins de surface possible : dans le plaisir, tous les organes semblent aller au-devant des impressions, ils s'épanouissent pour les recevoir dans plus de points. »

Cette expression de la joie chez les enfans devient plus

marquée à mesure qu'ils avancent en âge; elle ne consiste
d'abord que dans un simple mouvement des lèvres, qui plus
tard se prononce davantage, et s'accompagne ensuite d'éclats
de voix réitérés. Cette expression de la physionomie est pour
nous moins utile à connaître, et nous avons peu besoin d'en
étudier les modifications, puisque notre tâche se borne à
rechercher par quels signes extérieurs nous pourrons découvrir la source et la nature des maux dont l'homme est
déjà frappé à un âge où l'on ne peut qu'avec peine comprendre et interpréter chez lui le langage de la douleur.

Je me résume en disant que la physionomie de l'enfant
peut exprimer : 1° la douleur : elle offre les mêmes contractions plus ou moins prononcées que celles qui accompagnent les cris; 2° le bien-être : aucune contraction bien
prononcée ne se manifeste alors, les traits semblent se dilater et s'épanouir.

Mais le *facies* des enfans peut, en outre, avoir une expression particulière, suivant que les organes encéphaliques,
thoraciques ou abdominaux sont malades. C'est un fait
qui, pour être démontré, a besoin qu'on le rapproche d'un
assez grand nombre d'observations. Aussi ne chercherons-
nous à indiquer l'expression de la physionomie dans ces
diverses maladies, qu'à mesure que nous les étudierons, et,
sous ce rapport, nous observerons non-seulement la contraction des traits du visage, mais encore ses nuances de coloration, qui, comme nous le verrons, ne sont pas à négliger dans l'étude des maladies des enfans.

CHAPITRE VII.

DE L'ÉTAT DU POULS CHEZ LES ENFANS.

Tous les auteurs s'accordent à dire que le pouls des enfans
est plus fréquent que celui des adultes; je pense que cela
est vrai, en effet, pour la plupart des cas; mais cette propo-

sition ne peut être admise dans un sens général ; elle est sujette à de nombreuses exceptions, et j'ai souvent été surpris de trouver le pouls des nouveau-nés aussi lent que celui de certains vieillards, chez lesquels le jeu de l'appareil circulatoire se trouve altéré ou ralenti par le développement de quelques lésions organiques.

Comme il est important d'avoir des idées fixes sur l'état du pouls des enfans, puisque ce signe peut nous servir à porter le diagnostic de leurs maladies, j'ai fait sur ce sujet des recherches dont je vais exposer ici les résultats.

Je l'ai d'abord étudié sous le rapport de sa fréquence, c'est-à-dire, du nombre de pulsations dans une minute ; je l'ai ensuite considéré sous le rapport de ses autres caractères.

Je ferai remarquer, avant tout, qu'il est fort difficile de compter avec exactitude les battemens du pouls chez les nouveau-nés, parce que les pulsations s'enchaînent quelquefois, et se précipitent avec tant de vitesse, que l'on est exposé à en compter une seule quand il y en a deux. D'un autre côté, il arrive assez souvent que quelques battemens viennent mourir d'une manière imperceptible sous le doigt de l'observateur, de sorte qu'ils échappent à son attention. Enfin, il n'est par rare de sentir l'artère vibrer deux fois sous le doigt, comme cela a lieu pour le pouls *dicrote* des adultes, d'où il résulte qu'on est encore exposé à compter deux pulsations pour une seule ; si l'on joint à cela la difficulté de trouver l'artère sur le bras gras et potelé des enfans, et la difficulté plus grande encore de maintenir leur poignet long-temps fixe, on concevra combien il est embarrassant de compter et d'observer avec soin le pouls des nouveau-nés. Voici toutefois comment il faut s'y prendre pour y parvenir :

On doit éviter, autant que possible, de saisir et de fixer avec une main le bras de l'enfant, parce qu'il fait alors des mouvemens continuels pour se débarrasser des doigts qui le compriment; il vaut mieux lui laisser les bras libres, et appliquer doucement la pulpe de l'indicateur dans le trajet de l'artère radiale; ce n'est ordinairement qu'au bout de quelques tâtonnemens qu'on y arrive, et si l'on comprime trop fortement, on peut aplatir l'artère, et rendre ses pulsations imperceptibles; lors donc que l'on a senti quelques battemens, on diminue graduellement la pression du doigt, afin de permettre à l'artère de se dilater en toute liberté. J'ai toujours remarqué qu'il était plus facile de trouver l'artère en appliquant seulement l'indicateur, que lorsqu'on place les trois premiers doigts sur le trajet de l'artère radiale, comme on le recommande pour les adultes. On peut également placer le doigt sur la temporale.

Enfin, si les battemens du pouls sont trop précipités, trop obscurs ou trop difficiles à saisir, on pourra, à l'aide du stéthoscope ou de la main, observer et compter les mouvemens du cœur, et c'est même ce que l'on est souvent obligé de faire.

Les conseils que je viens de donner relativement à l'examen du pouls des nouveau-nés, paraîtront peut-être futiles à quelques gens; mais leur importance sera mieux sentie des médecins qui auront, comme moi, connu la difficulté qu'on éprouve à recueillir les signes tirés du pouls chez les jeunes enfans. Ce n'est qu'à l'aide de toutes ces précautions, que je suis parvenu à établir les données suivantes :

Sur quarante enfans, âgés de un à dix jours, paraissant jouir d'une bonne santé, j'ai trouvé dix-huit fois le pouls battre moins de quatre-vingts pulsations. Sur deux il battait quatre-vingt-six fois; sur un, quatre-vingt-neuf; sur quatre, cent fois; sur dix, de cent dix à cent vingt-cinq; sur un, cent trente; sur deux, cent quarante-cinq; sur deux, cent cinquante; et sur un, cent quatre-vingts.

Ainsi, il y avait ici autant d'enfans chez lesquels le pouls avait à peu près le même nombre de pulsations que chez l'adulte, qu'il y en avait, au contraire, dont les battemens du pouls dépassaient en nombre ceux que présentent les individus d'un âge plus avancé; et je puis assurer que ces enfans ne présentaient aucun symptôme de maladie.

Sur trente-cinq enfans, âgés de un à deux mois, il y en avait quatorze chez lesquels le pouls ne s'élevait pas au-dessus de quatre-vingts à quatre-vingt-cinq pulsations; un d'eux même n'en présentait que soixante à soixante-deux; deux présentaient quatre-vingt-dix pulsations; deux autres, quatre-vingt-quatorze et quatre-vingt-quinze; cinq, de cent dix à cent douze; deux autres, cent quatorze; sept, cent vingt-cinq à cent trente; trois, cent quarante, cent quarante-sept à cent cinquante. Nous voyons encore ici un certain nombre d'enfans ne présenter qu'un nombre de pulsations assez analogue à celui que l'on observe chez les adultes; mais il n'en sera pas de même sur les enfans qui font l'objet de l'examen suivant.

Sur dix-huit enfans âgés de deux à trois mois, il y en avait quatorze dont le pouls battait plus de quatre-vingt-dix fois, et même chez deux il s'élevait au-delà de cent : sur deux autres, on comptait seulement soixante-dix pulsations; et sur les deux derniers, de soixante-dix à quatre-vingts. Je n'ai pu compter les battemens du pouls que chez un assez petit nombre d'enfans âgés de plus d'un an, et j'ai presque toujours trouvé chez eux le pouls plus fréquent que chez l'adulte.

Il paraîtrait donc, d'après les relevés qui précèdent, qu'il arrive très-souvent que le pouls chez l'enfant naissant n'est guère plus fréquent que chez l'adulte, mais qu'il acquiert de la fréquence à mesure que le sujet avance en âge; d'où il suit qu'on a tort de dire d'une manière générale et exclusive, que, chez les enfans, le pouls est plus fréquent que chez l'adulte. Il me semble avoir démontré que cette règle pouvait souffrir des exceptions.

Le pouls des nouveau-nés a d'autres caractères que ceux tirés de sa fréquence. On le trouve très-souvent irrégulier et comme saccadé, ce qui tient sans doute aux changemens subits qu'éprouve l'appareil circulatoire à l'époque de la naissance, et à l'irrégularité avec laquelle ces organes exécutent dans le principe leurs fonctions. Il est souvent petit, filiforme, et facile à déprimer. J'ai remarqué qu'il n'était pas toujours parfaitement isochrone aux battemens du cœur, ou du moins qu'il était possible, en appliquant une main sur le cœur et l'autre sur le bras, de sentir quelquefois des mouvemens du cœur qui ne retentissaient pas à l'artère radiale, ou qui ne s'y faisaient sentir que lentement. Cela tient peut-être aussi à la facilité avec laquelle l'artère peut être déprimée par la pression du doigt, ou cesser d'être en contact avec lui.

En traitant des maladies en particulier, j'indiquerai les modifications qu'elles peuvent faire subir au pouls des enfans; mais, d'après les considérations qui précèdent, on doit pressentir d'avance combien il sera difficile de saisir ces modifications, et d'en tirer quelques conséquences utiles en séméiologie. Heureusement qu'aujourd'hui les médecins attachent moins d'importance aux divisions scholastiques que le célèbre Bordeu avait cru devoir établir dans l'étude du pouls, et qu'ils dirigent leur attention vers des symptômes et des signes plus propres à nous dévoiler le siége et la nature des altérations qui naissent au sein de nos organes, et consument la vie.

CHAPITRE VIII.

DE LA FAIBLESSE DE NAISSANCE.

LES enfans présentent quelquefois, en naissant, un état intermédiaire entre la santé et la maladie; je veux parler de la faiblesse de naissance. Ce mot est souvent très-vaguement employé, et cette prétendue faiblesse apparente n'est pas toujours le résultat de l'évolution imparfaite du fœtus, comme cela s'observe chez certains avortons, mais bien d'une altération plus ou moins profonde de quelque organe essentiel à la vie, altération développée pendant le séjour de l'enfant dans l'utérus.

Je me propose de démontrer, dans le cours de cet ouvrage, la vérité de cette assertion, et de chercher à fixer ici le véritable sens qu'on doit attacher au mot faiblesse de naissance.

Si l'on ne considère que l'état extérieur de l'enfant, on regardera comme faibles tous les nouveau-nés dont les membres et le tronc seront grêles, qui respireront avec difficulté, dont le cri sera à peine entendu, et qui, ne pouvant retenir les boissons ou le lait qu'on leur fera prendre, sembleront toujours prêts à expirer. Mais, si nous remontons à la source de cet état général de l'économie, nous verrons que les causes en sont très-variables, et peuvent se rapporter à des lésions de différens genres.

Je ne donnerai pas ici l'histoire détaillée de tous les cas où j'ai trouvé des lésions plus ou moins graves chez des enfans qui étaient nés dans les conditions que je viens d'indiquer. J'en ferai seulement un résumé, me réservant de décrire ces maladies congénitales à la place qui convient à chacune d'elles dans le plan de cet ouvrage.

Je ferai d'abord remarquer qu'il faut distinguer la faiblesse de naissance des congestions pulmonaires ou cérébrales, déterminées ordinairement chez l'enfant par l'acte même de l'accouchement. Ces accidens sont pour ainsi dire récens, et l'enfant qui en est atteint peut offrir, à cela près de l'assoupissement ou de la syncope, tous les attributs de la vigueur et de la santé.

Mais il n'en est pas de même de ces êtres débiles, étiolés, dont les membres sont comme décharnés, dont la figure est sillonnée de rides, les yeux enfoncés, et dont l'aspect général a quelquefois tellement effrayé les gens du monde, toujours prompts à exagérer ce qui s'écarte de la forme ordinaire des productions de la nature, qu'ils ont cru avoir vu naître des enfans roués ou écorchés.

J'ai trouvé chez huit enfans, nés à terme dans un état de faiblesse et de maigreur très-prononcé, une inflammation très-intense de l'appareil gastro-intestinal. Chez six autres, une pneumonie très-reconnaissable; chez deux, une péritonite caractérisée par des adhérences anciennes et déjà solides, et par l'épanchement d'un fluide jaunâtre, et enfin chez un seul, une pleurésie chronique. Ces faits seront rapportés par la suite avec toutes les circonstances qui les rendent intéressans.

Cependant il ne faudrait pas croire que tous les enfans qui naissent avec des altérations profondes dans quelques-uns de leurs organes, offrissent la maigreur et la faiblesse générale dont nous parlons, car nous verrons bientôt le contraire, et je dirai même ici, par anticipation, que l'on rencontre souvent une désorganisation profonde de l'appareil cérébro-spinal, lorsque cependant les formes et la fraîcheur de l'enfant ne sont nullement altérés, et présentent les traces ordinaires de la santé et d'un développement normal. On voit aussi naître des enfans très-robustes, si l'on en juge par l'embonpoint et la conformation de leurs membres, expirer quelques heures ou quelques jours après leur naissance, et présenter, à l'ouverture du corps, une congestion sanguine des principaux organes, tels que le cerveau, les poumons, le tube intestinal, avec un épanchement de sang plus ou moins abondant dans l'intérieur des cavités qui renferment ces organes.

D'un autre côté, tous les enfans qui naissent émaciés et faibles ne sont pas atteints de lésions graves, parfois même ils n'en présentent aucune, ainsi que je vais en rapporter un exemple.

Ire OBSERVATION.

Marie Loisel venait de naître lorsqu'on l'apporta, le 5 août 1826, à l'hospice des Enfans-Trouvés. Elle avait treize pouces et demi , ses membres supérieurs et inférieurs étaient d'une petitesse extrême, sa figure grippée et très-rouge , ses tégumens assez colorés, ses mouvemens très-peu développés; son cri, quoique complet, était à peine entendu. La température de sa peau était naturelle. Elle buvait sans vomir , mais refusait de prendre le mamelon. Elle rendit , dans la soirée, une assez grande quantité de méconium , se maintint les jours suivans dans le même état que je viens de décrire , et mourut enfin le 10 au matin, sans avoir présenté d'autre symptôme que sa faiblesse extrême.

L'ouverture du cadavre ayant été faite au bout de vingt-quatre heures, nous trouvâmes la bouche saine , l'œsophage injecté, ainsi que toute la portion sous-diaphragmatique du tube digestif dont l'intérieur était tapissé par des mucosités assez épaisses. Le foie était flasque et peu infecté; les poumons crépitans , excepté au bord postérieur où on les trouva engorgés. Le canal artériel et le trou de botal étaient largement ouverts. La pulpe cérébrale un peu molle et jaunâtre; les ventricules latéraux renfermaient une certaine quantité de sérosité rougeâtre. Le tissu cellulaire sous-cutané des membres était infiltré d'une sérosité jaune et limpide.

Il est évident que la mort de cet enfant a été causée par l'état de faiblesse générale dans lequel il était né; cette congestion du tube intestinal , cet épanchement de sérosité dans les ventricules cérébraux , cette infiltration des membres, dénotent, suivant moi, l'état passif et presque inanimé des principaux organes, et notamment des agens de la circulation. Nous verrons plus tard d'autres faits analogues ; mais il faut convenir qu'ils sont rares sans lésions, et sans cause morbide autre que la débilité générale du nouveau-né. On voit des enfans tomber, après la naissance, dans un état de marasme et d'étiolement, que M. Gardien a décrit sous le titre de *Faiblesse des enfans nouveau-nés*. Nous verrons que les causes de cet affaiblissement progressif sont souvent des phlegmasies chroniques de l'appareil digestif, qui contre-indiquent l'emploi des stimulans et des toniques que M. Gardien conseille en pareil cas pour relever les forces de l'enfant. Nous donnerons dans cet ouvrage des preuves nombreuses de ce que nous avançons maintenant.

Les considérations dans lesquelles nous venons d'entrer, avaient pour but de faire voir, 1° que toutes les fois qu'un enfant naissait faible, maigre et peu viable, il ne fallait pas attribuer cet état à une simple faiblesse de développement et d'organisation ; 2° que plusieurs lésions différentes pouvaient en être la cause ; 3° qu'avant de tonifier et de stimuler l'enfant, il fallait remonter à la véritable cause de sa faiblesse apparente, examen qu'il nous sera possible de faire lorsque nous aurons étudié la nature, la marche et les symptômes des maladies des enfans à la mamelle.

FIN DE LA PREMIÈRE PARTIE.

DEUXIÈME PARTIE.

HISTOIRE DES MALADIES EN PARTICULIER.

PENDANT que l'embryon subit dans l'utérus les diverses métamorphoses par lesquelles il doit passer pour arriver au terme de la vie intra-utérine, deux sortes de causes peuvent altérer la forme ou la texture de ses parties. Les unes se rapportent au développement imparfait des viscères; les autres, difficiles à expliquer, mais plus faciles à reconnaître par leurs effets, déterminent, dans la texture des organes, des altérations analogues à celles qui se développent pendant la vie, et qui produisent nos maladies.

Le premier ordre de causes a été, dans ces derniers temps, étudié avec beaucoup de soin, par les anatomistes les plus célèbres, aux travaux desquels nous devons aujourd'hui des explications assez satisfaisantes sur la nature et la formation de certaines monstruosités.

Quant aux autres altérations, il me semble qu'elles n'ont point encore fixé d'une manière assez sérieuse l'attention des médecins, et je crois qu'il est très-important de chercher à les connaître.

Il est donc nécessaire, lorsqu'on veut étudier les maladies des divers organes de l'enfant, de signaler les principaux vices de conformation, ainsi que les altérations de texture que peut subir chaque organe pendant la vie intra-utérine. C'est, en effet, ce que je me propose de faire; j'indiquerai aussi par quels symptômes on peut, à l'époque de la naissance, diagnostiquer l'existence de telles ou telles de ces altérations, et j'arriverai ensuite à l'étude des maladies qui peuvent se développer après la naissance; j'en terminerai l'histoire par l'exposition des moyens thérapeutiques les plus propres à les combattre.

J'étudierai successivement les affections de la peau, du tissu cellulaire, de l'appareil digestif, de l'appareil respiratoire et circulatoire, de l'appareil cérébro-spinal, et, enfin, du système de la locomotion et de celui de la génération.

Je divise, comme je l'ai dit plus haut, les altérations congénitales des organes en deux sortes : les vices de conformation et les altérations de texture. J'entends par vices de conformation : 1° ceux qui résultent d'un arrêt de développement tel que l'organe n'offre pour ainsi dire que les rudimens de sa forme primitive; 2° ceux qui ont lieu par suite d'une sorte d'hypertrophie de l'organe; et 3° enfin, ceux qui se font remarquer par une simple difformité survenue dans le diamètre ou la continuité des diverses parties du corps (1).

J'entends par altérations de texture, celles qui résultent des changemens qu'une cause morbide a apportés dans la couleur et la texture de l'organe, sans que sa forme générale soit en apparence altérée. Je commencerai par l'étude des maladies des tégumens externes, parce que ce sont celles qui s'offrent d'abord aux yeux du médecin.

CHAPITRE PREMIER.

DES MALADIES DE LA PEAU.

SECTION PREMIÈRE.

Vices de conformation et Maladies congénitales de la peau.

L'EMBRYON, jusque vers le milieu du deuxième mois, n'a point encore de peau distincte; vers cette époque, suivant

---

(1) Voyez *Histoire générale et particulière des anomalies de l'organisation chez l'homme et les animaux*, par Isidore Geoffroy-S¹-Hilaire. Paris, 1832, in-8° avec atlas.

Autenrieth, l'épiderme commence à paraître. Jusqu'à mi-terme, la peau est mince, incolore et transparente. Elle devient ensuite rosée jusqu'à huit mois environ; à cette époque elle pâlit, excepté dans les plis. Vers quatre mois et demi de la grossesse, on commence à apercevoir les folli-cules sébacés, d'abord à la tête, puis dans d'autres parties du corps; à sept mois commence à se montrer l'enduit sé-bacé ou caséiforme de la peau; à la naissance, la peau en est couverte et d'un blanc rosé (1).

§ Ier. *Absence de la Peau.* — La peau peut manquer dans une ou plusieurs parties du corps; mais son absence a presque toujours lieu en même temps que celle de la partie qu'elle recouvre. C'est ainsi que la peau de l'abdomen, du thorax ou de la tête, manque chez les fœtus dont les parois osseuses et musculaires de ces cavités sont absentes. Lors-qu'il manque sur le corps d'un fœtus une partie plus ou moins grande de la peau, on trouve ordinairement les bords de la solution de continuité rouges, un peu durs, et très-adhérens aux parties sous-jacentes. En un mot, ces bords offrent toute l'apparence d'une véritable désorga-nisation.

L'absence des tégumens peut avoir lieu par deux causes différentes : ou bien la peau a primitivement existé, et les progrès d'une désorganisation subséquente sont venus la détruire, comme on l'observe quelquefois dans l'anencé-phalie et le spina-bifida; ou bien la peau n'a jamais existé, parce que les parties auxquelles elle devait servir de tégu-ment ont été arrêtées dans leur développement, et c'est ce qui a lieu ordinairement dans l'absence des parois thoraci-ques, abdominales ou crâniennes.

Nous pouvons concevoir de deux manières la destruction de la peau chez un embryon, pendant son séjour dans l'uté-rus. Ainsi, nous voyons souvent des tumeurs rachidiennes

(1) Béclard, *Anat. gén.*, 1re édit. pag. 291.

exister chez les nouveau-nés, sans que la peau soit désorganisée; mais les progrès de la tumeur ne tardent pas à déterminer l'amincissement, l'ulcération et la rupture des tégumens qui la recouvrent. Or, ce qui s'observe après la naissance, peut bien avoir lieu dans l'utérus, et c'est sans doute ainsi que s'est ulcérée la peau qui recouvre la tumeur du spina bifida, chez quelques enfans qui nous offrent, en naissant, un amincissement ou une désorganisation plus ou moins avancée des tégumens, au niveau des tumeurs qu'ils portent, soit au sacrum, soit au rachis. Cette destruction est évidemment le résultat de la présence du fluide accumulé dans la tumeur, ainsi que de la distension et de l'irritation qu'il détermine, irritation augmentée sans cesse par les frottemens auxquels se trouve exposée cette partie plus ou moins saillante.

Voici comment on peut encore concevoir la désorganisation des tégumens du fœtus : lorsque, pendant la gestation, l'embryon se trouve gêné dans l'utérus, parce que cet organe renferme dans sa cavité quelque production morbide qui en altère la forme et en diminue la capacité, il est possible que la région des tégumens du fœtus, qui se trouve en contact avec cette partie saillante de l'organe utérin, soit amincie et même désorganisée, et l'enfant offrira, en naissant, les traces évidentes de cette compression et de cette désorganisation de la peau.

J'ai trouvé chez un enfant naissant, dont je rapporterai l'histoire au chapitre des hernies du cerveau, une destruction de la peau du crâne, au niveau du pariétal gauche. Elle était remplacée par une cicatrice déprimée, unie, vermeille, qui avait un pouce et demi de long et quatre lignes de large. Le pariétal, déprimé en cet endroit, présentait également une ouverture oblongue qui n'avait guère qu'un pouce de long; sa circonférence était irrégulièrement arrondie, et ses bords étaient comme usés en biseau.

6

La difformité du crâne, la dépression dans une seule partie de cette boîte osseuse, la destruction complète du cuir chevelu et l'usure du pariétal au niveau de cette dépression, me portent à croire qu'il existait dans l'utérus, où cet enfant avait reçu la vie, une partie saillante, telle qu'un polype, par exemple, qui, se trouvant en contact avec la région du crâne que nous venons d'indiquer, en a détruit les tégumens; ou bien on peut croire qu'un vice de conformation du bassin gênait le développement de la matrice. Il est à regretter que l'on n'ait pu s'assurer quelle était la forme de cet organe chez la mère de cet enfant, ni savoir si, pendant sa grossesse, elle avait reçu quelque coup sur l'abdomen. Quoi qu'il en soit, ces conjectures sont appuyées sur un fait assez évident pour qu'elles soient au moins probables.

Hippocrate a émis, à cet égard, une opinion digne de remarque, dans son *Traité de la Génération*. Non-seulement il pense que si, pendant la grossesse, la mère vient à recevoir un coup sur le ventre, l'enfant sera lui-même mutilé dans le lieu correspondant à la partie qui aura reçu le coup, mais encore il ajoute : « Quin et aliâ hujusce modi causâ » mutilantur pueri ; quum uteri locus quâ parte mutilati » sunt, angustior fuerit; necesse est corpus quod angusto in » loco movetur, illic mutilum fieri. » (*De geniturâ*, cap. VI.) L'observation qui précède vient encore à l'appui de cette idée du père de la médecine. C'est aussi l'occasion de rappeler l'exemple publié par M. Lesage (*Bulletin de la Fac.*, 1805), d'un fœtus portant au front les traces d'une lésion qui semblait avoir été produite par un coup que la mère de ce fœtus avait reçu au ventre. M. le professeur Chaussier a observé des faits analogues (1).

(1) Voyez aussi le *Mémoire de M. Geoffroy-St-Hilaire*, sur un fœtus né à terme, blessé dans le troisième mois de son âge, et devenu monstrueux à la suite d'une tentative d'avortement. (*Mém. de la soc. médicale d'émulation*. Tome IX, Paris, 1826, chez J.-B. Baillière.)

Ainsi donc, soit qu'il se développe à la surface du corps de l'enfant, une tumeur au niveau de laquelle la peau se trouve exposée à être distendue, et par suite amincie et ulcérée, soit qu'il existe à la face interne de la matrice, une partie plus ou moins dure et plus ou moins saillante, contre laquelle, malgré les eaux de l'amnios, une région du fœtus se trouve appliquée trop fortement, la peau peut être détruite dans une étendue plus ou moins grande de la surface du corps du fœtus, pendant le séjour de celui-ci dans l'utérus (1).

(1) Une autre cause peut encore déterminer l'inflammation et l'ulcération de la peau du fœtus avant la naissance. On sait que l'absence du contact de l'air atmosphérique sur la peau, concourt, dans certains cas, à produire dans cette membrane une transformation locale qui lui donne tous les caractères d'une membrane muqueuse. C'est ce qu'on observe dans les plis profonds que la flexion des membres détermine chez les enfans très-gras, et à la suite de contractures musculaires anciennes. Hébréard a depuis long-temps cité des faits de ce genre, pour démontrer l'analogie qui existe entre la peau et les membranes muqueuses. (*Mém. de la soc. méd. d'émulation.* Tome VIII.) Il n'est pas douteux que l'eau de l'amnios exerce sur la surface du corps du fœtus, dans l'utérus, une action analogue à celle de l'air sur le corps de l'enfant après la naissance, quand la position particulière des membres du fœtus les soustrait en partie à l'action du liquide qui les baigne. La peau, d'abord ramollie de la sorte, peut alors s'enflammer et s'ulcérer. Le fait suivant, observé par le docteur Ollivier (d'Angers), en offre un exemple très-remarquable.

Le 24 avril 1828, on lui apporta un enfant du sexe féminin, *né depuis deux jours*, qui présentait la variété rare de pied-bot, dans laquelle les deux pieds sont renversés sur l'une et l'autre jambes, de telle sorte que la face dorsale de chacun d'eux appuie directement sur la face antérieure de la jambe. Du côté gauche il existait, au-dessus de la malléole externe, et dans le pli résultant de la flexion forcée du pied sur la jambe, deux ulcérations de la peau, à fond grisâtre, à bords très-rouges et saignans, offrant l'aspect d'une brûlure au second degré et récente. Le pied droit, à sa partie interne, et dans toute l'étendue de sa face dorsale, ainsi que le tiers inférieur de la face antérieure de la jambe correspondante, présentait une large escarre d'un gris-jaunâtre, entourée d'un cercle inflammatoire très-rouge et saignant. Cette ulcération avait, comme celle

Lorsqu'un enfant présentera, en naissant, cette absence des tégumens, il faudra y suppléer par l'application d'un bandage capable de protéger et de soutenir l'organe privé de ses tégumens naturels, et qui puisse en même temps favoriser la cicatrisation de cette partie ulcérée.

§ II. *Excroissances cutanées*. — La peau peut offrir des vices de conformation par excès. Les excroissances cutanées congénitales résultent presque toujours d'un repli ou allongement de peau développé dans diverses parties du corps. Ces prolongemens cutanés peuvent se remarquer à la face, sur le tronc, sur les membres. On en a surtout observé à la face, aux mains et aux pieds; ils sont quelquefois assez longs pour causer une véritable difformité. Ils sont presque toujours accompagnés, dit Meckel, d'un défaut de développement de la membrane tégumentaire sur d'autres points. J'ai vu, à l'hospice des Enfans-Trouvés, un nouveau-né du sexe féminin, qui portait sur chaque joue une excroissance cutanée, longue d'un demi-pouce environ, et grosse comme une plume de corbeau. Il y en avait aussi deux autres de la même grosseur, mais beaucoup moins saillantes, au-devant de chaque oreille. La conque de l'oreille gauche existait à peine, et il y avait une occlusion complète de son ouverture. Cet enfant était, du reste, parfaitement constitué, et jouissait d'une très-bonne santé : il fut, au bout de quel-

-de l'autre jambe, la plus grande analogie avec une brûlure récente. L'accoucheur ayant remarqué cette singulière altération de la peau au moment de la sortie de l'enfant, avait fait appliquer dessus des compresses imbibées d'eau de guimauve, sans que l'aspect de ces plaies eût encore changé.

Le docteur Ollivier, après avoir reconnu qu'une extension modérée ramenait aisément les deux pieds à leur situation naturelle, tout en causant une douleur assez vive, conseilla l'application d'un bandage extensif pour s'opposer à la flexion contre nature, et fit en même temps recouvrir les surfaces ulcérées, de cérat de Goulard. Ce traitement, continué avec soin, ne tarda pas à être suivi de la cicatrisation complète des deux ulcérations, et, plus tard, du redressement des pieds.

ques jours, rendu à ses parens, qui ne l'avaient déposé que momentanément à l'hospice.

Je crois qu'il est convenable d'enlever ces excroissances cutanées dès les premiers jours de la naissance, parce que la cicatrice qui résultera de leur excision sera moins apparente, et s'effacera même insensiblement avec le temps. Le moyen le plus convenable pour les enlever me paraît être la ligature, que l'on appliquera immédiatement à leur point d'insertion.

Il ne faut pas confondre les excroissances dont il s'agit, avec les tumeurs dues au développement des fongus hématodes, dont nous parlerons plus bas.

Les auteurs ont parlé d'excroissances cornées formées sur la peau. Cette production a été observée sur les adultes et les vieillards un assez grand nombre de fois pour qu'on ne puisse la révoquer en doute; mais je pense qu'elle est excessivement rare chez les enfans, et surtout chez les nouveaunés; aussi me contenterai-je de signaler, en passant, cette altération des tégumens comme possible chez le nouveau-né. On devrait, dans tous les cas, exciser promptement ces sortes de productions pathologiques, avec la précaution d'emporter en même temps la portion de la peau sur laquelle elles seraient implantées.

On a quelquefois vu naître des enfans couverts de poils. C'était au point, dit Haller, que des hommes peu sensés les ont regardés comme des ours ou des boucs (1).

Nous pouvons assez facilement nous rendre compte de cette anomalie. En effet, vers le milieu de la vie intra-utérine, la peau, qui jusqu'alors avait été tout-à-fait glabre, se couvre d'une multitude de poils qui, pour la plupart, tombent quelque temps avant la naissance. Ce sont ces poils que l'on retrouve dans les eaux de l'amnios, et même quelquefois

(1) *Opera minora, de monstris, liber* 1. Valisnieri en a rapporté des exemples.

dans le méconium du fœtus. Mais s'il arrive que ces poils, au lieu de tomber, offrent chez quelques enfans un développement considérable, et restent sur la peau après la naissance, l'enfant se trouvera dans le cas de ceux dont parle Haller; son corps, sa face et ses membres, seront velus; mais, au lieu d'offrir à nos yeux un phénomène inexplicable, il présentera dans ce cas une simple exagération d'un développement normal, une irrégularité des lois générales de l'embryogénie, et qui rentrera dans la série nombreuse des aberrations que présente à chaque instant l'étude de l'organisation.

Il faut éviter, dans ce cas, d'appliquer sur les tégumens quelques topiques particuliers, dans le but de détruire ces poils, car on s'exposerait à trop irriter la peau, et à compromettre la santé de l'enfant. Ces poils tombent ordinairement après la naissance, soit en totalité, soit en partie, sans le secours d'aucun remède, et la peau ne tarde pas à perdre l'aspect repoussant que lui donnait ce développement anormal du système pileux.

Les cheveux sont plus ou moins rares, plus ou moins abondans. Leur développement présente peu d'anomalies remarquables.

On peut ranger parmi les anomalies du système pileux, la présence des poils dans des tumeurs sous-cutanées ou plus profondes. Il est difficile d'expliquer cette singulière aberration, qui, du reste, s'observe plus fréquemment chez l'adulte que chez les nouveau-nés.

Les ongles varient peu quant à leur structure, et n'offrent pas beaucoup d'irrégularités quant à leur siége. Ce qu'il y a de plus remarquable, c'est leur présence au milieu des matières mélicériques ou stéatomateuses renfermées dans des kystes.

Les productions cornées accidentelles se remarquent plus particulièrement chez les vieillards; il est fort rare que les enfans en apportent en naissant, et ce n'est qu'aux individus avancés en âge qu'on peut rapporter ce que Haller a dit dans le passage suivant :

« Cornua etiam huc referas alieno loco in animalibus fe-
» mellis reperta, quorum soli mares ex naturæ ordine
» cornuti sunt; aut in aliis animalius speciebus ne mares
» quidem cornua gestant ut in lepore, catello, sue, et de-
» mum *in hominibus* effloruerunt (1). ».

Si l'on rencontrait sur un fœtus des excroissances cornées, il faudrait se hâter de les exciser, à moins que l'état actuel de l'enfant ne permît pas de pratiquer sur-le-champ cette opération.

§ III. *Altérations de couleur.* — Les altérations de couleur des tégumens ne sont pas moins remarquables que leurs vices de conformation. Haller rapporte des exemples d'enfans noirs nés de parens blancs, et d'enfans blancs nés de parens nègres. Il dit aussi qu'on a vu venir au monde des enfans dont les tégumens étaient tachetés. On se fût borné dans un temps à considérer ces anomalies comme l'effet des bizarreries dont la nature semble quelquefois se complaire à déparer ses productions; mais aujourd'hui nous devons en chercher l'explication dans les notions que nous possédons sur l'embryogénie.

La peau n'offre pas évidemment, dès les premiers temps de l'évolution de l'embryon, toutes les parties qui doivent entrer dans sa structure. Simple pellicule mince et transparente, on la dirait d'abord la continuation du feuillet amniotique dont le cordon ombilical est revêtu. On ne distingue point encore la ligne de démarcation qui existe au point d'insertion du cordon ombilical. Elle reste mince et incolore jusqu'à mi-terme; mais alors elle augmente de consistance et d'épaisseur, le sang abonde dans le réseau capillaire

____

(1) *De monstris*, lib. 1, hist. cap. 5, p. 5.

sous-cutané, et les tégumens du fœtus prennent une couleur rosée très-manifeste. Ainsi donc c'est à l'afflux du sang vers la peau, que celle-ci doit sa coloration, et c'est aux modifications diverses que le sang subit pour fournir le principe colorant de la peau, que celle-ci doit les nuances de couleur qu'elle présente suivant les races.

Mais si, par une cause que nous ne pouvons expliquer, il arrive que le sang, en circulant vers les tégumens, éprouve une altération particulière, soit dans sa composition, soit dans son cours, alors on se rendra compte des variétés de couleur et d'aspect observées par les anatomistes sur la surface du corps de certains fœtus. Pour développer cette proposition, examinons d'abord quelles sont les diverses altérations de couleur que le sang peut subir dans nos tissus en général.

1° Il arrive quelquefois que ce liquide est subitement interrompu dans son cours, s'extravase, et sort de ses couloirs naturels pour être déposé irrégulièrement à la surface et dans l'épaisseur de nos organes; c'est ce que Werlhof, Stoll et beaucoup d'autres auteurs ont observé; c'est ce qui constitue l'affection que l'on appelle *maladie tachetée*, pétéchies ou hémacélinose (1).

2° Le sang, accumulé dans une partie, soit en cédant aux lois de la pesanteur, soit en y étant concentré par le stimulus inflammatoire, finit souvent par acquérir une couleur violacée, brunâtre, et enfin noire. C'est ce que l'on remarque à la surface des poumons et du tube intestinal, et c'est presque toujours ainsi que se forment, suivant moi, les stries et les plaques noires qu'on observe à la surface des membranes muqueuses.

3° Enfin, le sang peut bien ne pas fournir à la peau son principe colorant, soit que la partie du liquide sanguin des-

(1) Werlhof, Stoll, Rayer.

tiné à le produire manque chez certains individus, soit que le réseau cutané ne puisse le recevoir; et alors les tégumens et les poils, conservant la décoloration qu'ils présentent dans les premiers temps de l'évolution fœtale, offrent l'aspect propre aux albinos (1).

D'après ces considérations, il est bien possible que les enfans qu'on a dit être nés tachetés, noirs ou blancs, se soient trouvés dans des circonstances telles pendant la vie intra-utérine, que le sang qui s'est extravasé pour former des taches ou pétéchies, n'a pas fourni aux tégumens la matière qui les colore habituellement, ce qui a produit des enfans albinos, ou enfin a subi une altération de couleur qui a déterminé l'aspect brun ou noirâtre des tégumens; et c'est ce que l'on a récemment observé sur un adulte à l'hôpital de la Charité.

Néanmoins il ne faut pas attacher trop d'importance à ces colorations particulières de certains fœtus, et les observer avec attention avant de regarder comme congénitale la coloration de leur peau. M. le docteur Launay, chirurgien aide-major à l'école militaire de Saint-Cyr, m'a remis, dans l'année 1826, un embryon de deux mois environ, dont toute la surface du corps était noire. Il le tenait d'une personne étrangère à l'anatomie, et qui le conservait depuis vingt ans dans l'alcool, parce qu'elle le regardait comme un négrillon. Pour donner plus de poids à cette idée par laquelle devenait plus intéressante à ses yeux la pièce qui en était l'objet, on ajoutait que cet embryon avait été autrefois apporté de îles.

Mais, considérant d'abord que les enfans des nègres ne naissent pas noirs, et voulant m'aider, dans ce cas, du secours

---

(1) *Réflexions sur la Leucopathie, considérée comme le résultat d'un retard de développement*, par le doct. Mansfeldt, médecin à Brunsvick. Journ. complémentaire du Dictionnaire des sciences médicales. Tom. 25, pag. 45, année 1826.

de l'anatomie, j'ai disséqué avec attention tous les organes de cet embryon, que j'ai trouvé noir comme la surface de son corps et dans un état de décomposition évidente. Ainsi donc la coloration noire de ce fœtus était due à une véritable décomposition cadavérique dont on avait sans doute suspendu ou arrêté les progrès en renouvelant l'alcool à une époque où s'était déjà opérée l'altération de couleur dont il s'agit. De sorte que, sans un examen attentif, on aurait pu accréditer la fable imaginée sans fondement sur l'origine de ce fœtus.

§ IV. *Taches de naissance ou nœvi-materni.* — Les taches de la peau formeront la transition entre les vices de conformation et les maladies inflammatoires des tégumens.

L'origine et la cause de ces taches sont environnées de la plus grande obscurité.

On a pendant long-temps considéré les taches de naissance comme l'effet de l'imagination de la mère qui avait été frappée pendant sa grossesse par la vue de quelque animal, ou dont l'esprit avait été tourmenté par des désirs bizarres. C'est par suite de cette idée, que les médecins ont désigné ces taches par les noms d'envies, *nœvus maternus, mutter-mahl, mother spots,* expressions dont nous sentons aujourd'hui l'inexactitude et l'inutilité.

Ce sont ordinairement des plaques colorées d'une étendue variable, de forme irrégulière, plus ou moins saillantes, pouvant se montrer sur toutes les parties des tégumens du nouveau-né, et dont la couleur, quoique variable, peut se rapporter cependant aux nuances *jaune, jaune-brun, rose, rougeâtre, livide, bleuâtre et noire,* colorations que nous voyons également se montrer à la surface ou dans l'épaisseur de nos organes, lorsque, pendant la vie, ils deviennent le siége de quelques altérations pathologiques.

Nous devons être portés à croire que ces taches sont le résultat d'une altération du pigment cutané, lequel est, comme l'a surtout démontré M. de Blainville, sous la dépendance immédiate de la circulation capillaire tégumentaire. Les taches de naissance seraient donc l'effet d'une maladie qui aurait eu pour siége ou le corps muqueux de la peau, dans lequel le réseau vasculaire dépose les matériaux du pigment, ou le réseau vasculaire lui-même; de là, la distinction établie depuis les considérations et les recherches de Callisen, Bateman, Abernethy, John Bell et Wardrop, entre les taches pigmentaires et les taches vasculaires, distinction dont M. Rayer a tenu compte dans son excellent Traité des maladies de la peau.

Si les taches de naissance sont le résultat d'une altération du pigment cutané, elles ne doivent pas se rencontrer à la surface de la peau des embryons avant trois mois, puisque le pigment n'existe pas encore à cette époque, et que ce n'est qu'à mi-terme environ que la peau de l'embryon reçoit du sang en plus grande abondance, et acquiert un plus grand degré d'organisation. Je n'ai guère observé qu'une vingtaine d'embryons au-dessous de cette époque, et aucun d'eux ne m'a présenté de tache congénitale; mais cela n'est qu'une faible preuve de l'opinion que j'embrasse : elle peut seulement servir à l'appuyer avec un plus grand nombre de faits du même genre.

La peau, quoique composée de parties assez distinctes pour que les anatomistes aient pu les étudier séparément, ne forme réellement qu'un organe dont les parties constituantes ont entre elles la connexion la plus intime, de sorte que l'on peut aisément concevoir que la maladie de l'une entraîne celle de l'autre. C'est ainsi, par exemple, que les bulbes et les poils de la peau peuvent acquérir un surcroît de développement en même temps que le réseau vasculaire cutané; de là ces taches brunes ou rougeâtres couvertes de poils colorés, et plus ou moins saillantes à la surface de certaines parties du corps. Il est également possible que le réseau vasculaire et le corps papillaire de la peau subissent des altérations indépendamment du système pileux; de là, ces taches brunes ou violacées, remarquables par leur proéminence, leur aspect rugueux, et sur la surface desquelles ne se sont développés aucuns poils. Enfin, une simple altération de la couleur naturelle du pigment sans tuméfaction apparente, peut avoir lieu; alors se manifesteront ces taches jaunes, rouges violacées, etc., si communes à la face, sur le tronc et aux membres. Ces dernières méritent seules le nom de taches pigmentaires, car celles qui sont saillantes et couvertes de poils, supposent en outre une altération de tissu de quelques-unes des autres parties constituantes de la peau.

Les taches jaunes, brunes et rouges dont il vient d'être question, ont pour caractère de rester stationnaires après la naissance, de ne dénoter en elles aucun travail morbide, aucun mouvement de désorganisation, et de n'offrir qu'une simple altération du pigment cutané; c'est en quelque sorte pour la peau une propriété acquise; elles peuvent désormais durer autant que la partie qui les porte, et l'on doit rarement tenter de les faire disparaître par le caustique ou l'instrument tranchant, car ceux-ci pourraient laisser des traces plus désagréables à la vue que la tache elle-même.

Mais il n'en est pas de même des taches vasculaires que les enfans apportent en naissant, et qui présentent un aspect rougeâtre et une saillie plus ou moins considérable. Tantôt ovoïdes, pédiculées et formées par un véritable tissu érectile, ces tumeurs sont d'un rouge éclatant, et présentent une surface granulée, ce qui les a fait comparer à des cerises, des framboises ou des fraises, comparaisons admises par les gens du monde avec d'autant plus d'empressement qu'elles s'accordent avec leurs préjugés. Tantôt moins régulières dans leur forme, et situées plus profondément sous la peau, elles ne consistent qu'en des tumeurs plus ou moins grosses, à larges bases, et présentant une surface sillonnée par des ramasciiles de vaisseaux anévrysmatiques, dont la présence est propre à nous dévoiler leur cause et leur mode de formation; ce sont particulièrement ces tumeurs que J.-L. Petit désignait sous le nom de loupes variqueuses, et que l'on nomme encore fongus sanguin, anévrysmes des petites artères, etc. Elles diffèrent des anévrysmes par anostomoses, en ce qu'elles peuvent exister sans la communication d'une artère et d'une veine, et qu'elles n'offrent pas au toucher les pulsations ni les bruissemens propres à ces anévrysmes. Dans l'un et l'autre cas, ces taches saillantes de la peau, causées et entretenues par une dilatation anévrysmatique des petits vaisseaux sous-cutanés, peuvent, après la naissance, s'élargir, s'ulcérer, et donner lieu à des hémorrhagies mortelles; aussi faut-il, dès que l'âge et la santé de l'enfant le permettent, s'empresser de suspendre leurs progrès, ou de les enlever en totalité.

Différens moyens ont été conseillés pour y parvenir : M. Abernethy a proposé d'avoir recours aux applications réfrigérentes et à la compression (1); M. le professeur Boyer est parvenu à faire disparaître un nœvus de la lèvre supérieure, en la faisant comprimer sept heures par jour avec le doigt, et en faisant laver de temps en temps la tumeur avec de l'alun (2); mais, ainsi que l'a fait remarquer Bateman, cette compression est quelquefois difficile à établir, elle est douloureuse, et souvent inefficace. Je crois qu'on doit l'essayer sur les parties faciles à comprimer, et la suspendre dès qu'elle produit des accidens.

Fabrice de Hilden, J.-L. Petit et John Bell, recommandent d'extirper la tumeur à l'aide de l'instrument tranchant, avec la précaution d'enlever toutes les parties qui en dépendent. Ce moyen me paraît plus convenable que l'emploi du caustique dont il est quelquefois difficile de borner l'action,

(1) *Surgical Works*, vol. 2.
(2) *Traité des malad. chirurg.*

et je pense qu'on peut le mettre en usage après avoir essayé la compression, ou lorsqu'on ne peut user de celle-ci.

Enfin, l'un des chirurgiens les plus habiles de Londres, M. Wardrop, a donné le conseil de lier l'artère principale qui fournit les rameaux vasculaires altérés, et d'extirper ensuite la tumeur; ce moyen a parfaitement réussi entre ses mains (1); peut-être pourrait-on, sans extirper la tumeur, la comprimer après avoir lié l'artère, et favoriser ainsi sa résorption et son atrophie.

M. le docteur Lawrence a publié, en 1826, un mémoire dans lequel il propose de passer à l'aide d'une aiguille, à la base de la tumeur, une double ligature, qui, liée des deux côtés, circonscrit cette base, qu'elle comprime peu à peu de manière à causer la flétrissure et la destruction complète de ces tumeurs fongueuses. Il a rapporté plusieurs exemples à l'appui de ce conseil (2).

Quoi qu'il en soit, il ne faut pas tenter ces différens moyens dès les premiers jours de la naissance, parce qu'il est possible que la tumeur reste stationnaire jusqu'à la puberté; mais il faudra y avoir recours dès les premiers symptômes d'accroissement ou de désorganisation qu'elle présentera; ses progrès ultérieurs pourraient entraîner la mort du malade, ou rendre l'opération plus difficile et plus dangereuse.

Section II.

Maladies de la Peau non inflammatoires, développées pendant ou après la naissance.

Je dois parler ici des congestions locales ou générales, des pétéchies, et de quelques altérations de couleur.

§ Ier. — Les ecchymoses qu'on peut observer sur différentes parties du corps, chez les nouveau-nés, sont, comme

(1) *Med. chir. trans.* t. 9.
(2) 30ᵉ *Vol. of the Medico-Chirurgical transactions.*

on le sait, le résultat ordinaire d'un accouchement difficile.
Elles s'observent particulièrement au niveau des parties
qui ont été pressées fortement dans les détroits du bassin;
telle est l'ecchymose habituelle du cuir chevelu. Cependant
je dois faire à cet égard une remarque importante, c'est
que cette ecchymose peut bien n'être pas le résultat de la
compression que la tête aurait éprouvée en franchissant les
détroits du bassin. J'ai reçu, dans le mois de mai 1827, un
œuf d'environ quatre à cinq mois, parfaitement intact; la
femme, que j'ai moi-même accouchée à la Maison royale de
santé, m'a dit que depuis quinze jours elle ressentait des
douleurs dans l'utérus, et que depuis huit jours elle avait
éprouvé des pertes assez abondantes pour concevoir la
crainte de son avortement prochain. Les membranes ne
furent nullement déchirées; l'eau de l'amnios, en raison de
sa transparence, permettait de voir le fœtus, dont la tête
était pendante et les pieds soulevés. On remarquait au
sommet de la tête, une large ecchymose à la circonférence de laquelle se rendaient de petits vaisseaux élégam-
ment ramifiés.

Je pensai que cet enfant était mort depuis quelques
jours, que dès-lors les liquides s'étaient trouvés chez lui
soumis aux lois de la pesanteur, et que cette ecchymose de
la peau du crâne, véritable phénomène cadavérique, ne
pouvait être regardée comme l'effet d'une compression,
mais comme le résultat de la position déclive dans laquelle
se trouvait cette partie depuis la mort de l'embryon.

Cependant il n'en est pas toujours ainsi, et chez l'enfant
qui naît à terme, et qui vient au monde par l'une des premières positions, il est évident que l'ecchymose a pour
cause la position déclive et la compression de la partie ecchymosée.

La résolution de ces ecchymoses se fait spontanément
dans la plupart des cas. Cependant si elle est accompagnée

d'une tuméfaction considérable des tégumens, il faut en hâter la disparition par l'application de quelques topiques résolutifs, tels que la dissolution de muriate de soude, d'acétate de plomb, ou une décoction aromatique aiguisée avec le muriate d'ammoniaque. Mais il est bien rare qu'on soit obligé d'en venir à de pareils moyens. En général, cette ecchymose et cette tuméfaction disparaissent d'elles-mêmes. J'ai fait quelques recherches anatomiques sur l'état dans lequel se trouvent les tégumens du crâne lorsqu'ils sont ainsi ecchymosés, et sur l'époque à laquelle disparaît ordinairement cette ecchymose. Voici le résultat de ces recherches.

§ II. *Tumeur du cuir chevelu.* — La tumeur du cuir chevelu peut avoir deux causes, ainsi que l'a fort bien fait remarquer M. Capuron : ou bien elle résulte d'un œdème ou d'une infiltration de sérosité, ou bien elle a pour cause l'accumulation du fluide sanguin.

Dans le premier cas, la tumeur n'est jamais bien circonscrite ; elle ne s'élève guère en cône, elle consiste plutôt dans un engorgement ou empâtement général des tégumens du crâne. Elle disparaît alors assez promptement.

Dans le second cas, le sang n'est quelquefois qu'infiltré dans le tissu cellulaire ou dans les dernières ramifications vasculaires ; le sang s'écoule de tous côtés des incisions que l'on pratique au cuir chevelu, qui est noirâtre et comme marbré. Il n'est pas rare de trouver un grand nombre de gouttelettes sanguines qui sont comme interposées entre les vésicules graisseuses ; d'autres fois il existe un véritable épanchement de sang qui s'est fait entre la peau et le péricrâne, soit par exhalation, soit par suite de la rupture des petits vaisseaux. Le sang est alors très-noir et très-liquide, il est maintenu dans une sorte de poche résultant du décollement du cuir chevelu ; toutes les parties environnantes sont teintes en rouge violacé, les os eux-mêmes partagent cette couleur, qui résulte évidemment de l'imbibition du liquide. J'ai vu, chez un enfant de trois jours, un épanchement sanguin de cette espèce, si considérable, qu'il avait produit le décollement de la peau du crâne dans toute l'étendue de cette boîte osseuse. L'enfant périt d'une pneumonie, et l'on trouva un épanchement de sang tellement considérable à l'extérieur du crâne, qu'il formait une espèce d'*apoplexie tégumentaire*. Il me semble qu'il est prudent de pratiquer une incision longitudinale au sommet de ces tumeurs sanguines, lorsqu'on a inutilement essayé de les faire disparaître par les résolutifs.

L'époque de la disparition de l'ecchymose et de la bosse du cuir chevelu, est extrêmement variable. J'ai vu des enfans de quinze à vingt jours en offrir encore les traces, tandis qu'au bout de huit jours elle s'efface chez la plupart des sujets. Cela dépend de l'étendue de l'ecchymose et de la quantité de sang épanché (1).

Il faut éviter, comme le remarque judicieusement M. Capuron, de confondre ces tumeurs avec l'encéphalocèle,

---

(1) Il n'est point ici question de ces épanchemens sanguins décrits vers la fin du siècle précédent, et surtout dans ces derniers temps, sous les noms de *Abcessus capitis sanguineus neonatorum*, *Hæmatoma*, *Hæmatoma capitis*, *Cephalæmatoma neonatorum*, *Ecchymoma capitis*, *Tumor cranii sanguineus*, par Levret, Smellie, J. P. Franck, Paletta, Nægelé et beaucoup d'autres. Dans ce genre de tumeur, le sang n'est pas simplement épanché sous la peau, mais bien entre le péricrane et les os, selon la plupart des observateurs d'après l'opinion desquels cet épanchement résulterait de la rupture de rameaux veineux près de leur embouchure avec les sinus. Suivant d'autres, il aurait pour point de départ le diploé, et tiendrait conséquemment à une altération primitive de l'os, qui entraîne quelquefois la destruction de sa table externe. Ajoutons que ce genre de tumeur sanguine ne prend pas sa source dans un accouchement long et difficile, puisque les auteurs s'accordent, au contraire, à faire remarquer qu'on l'observe quand la sortie de l'enfant a été prompte et facile.

Nous pourrions, sans des développemens que ne comporte pas cette note, donner une idée suffisante de ce sujet très-digne d'attention, et qui

7

comme aussi il serait funeste de prendre cette dernière pour une tumeur sanguine; nous indiquerons les caractères distinctifs de ces deux maladies, en parlant des hernies du cerveau.

On peut observer, chez les enfans naissans, d'autres ecchymoses circonscrites sur différentes parties du corps de l'enfant. Elles se trouvent toujours sur des points qui ont été froissés ou comprimés; elles s'effacent, comme celles de la tête, en passant assez ordinairement par les nuances violacées, noirâtres et jaunâtres que présentent les ecchymoses pendant leur résolution chez les adultes.

§ III. *Meurtrissures.* — Lorsqu'on est obligé d'employer des lacs, le forceps, un lévier ou des crochets pour terminer l'accouchement, l'enfant en éprouve souvent des meurtrissures plus ou moins étendues, qui méritent, après l'accouchement, de fixer l'attention du médecin, car elles peuvent donner lieu à une inflammation érysipélateuse, dont les progrès et les complications compromettent les jours de l'enfant. Heureusement que ces accidens sont moins à craindre aujourd'hui, que l'art des accouchemens se réduit presque à étudier et à diriger la marche d'une fonction plus compliquée, plus difficile peut-être, mais non moins natu-

n'a pas encore été étudié en France : nous nous bornerons à l'indiquer, en renvoyant aux écrits les plus récens dont il a été l'objet.

Voyez — Paletta, *Excercitat. patholog.* Milan, 1820, tome Ier, in-4°, p. 123.

— Car. Zeiler, *De cephalæmatomate, seu sanguineo cranii tumore recens natorum.* (Præs. Nægele.) Heidelberg, 1822.

— Ant. Herr. Haller, *De tumore capitis sanguineo neonatorum*, dissert. Dorpat, 1824, in-8°.

— G. C. L. Brandau, *Ecchymomata capitis recens natorum.* Marbourg, 1824, in-8°.

— G. Fr. Hœre, *De tumore cranii recens natorum sanguineo, et externo, et interno.* Berlin, 1824, in-4°. Cet auteur admet une espèce de tumeur sanguine, dans laquelle le sang est placé entre le péricrane et la dure-mère, sans intermédiaire de l'os, qui n'y existe pas.

J. D. Strewe, *De cephalæmatomate, seu sanguineo cranii tumore externo recens natorum.* Giessen, 1828, in-8°.

relle que celles auxquelles se livre journellement notre corps pour l'exercice et l'entretien de la vie.

L'état de congestion générale de la peau du fœtus étant ordinairement lié à une affection quelconque de l'appareil respiratoire, je me réserve d'en parler lorsqu'il s'agira des maladies de ces organes.

§ IV. *Pétéchies.* — La maladie tachetée hémorrhagique que Rivière (1), Werlhof (2), Bateman et beaucoup d'autres ont décrite sous des noms divers, et dont l'histoire est très-bien exposée sous le titre d'*Hémacélinose* dans l'ouvrage de M. Rayer (3), s'observe chez les enfans faibles et mal nourris, dont la circulation capillaire se trouve, par une cause difficile à saisir, tout à coup troublée, de manière à donner naissance à des épanchemens de sang disséminés à la surface du corps. La peau présente alors un nombre plus ou moins considérable de petites taches ou pétéchies d'un rouge violacé, bien circonscrites, et presque toujours arrondies.

Cette maladie, ordinairement apyrétique, surtout chez les enfans, peut être simple, c'est-à-dire, n'être accompagnée d'aucuns symptômes généraux ou particuliers pendant son début, son développement et sa terminaison; mais aussi elle peut être compliquée d'accidens plus ou moins graves, tels que l'hémorrhagie des gencives, de l'estomac, des intestins, de la vessie, ou même de l'inflammation de ces organes.

J'ai vu cette maladie pétéchiale chez deux enfans naissans, qui présentaient un état de débilité et de prostration très-marqué; l'un d'eux, âgé de huit jours, survécut après

(1) *Praxis med. lib.* 17.

(2) *Opera med.* Voyez la note 65 du chap. III, *De variolis et anthracibus.*

(3) *Traité théorique et pratique des maladies de la peau, fondé sur de nouvelles recherches d'anatomie et de physiologie pathologique.* Paris, 1827, 2 vol. in-8°, avec planches coloriées.

la disparition des pétéchies, qui s'effacèrent peu à peu, en prenant successivement une teinte noirâtre, livide, et enfin jaunâtre; l'autre, plus jeune, plus faible et moins vivace, succomba promptement : en voici l'observation.

2ᵉ OBSERVATION.

Delarue, du sexe féminin, est déposée naissante à la crèche de l'hospice des Enfans-Trouvés, le 27 mars 1826. Un bulletin qu'elle portait au bras, indiquait qu'elle était née depuis trois jours; elle était forte et volumineuse, son teint légèrement ictérique, sa respiration peu développée, son cri à peine entendu; les membres inférieurs étaient œdémateux. La face, le tronc, les jambes et les bras, étaient couverts de pétéchies violacées plus ou moins larges. Leur diamètre variait depuis un point assez petit jusqu'à la grandeur d'une lentille. La manière inégale dont elles étaient disséminées, et les intervalles jaunâtres que présentait entre elles la surface cutanée, donnaient au corps un aspect chamarré ou tigré. Elle resta deux jours dans cet état d'inanition, buvant quelques gouttes de lait, criant à peine, et respirant peu. Elle s'éteignit le 29 mars au soir. L'ouverture du cadavre fut faite le lendemain.

Appareil digestif. — L'estomac est rempli d'une assez grande quantité de sang visqueux et noir; sa surface interne, ainsi que celles du jéjunum, sont parsemées de nombreuses pétéchies semblables à celles de l'extérieur du corps. On trouve dans l'intérieur du tube intestinal, des épanchemens de sang répandus çà et là, et la membrane muqueuse offre, dans les points correspondans à ces épanchemens, des ecchymoses pétéchiales semblables à celles de l'estomac; la fin de l'iléon contient un sang plus noir et plus diffluent; le gros intestin est le siége d'une éruption folliculeuse très-prononcée; il contient à sa terminaison une quantité considérable de sang; sa paroi est épaisse et ferme.

La rate , extrêmement volumineuse, est très-gorgée de sang; elle présente, près de l'insertion des vaisseaux courts, une rupture oblongue et superficielle, à la surface de laquelle adhère un caillot de sang assez solide. On trouve dans la cavité abdominale, une forte cuillerée de sang dont l'épanchement est le résultat probable de la rupture de la rate.

Le cœur est très-volumineux et gorgé de sang; une sérosité jaunâtre est infiltrée entre la substance propre de l'organe et le feuillet séreux qui le recouvre; sa surface est parsemée de pétéchies; il en existe également à la surface des plèvres. Les ouvertures fœtales sont encore libres , les poumons sont engorgés, les reins et la vessie présentent aussi de nombreuses ecchymoses. Le cerveau est le siége d'une forte congestion.

Le tissu cellulaire des membres et des tégumens abdominaux, offre de larges ecchymoses; le sang qui les forme est infiltré et coagulé dans les mailles de ce tissu.

L'état de cet enfant était analogue à celui que Werlhof a observé chez les adultes, et dont j'ai moi-même donné des exemples dans un autre ouvrage (1). Ces différentes exhalations sanguines résultaient sans doute ici de l'état de pléthore dans lequel était né cet enfant, et surtout de la congestion de l'appareil circulatoire et respiratoire. Cette coïncidence de l'exhalation sanguine à la surface des tégumens externes et internes, est digne de remarque.

On a conseillé, pour combattre cette maladie, les boissons acidulées et délayantes. Chez les enfans qui offrent, comme le sujet de cette observation, une congestion sanguine très-prononcée, il conviendrait sans doute d'appliquer quelques sangsues au siége, pour diminuer la quantité du fluide sanguin dont tous les organes sont comme imprégnés. Lorsque l'hémacélinose est simple , il faut l'abandonner à

____

(1) *De la membr. muq. gastro-intest.* Paris, 1825, in-8°.

elle-même, et laisser à la nature le soin de la résolution des ecchymoses.

J'ai vu une fois, sur les membres inférieurs d'un enfant de huit mois, réduit au marasme et affecté d'une inflammation chronique des ganglions du mésentère, quelques ecchymoses violacées développées spontanément et fort analogues à ces taches dites scorbutiques qui apparaissent aux membres des vieillards épuisés par l'âge et les souffrances.

De quelques altérations de couleur de la peau. — Les altérations de couleur de la peau sont ordinairement l'effet de l'âge ou des maladies. Elles doivent donc se montrer très-rarement chez les enfans à la mamelle. Cependant je ne crois pas qu'il soit impossible de rencontrer, même à cet âge, les diverses variétés de lentigo, d'éphélides, de chloasma ou taches hépatiques, etc.; mais ces différentes altérations de couleur de la peau sont communes à tous les âges; par conséquent, je crois devoir renvoyer, pour leur histoire, aux ouvrages de Franck, de Lorry, de Bateman, de M. Alibert et de M. Rayer.

SECTION III.

Inflammations de la peau.

Les unes se sont développées dans l'utérus, et l'enfant les apporte en naissant (1); les autres ne se manifestent qu'après la naissance.

Inflammations congénitales de la peau. — Les médecins ont depuis long-temps parlé de différentes éruptions obser-

---

(1) On a rapporté précédemment (pag. 80 et suiv.), à l'occasion de *l'absence congénitale de la peau*, plusieurs exemples intéressans d'inflammation et d'ulcération de cette membrane. Ces observations, citées pour expliquer l'absence des tégumens du fœtus dans certains cas, sont autant de faits qu'il importait de rappeler ici au nombre des exemples divers de phlegmasies cutanées congénitales.

vées sur le corps des enfans à l'époque de leur naissance. Presque toutes ont été regardées comme syphilitiques, quoique souvent elles ne le fussent pas; aussi est-ce dans les ouvrages qui traitent des maladies vénériennes que nous trouvons particulièrement des exemples d'inflammations cutanées congénitales; les accoucheurs en ont aussi fait mention. On a vu naître quelques enfans avec la rougeole; Vogel, dit M. Rayer, assuré avoir vu des nouveau-nés présenter des traces de rougeole à la naissance. M. Dugès a rapporté, dans sa Dissertation inaugurale, plusieurs cas de phlegmasies cutanées observés sur des nouveau-nés à l'hospice de la Maternité. J'ai vu, chez un enfant nouveau-né, un érythème sous forme de petites plaques irrégulières disséminées sur différentes parties du corps, et dont l'aspect pouvait simuler celui de la rougeole. On a vu la variole elle-même se développer pendant le séjour de l'enfant dans l'utérus (1). Jenner a consigné, dans le tome premier des *Transactions médico-chirurgicales*, une observation de variole congénitale, dont le sujet était un enfant du village de Woolson-Grem près d'Arhburton. La petite-vérole régnant dans le village, Jenner vaccina la mère de cet enfant le 6 mai 1808. Il naquit le 11 juin, ayant sur le corps une éruption commençante de petite-vérole. De nouvelles pustules varioliques bien caractérisées survinrent les jours suivans, et, huit jours après sa naissance, l'enfant périt de convulsions.

J'ai vu à Londres, dans le muséum anatomique de sir A. Cooper, à l'hôpital de Guy, un fœtus parfaitement bien conservé dans l'alcool, et dont tout le corps est couvert de pustules varioliques bien caractérisées. M. le docteur Hogdkin, conservateur du muséum, m'a communiqué sur ce fait des détails fort intéressans, dont je puis assurer

(1) Mauriceau, Watson et Sydenham en ont rapporté des exemples; ils ont vu des enfans couverts de variole, naître de mères saines.

l'authenticité, car ils se trouvent dans le registre où est consignée l'histoire des principales pièces du muséum ; ces détails ont été fournis, ainsi que la pièce, par le docteur Jos. Laird.

3ᵉ OBSERVATION.

Han. Howard, âgée de 26 ans, fut prise de la petite-vérole pendant qu'elle était enceinte pour la seconde fois ; elle se trouvait alors au milieu de son cinquième mois. L'invasion de cette maladie s'était manifestée le 28 du mois d'août 1805, et l'éruption avait eu lieu le 30. Cette femme entra au dispensaire général de la rue d'Aldergate le 2 septembre. Les pustules nombreuses et confluentes ne faisaient pour ainsi dire qu'une croûte sur la face et les deux bras. Elles étaient discrètes sur le tronc et les membres inférieurs, où on les voyait saillantes et environnées d'un cercle rouge. Les symptômes généraux étaient ceux qui accompagnent ordinairement la petite-vérole. On eut soin d'entretenir la liberté du ventre ; on administra des opiatiques, et l'on fit prendre des boissons froides et acidulées. Pendant le cours de la maladie, et dix jours environ après l'entière desquamation, la malade était en pleine convalescence : elle put marcher, et sentit deux ou trois fois les mouvemens de son enfant ; mais, depuis ce temps, elle ne le sentit plus remuer ; et, le 28 septembre, elle accoucha d'un fœtus qui, d'après sa forme et son volume, paraissait avoir environ six mois. Il était probablement mort depuis quelque temps, car la peau de l'abdomen et des mains s'enlevait, et il présentait quelques signes de putréfaction. On voyait sur le dos et les épaules, et plus particulièrement à la partie supérieure des cuisses, où les tégumens étaient très-bien conservés, quelques pustules varioliques parfaitement distinctes, caractérisées par leurs bords arrondis, légèrement saillans, et leur centre déprimé ; le placenta n'a pas été examiné.

Cette observation me paraît bien intéressante sous deux rapports ; elle prouve d'une part la communication ou la contagion des maladies de la mère à l'enfant, et de l'autre la possibilité du développement, dans la vie intrà-utérine, de maladies qui sont analogues à celles que subissent les adultes ou les enfans après la naissance (1).

Je ne chercherai point à énumérer ici toutes les maladies cutanées congénitales observées par les auteurs, je terminerai donc en rappelant le cas très-curieux de pemphigus congénital observé par M. Lobstein de Strasbourg (2), et que M. Dugès regarde à tort comme une affection syphilitique (3).

Comme je vais donner plus bas les caractères des maladies cutanées, il sera facile, d'après cela, de ranger celles que présenteront les nouveau-nés, dans la classe, le genre et l'espèce qui leur appartiendront, et de les traiter convenablement.

SECTION IV.

Inflammations développées après la naissance.

Les auteurs en général n'ont pas assez insisté sur l'histoire des phlegmasies cutanées chez les nouveau-nés ou les enfans à la mamelle. Cependant elles sont nombreuses, et, comme il est important de bien les connaître pour ne pas les confondre avec la syphilis congénitale, qui se montre souvent sous cette forme, j'ai cru devoir apporter ici un soin particulier à tracer leur histoire. J'ai suivi, pour faci-

(1) On trouve des cas analogues dans Bartholin (*Epist. med.* cent. 2, p. 682), et dans *Philos. trans. abridged.* t. 3, pag. 308. Boerrhaave dit aussi avoir vu un cas semblable. Voyez, Vanswiet. *Variolæ.*

(2) *Journal complémentaire du Dict. des Sciences méd.* Tome 6, p. 3.

(3) *Maladies les plus importantes et les moins connues des nouveau-nés.* Dissertation inaugurale. Paris, 1821, in-4.°

liter leur diagnostic, une méthode particulière dont je vais d'abord donner une idée.

Considérant le grand nombre des classes, des genres et des espèces suivant lesquels les auteurs modernes, et notamment Willan et Bateman, ont rangé les phlegmasies cutanées, j'ai pensé que, pour en faciliter l'étude, on pourrait y appliquer avantageusement la méthode que M. de Lamark a proposée pour rechercher les classes, les genres et les familles des plantes en botanique. On sait que ce célèbre naturaliste a placé toutes les plantes connues, dans des divisions successives exposées de manière à laisser toujours le choix entre deux propositions contraires, de sorte que l'observateur prend celle des deux propositions qui se rapporte le mieux à l'objet qu'il examine; alors il trouve un numéro de renvoi qui le conduit à des propositions ou descriptions successives toujours opposées, et il arrive enfin à celle qui lui donne le plus exactement la description de l'objet qu'il a sous les yeux, et lui en fait connaître la classe, le genre et l'espèce.

Mon but est de suivre ici à peu près la même marche dans l'exposition des inflammations de la peau : pour y parvenir, je vais tracer dans des tableaux synoptiques les caractères opposés des classes, des genres et des espèces des inflammations de la peau, rangées suivant la classification de Willan et de Bateman, modifiée par les travaux plus récens de MM. Biett et Rayer. Le lecteur, se trouvant renvoyé par des signes ou des numéros, à des tableaux successifs, arrivera graduellement aux caractères de la classe, du genre et de l'espèce de la maladie qu'il aura sous les yeux.

J'appelle, avec M. Rayer, *inflammation de la peau*, toute maladie caractérisée à son début par l'accumulation du sang dans une région ou la totalité de la surface de cette membrane; altération suivie d'une résolution complète, de desquamation, de sécrétion morbide, d'ulcération, d'induration ou d'autres changemens dans l'organisation des parties affectées.

PREMIER TABLEAU. — Classes.

INFLAMMATIONS.

1. Rougeur plus ou moins vive résultant d'une accumulation morbide du sang dans une étendue variable des tégumens, avec ou sans tuméfaction, sans boutons, disparaissant ordinairement sous la pression du doigt, pour reparaître aussitôt.

INFLAMMATIONS EXANTHÉMATEUSES.
Voyez A, 2e *tableau.*

3. *Vésicules transparentes formant de petites élevures séreuses moins volumineuses* que les bulles résultant d'une goutte de sérosité épanchée entre l'épiderme et le corps réticulaire ; pouvant se briser, laisser couler le liquide qu'elles contiennent, accompagnées ou suivies d'excoriations superficielles de croûtes minces et lamelleuses.

INFLAMMATIONS VÉSICULEUSES.
Voyez C, 2e *tableau.*

5. *Élevures petites, solides, arrondies, d'une couleur qui se confond avec celle de la peau, résistantes,* accompagnées de démangeaisons plus ou moins vives, se terminant ordinairement par résolution et desquamation furfuracée, et quelquefois par de petites ulcérations.

INFLAMMATIONS PAPULEUSES.
Voyez E, 2e *tableau.*

7. Élevures et taches rouges largement proéminentes, peu dures au toucher, se recouvrant continuellement de squammes ou lamelles d'épiderme altéré, qui se détache continuellement à la surface de la peau.

INFLAMMATIONS SQUAMMEUSES.
Voyez G, 2e *tableau.*

2. Rougeurs plus ou moins vives, d'une étendue variable, précédées ou accompagnées de *petites tumeurs formées par une accumulation de sérosité, ou même de matière séro-purulente* accumulée entre l'épiderme et le corps réticulaire enflammé.

INFLAMMATIONS BULLEUSES.
Voyez B, 2e *tableau.*

4. Élevures d'une demi-ligne à trois lignes de diamètre, *ordinairement circonscrites* et non transparentes, souvent entourées d'une auréole enflammée *et formée par du pus déposé entre l'épiderme et le corps réticulaire.* Elles se terminent par dessiccation, par ulcération, par induration.

INFLAMMATIONS PUSTULEUSES.
Voyez D, 2e *tableau.*

6. Élevures ou tumeurs *solides, résistantes, circonscrites, indurées, persistantes,* plus volumineuses que les papules, se terminant presque toujours par suppuration ou ulcération.

INFLAMMATIONS TUBERCULEUSES.
Voyez F, 2e *tableau.*

8. Rougeurs éparses, ordinairement peu intenses, succédant parfois à d'autres inflammations, et surtout caractérisées par des divisions linéaires et spontanées de la peau, dans les parties seulement où elles se développent.

INFLAMMATIONS LINÉAIRES.
Voyez H, 2e *tableau.*

9. Rougeurs circonscrites, douloureuses au toucher, accompagnées d'un empâtement, et bientôt d'une inflammation du tissu cellulaire sous-cutané, se terminant pour l'ordinaire par suppuration.

INFLAMMATIONS FURONCULEUSES. Voyez I, 2ᵉ *tableau.*

10. Rougeur d'abord plus ou moins vive et plus ou moins douloureuse, puis tout à coup violacée, livide, noirâtre, peu ou presque pas douloureuse, se terminant rapidement par une mortification d'une étendue plus ou moins grande de la peau.

INFLAMMATIONS GANGRÉNEUSES. Voyez I, 2ᵉ *tableau.*

11. Rougeurs et altérations de tissu plus ou moins analogues aux caractères généraux des autres espèces d'inflammations, et offrant dans leurs diverses phases des variétés de forme et d'aspect. Ces inflammations sont ordinairement causées par les excès de froid et de chaleur.

INFLAMMATION PAR COMBUSTION, PAR CONGÉLATION. Voyez K, 2ᵉ *tableau.*

12. Rougeurs variables, altérations de la peau difficiles à rapporter à quelques-unes des formes ordinaires de l'inflammation, rebelles, persistantes, ayant une tendance continuelle à faire des progrès ou à se reproduire, observées chez des enfans nés de mères suspectes.

SYPHILIDES. — Voyez L, 2ᵉ *série.*

DEUXIÈME TABLEAU. — GENRES.

INFLAMMATIONS.

A. INFLAMMATIONS EXANTHÉMATEUSES.

1. *Taches rouges de quelques lignes à plusieurs pouces de diamètre,* sans tuméfaction du tissu cellulaire sous-cutané, quelquefois assez nombreuses pour déterminer une teinte rouge générale de la peau. C'est le premier degré d'un grand nombre de phlegmasies des tégumens. Ces *rougeurs, ordinairement fugaces, se développent le plus souvent sur les parties habituellement en contact avec l'urine, les matières fécales,* etc.

ÉRYTHÈME. — Voyez p. 116.

2. *Teinte rouge foncé de la peau avec tuméfaction du tissu cellulaire sous-cutané.* La rougeur ne consiste pas en petites plaques, mais en nappes rouges. Irrégulièrement circonscrite, elle occupe uniformément une partie plus ou moins grande des membres, du tronc et de la face. Elle est souvent accompagnée de fièvre et *de symptômes gastriques et cérébraux.* La rougeur change de place, elle est ambulante, surmontée de phlictènes (ér. phlictenoïde); l'inflammation se propage au tissu cellulaire, et le fait suppurer (érys. phlegmoneux), des escarres se forment (ér. gangréneux), les membres s'infiltrent (ér. œdémateux).

ÉRYSIPÈLE. — Voyez p. 120.

3. *Petits points rouges, bientôt remplacés par de larges taches d'un*

4. Taches proéminentes, *plus pâles* que la peau qui les entoure,

ouge écarlate, dentelées vers leurs bords; bientôt l'exanthème devient continu, la peau est *brûlante, sè-che et sensible, rugueuse au toucher.* Coloration plus foncée le soir; il semblerait alors que la surface du corps aurait été barbouillée avec du suc de framboise. Il y a trois *périodes* : Incubation, développement, desquamation. Complication ordinaire : l'angine simple ou l'angine maligne.

SCARLATINE. — Voyez p. 128.

5. 1ʳᵉ *période*. Au milieu des symptômes d'angine ou de pneumonie, on voit naître de petites taches rouges, distinctes, presque circulaires, *semblables à des morsures de puces*, apparaissant d'abord sur le front, le menton, le nez, etc., puis s'étendant sur le cou et aux membres; elles sont accompagnées de fièvre et de démangeaison, chaleur vive à la peau. 2ᵉ *période*. Quelques autres *taches demi-circulaires se mêlent aux premières. Elles ne donnent pas, sous la pression du doigt, la sensation d'une surface proéminente.* Il existe des interstices où la peau conserve sa teinte naturelle. 3ᵉ *période*. Au bout de quatre à cinq jours, lorsque la rougeur disparaît, une légère desquamation survient; elle est accompagnée d'une grande démangeaison.

ROUGEOLE. — Voyez p. 124.

accompagnées de démangeaisons; les taches apparaissent d'abord sur les membres, puis au tronc; leur forme, leur nombre et leur étendue varient beaucoup. Elles *ressemblent à celles que produit l'urtication.* Elles sont très-rarement suivies de desquamation.

URTICAIRE. — Voyez p. 132.

6. *Taches roses diversement figurées, non proéminentes, plus larges et plus irrégulières* que celles de la rougeole, séparées par de nombreux intervalles; quelquefois les taches ont la *forme d'anneaux;* elles sont d'abord d'un rouge assez foncé, puis ne tardent pas à devenir roses. Elles sont accompagnées de démangeaisons, mais non d'irritation ni de cuisson; l'inflammation est plus fortement empreinte que l'érythème; elle n'est presque jamais suivie de desquamation; elle n'est pas contagieuse.

ROSÉOLE. — Voyez p. 127.

B. INFLAMMATIONS BULLEUSES.

1. *Large bulle sans auréole*, précédée d'une simple rougeur érythémateuse, et constamment suivie de la dénudation du corps réticulaire enflammé, d'une suppuration plus ou moins abondante, et quelquefois d'une excrétion membraniforme *causée par des vésicans.*

VÉSICATOIRE. — Voyez p. 133.

3. Une ou plusieurs bulles volumineuses, jaunâtres et transparentes dont l'éruption peut être simul-

2. Tumeurs solitaires et peu nombreuses formées par l'épanchement d'un fluide séro-purulent entre le derme et l'épiderme, se développant sur des parties violemment frottées, accompagnées de rougeur et de chaleur, donnant lieu, quand elles s'ouvrent, à l'écoulement d'un fluide trouble.

AMPOULE. — Voyez p. 134.

4. Petites bulles dont la base est enflammée, peu nombreuses, aplaties et remplies d'un fluide d'a-

tanée ou progressive, se terminant par l'effusion d'une lymphe qui se concrète et forme une croûte jaunâtre, ou donnant lieu à une ulcération superficielle. Ces bulles, ordinairement arrondies, sont précédées d'une ou plusieurs taches rouges légèrement proéminentes. Les auréoles formées par le disque des taches érythémateuses, disparaissent pendant l'accroissement des bulles. La peau n'est pas profondément enflammée et n'a pas de tendance à s'ulcérer profondément.

PEMPHIGUS (aigu ou chronique). Voyez p. 134.

bord séreux, mais bientôt épais, sanguinolent, et qui se dessèche sous la forme de croûtes noires, minces ou proéminentes. La peau au-dessous de ces croûtes a beaucoup de tendance à s'ulcérer. Ces ulcères deviennent atoniques, et s'observent chez les individus débiles, mal nourris, scrophuleux.

RUPIA. — Voyez p. 137.

5. Vésicules et bulles enflammées, entourées d'un léger cercle rouge, apparaissant particulièrement sur un des côtés du tronc, disposées en demi-ceinture, donnant lieu à une vive démangeaison; les vésicules s'ouvrent, s'ulcèrent et se couvrent de croûtes jaunes ou noirâtres.

ZONA. — Voyez p. 139.

C. INFLAMMATIONS VÉSICULEUSES.

1. Vésicules globuleuses et transparentes, remplies d'un fluide incolore ou citrin, du volume d'un grain de millet, *apparaissant en groupes plus ou moins nombreux sur différentes parties du corps*, accompagnés de fourmillemens, et séparés par des intervalles où la peau est souvent le siége d'une inflammation qui ne s'étend que dans les interstices des vésicules qui forment chaque groupe. Ces groupes de vésicules sont irréguliers, ou bien disposés en cercle ou en couronne.

HERPÈS. — Voyez p. 139.

3. Vésicules contagieuses, apyrétiques, très-peu élevées au-dessus du niveau de la peau, d'une couleur quelquefois peu tranchée; *transparentes à leur sommet, et accompagnées d'un prurit qui force continuellement les malades à gratter*, se développant de préférence dans les plis des articulations.

GALE. — Voyez p. 144.

2. Petites vésicules très-rapprochées les unes des autres, ordinairement blanchâtres et très-apparentes, accompagnées d'une rougeur et tension de la peau, se terminant par la résorption du fluide qu'elles contiennent, ou bien par la rupture des vésicules; alors il se fait *une exsudation séreuse plus ou moins abondante*, et la peau se couvre d'écailles très-superficielles formées par la destruction de l'épiderme et la concrétion du fluide excrété.

ECZEMA. — Voyez p. 141.

4. Vésicules blanchâtres perlées, du volume d'un grain de millet, se développant en grand nombre d'une manière épidémique, accompagnées de fièvre, d'inflammation gastro-intestinale, d'une grande agitation, d'une sueur abondante et fétide, et d'une grande irritation de la peau.

SUETTE MILIAIRE. — Voyez p. 145.

D. INFLAMMATIONS PUSTULEUSES.

1. Après une fièvre de 24 à 48 heures, accompagnée de symptômes d'irritation gastro-intestinale, on voit naître de petites taches *rouges, oblongues et aplaties*, donnant, au toucher, la sensation d'une graine aplatie ; à leur centre *se forme une vésicule proéminente qui contient une humeur incolore ou citrine.* Bientôt la base de la vésicule s'enflamme, les vésicules se rompent, et laissent à leur place une croûte jaunâtre. Ces vésicules peuvent être *conoïdes, globuleuses, ombiliquées.* En général *la durée de ces pustules n'est que de six à huit jours. Les pustules n'ont qu'une forme dans leurs diverses périodes :* elles sont toujours conoïdes, globuleuses ou ombiliquées.

VARICELLE. — Voyez p. 146.

2. Après les symptômes d'une inflammation gastro-pulmonaire et intestinale, qui dure deux ou trois jours, on voit naître des pustules, d'abord *pointues*, mais bientôt ombiliquées, tantôt rares, tantôt confluentes. En même temps que les pustules acquièrent la forme *ombiliquée*, et leur centre l'aspect *puriforme, la peau rougit et se tuméfie d'une manière remarquable.* Au bout de huit ou dix jours les pustules commencent à se dessécher, se couvrent de *croûtes jaunes* ou *noirâtres.* Après la chute des croûtes, on voit sur la peau, des *taches circulaires d'un brun rouge, puis des cicatrices plus ou moins régulières ;* il survient quelquefois un ptyalisme abondant. *En général la durée de ces pustules est de douze à quinze jours. Les pustules, d'abord acuminées, ne deviennent ombiliquées que par leurs progrès.*

VARIOLE. — p. 146.

3. Après l'insertion sur la peau, du fluide pris aux pustules qui se développent au pis des vaches, on voit naître, au bout de huit jours, des élevures rougeâtre, qui bientôt contiennent un *fluide d'abord transparent, puis trouble ;* le centre de ces pustules *se déprime, leur base s'enflamme et se tuméfie,* et enfin l'humeur qu'elles contiennent se transforme en une *croûte brunâtre* qui se détache vers le deuxième jour, *et laisse après elle une cicatrice.*

VACCINE. — Voyez p. 150.

4. Après l'insertion du virus vaccin chez des sujets antérieurement vaccinés ou qui ont eu la petite-vérole, on voit naître des *pustules circulaires dont les bords aplatis et inégaux ne sont pas gonflés, et contenant à leur centre une humeur d'un jaune limpide.* Ces pustules sont accompagnées d'une démangeaison insupportable dès le 7e ou 8e jour ; des croûtes se forment, elles tombent *sans laisser de cicatrice.*

VACCINELLE. — Voyez p. 150.

5. Larges pustules *élevées sur une base dure, circulaire et d'un rouge très-animé,* ordinairement discrètes, et apparaissant successivement sur diverses parties du corps. Bientôt *elles se couvrent de croûtes brunes,* épaisses et adhérentes, au-dessous desquelles se forme une *cicatrice ou une ulcération. Elles laissent souvent après elles une induration*

6. Pustules lentement formées *au milieu d'une induration rougeâtre, et quelquefois violacée,* que l'on voit se développer *sur les joues, au front et au nez.* Quelquefois ces pustules sont entremêlées de petits points noirs formés par l'altération des follicules de la face ; l induration des tégumens de la face augmente quelquefois au point d'en

chronique ; elles se développent particulièrement *chez les sujets débiles.*

ECTHYMA. — Voyez p. 151.

7. *Petites pustules superficielles et irrégulièrement disséminées sur le cuir chevelu, où elles règnent exclusivement ; elles sont d'abord humides et irrégulières ;* aux pustules succèdent des croûtes *grises ou brunâtres, qui ne sont jamais déprimées en godet,* et dont on trouve souvent les fragmens disséminés au milieu des cheveux. Quand les croûtes s'agglomèrent et se dessèchent, elles deviennent dures et fortement accollées aux cheveux qu'elles entremêlent. Elles se communiquent rarement par le contact.

TEIGNE GRANULÉE.—Voyez p. 159.

9. A de nombreux petits boutons rouges qui s'élèvent à peine au-dessus du niveau de la peau, succèdent promptement *de petites pustules jaunes* dont le sommet se couvre presque aussitôt *de croûtes très-adhérentes, irrégulièrement circulaires,* d'abord jaunes, puis devenant brunâtres, *et toujours déprimées en godet.* Ces pustules sont tantôt isolées et tantôt agglomérées. On les observe particulièrement au cuir chevelu ; cependant elles peuvent apparaître sur différentes parties du corps. *Ces croûtes répandent une odeur désagréable* quand on les enlève ; on trouve au-dessous d'elles de petites excoriations rougeâtres, lenticulaires et superficielles ; elles peuvent déterminer à la longue une alopécie locale ou générale.

TEIGNE FAVEUSE. — Voyez p. 155.

11. Pustules acuminées, *se développant à la peau du menton, se détachant sur une base, d'un rouge vif.* Les pustules sont annoncées par une légère cuisson ; de petits points rouges se montrent d'abord, ils deviennent plus saillans, leur

---

déterminer le gonflement : *Jamais ces pustules ne se couvrent de croûtes, et elles se dessèchent presque toujours sans ulcération.*

COUPEROSE. — Voyez p. 153.

8. Petites pustules disposées *en groupes irréguliers,* se développant sur la face et le cuir chevelu, fournissant abondamment une humeur qui enduit et colle les cheveux ; *d'abord blanches et très-peu saillantes, elles se rompent, sont entourées de plaques rouges inflammatoires,* et donnent issue à un fluide jaune ou verdâtre, qui se transforme en croûtes minces et jaunes, qui, par l'accumulation de l'humeur visqueuse, s'étendent au point quelquefois de former un véritable masque.

TEIGNE MUQUEUSE.—Voyez p. 159.

10. *Groupes circulaires de petites pustules jaunes* sur le cuir chevelu, élevées au milieu des taches rouges enflammées. *Le centre des pustules est souvent traversé par un poil.* L'humeur des pustules s'épaissit, et forme des croûtes au-dessous desquelles la peau est rouge et enflammée. L'inflammation se propage aux tubes des poils ; les cheveux tombent quelquefois, mais repoussent ensuite ; *jamais les croûtes ne sont creusées en godet* ; l'humeur qui s'écoule des pustules est toujours contagieuse ; elle s'inocule successivement aux diverses parties des tégumens du crâne, où elle est transportée par les doigts du malade.

TEIGNE ANNULAIRE.—Voy. p. 159.

12. Petites pustules agglomérées ou discrètes, se développant sur différentes parties du corps, mais surtout à la face ; elles consistent d'abord en de petites taches rouges, au centre desquelles se développent *des pustules jaunes qui ne*

gommet blanchit, mais il dépasse rarement le volume d'un grain de millet; quand la pustule se brise, *il se fait un suintement qui produit une croûte peu adhérente.* Il se fait de la sorte plusieurs éruptions successives; bientôt le menton et les parties latérales de la face en sont couvertes; les pustules se groupent, leur base s'étend et s'épaissit, les croûtes augmentent, *mais elles ne sont jamais très-épaisses et très-adhérentes;* le tissu cellulaire sous-cutané s'enflamme, et devient quelquefois le siége de *phlegmons* toujours remarquables par leur aspect rouge-vif.

MENTAGRE. — Voyez p. 153.

sont pas acuminées, sont accompagnées d'une vive démangeaison; se rompent au bout de cinq à six jours, et fournissent une humeur jaunâtre, qui se dessèche *et ressemble à du miel concrété.* Le suintement, qui a lieu au-dessous de ces croûtes, en augmente l'épaisseur; quelquefois plusieurs éruptions se succèdent. Après la chute des croûtes, on trouve au-dessous la peau violacée, couverte d'un épiderme nouvellement formé.

IMPETIGO. — Voyez p. 153.

E. INFLAMMATIONS PAPULEUSES.

1. De nombreux petits boutons *durs au toucher,* compacts, *rouges* ou *blanchâtres,* se développant d'abord à la face, puis aux membres, surtout chez les enfans à la mamelle, ne *se terminant jamais par des pustules, par des croûtes ou des ulcérations,* mais laissant quelquefois à leur place une légère efflorescence ordinairement accompagnée d'une grande démangeaison; pouvant être rares, disséminés, entremêlés de taches, d'érythème, ou bien répandus en grand nombre sur toutes les parties du corps.

STROPHULUS. — Voyez p. 164.

3. Papules à peine visibles, causant une vive démangeaison; déchirées par les ongles, elles laissent couler un fluide séro-sanguinolent qui se concrète aussitôt, et forme une petite croûte noirâtre. Quelquefois accompagnées de fièvre, elles sont toujours le siége d'un prurit insupportable.

PRURIGO. — Voyez p. 161.

2. Petites papules, quelquefois à peine visibles, ordinairement acuminées et dures au toucher, ne contenant ni pus ni sérosité, accompagnées d'une sensation désagréable, surtout pendant la nuit; pouvant persister long-temps, s'étendre à la face et sur les différentes parties du corps, rarement accompagnées de symptômes fébriles, se montrant disséminées, ou groupées quelquefois à la racine des poils. Lorsqu'elles sont déchirées, elles peuvent donner lieu à la sécrétion d'une humeur qui se concrète en petites écailles humides; elles se compliquent souvent de vésicules ou de pustules. On reconnaît toujours la nature de la maladie à la présence des papules aux environs des écailles.

LICHEN. — Voyez p. 166.

F. INFLAMMATIONS TUBERCULEUSES.

1. Un ou plusieurs tubercules assez volumineux, aplatis ou proéminens, d'un rouge-brun et livide,

2. Des tubercules solitaires restent long-temps indolens; ils sont le siége de douleurs lancinantes,

se terminant, après plusieurs mois ou plusieurs années, par une ulcération qui sécrète un pus ichoreux, dont la concrétion forme des croûtes adhérentes, jaunes et solides. L'ulcération s'étend en profondeur, ses bords restent inégaux et durs ; elle se couvre sans cesse de croûtes qui tombent ensuite d'elles-mêmes.

LUPUS. — Voyez p. 168.

3. Nombreux tubercules indolens, livides, et quelquefois de la même couleur de la peau, se développant principalement sur la face et les oreilles, ainsi que sur les membres. Ces tubercules s'ulcèrent quelquefois, et se couvrent de croûtes adhérentes, au-dessous des-

deviennent violacés et s'ulcèrent. Les ulcères offrent des bords renversés, durs ou fongueux ; ils laissent couler un pus sanieux, et répandent une odeur *sui generis*.

CANCER. — Voyez p. 168.

quelles se forment des cicatrices. Les parties sur lesquelles se développent ces tubercules acquièrent un volume plus ou moins considérable.

ÉLÉPHANTIASIS DES GRECS. Voyez p. 168.

G. INFLAMMATIONS SQUAMMEUSES.

1. Plaques écailleuses, *presque toujours circulaires*, d'une *couleur blanchâtre*, d'abord peu saillantes, et ressemblant à une petite paillette; elles s'élargissent et s'élèvent; *leurs bords, entourés d'un cercle rouge, sont proéminens, tandis que leur centre est déprimé*; elles se forment à la suite de petits boutons rouges, durs, groupés, et jamais pustuleux ; simples et isolées, elles s'élargissent, se succèdent, se multiplient en conservant toujours leur aspect blanchâtre et écailleux, ainsi que leur forme orbiculaire ; elles recouvrent à la fois une ou plusieurs parties du corps, mais semblent se développer de préférence au niveau des parties saillantes et des articulations.

LÈPRE. — Voyez p. 168.

3. Petites taches rouges, très-légères, se couvrant de squames superficielles qui se détachent continuellement par petits fragmens, quelquefois purulens, et sont pres-

2. Plaques écailleuses, *jamais circulaires, d'une couleur rougeâtre*; d'abord petites et peu saillantes, elles s'élargissent et s'élèvent, *mais jamais leurs bords ne sont proéminens, ni leur centre déprimé*. Elles se forment à la suite de petits boutons rouges groupés ; rarement isolées, elles se multiplient promptement, *offrent une surface irrégulièrement circonscrite* ; elles se confondent les unes les autres, se présentent dans plusieurs parties du corps, mais surtout au tronc, à la face et à la tête ; l'inflammation du tissu réticulaire communique *une teinte plus foncée aux squames*, qui sont quelquefois fendillées ; jamais elles ne sont entourées d'un cercle cuivreux.

PSORIASIS. — Voyez p. 168.

que sans cesse remplacées par une nouvelle desquamation épidermique. Le siége ordinaire de cette desquamation est le cuir chevelu.

PSORIASIS. — Voyez p. 168.

H. INFLAMMATIONS LINÉAIRES.

Divisions linéaires peu profondes, se développant ordinairement au fond des plis de la peau ou dans le voisinage des ouvertures naturelles du corps.

GERÇURES, — Voyez p. 172.

I. INFLAMMATIONS GANGRÉNEUSES.

1. A la suite d'une piqûre d'insecte, ou de celle d'un instrument avec lequel ont été tués des animaux, il se développe une tuméfaction *œdémateuse* de la peau dans un point circonscrit. Au centre de cette tuméfaction apparaît une petite ecchymose violacée, peu proéminente; au-dessous de laquelle se forme une *induration lenticulaire*, qui bientôt est remplacée par une auréole d'un rouge obscur, où se développe une *gangrène* et une désorganisation profonde des parties sous-cutanées. Pendant le cours de cette désorganisation, le malade, abattu, anéanti, éprouve des syncopes fréquentes, et succombe ou arrive à deux doigts de la mort dans l'espace de quelques jours, ou même de quelques heures.

PUSTULE MALIGNE. — Voy. p. 175.

2. Chez des enfans dont la circulation est lente, dont la face et les extrémités sont violacées, froides et œdémateuses, on voit se manifester d'abord aux orteils et aux mains, puis à d'autres parties du corps, une rougeur obscure sans tuméfaction locale, puis la peau brunie se dessèche, se raccornit, et finit par présenter tous les caractères de la gangrène. Pendant le développement de cette maladie, l'enfant, presque inanimé, respirant difficilement et criant avec peine, présente tous les signes précurseurs d'une mort causée par une asphyxie lente.

GANGRÈNE DES NOUVEAU-NÉS. Voyez p. 175.

K. INFLAMMATIONS PAR LE FROID, PAR LE CALORIQUE.

1. Érythème, érysipèle, bulles, vésicules ou gangrène, produits sur la peau par l'action du calorique ou d'un caustique.

BRULURE. — Voyez p. 175.

2. Érythème avec engorgement du tissu cellulaire, bulles, gerçures, gangrène, produits par le froid sur les parties éloignées des centres circulatoires.

ENGELURES, CONGÉLATION. Voyez p. 175.

L. SYPHILIDES.

Quelques-unes des espèces de maladies cutanées précédemment décrites, peuvent revêtir un caractère syphilitique, ce que l'on reconnaîtra à ce que l'éruption sera consécutive à d'autres symptômes vénériens, qu'elle résistera au traitement qui ordinairement combat les maladies cutanées simples, qu'elle tendra continuellement à s'étendre et à s'ulcérer, qu'elle présentera un aspect cuivreux particulier, qu'elle cédera à l'emploi du mercure, des sudorifiques et des autres préparations dont l'efficacité contre la syphilis est constatée, et qu'enfin elle se sera manifestée dans des circonstances propres à développer la maladie vénérienne.

Cependant il est une chose à considérer, c'est que, parmi les maladies cutanées, celles qui revêtent le plus souvent le caractère vénérien, sont les taches exanthémateuses, les pustules, les papules et les tubercules. D'un autre côté, de tous les accidens produits par le mercure, les affections cutanées sont aussi les plus fréquentes; de sorte que tout concourt à rendre obscur et difficile le diagnostic des syphilides et des éruptions mercurielles. On ne saurait donc recommander aux médecins une attention trop grande dans l'examen des maladies cutanées que leur présentent les enfans naissans; qu'ils ne perdent pas de vue qu'ils ont besoin d'éclairer leur diagnostic de toutes les circonstances commémoratives propres à dévoiler les causes, la nature et le développement de l'affectipn qu'ils sont appelés à traiter, puisque ses caractères anatomiques sont très-variables, souvent trompeurs, et ne suffisent pas pour asseoir le jugement du médecin.

TROISIÈME TABLEAU. — Espèces.

ÉRYTHÈME (1).

Variétés.

ÉRYTHÈME
- *intertrigo*, produit par le contact des matières fécales.
- *combustio*, par l'action du feu.
- *pernio*, par l'absence du calorique.
- *paratrima*, par le déorbitus sur une même partie.
- à *punctura*, par une piqûre.

(1) Efflorescence cutanée, rougeur des nouveau-nés, *maculæ volaticæ*.

ÉRYTHÈME { idiopathique.
symptomatique.
fugace. (Bateman.)
marginatum. (Id.)
papulatum. (Id.)
tuberculatum.
nodosum.
général. (Rayer.)

Toutes les causes extérieures capables d'irriter la peau peuvent produire un érythème , de là les nombreuses variétés exposées ci-dessus. C'est , en général , une inflammation très-superficielle, et qui disparaît avec la plus grande facilité. Elle est rarement accompagnée d'un trouble général dans l'économie.

L'érythème produit par le contact des matières fécales s'observe souvent chez les nouveau-nés. Il occupe les fesses, la partie supérieure des cuisses et le scrotum; des soins de propreté et de simples lotions émollientes suffisent pour le dissiper.

S'il est fort intense, fixé au pourtour de l'anus, s'il existe en même temps une diarrhée plus ou moins abondante , on peut le considérer comme un symptôme d'entérite. Je reviendrai plus tard sur ce sujet.

Pendant l'exfoliation de l'épiderme , la peau du nouveau-né se couvre souvent de plaques, ou stries érythémateuses situées au niveau des plis des articulations. Le scrotum et la partie supérieure des cuisses y sont surtout fort sujets.

4ᵉ OBSERVATION

Endurcissement du tissu cellulaire , Érythème du scrotum,
Gastro-entérite.

Marcanel, âgé de douze jours, du sexe masculin, entre à l'infirmerie le 10 mai. Cet enfant, très-petit, est affecté d'un œdème général, et l'exfoliation épidermique est en pleine activité. Le scrotum, entièrement privé d'épiderme, est d'un rouge intense; sa tuméfaction, la partie supérieure des cuisses, offrent le même aspect. L'enfant est faible, son cri est complet, mais il se fait peu entendre; la respiration s'exerce assez librement, et la poitrine est sonore; la face, continuellement gripée, exprime la douleur; les déjections alvines sont abondantes, claires et fétides; le pouls bat naturellement. Le traitement consiste dans des boissons adoucissantes et des bains de son. Il ne survient aucun mieux, et, le 16 mai, le malade périt dans le marasme.

On trouve, à l'autopsie cadavérique, une congestion avec exhalation sanguine des intestins grêles; une rougeur intense avec tuméfaction et friabilité de la membrane muqueuse de la région iléo-cœcale et du commencement du colon, et enfin une congestion passive de l'appareil cérébro-spinal. Les organes de la respiration étaient sains.

M. Rayer a cité quelques cas analogues d'érythèmes que les lotions émollientes combattirent avec succès chez des enfans à la mamelle (1).

Il arrive que, sans cause extérieure appréciable, l'érythème s'étend sur différentes parties du corps, sous forme de plaques irrégulières laissant entre elles des intervalles; c'est sans doute ce que Bateman a désigné sous le nom d'*erithema marginatum*. Suivant le pathologiste anglais, cet érythème coexiste ordinairement avec une affection interne, et peut être accompagné de fièvre; j'en ai observé un cas dont il sera question plus tard.

L'érythème qui survient à l'une des joues lors de l'apparition des dents, autour de l'ombilic quand s'effectue la chute du cordon, au niveau des deux malléoles internes quand on comprime les pieds des enfans, mérite à peine notre attention.

(1) Ouvr. cité, 1 vol., p. 104.

Je crois devoir rapporter à l'*erythema nodosum* de Bateman une affection de la peau que j'ai observée chez l'enfant qui fait le sujet de l'observation suivante.

5ᵉ OBSERVATION.

Muguet, érythème noueux. — Marie Moiseux, treize jours, d'une force médiocre, criant peu, respirant bien, mais portant quelques points de muguet sur la membrane muqueuse buccale, qui est légèrement tuméfiée et d'une rougeur fort intense, entre le 12 janvier 1826 à l'infirmerie. (*Orge, sirop de gomme, garg. émoll., abstinence du sein.*) Les jours suivans, le muguet fait des progrès, et le 16 on aperçoit à la partie inférieure et interne des jambes quelques plaques rouges irrégulières, correspondant à de légères saillies dures au toucher, ayant trois ou quatre lignes de largeur. Elles paraissent être douloureuses, car l'enfant crie quand on les frotte avec les doigts : les jambes sont enveloppées de compresses imbibées d'eau de guimauve. Le 18, elles ont fait quelques progrès; la peau sur l'une d'elles est superficiellement excoriée; le 20, elles commencent à se résoudre, cependant celles de la jambe gauche sont restées plus dures et plus saillantes. Du 20 au 25, il survient une très-grande amélioration dans l'état de l'enfant; le muguet a disparu; il n'existe plus que quelques rougeurs violacées aux jambes, mais elles sont sans dureté, et le malade est rendu à sa nourrice le 3 février.

On ne peut confondre cet érythème avec l'endurcissement du tissu cellulaire, affection dont l'histoire sera donnée plus tard; il me semble offrir la plus grande analogie avec ce que Bateman dit avoir observé quelquefois aux jambes des vieilles femmes; et, sous ce rapport, comme sous beaucoup d'autres, nous rencontrerons des analogies frappantes entre les maladies qui s'observent aux deux extrêmes de la vie.

Jusqu'à présent, il n'a été question que de l'érythème aigu; quant aux variétés d'érythème papuleux et tuberculeux, elles me paraissent se rapprocher de celle dont il vient d'être question. Je n'ai pas eu l'occasion d'observer, chez les enfans à la mamelle, l'érythème chronique dont M. Rayer a donné quelques exemples, et que M. Alibert a décrit sous le nom de dartre érythémoïde. Nous verrons, dans une foule de maladies cutanées, l'inflammation érythémateuse précéder, accompagner ou suivre le développement des diverses espèces de phlegmasies, dont elle n'est souvent que le premier ou le dernier degré.

Il faut examiner avec beaucoup d'attention les rougeurs érythématheuses qui se développent aux environs des parties génitales chez les nouveau-nés; et, lorsqu'elles offrent une couleur d'un rouge cuivré, et qu'elles résistent aux ablutions fréquentes et aux soins de propreté, que le tissu cellulaire environnant devient engorgé, il faut prendre les informations les plus exactes sur la santé des parens, afin de s'assurer si cet érythème ne serait pas le symptôme d'une affection syphilitique.

ÉRYSIPÈLE (1).

ÉRYSIPÈLE
- simple, vrai ou légitime.
- miliaire.
- phlycténoïde.
- ambulant ou métastatique.
- phlegmoneux.
- œdémateux.
- de la tête, du tronc ou des membres.
- de l'ombilic.

On sait que chez les adultes l'érysipèle est ordinairement lié avec une affection des voies digestives, dont les fonc-

(1) *Rosa, Volatica.*

tions sont troublées, soit avant, soit après le développement de l'inflammation cutanée, que beaucoup d'auteurs regardent comme un symptôme d'embarras gastrique ou de de gastrite. L'histoire de l'érysipèle chez les enfans offre à cet égard quelque différence : il est d'abord à remarquer que de toutes les phlegmasies cutanées, c'est une de celles qui les affectent le plus souvent, parce que sans doute, chez l'enfant qui vient de naître, la congestion sanguine des tégumens est une cause prédisposante de cette inflammation, et qu'enfin l'irritabilité de la peau récemment privée de son épiderme, et exposée au contact des excrétions alvines, la rend plus susceptible de devenir le siége de l'erysipèle, qui succède fréquemment à l'érythème dont nous avons parlé.

J'ai observé, dans le courant de l'année 1826, à l'hospice des Enfans-Trouvés, trente cas d'érysipèle; seize ont été simples, trois œdémateux, six phlycténoïdes, quatre phlegmoneux, un seul miliaire. Il y en a eu deux à la face, seize au tronc, et douze aux membres. L'érysipèle du tronc et des membres paraît donc être plus fréquent que celui de la face chez les enfans.

L'âge de ces trente enfans variait depuis un jour jusqu'à un an; mais il faut noter qu'il y en avait dix-huit au-dessous de six mois, quatre entre six et huit mois, et deux de huit mois à un an; mais cette proportion ne peut offrir d'applications importantes, parce que les enfans au-dessous de six mois sont plus nombreux que ceux d'un âge plus avancé, à l'hospice des Enfans-Trouvés.

Huit d'entre ces enfans ont été affectés d'érysipèle aux membres supérieurs et aux parois du thorax, à la suite de la vaccine et pendant l'éruption des boutons.

Sur les trente cas dont il s'agit, seize ont été mortels, soit par eux-mêmes, soit par leurs complications; et, parmi ces seize, il y en avait six simples, deux œdémateux, quatre phlycténoïdes, trois phlegmoneux, un miliaire.

Un des érysipèles de la face a été suivi d'une gangrène de la bouche, qui a entraîné la mort de l'enfant, âgé seulement de quinze jours; l'autre érysipèle de la face n'a pas donné lieu au moindre accident; en général, j'ai à peine remarqué quelques symptômes gastriques dans tous ces cas d'érysipèle, mais toujours des symptômes d'une entérite plus ou moins violente, l'accélération du pouls, la sécheresse et la chaleur des tégumens, et une émaciation rapide; la fréquence et la nature des cris de l'enfant, ainsi que l'expression de son visage, indiquaient ordinairement la souffrance.

Sur les cadavres des seize enfans morts, j'ai trouvé deux fois une gastro-entérite, dix fois une entérite, trois fois une pneumonie compliquée d'une entérite et d'une congestion cérébrale, et une fois une pleuro-pneumonie.

Les quatre érysipèles phlegmoneux ont eu leur siége, l'un autour de l'ombilic, puis aux autres parties des parois du ventre, un autre à la partie latérale gauche de la poitrine, un troisième à la hanche et à la partie supérieure de la cuisse droite. Le malade a succombé après une désorganisation et une suppuration très-étendue du tissu cellulaire sous-cutané de cette région; enfin, le quatrième à la jambe droite. Quatre des érysipèles phlycténoïdes se sont montrés à l'abdomen, les deux autres à la partie supérieure des cuisses. L'érysipèle miliaire était étendu sur presque toutes les parties du corps.

Aucun d'eux, en disparaissant rapidement, n'a été suivi de symptômes d'une métastase fâcheuse, comme cela s'observe souvent chez les adultes. Cependant je crois qu'il est possible que ce phénomène pathologique ait lieu chez les enfans.

Hoffmann, et après lui Underwood, MM. Gardien et Capuron, ont arrêté leur attention sur l'érysipèle des enfans. Underwood a décrit sous le même nom l'inflammation gangréneuse des extrémités; je crois que c'est à tort; je reviendrai par la suite sur cette affection, lorsque je m'occuperai des inflammations gangréneuses de la peau.

Il résulte des considérations et des observations précédentes, que l'érysipèle, chez les enfans à la mamelle, est remarquable par les caractères suivans : 1° il est fréquent au premier âge, en raison de la congestion sanguine des tégumens à cette époque de la vie; 2° il a plus souvent son siége à l'abdomen, au thorax et aux membres, qu'à la face et à la tête. Il peut se terminer par résolution, par desquamation de l'épiderme, et même par la suppuration du tissu cellulaire sous-cutané; il est, moins souvent que chez les adultes, accompagné de symptômes gastriques, mais assez communément compliqué de symptômes d'entérite; enfin, il détermine presque toujours l'accélération du pouls, la chaleur et la sécheresse de la peau, ainsi que la douleur et l'insomnie. Sa durée varie de six à douze jours. Simple rougeur érythémateuse, il peut arriver jusqu'à présenter une surface tuméfiée, dure au toucher, d'un rouge intense et quelquefois violacé.

Le traitement doit varier suivant les complications. On doit appliquer des émolliens sur les tégumens enflammés, surtout quand l'érysipèle a de la tendance à se terminer par suppuration, et éviter la formation de clapiers sous la peau par suite de la suppuration du tissu cellulaire. Il faut combattre les symptômes d'entérite ou de pneumonie qui surviennent, en administrant aux malades des boissons mucilagineuses et peu nutritives. Il faut aussi éloigner les causes extérieures capables de causer ou d'entretenir l'irritation de la peau, telles que le contact des matières alvines, des langes trop chauds ou trop durs, et l'application de vêtemens étroits ou trop serrés. Si l'érysipèle est simple et superficiel, il n'est besoin d'aucun topique, et l'on doit se borner à la diète et aux boissons adoucissantes; mais, lorsqu'il est re-

belle aux moyens indiqués ci-dessus, on aura recours aux
scarifications légères, aux saignées locales opérées à une
certaine distance des limites de l'inflammation; cependant
il ne faut pas abuser des pertes de sang chez les enfans;
nous reviendrons d'ailleurs par la suite sur ce précepte. Il
ne faut pas non plus négliger les bains locaux ou généraux;
et l'on pourrait, en dernier lieu, appliquer, comme l'a fait
M. Dupuytren chez les adultes, des vésicatoires volans sur
la partie enflammée.

Il est important d'éloigner de son esprit les idées de sa-
burre et d'embarras gastriques, car je crois que cette
complication, si même elle n'est pas chimérique, se présente rarement chez les enfans à la mamelle dans le cas
d'érysipèle.

ROUGEOLE (1).

$$\text{RUBEOLA} \left\{ \begin{array}{l} \textit{vulgaris.} \\ \textit{sine catarrho.} \\ \textit{nigra.} \end{array} \right.$$

La rougeole, dont les caractères anatomiques et la marche ont été décrits, est surtout remarquable par l'état fébrile qui l'accompagne et par ses complications. La plus
fréquente est l'inflammation de la trachée-artère, des bronches et des poumons. Les voies digestives sont moins souvent affectées dans le cours de cette éruption, et l'appareil
cérébro-spinal ne devient le siége d'une maladie quelconque
que chez certains individus; c'est du moins ce que l'on est
conduit à admettre lorsqu'on parcourt l'histoire des épidémies de rougeole observées dans différens pays par un grand
nombre de médecins, et notamment par Sydenham, Mead,
Morton, Pinel, etc.

(1) *Morbilli, Rubeolœ*, Roséole, fièvre morbilleuse.

La rougeole me paraîtrait être plus commune après qu'avant la première dentition ; car, à l'hospice des Enfans-Trouvés, ce sont plus particulièrement les enfans au-dessus de huit et neuf mois qui en sont atteints. M. Baron a fait cette remarque depuis plusieurs années ; et, pendant l'année 1826, sur six enfans que j'ai vus atteints de la rougeole, il y en a eu quatre au-dessus de huit mois. Trois sont morts ; deux ont succombé à une hydrocéphale aiguë, et le troisième à une angine et une pneumonie fort intenses. En général, M. Baron a remarqué que l'angine et les affections cérébrales étaient les complications les plus ordinaires de la rougeole chez les enfans à la mamelle. Les symptômes de gastro-entérite sont toujours moindres quand ils existent ou ne se montrent qu'à la fin.

Les autres complications de la rougeole, telles que les pétéchies, les pustules ou les papules de différente nature, peuvent se présenter chez les enfans comme chez les adultes. Quant à ses terminaisons, il est à noter que, chez les jeunes sujets, l'éruption cutanée est très-souvent suivie d'anasarque et de desquamation ; la première terminaison tient sans doute au peu de réaction vitale, et à la lenteur naturelle du cours du sang chez les malades souvent débiles ; la seconde, à la facilité avec laquelle l'épiderme s'exfolie chez les enfans.

Le traitement de la rougeole, chez les enfans, doit varier suivant les complications. On a observé que ces complications avaient été différentes suivant les diverses épidémies ; de là, sans doute, la prédilection de certains auteurs pour telle ou telle méthode. C'est ainsi que les uns ont vanté les boissons émétisées ; que Pinel, qui n'avait observé à la Salpétrière qu'une épidémie de rougeole assez bénigne, a recommandé la méthode expectante ; tandis que Mead ordonnait la saignée comme un précepte général.

Si nous plaçons le danger de la rougeole dans la nature de la maladie qui la complique, attachons-nous à combattre cette maladie. J'indiquerai ce traitement en faisant l'histoire de chacun des organes qui peut devenir le siége de ces complications; je me bornerai à tracer ici les soins qu'on doit administrer au malade par rapport à l'éruption cutanée.

Il ne faut administrer qu'avec la plus grande réserve les boissons recommandées comme propres à favoriser le développement de l'exanthème. Dans le cas de métastase, les bains tièdes me paraissent très-propres à rappeler l'irritation cutanée, encore en faudrait-il être avare, s'il était survenu chez l'enfant une congestion cérébrale. L'émétique, lorsqu'on suppose un embarras gastrique; les purgatifs, quand on pense avoir besoin de provoquer des selles, ne doivent être donnés qu'avec réserve chez les enfans dont le tube digestif est un des appareils les plus susceptibles d'irritation. Gardons-nous aussi des remèdes propres à relever les forces, et à combattre l'adynamie dans laquelle on voit tomber les malades pendant la rougeole. Nous verrons plus tard quelles lésions accompagnent ordinairement l'état adynamique chez les jeunes enfans, et nous saurons alors combien il peut être dangereux d'attaquer par les cordiaux et les anti-putrides, un état pathologique aussi variable dans ses causes que les interprétations qu'on peut donner au terme par lequel on l'exprime.

Les toniques ne sont convenables que dans l'état d'étiolement et de marasme où sont réduits les enfans après la rougeole, lorsque surtout on est certain que l'emploi de ces moyens n'est contr'indiqué par aucune lésion organique qui serait la cause du marasme.

ROSÉOLE.

ROSEOLA {
œstiva.
autumnalis.
annulata.
infantilis.
variolosa.
vaccina.
miliaris.

La roséole est une inflammation très-superficielle de la peau, qui n'est jamais aussi étendue que l'érythème, qui très-souvent se mêle avec d'autres éruptions, telles que la variole, la vaccine, etc., et que l'on observe fréquemment chez les enfans. Ses variétés, qui tiennent plutôt à l'époque de son apparition et à la disposition des taches, qu'à des différences dans les symptômes, méritent à peine de fixer notre attention.

Je l'ai vu souvent se développer à la surface du tronc, au cou et sur les membres des enfans à la mamelle, et même des nouveau-nés. Il paraît qu'elle peut déterminer une irritation assez vive de la peau, car quelques enfans crient beaucoup quand ils en sont atteints. C'est surtout dans l'été qu'on voit apparaître cette maladie, dont la durée est très-variable, et qui ne consiste le plus souvent qu'en de petites taches d'un rose tendre, irrégulières et non saillantes, qu'on voit apparaître et disparaître à chaque instant du jour. Je n'ai remarqué le plus souvent ni fièvre ni troubles dans les fonctions digestives, et, à cela près des cris et de l'insomnie, on ferait à peine attention à cette éruption légère, que les nourrices désignent assez souvent par le terme d'*ébullition*, de *feu*, de *démangeaisons*, etc. J'ai cru remarquer que les enfans y étaient plus sujets de six mois à un an qu'avant cet âge, et qu'elle apparaissait surtout à l'époque de la dentition.

Lorsque cette maladie n'est pas consécutive à une autre affection cutanée, et qu'aucun trouble fonctionnel ne l'accompagne, il suffit d'administrer à l'enfant un léger calmant, tel qu'un ou deux gros de sirop diacode dans de l'eau sucrée, et de lui faire prendre des bains à une basse température.

S'il existe en même temps une irritation cérébrale, ou bien une affection des voies digestives ou de l'appareil respiratoire, le médecin, attentif à ces désordres, les combattra par des moyens convenables. Il est surtout important d'observer si la roséole n'est point en quelque sorte le premier degré d'une maladie plus grave dont les caractères se prononceraient les jours suivans.

SCARLATINE.

SCARLATINA   {   *simplex.*   *anginosa.*   *maligna.*

La scarlatine est toujours accompagnée d'une fièvre intense, très-souvent d'une angine et d'une ophthalmie, et quelquefois d'une pneumonie, d'une gastro-entérite ou d'une encéphalite.

L'angine est, de toutes les complications, la plus fréquente et la plus funeste. L'inflammation du larynx et des amygdales existe à un degré plus ou moins fort dans presque tous les cas de scarlatine, soit au début, soit dans le cours de cette phlegmasie. Il semblerait même que les autres complications ne s'observassent que chez les malades exposés, par une prédisposition particulière, à l'inflammation de l'encéphale ou du tube digestif.

Je crois que la scarlatine règne plus particulièrement

dans la seconde enfance et dans l'adolescence que chez les enfans à la mamelle. On voit souvent se développer cette maladie à l'hospice des Enfans-Malades, tandis qu'on en observe à peine quelques cas dans le cours d'une année à l'hospice des Enfans-Trouvés; et j'ai vu, pendant l'année 1826, la scarlatine s'emparer à cet hospice, de trois enfans âgés de un an à 15 mois, tandis qu'aucun des plus jeunes enfans n'en furent affectés. M. Baron a depuis long-temps fait cette remarque, à la justesse de laquelle on est porté à croire, en considérant que presque toutes les épidémies de scarlatine ont été observées sur des enfans déjà rassemblés dans des hospices ou des pensionnats.

Quoi qu'il en soit, je ne doute pas que la scarlatine ne puisse également survenir dans la première enfance, et se présenter, comme dans un âge plus avancé, 1° à l'état de simplicité, c'est-à-dire, avec un léger mouvement fébrile, sans lésion bien apparente d'aucun organe; 2° avec une angine simple, croupale ou gangréneuse, et c'est malheureusement une des complications les plus ordinaires de la scarlatine. Enfin, cette éruption peut revêtir un caractère funeste par le développement simultané d'une méningite, d'une encéphalite et d'une gastro-entérite, donnant lieu au terrible appareil de symptômes qui constituent la fièvre ataxique et adynamique des auteurs.

Le traitement de la scarlatine doit varier suivant son état de simplicité ou de complication.

Quand elle est simple, il faut modérer le mouvement fébrile et l'irritation cutanée, par la diète et l'administration des boissons d'abord émollientes, puis légèrement acidulées; isoler le malade, afin qu'il ne communique pas à d'autres enfans cette phlegmasie presque toujours contagieuse; et si la rougeur de la peau indique, en même temps que les cris réitérés de l'enfant, l'irritation extrême des tégumens, on doit employer quelques lotions émollientes et légèrement narcotiques, sur le tronc et les membres, telles que la décoction de racine de guimauve et de tête de pavot, et n'administrer l'opium à l'intérieur, suivant le conseil de Sydenham, qu'avec la plus grande réserve, dans la crainte d'irriter l'encéphale, dont l'inflammation vient quelquefois compliquer la scarlatine.

Le docteur Currie, de Liverpool, a beaucoup vanté l'application de l'eau froide à l'extérieur dans le traitement de quelques maladies aiguës, et Bateman conseille ce moyen dans le traitement de la scarlatine, pour obtenir une diaphorèse avantageuse.

Ce moyen, connu dès la plus haute antiquité, puisqu'il paraît avoir été mis en usage par Antoine Musa, médecin d'Auguste (1), ne peut réussir qu'entre des mains habiles et prudentes; si l'on en croit les traditions accréditées par Leclerc, Musa lui même aurait été soupçonné d'avoir, par ce moyen, hâté la fin prématurée du jeune Marcellus, atteint d'une maladie violente, dont le nom ne nous est pas parvenu; mais le souvenir de ce fait, fût-il vrai, ne devrait pas, dans le cas dont il s'agit, nous empêcher d'user de cet agent thérapeutique avec toutes les précautions indiquées par Bateman. Si l'on ne peut, dit ce médecin, verser sur le corps du malade des vases d'eau froide lorsque la peau est remarquable par sa sécheresse et sa chaleur extrême, dans la crainte d'effrayer les mères et les garde-malades, il faut du moins lotioner le corps avec un mélange d'eau froide et de vinaigre, ou se borner à laver les mains et les bras, la face et le cou.

Le praticien doit oublier le précepte routinier d'enfermer son malade sous de triples couvertures; et, s'attachant plutôt à renouveler sans cesse, et à rafraîchir l'air de la chambre où il couche, il se contentera de préserver son corps des changemens subits de température.

(1) Leclerc, *Hist. de la Médecine.* Lahaye, 1729, in-4°.

Les complications de la scarlatine, telles que l'ophtalmie, l'encéphalite, la pleuro-pneumonie, l'angine, l'entérite, et les symptômes que l'on caractérise du titre encore vague de putridité, exigeront des soins particuliers, que l'on trouvera tracés dans les différentes parties de cet ouvrage, consacrées à l'histoire de ces maladies.

Après la disparition des symptômes fébriles, la rougeur des tégumens et des accidens qui compliquaient la maladie, le médecin a encore à combattre l'anasarque, suite assez fréquente de la scarlatine.

M. Vieusseux, de Genève, a recommandé de ne pas exposer les enfans à l'air froid pendant les premiers jours et les premières semaines de leur convalescence, parce qu'il attribue cette infiltration à l'action de cet agent extérieur. Sydenham a conseillé les laxatifs après la période de desquamation. Je pense que ce moyen peut convenir, s'il n'existe pas de symptômes de gastro-entérite, et qu'alors on peut également administrer aux enfans de légers toniques, tels que quelques cuillerées de vin de Malaga ou de vin de quinquina, surtout quand la circulation est habituellement lente. Enfin, beaucoup de médecins vantent les frictions sèches ou aromatiques, les fumigations légèrement excitantes, les bains tièdes ou stimulans. Je pense qu'on pourrait en outre, avec succès, revêtir l'enfant d'une chemise de laine appliquée directement sur la peau; ces moyens, réunis à l'exercice, à l'influence de l'insolation, et d'une alimentation modérément nutritive, devront être suivis ou suspendus selon les indications particulières; et, s'ils sont habilement dirigés, ils conviendront mieux sans doute que les stimulans, les fondans, les désobstruans, les drastiques et autres remèdes incendiaires vantés contre l'hydropisie.

URTICAIRE.

URTICARIA $\begin{cases} \textit{febrilis.} \\ \textit{evanida.} \\ \textit{perstans.} \\ \textit{conferta.} \\ \textit{subcutanea.} \\ \textit{tuberosa.} \end{cases}$

Toutes ces variétés d'urticaire, indiquées surtout par Bateman et par Frank, dépendent ordinairement des variétés de forme et de complications de l'éruption. Je crois qu'il est plus important de s'arrêter aux trois variétés suivantes : 1° l'urticaire naît spontanément sans aucun mouvement fébrile, et seulement avec un sentiment de démangeaison dans la partie des tégumens occupés par l'éruption; 2° l'urticaire peut se développer à la suite d'ingestion dans l'estomac d'alimens mal préparés, ou renfermant des principes nuisibles à l'économie; tels sont les moules, dans certaines circonstances. Enfin, l'urticaire est accompagnée d'une fièvre plus ou moins forte, continue, rémittente ou intermittente; et l'on remarque alors que l'éruption se modère ou s'exaspère, apparaît ou disparaît, suivant les rémissions ou les intermittences de la fièvre.

J'ai quelquefois observé, chez les enfans à la mamelle, l'urticaire se développer sans fièvre, apparaître et disparaître à différens momens de la journée, sans donner lieu à quelques accidens particuliers. Cependant les cris des enfans et leur agitation me permettaient de croire qu'ils éprouvaient une assez vive démangeaison. Underwood, qui a parlé de cette variété bénigne de l'urticaire, dit qu'elle disparaît ordinairement au bout de quelques instans (1).

Ainsi donc, l'urticaire, chez les jeunes enfans, est ordi-

(1) *Traité des Maladies des Enfans*, p. 397.

nairement une maladie très-bénigne, et ce n'est communément que chez les adultes qu'elle s'accompagne de symptômes fébriles et d'un trouble plus ou moins marqué dans les fonctions digestives.

Si l'urticaire se montre avec peu d'intensité chez les jeunes enfans, des soins d'hygiène et de régime doivent suffire. Dans le cas où cette maladie dure pendant long-temps, Underwood conseille d'administrer à l'enfant quelques grains de poudre de contrayerva composée, ou bien de poudre absorbante, avec addition de quelques gouttes d'alcool ammoniacal. Mais à quoi bon ces moyens thérapeutiques ? Est-il rien de plus vague que ce conseil ? ne vaudrait-il pas mieux rechercher à quelle lésion fonctionnelle ou organique peut se rapporter la durée et l'opiniâtreté de l'urticaire, et combattre cette cause éloignée par des moyens appropriés ?

Si l'urticaire provenait d'une indigestion ou d'une sorte d'empoisonnement, il faudrait donner un léger vomitif pour délivrer l'estomac de la substance irritante qu'il contiendrait ; et, si l'éruption cutanée apparaissait dans les accès d'une fièvre intermittente, l'administration d'un fébrifuge donné à doses convenables serait naturellement indiquée.

VÉSICATOIRES.

Il est inutile de s'arrêter à décrire plus au long que je ne l'ai fait cette inflammation artificielle de la peau, qui, comme nous le verrons par la suite, peut être d'une grande utilité ou donner lieu à des accidens graves chez les enfans, selon qu'on les emploie convenablement ou mal à propos. Il ne faut jamais perdre de vue que la sécrétion provoquée par les vésicatoires, peut épuiser les forces du malade et accélérer son dépérissement, ainsi que l'ont fait remarquer depuis long-temps Baglivi, Pinel, Corvisart et M. Broussais. Cette remarque est surtout applicable au traitement des maladies des enfans.

AMPOULE.

Lorsqu'on a soin de vêtir les enfans convenablement, c'est-à-dire, de ne pas les lier aussi cruellement qu'on le faisait autrefois, ils doivent rarement présenter l'inflammation bulleuse dont il s'agit ici, car elle est toujours le résultat d'une pression mécanique sur quelque partie du corps.

PEMPHIGUS, POMPHOLIX.

Le pemphigus, décrit pour la première fois par Sauvage, et réuni par Bateman à ce qu'il appelle pompholix, sorte d'éruption dont les caractères anatomiques diffèrent très-peu de ceux de la première, a long-temps été considéré comme essentiellement lié à une espèce de fièvre qu'on appelle fièvre vésiculaire ou bulleuse. Mais, depuis la publication de l'excellent travail de M. Gilibert (1), Pinel et les pathologistes qui l'ont suivi sont convenus d'appeler pemphigus une maladie cutanée caractérisée par le développement sur diverses parties du corps de taches érythémateuses, à la surface desquelles ne tardent pas à s'élever des bulles qui bientôt se crèvent, et laissent couler un fluide visqueux, jaunâtre, qui se concrète, et forme à la surface du derme ulcéré une croûte peu saillante, souvent granulée et jaune comme du miel, ou bien tirant un peu sur le fauve.

Cette éruption est tantôt accompagnée de fièvre, tantôt apyrétique. Elle dure peu de temps, ou persiste long-temps : de là le pemphigus aigu et le pemphigus chronique (2), distinction fort exacte et d'une grande utilité pratique.

Le pemphigus aigu et apyrétique est assez commun chez les enfans à la mamelle; le pemphigus fébrile, ou la fièvre

(1) *Monographie du pemphigus*, ou *Traité de la maladie vésiculaire.* Paris, 1813, in-8°.
(2) Rayer. *Loc. cit.*

bulleuse, est plus rare ; le pemphigus chronique se rencontre quelquefois. Willan a observé chez les enfans un pemphigus auquel il a donné le nom d'*infantilis*. J'ai vu plusieurs fois le pemphigus aigu à l'hospice des Enfans-Trouvés, et l'observation suivante me paraît présenter avec une grande vérité les caractères de cette maladie chez les enfans à la mamelle.

OBSERVATION.

Pemphigus aigu, Muguet, Entérite. — Caroline Perneau, âgée de quatre mois et demi, était depuis sa naissance confiée aux soins des nourrices sédentaires de l'hospice ; le 12 janvier 1826, elle fut prise d'une diarrhée assez abondante; elle pâlit, cessa de bien dormir, et prit le sein avec moins d'avidité. Elle entra le 15 janvier à l'infirmerie, et présenta l'état suivant : force médiocre, *facies* un peu décoloré, mais le tronc et les membres sont encore fermes et vermeils; elle crie peu; la base de la langue est couverte de muguet; la membrane muqueuse buccale est d'un rouge intense; le pouls bat quatre-vingt-dix fois; urine abondante, dévoiement de matières jaunes. (*Riz gommé, lavemens d'amidon, abstinence du sein.*) Le lendemain, on voit apparaître sur les joues quelques petites bulles peu transparentes, larges, les unes comme une graine de chènevis, les autres comme une lentille, et s'élevant toutes au milieu de taches érythémateuses peu intenses. L'apparition de ces bulles ne paraît pas augmenter les douleurs de l'enfant, qui ne crie ni ne s'agite; cependant son pouls s'est élevé, et sa peau est plus sèche et plus brûlante. Le 19, les bulles de la face se sont affaissées, ou bien ont été déchirées par les doigts de l'enfant; toujours est-il qu'on ne trouve à leur place qu'une croûte jaunâtre superficielle, environnée d'une tache ou cercle rouge sans tuméfaction. Le dévoiement continue, le muguet s'est étendu sur le reste de la membrane muqueuse buccale; l'enfant tombe dans le marasme, son pouls bat 110 à 115 fois. Le 20, d'autres bulles apparaissent au cou et à la partie supérieure de la poitrine, mais elles sont moins larges que celles de la face, dont les croûtes commencent à tomber, et laissent au-dessous d'elles une simple tache rouge. Le 22, les bulles du cou ont éprouvé la même transformation croûteuse que celles de la face, dont quelques-unes se recouvrent une seconde fois de concrétions jaunâtres très-légères. Le 25, l'enfant vomit ses boissons; sa pâleur et son marasme augmentent, son pouls est petit et peu fréquent. Du 25 au 30, il s'éteint graduellement, pendant que d'autres bulles se montrent successivement sur les parois du thorax. On trouve, à l'ouverture du cadavre, la pulpe cérébrale un peu injectée, la langue et le voile du palais couverts de muguet, l'œsophage violacé, l'estomac pointillé de rouge, l'intestin grêle sain, des stries, des plaques rouges, et une tuméfaction sensible de la membrane interne du colon, le foie sain; les poumons sont gorgés de sang; le droit engoué au sommet, le cœur rempli de sang.

Cette éruption me paraît offrir tous les caractères du pemphigus ou du pompholix, qui se trouvait ici compliqué d'une colite et du muguet de la bouche.

Il paraît qu'il est possible que l'inflammation cutanée dont nous nous occupons se développe sans cette complication, car Willan a décrit sous le nom de *pompholis benignus* une apparition successive de bulles transparentes et grosses comme un pois ou quelquefois une noisette, qui paraissent sur la face, le cou et les membres chez les jeunes enfans, pendant la dentition, et qui disparaissent au bout de quelques jours.

Lorsque le pemphigus est simple, quelques bains, des lotions émollientes et un régime adoucissant, suffiront sans doute pour le combattre; quand il est compliqué de fièvre et d'une entérite, celle-ci doit avant tout fixer l'attention du médecin. Enfin, si le pemphigus se présente à l'état chronique, alors on éprouve plus de difficultés à le guérir. En effet, les enfans affectés de pemphigus chronique sont ordinairement réduits au marasme, et présentent peu de prise aux moyens thérapeutiques propres à combattre une inflammation. Cependant Willan et Bateman conseillent alors les toniques et les alimens nutritifs : le quinquina surtout, pris à l'intérieur, ou employé en lotions sur la peau, a été recommandé par quelques médecins ; les bains, non pas chauds comme le voudrait Willan, mais à une basse température ; les ablutions avec une eau végéto-minérale légère ; les frictions avec la pommade oxigénée dans les parties où le derme ulcéré se recouvre continuellement de croûtes nouvelles ; le changement de nourrice, d'alimentation et de climat ; l'insolation peu prolongée, mais renouvelée chaque jour ; le choix d'un bon lait, quand il s'agit de l'allaitement artificiel, sont les indications générales qui se présentent naturellement dans le traitement du pemphigus chez les enfans. Pinel a conseillé de s'abstenir de tout topique, et de ne point déranger la marche des phlyctènes. Cette précaution convient sans doute dans le cas de pemphigus aigu accompagné d'une fièvre dont il n'est pour ainsi dire que le symptôme ; mais serait-il sage de rester tranquille spectateur des progrès des phlyctènes et des ulcérations qui, dans le pemphigus chronique, minent, par la douleur et l'épuisement, les jours du petit malade ? Je ne le pense pas.

RUPIA.

RUPIA { *simplex.*
proeminens.
escharotica.

Le rupia s'observe particulièrement chez les enfans débiles, mal nourris et scrophuleux. Certains ulcères atoni-

ques des jambes, qui succèdent à des bulles dont le développement a quelquefois échappé à l'attention du médecin,
ne sont autre chose qu'un véritable rupia, reconnaissable
surtout à la forme et à la couleur des croûtes qui s'élèvent
continuellement à leur surface.

Bateman reconnaît trois variétés du rupia. De petites
phlyctènes remplies d'une lymphe claire, et situées sur différentes parties du corps, où bientôt elles se crèvent, s'épaississent, et donnent naissance à de petites croûtes noirâtres,
constituent le rupia *simplex*. Si les croûtes sont relevées,
coniques, persistantes, cannelées ou rugueuses, le rupia
prend le nom de *proeminens*; et il mérite l'épithète d'*escharotica*, lorsque les vésicules, qui se manifestent en général sur les lombes, les cuisses et les jambes, contiennent
une matière sanieuse ou corrosive, et se terminent par des
escarres gangréneuses qui donnent lieu, en se détachant,
à des ulcérations profondes. Cette dernière variété, selon
Bateman, s'observe fréquemment chez les enfans à la mamelle antérieurement épuisés par des maladies, mal nourris ou mal vêtus.

Je n'ai pas eu l'occasion de voir le rupia *escharotica* à
l'hospice des Enfans-Trouvés, où cependant plusieurs enfans se trouvent dans les conditions physiques indiquées par
le pathologiste anglais; mais j'ai vu plusieurs fois sur les
jambes et les cuisses de quelques enfans réduits au marasme,
des phlyctènes et des ulcérations qui se couvraient ensuite
de croûtes noirâtres et solides, et qui présentaient les caractères de ce que Bateman appelle *rupia simplex*.

Il faut enlever les croûtes du rupia à l'aide des cataplasmes, et panser avec un linge fenêtré enduit de cérat satur-
nin, l'ulcération qui se trouve au-dessous; on peut aussi
laver de temps en temps les surfaces ulcérées avec de l'eau
et du vin, une légère décoction de quinquina, de l'eau alu-
mineuse, ou bien étendre de la poudre d'alun ou de la

crême de tartre sur l'ulcère, et tâcher en même temps
d'administrer à l'intérieur quelques toniques, tels qu'une
légère décoction de chicorée sauvage, de houblon, de cres-
son ou de saponaire. On aura soin surtout de relever les
forces du malade, en le nourrissant avec des alimens ri-
ches en principes nutritifs. Il faudra toutefois consulter
l'état des voies digestives.

ZONA OU ZOSTER.

Cette maladie, assez commune chez les adultes, s'observe, à ce qu'il paraît, très-rarement chez les enfans à la
mamelle : je n'ai pas eu une fois l'occasion de la rencontrer,
sur près de huit cents enfans entrés dans les salles de M. Baron pendant l'année 1826.

Cette éruption est ordinairement liée à un trouble plus
ou moins marqué dans les fonctions de l'appareil digestif ;
elle est presque toujours précédée ou accompagnée d'un
état faible plus ou moins marqué ; elle cause au malade une
douleur très-vive, surtout quand les bulles ou les vésicules
qui s'y mêlent se crèvent, et donnent lieu à des ulcérations
superficielles, qui ne tardent pas à se couvrir de croûtes
jaunes et très-légères.

Le traitement doit surtout consister à combattre par des
moyens appropriés l'affection concomitante des voies digestives. On peut se dispenser d'appliquer aucun topique sur
les ulcérations, à moins que la douleur excessive ne réclame
l'usage de lotions ou de cataplasmes émolliens et anodins.

HERPÈS.

HERPÈS
{
phlictenoïdes.
iris.
circinnatus.
labialis.
præputialis.
auricularis.
}

Willan, Bateman et M. Rayer, ont désigné sous le nom d'herpès une maladie différente de celle qui porte ce nom dans les ouvrages de Lorry et de M. Alibert. Il n'est personne qui n'ait observé ces petites vésicules qui bientôt s'excorient, et sont remplacées par une croûte jaunâtre qu'on voit apparaître autour des lèvres après quelques accès de fièvre : cette éruption, que l'on trouve désignée par les nosologistes anglais sous le nom d'herpès *labialis*, peut donner l'idée des caractères du genre herpès.

Les symptômes généraux qui accompagnent ordinairement l'herpès sont peu graves ; ce n'est point une maladie propre à l'enfance : cependant quelques-unes de ses variétés se rencontrent assez fréquemment chez les jeunes enfans.

Les variétés de l'herpès ont été établies, 1° d'après la forme des groupes ou des vésicules. *Herpès phlicténoïdes*, vésicules globuleuses et transparentes, grosses comme un grain de millet, apparaissant sur diverses parties du corps, ordinairement précédées de taches rouges plus ou moins larges, qui sont le siége d'une vive démangeaison. *Herpès iris*, vésicules aplaties, entourées d'anneaux concentriques de différentes couleurs. *Herpès circinnatus*, caractérisé par une tache érythémateuse environnée d'une auréole de vésicules. 2° D'autres variétés ont été établies d'après le siége de la maladie. *Herpès labialis*, *herpès præputialis*, groupe de petites vésicules globuleuses accompagnées de prurit, et qui se développe à la surface interne ou à la surface externe du prépuce. On a encore rangé parmi les variétés de la maladie qui nous occupe, l'herpès *auricularis*, *palpebralis*, *vulvaris*.

Si l'on observait chez un enfant naissant, l'herpès *præputialis* ou *vulvaris*, il faudrait se garder de prendre cette affection pour une maladie vénérienne, et apporter la plus scrupuleuse attention à la forme des vésicules, au léger cercle rouge qui les environne, à la couleur des croûtes qui leur succèdent, à la facilité avec laquelle elles disparaissent sous l'influence d'un traitement approprié.

Le traitement de l'herpès doit être simple, puisqu'ici nous n'avons presque jamais de complications à combattre. Il faut administrer au malade des boissons adoucissantes ou légèrement acidulées, et faire en même temps sur la partie malade, des lotions émollientes, ou bien, lorsque les croûtes se renouvellent continuellement à la surface des excoriations superficielles qui succèdent aux vésicules, on peut laver la partie malade avec une dissolution légère de sulfate d'alumine et de potasse.

ECZEMA.

ECZEMA $\left\{\begin{array}{l}\textit{solare.} \\ \textit{impetiginodes.} \\ \textit{rubrum.} \\ \textit{aigu.} \\ \textit{chronique.}\end{array}\right.$

Cette maladie a été quelquefois confondue avec la gale, et quelques auteurs l'ont décrite sous le nom de dartre squameuse humide (*Alibert*).

Les vésicules arrondies et entourées d'un léger cercle rouge qui caractérisent l'eczema, peuvent se montrer isolées à la face, sur les membres, à la partie supérieure des cuisses, et disparaître assez promptement, soit par la résorption, soit après avoir donné issue au fluide qu'elles contiennent, et qui se concrète sous forme de croûtes légères. L'eczema, dans ce cas, peut être regardé comme aigu; il compromet à peine la santé du malade, n'exige que quelques soins de propreté, un régime adoucissant et des bains émolliens.

Mais lorsque, plus rebelle dans sa marche, il résiste à

ces moyens hygiéniques : lorsque , prenant un caractère chronique, on voit les vésicules se renouveler sans cesse , s'étendre , se multiplier, se confondre, donner lieu à une sécrétion abondante de laquelle résulte la formation des croûtes plus ou moins étendues, au-dessous desquelles pullulent sans cessent de nouvelles vésicules : alors l'amaigrissement, la douleur, le trouble des fonctions digestives, la réaction fébrile qui complète cette série de symptômes , finissent par altérer profondément la santé du malade , et réclament particulièrement les soins et l'attention du médecin.

On peut dire, en général, que l'eczema, soit aigu, soit chronique , se rencontre plus fréquemment chez les adolescens et les adultes que chez les vieillards et les enfans à la mamelle. Cependant il est certaine variété d'eczema que l'on observe assez souvent chez ces derniers; c'est l'eczema du cuir chevelu, que l'on reconnaît par de petites vésicules bleuâtres qui se développent à la tête, et qui, en donnant issue à un fluide qui se concrète promptement, simulent un peu la teigne.

J'ai aussi vu très-souvent sur différens points du tronc et des membres chez les nouveau-nés , apparaître presque subitement de petites vésicules isolées entourées d'un léger cercle rouge, se terminant souvent par résolution, mais se crevant quelquefois, et donnant lieu à une petite croûte superficielle. Ces vésicules sont au nombre de deux , de trois, de quatre ; elles sont fort éloignées les unes des autres, se rencontrent indifféremment à la face, sur le tronc et les membres; et, à cela près de leur nombre, elles offrent de la manière la plus tranchée les caractères de l'eczema. Je ne doute pas que ce ne soit une variété de cette maladie. Je les ai rencontrées sur des enfans âgés à peine d'un jour, et cela me porte à croire qu'il est possible que l'enfant apporte cette éruption en naissant. Les sœurs

de l'hospice des Enfans-Trouvés, par suite des préjugés que
leur inspire une maladie dont l'ombre seule, pour ainsi
dire, les épouvante, ont l'habitude de regarder ces vésicules
comme des pustules vénériennes, et condamnent au traitement anti-syphilitique les nouveau-nés qui les présentent.
M. Baron ne partage pas ordinairement cette crainte; et
j'ai vu ces vésicules disparaître en quelque sorte d'elles-mêmes au bout de peu de jours sur des enfans restés à l'infirmerie.

L'eczema mercuriel pourrait sans doute se développer
chez des enfans allaités par des femmes soumises à l'emploi
extérieur ou intérieur du mercure, mais je n'en connais pas
d'exemple.

Le traitement de l'eczema chronique est aussi difficile
dans son choix et sa direction, qu'incertain dans ses résultats; cependant il est des règles générales qu'il ne faut pas
perdre de vue. Ainsi, on doit avant tout considérer de
quelle nature sont les symptômes de réaction qui surviennent, et quel est le siége des altérations concomitantes de
l'éruption cutanée; soit que l'opiniâtreté avec laquelle se
reproduisent les vésicules et les croûtes de l'eczema soit
due à une altération particulière des fluides, ainsi qu'on le
pensait autrefois, et comme quelques médecins ne seraient
peut-être pas éloignés de le croire aujourd'hui; soit que
l'altération de la sécrétion cutanée provienne d'une altération dans le tissu et dans l'activité nutritive ou interstitielle de
l'organe chargé de cette sécrétion, toujours est-il que le
médecin doit se proposer de modifier l'état actuel de la
constitution du malade, afin de combattre la maladie dont
il est affecté. Or, plusieurs moyens thérapeutiques ont été
conseillés dans ce but. A l'extérieur on a recommandé les
bains émolliens, les lotions saturnines, les applications de
nitrate d'argent fondu, d'acide muriatique étendu d'eau, des
cataplasmes avec la petite chelidoine ou avec l'épurge, les

bains sulfureux ou gélatineux, les douches de vapeur, etc.

A l'intérieur, on a préconisé les acides végétaux et les préparations arsénicales étendues d'eau, les toniques, tels que la serpentaire de Virginie et le quinquina, les préparations sulfureuses, la teinture de cantharides, la douce-amère.

Je me borne à signaler ces médicamens sur lesquels l'expérience ne nous permet pas encore de prononcer, et je pense qu'un praticien judicieux ne doit ni les rejeter tous, ni les admettre exclusivement; mais, lorsqu'il aura épuisé les moyens simples et rationels, et qu'il verra ses premiers efforts infructueux, alors, obligé de combattre en empyrique une affection qui, comme tant d'autres, se joue de nos efforts, il choisira ceux de ces remèdes qui pourront nuire le moins à ses malades, dont il doit avant tout consulter les organes digestifs et l'état particulier de la constitution.

GALE.

GALE { simple
      { compliquée.

La gale est une maladie vésiculeuse que quelques médecins, au nombre desquels on remarque Morgagni, attribuent à la présence d'un insecte (*acarius scabiei*) dont M. Galès dit avoir reconnu la forme, mais que MM. Alibert et Biett ont vainement recherché, quoiqu'ils se fussent aidés d'instrumens microscopiques.

La gale peut être simple, et ne présenter sur les diverses parties du corps, mais surtout aux plis des articulations, que les petites vésicules qui la caractérisent. Elle peut aussi être compliquée, c'est-à-dire, offrir entre les vésicules qui lui sont propres, différens autres modes d'inflammation cutanée, tels que l'*eczema*, le *prurigo*, le *lichen*, le *strophulus*, l'*ecthyma*, etc.

Dans l'un et l'autre cas elle est presque toujours apyrétique et contagieuse ; elle se développe particulièrement chez
les enfans couverts de vêtemens mal propres et mal nourris. Elle se communique ordinairement par les nourrices,
et alors on la voit apparaître aux fesses et aux cuisses des
enfans à la mamelle, parce que ces parties sont appliquées
sur les bras des personnes qui les portent ou qui les soi-
gnent.

Il est rare que la gale donne lieu à des accidens généraux
fort graves ; néanmoins il faut, chez les jeunes enfans, apporter une attention sévère à tous les symptômes qui pourraient en même temps se développer ; et, dans le cas où
quelque organe important deviendrait le siége d'une inflammation plus ou moins violente, il faudrait la combattre
avant tout. Quant au traitement de l'affection cutanée en
particulier, on doit, chez les enfans, employer celui dont
l'application est la plus facile, et je crois que, parmi les
nombreux moyens curatifs imaginés contre la gale, les bains
de Barège artificiels, dont on alterne l'usage avec les bains
de guimauve ou de son, conviennent parfaitement aux enfans à la mamelle. L'efficacité de ce moyen a été constatée
chez les adultes et les enfans plus âgés que ceux dont il
s'agit ici, et je ne doute pas que ce remède ne convienne
également aux très-jeunes enfans.

SUETTE MILIAIRE.

La suette miliaire, dont les caractères ont été tracés précédemment, règne ordinairement sporadiquement. On l'a
principalement observée chez les adolescens et les adultes,
mais je ne sache pas qu'elle ne puisse sévir sur les enfans
à la mamelle. Dans tous les cas, il faudrait isoler les enfans
malades, éloigner du pays où se développe la maladie, ceux
qu'elle n'aurait pas encore atteints ; surveiller avec soin les
symptômes de gastrite, qui compliquent presque toujours

cette maladie, ne pas administrer sans raison les prétendus sudorifiques dont on gorge trop souvent les malades ; et, comme l'a recommandé M. le docteur Rayer, à qui nous devons une excellente monographie sur cette maladie, renoncer à la pratique barbare qui consiste à tenir les malades constamment éveillés, afin de prévenir les raptus vers le cerveau.

VARIOLE, VARICELLE ET VARIOLOÏDE.

La variole n'est point une maladie propre à l'enfance ; elle affecte également les individus de tous les âges ; cependant elle est plus fréquente à l'époque de la seconde enfance que chez les enfans à la mamelle et chez les adultes. La diversité des âges n'imprime à cette maladie que des différences qui tiennent à la nature et au siége de ses complications, car les caractères anatomiques de l'éruption restent toujours les mêmes.

L'histoire de cette maladie renferme des détails nosologiques du plus haut intérêt ; et les travaux auxquels se sont livrés les pathologistes pour remonter à l'origine de la variole, et pour apprécier la nature véritable de ses variétés, pourraient à eux seuls faire le sujet d'une longue monographie. Je me contenterai, dans le simple aperçu que je dois en tracer ici, d'exposer les faits le plus généralement admis relativement à la variole.

Cette éruption est ordinairement précédée et accompagnée de fièvre et d'un trouble plus ou moins marqué dans les fonctions digestives, quelquefois d'une angine, d'une pneumonie, d'une encéphalite ou d'une méningite.

La variole parcourt ordinairement des périodes que l'on distingue de la manière suivante : période d'irritation, d'éruption, de suppuration, de desquamation. Les boutons offrent, pendant ces périodes, une série de caractères ana-

tomiques que nous avons signalés dans le tableau des genres (1). On distingue encore la variole, en simple, discrète
et confluente. Quelques pathologistes, parmi lesquels nous
rangerons Adolphe Henke (2), ont signalé une foule de variétés de la variole, que l'on ne peut plus admettre dès l'instant où l'on sépare la variole de la varicelle; telles sont les
varioles séreuses, siliqueuses, verruqueuses, sanguinolentes ou pourprées, etc. D'autres espèces ont été appelées varioles catarrhales, malignes, nerveuses, putrides, distinctions admises dès long-temps par les nosologistes les plus
célèbres, tels que Sydenham, Vanswieten, etc.

Sans attacher beaucoup d'importance à toutes ces variétés, nous devons cependant considérer deux choses ;
c'est que tantôt la variole ne présente que les symptômes
qui lui sont propres, ou ceux qui résultent des complications
gastriques et pulmonaires qui l'accompagnent presque toujours; tantôt, au contraire, on voit se manifester tout à
coup une phlegmasie de quelque organe important à la vie,
et alors le praticien doit partager son attention entre la
phlegmasie cutanée et celle qui se développe avec elle, pour
diriger vers l'une et l'autre les moyens thérapeutiques qui
leur conviennent.

On a, dans ces derniers temps, appelé *varioloïde*, les
éruptions varioliques qui peuvent survenir même chez des
individus qui ont été vaccinés. M. Moreau de Jonès prétend
que la varioloïde est distincte par ses symptômes, ses effets
et son origine, de la variole commune; qu'on n'est préservé de sa contagion ni par celle de la petite-vérole ordinaire, ni par le pouvoir de la vaccine; que toutefois le virus vaccin modifie son influence pernicieuse (*Mém. lu à
l'Acad. roy. des Scienc.*, oct. 1827.). Cependant un exa-

(1) Voyez page 107.
(2) *Handbuch zur Erkenntniss und heilung der kinderkrankheiten von A.
Henke.* 1821.

men attentif a prouvé que ces sortes de varioles qui naissent malgré la vaccine, ne différaient pas, sous le rapport
des caractères anatomiques, de celles qui surviennent chez
des malades non vaccinés; que souvent même elles offraient
les mêmes complications, et qu'en général elles n'étaient
ni plus bénignes ni plus mortelles. M. le docteur Thomson,
d'Édimbourg, m'a montré des peintures fort exactes de varioles développées après la vaccination, dont les caractères
n'offraient rien de différent d'avec la variole ordinaire. J'ai
surtout remarqué parmi ces peintures, celle d'un jeune
homme qui, dans son enfance, avait été vacciné par Jenner.
Le mot de varioloïde dont M. Thomson s'est lui-même
servi, n'est pour lui qu'un terme de convention, que l'on
pourrait appliquer aux varioles qui surviennent malgré la
vaccination, et auquel on ne doit attacher aucun autre sens
particulier, aucune idée propre à établir et à justifier une différence appréciable dans le caractère anatomique de la maladie, et dans la forme, la marche et la durée de ses symptômes.

Le pronostic de la variole est d'autant plus grave, que
l'organe qui est le siége de la complication est plus important à la vie; ainsi, chez les jeunes enfans, l'encéphalite, et surtout la méningite, sont des complications funestes, et malheureusement trop fréquentes.

On donne le nom de varicelle à une éruption dont la
forme diffère de celle de la variole proprement dite, et
dont les caractères ont été exposés précédemment. Cette
éruption, ordinairement très-bénigne et discrète, est rarement accompagnée de symptômes graves. Elle détermine à
peine de la fièvre; on la voit survenir indifféremment chez
les personnes qui ont été ou non vaccinées. Elle disparaît
ordinairement après quelques jours de durée, et ne laisse
jamais après elle de cicatrices profondes.

Le traitement de la variole doit se borner à l'emploi de

boissons adoucissantes et au régime purement antiphlogistique, lorsqu'aucune complication grave ne s'ajoute à l'é-
ruption; mais, s'il survient une gastrite intense, une pneumonie, une angine, une méningite, il faut alors chercher à
combattre cette complication par des moyens appropriés,
et qui se trouveront indiqués dans l'histoire de chacune
de ces maladies. Que l'on se garde bien, dans le but d'é-
viter ce qu'on appelle vaguement encore l'ataxie et la putridité, d'administrer à l'enfant des toniques et des excitans;
ces médicamens agiront d'une manière d'autant plus funeste chez les enfans à la mamelle, que ceux-ci sont plus
disposés aux phlegmasies de l'appareil gastro-intestinal.
Parmi tous les moyens indiqués dans le but de faciliter la
marche de l'éruption, et de diminuer les douleurs et la
fièvre que cause l'inflammation cutanée, se présente l'opium,
dont le succès a pour appui l'expérience et l'autorité de
Sydenham (1), de Huxham (2), Morton (3), Werlhof (4),
Vanswieten (5), Frank (6), Hufeland (7), et dont A.
Henke (8) dit avoir tiré le parti le plus avantageux dans
une épidémie de petite-vérole qui régna, en 1802, à Bruns-
wich. On pourrait donc ajouter au lait de l'enfant, si ses
douleurs étaient attestées par ses cris, son insomnie et son
agitation, deux ou trois gros de sirop diacode par jour.
Sydenham n'administrait l'opium qu'aux malades déjà avancés en âge, et alors il en usait avec réserve; il préférait,
pour les enfans, le sirop de pavot ou le laudanum liquide;
mais il ne l'employait que lorsqu'il s'y voyait pour ainsi

(1) *Sydenhamii opera*, sect. 3, cap. 2, p. 94.
(2) *Opera phys. med.*
(3) *De variolis*, cap. 7, p. 57.
(4) *De variolis et anthracibus.*
(5) G. Vanswieten, *Com. in Boerrh.* t. 5.
(6) *Epitome de curandis hominum morbis.*
(7) *Bamerkungen über natürliche und gaimpft Blattern.*
(8) Henke, *loco cit.* t. 1, p. 333, édit. allem. 1821.

dire contraint par l'état général d'excitation du malade (1).
Je pense qu'il faut être extrêmement réservé dans l'emploi de
ce médicament, lorsqu'il survient des convulsions, accident
que les enfans offrent assez souvent dans le cours de la variole, et qu'il n'est rationel d'y avoir recours qu'après avoir
essayé de calmer l'irritation du malade par les bains tièdes
et les évacuations sanguines pratiquées suivant les règles
que nous indiquerons en parlant des maladies de l'appareil
cérébro-spinal.

DE LA VACCINE.

Est-il besoin de rappeler ici l'origine de l'immortelle découverte de Jenner, que la reconnaissance publique a pour
toujours gravée dans la mémoire des hommes ? il devient
inutile de copier ce qu'ont répété depuis vingt ans tous les
ouvrages publiés sur ce sujet. Nous devons d'ailleurs de
précieux documens sur l'histoire de la vaccine, aux recherches de G. Pearson, de M. Husson, de R. Willan et de plusieurs autres.

Le procédé pour vacciner est si simple, qu'il est devenu
populaire, et ses effets sont aujourd'hui tellement connus
et appréciés, que l'on ne doit pas balancer à protéger les
enfans, par ce préservatif, d'une de nos maladies les plus
funestes. Cependant, le succès de la vaccine a, dans ces
dernières années, été révoqué en doute, parce que l'on a
vu plusieurs individus affectés de la variole après avoir été
vaccinés. De graves questions élevées sur l'efficacité de la
vaccine contre la petite-vérole, ont paru dignes de fixer
l'attention de l'Académie royale de Médecine, qui s'est
empressée de nommer une commission chargée d'examiner
les faits relatifs à ce point important de pathologie. Dans
un rapport remarquable par sa lucidité et par l'esprit excellent suivant lequel les faits allégués pour ou contre la

(1) Voy. Vanswieten, *Comm. in Bocrrh. aphor.* t. 5, p. 101.

question ont été examinés, M. Paul Dubois, secrétaire de
la commission, a démontré que, bien que la vaccine ait
échoué dans quelques circonstances, ce moyen n'en avait
pas moins modifié presque toujours l'affection variolique,
lorsqu'elle n'en avait pas préservé tout-à-fait les individus.
De sorte que la découverte de Jenner doit encore mériter
la confiance qu'elle a conquise par d'innombrables succès,
et que, si son infaillibilité ne peut être démontrée, il est du
moins impossible de révoquer en doute son immense utilité.
M. Moreau de Jonès a fait remarquer que le virus vaccin
affaiblit et modifie tellement l'influence pernicieuse de la
varioloïde, qu'aux États-Unis, parmi les individus vaccinés qu'elle atteint, à peine en périt-il un sur cent, tandis
que la moitié des non-vaccinés sur lesquels elle se développe,
y succombent.

On peut vacciner à tout âge; cependant je ferai remarquer que l'état de congestion des tégumens pendant les
premiers jours de la vie, semble contr'indiquer, à cette époque, la vaccination; et j'ai vu plusieurs fois, à l'hospice des
Enfans-Trouvés, où l'on vaccine des enfans fort jeunes, un
érysipèle très-intense se développer sur le membre vacciné.

Ce serait peut-être ici le lieu d'entrer dans les détails relatifs à l'histoire de la fausse vaccine, et des éruptions analogues à celles du cowpox, qui se développent au bras après
l'insertion du virus vaccin; mais, outre que le grand nombre de sujets que je suis obligé de traiter dans ce volume,
me force à parler brièvement de chacun d'eux, je n'ose en-
tamer ici des questions encore en litige.

ECTHYMA.

$$ECTHYMA \begin{cases} vulgare. \\ infantile. \\ luridum. \\ cachecticum. \end{cases}$$

L'ecthyma, qui consiste, comme nous l'avons dit précédemment, dans de larges pustules élevées sur une base dure, rouge et enflammée, et couvertes de croûtes d'un jaune verdâtre, s'observe particulièrement chez les enfans faibles, mal nourris et vêtus malproprement. Cette maladie n'est pas contagieuse; mais elle succède souvent à des affections qui offrent ce caractère, telles que la variole, la rougeole, la scarlatine, la gale. En général, l'ecthyma est lié avec une affection chronique de l'appareil digestif ou respiratoire, et se développe souvent dans l'état de marasme et d'affaiblissement où ces maladies ont réduit les enfans.

Les pustules de l'ecthyma se montrent particulièrement au cou, aux épaules, aux bras et sur la poitrine. Il ne se développe quelquefois qu'une seule éruption qui parcourt en assez peu de temps ses périodes; d'autres fois les pustules se renouvellent sans cesse, se multiplient, s'étendent et se confondent. Cette différence dans le cours de la maladie, l'a fait diviser par les auteurs, en aiguë et en chronique. Dans l'un et l'autre cas il y a presque toujours du dégoût, des lassitudes, un amaigrissement rapide et des symptômes plus ou moins intenses.

Bateman, fixant son attention sur l'état cachectique qui accompagne l'ecthyma, a recommandé l'emploi des toniques, tels que le quinquina, la serpentaire de Virginie, la salsepareille et les préparations antimoniales. Mais ne vaudrait-il pas mieux soustraire d'abord l'enfant aux causes extérieures capables d'entretenir l'état d'étiolement et de débilité dans lequel il se trouve; le soumettre à une alimentation meilleure et mieux dirigée, plonger son corps dans les bains mucilagineux et émolliens, et tenir compte, avant de lui administrer des toniques, de l'état dans lequel se trouvent les voies digestives? On se bornera, quant au traitement extérieur, à appliquer sur les pustules des topiques émolliens.

COUPEROSE OU ACNE.

COUPEROSE
OU
ACNE
{ *simplex.*
punctata.
indurata.

La couperose n'a pas été, je crois, encore observée chez les enfans à la mamelle ; elle ne se développe guère qu'après la puberté ; je renvoie donc, pour l'histoire détaillée de cette maladie, aux ouvrages *ex professo* sur les maladies cutanées.

MENTAGRE.

La mentagre n'est point une maladie propre aux enfans ; elle survient presque toujours chez les adultes, et surtout chez les individus dont le menton est garni d'une barbe dure et épaisse. Il faudra se garder de la confondre chez les enfans, avec le *porrigo larvalis*, qui quelquefois n'apparaît d'abord qu'au menton.

IMPETIGO.

IMPETIGO
{ *figurata.*
sparsa.
erysipelatodes.
scabida.
rodens.

Les variétés suivant lesquelles Bateman a divisé l'impetigo, sont évidemment trop nombreuses, et je crois qu'il vaut mieux se borner, avec M. Rayer, aux deux variétés suivantes : l'impetigo *figurata*, l'impetigo *sparsa*.

L'impetigo *figurata* se présente ordinairement sous la forme de plaques résultant de l'agglomération de plusieurs petites pustules, qui bientôt s'excorient, et donnent lieu à la formation d'une croûte un peu épaisse, jaunâtre, légèrement proéminente, entourée d'un cercle inflammatoire peu étendu, et se développant principalement à la face et aux membres.

L'impetigo *sparsa* consiste en diverses agglomérations de pustules qui se développent isolément sur plusieurs parties du corps, mais surtout aux membres inférieurs et sur les avant-bras, les poignets et le coude-pied.

L'impetigo peut affecter une marche aiguë ou chronique; il peut exister avec ou sans trouble dans les fonctions digestives. C'est une maladie beaucoup plus fréquente chez les adultes que chez les enfans; cependant les auteurs rangent parmi les causes prédisposantes de cette maladie, la première et la seconde dentition. Je ne l'ai jamais observée chez les enfans à la mamelle, qui sont, au contraire, fort sujets aux diverses espèces de teignes, et principalement à la teigne muqueuse, entre laquelle et l'impetigo *sparsa* il est fort difficile d'établir une ligne de démarcation bien tranchée.

D'ailleurs l'impetigo, suivant Bateman, peut succéder chez les enfans, à la teigne muqueuse (*porrigo larvalis*, Willan); et, suivant quelques auteurs, les nuances que l'on observe entre la teigne muqueuse et l'impetigo *sparsa*, résultent seulement de la différence des régions sur lesquelles les pustules se développent, et de celles non moins remarquables des âges des individus qui en sont affectés (1).

Quoi qu'il en soit, si l'on rencontrait chez un enfant l'impetigo bien caractérisé, il faudrait combattre la pléthore sanguine, s'il en existait, ainsi que les complications gastro-intestinales, puis modérer l'inflammation cutanée par les bains tièdes d'eau simple ou d'eau de son, par les lotions faites avec la décoction de racines de guimauve,

____

(1) **Rayer**, *Traité des maladies de la peau*, 1er vol. p. 479.

auxquelles on pourrait ajouter des têtes de pavot ou de l'extrait gommeux d'opium ; enfin, M. le docteur Rayer conseille, pour diminuer l'inflammation et la sécrétion morbide, qui en est le résultat, de faire de légères onctions avec l'onguent d'oxyde de zinc et d'acétate de plomb. Il ne faut employer les douches et les bains de vapeur que lorsque la période inflammatoire est passée.

Il ne faut pas perdre de vue que l'impetigo se développe le plus ordinairement chez des enfans épuisés d'avance par d'autres affections cutanées chroniques, et qu'il est souvent accompagné d'une vive démangeaison et d'une forte irritation intestinale, qui, suspendant leur sommeil et troublant leurs fonctions digestives, les réduit au marasme, et les expose aux engorgemens lymphatiques du cou et du mésentère. Il conviendrait sans doute alors de leur faire prendre des bains de Barège, ou des bains de mer, et de les soumettre à tous les soins hygiéniques que réclame l'état général de leur constitution.

TEIGNE FAVEUSE.

Cette maladie est beaucoup plus fréquente chez les enenfans de sept, huit ou neuf ans, que chez ceux qu'on allaite encore. Elle occupe de préférence le cuir chevelu, et se communique par le contact et par l'usage des mêmes brosses et des mêmes peignes. Elle peut occuper d'autres parties que la tête ; je l'ai vu deux fois apparaître aux membres inférieurs sur de très-jeunes enfans, à l'hospice des Enfans-Trouvés ; chez l'un d'eux surtout, cette maladie présentait ses caractères de la manière la plus tranchée : elle s'était développée sur les parties postérieures et latérales des cuisses. L'enfant avait trois semaines quand il fut exposé, de sorte que cette teigne aurait bien pu lui être communiquée par contact, pendant son séjour chez ses parens : les croûtes et l'inflammation qui les entretenait, disparurent au bout de quinze jours par le seul emploi des bains de son et des lotions émollientes. Il resta à leur place une tache d'un rouge violacé, qui commençait à s'effacer trois semaines après, époque à laquelle l'enfant partit pour la campagne.

La teigne faveuse se développe bien plus fréquemment au cuir chevelu; les croûtes qui succèdent aux pustules, s'élargissent, se confondent, et forment un grand nombre de godets ou de dépressions, que l'on a comparées aux alvéoles des ruches à miel, aux dépressions des semences do lupin, aux cupules de quelques lichens. Elles sont d'abord d'un jaune fauve, puis, en vieillissant, deviennent blanchâtres; enfin, elles se brisent, et se détachent du cuir chevelu sous une forme pulvérulente.

Lorsque l'inflammation dure long-temps, elle finit par s'emparer des bulbes des poils, qu'elle altère ou qu'elle détruit de manière à déterminer la chute des cheveux, et la peau reste alors lisse et blanchâtre. Le tissu cellulaire environnant devient le siége d'abcès chroniques, les ganglions du cou se gonflent également, et il n'est pas rare de voir la teigne faveuse se compliquer d'ophthalmie, de coryza et d'inflammation chronique de l'estomac et des intestins.

Lorsque les pustules et les croûtes de la teigne sont peu nombreuses et peu étendues, on peut se borner à faire sur la tête des lotions émollientes, et à établir en même temps sur le tube digestif et sur la peau, une dérivation. On fera donc prendre à l'enfant du petit-lait avec la manne ou le tartrate acidule de potasse, et l'on pourra lui appliquer un vésicatoire à l'un des bras; il ne faudra pas négliger en même temps de lotioner la tête avec la décoction de son et de tête de pavot, ou bien avec l'eau de guimauve ou l'eau tiède. Les soins de propreté sont, dans ce cas, de la plus grande nécessité pour éviter le développement des poux.

qui pullulent ordinairement en très-grand nombre sous les croûtes du favus.

Si les follicules pileux ont été désorganisés par les progrès de l'inflammation, l'avulsion des cheveux devient indispensable; cependant il faudra la remettre à une époque plus éloignée si l'enfant est trop jeune et trop faible; mais quand son âge et ses forces lui permettront de supporter ce traitement, il ne faudra pas balancer à l'entreprendre.

La méthode épilatoire des frères Mahon est celle qu'il convient le mieux d'employer; elle consiste : 1° à nétoyer le cuir chevelu, et le maintenir propre à l'aide de cataplasmes de farine de lin et de lotions savonneuses; 2° à opérer lentement et sans douleur l'avulsion des cheveux. Voici, d'après M. Rayer, en quoi consiste le traitement des frères Mahon.

« Sur tous les points où la teigne faveuse s'est développée, on fait, tous les deux jours, des onctions avec une pommade épilatoire composée de quatre onces de saindoux et d'une poudre n° 1. Ces onctions doivent être continuées pendant un mois et demi ou deux mois, selon que la maladie est plus ou moins invétérée; les jours où l'on ne met pas de pommade, on passe à plusieurs reprises un peigne fin dans les cheveux, qui se détachent sans douleur. Après quinze jours de ces pansemens, on sème dans les cheveux, une fois par semaine, quelques pincées d'une poudre épilatoire n° 2. Le lendemain on passe le peigne dans les cheveux sur les points malades, et on y pratique de nouvelles onctions avec la pommade épilatoire; on continue ainsi pendant un mois ou un mois et demi. On remplace alors la première pommade épilatoire, par une seconde faite avec quatre onces de saindoux et une poudre n° 3, avec laquelle on pratique également des onctions sur les points affectés pendant quinze jours ou un mois, suivant la gravité de la maladie; après ce terme, on ne fait plus des onctions que deux fois par semaine, jusqu'à ce que les rougeurs de la peau soient entièrement disparues; les jours où l'on ne fait pas usage de la pommade, on peigne les malades une ou deux fois en vingt-quatre heures, en ayant soin de ne pas trop appuyer le peigne, qu'on imprègne de saindoux ou d'huile (1).

Cette méthode compte aujourd'hui un grand nombre de succès en sa faveur; elle peut aisément s'appliquer aux enfans à la mamelle (2), et M. Rayer en a cité un exemple remarquable, dont le sujet était une petite fille de trois mois, affectée d'une teigne faveuse au cuir chevelu, traitée le 14 février 1826, par la méthode des frères Mahon, et guérie le 9 mai de la même année. M. Rayer a également traité avec succès une teigne faveuse chez une petite fille qui en était atteinte depuis sa première enfance, et dont l'allaitement venait de finir lorsque ce médecin lui donna ses soins. « Je rasai la tête de cet enfant, dit M. Rayer, et je la couvris d'un cataplasme de farine de lin; les croûtes ramollies ne tardèrent pas à se détacher; tous les jours je lavai la tête avec une décoction de graine de lin; au bout de quatre à cinq jours la surface du cuir chevelu était parfaitement nétoyée; j'appliquai alors un vésicatoire à chaque bras, j'entretins ces exutoires pendant trois mois, et tous les jours je lavai moi-même la tête de cet enfant avec une décoction de graine de lin; j'obtins ainsi, sans épilation, la guérison de cette teigne faveuse, et les vésicatoires furent graduellement supprimés (3) ».

Je crois qu'il serait rationel de tenter, avant tout, la guérison de la teigne faveuse par de simples moyens anti-phlogistiques, et de n'avoir recours à la dépilation que lors-

(1) Rayer, *loc. cit.* p. 508.
(2) *Recherches sur le siège et la nature des Teignes,* par Mahon jeune. Paris, 1829, in-8°, fig. col.
(3) *Loc. cit.* p. 513.

que ces premières tentatives auront été sans succès. Dans tous les cas, il faut renoncer à la méthode barbare de la calotte, dont l'idée seule, et dont l'appareil glace d'épouvante les malheureux enfans, que, dans les villes de province, certains médecins condamnent encore à ce supplice.

TEIGNE ANNULAIRE.

Elle est rare chez les enfans à la mamelle; elle se montre plus ordinairement depuis l'âge de deux ans jusqu'à la puberté. Elle est évidemment contagieuse, et c'est une des inflammations les plus rebelles du cuir chevelu. Il conviendra d'employer, pour la combattre, le même traitement que celui que nous avons indiqué pour la teigne faveuse.

TEIGNE GRANULÉE.

La teigne granulée, dont les caractères propres et distinctifs ont été précédemment exposés, est moins fréquente que la teigne faveuse, et se rencontre rarement chez les enfans à la mamelle. Elle est, du reste, ordinairement accompagnée des mêmes symptômes généraux, et exige à peu près le même traitement que la teigne faveuse.

TEIGNE MUQUEUSE.

La teigne muqueuse est extrêmement fréquente chez les enfans à la mamelle; elle se développe ordinairement vers l'âge de trois, cinq et huit mois. Elle n'est ni dangereuse ni contagieuse, et il est rare de voir périr de cette maladie les nombreux enfans qui s'en trouvent atteints. Le vulgaire, que séduit aisément la théorie du vice et de la corruption des humeurs, regarde habituellement cette affection du cuir chevelu comme une dépuration salutaire aux enfans. Quel que soit, au reste, le peu de fondement de cette opinion, il est prouvé que, durant le cours de cette maladie, les enfans présentent rarement les complications gastriques ou thoraciques, qui rendent quelquefois si funestes les maladies cutanées; et l'on voit ordinairement la teigne muqueuse disparaître sans laisser après elle les traces d'aucune de ces modifications morbides qu'apportent quelquefois à la constitution des individus certaines affections de la peau. J'ai vu un assez grand nombre d'enfans à la mamelle atteints de la teigne muqueuse, à l'hospice des Enfans-Trouvés; très-peu d'entre eux ont péri, et le plus grand nombre a repris, après la disparition de cette inflammation, un état de fraîcheur et d'embonpoint qui venait à l'appui de la croyance populaire dont j'ai parlé. Cependant, je suis loin de penser que cette assertion générale ne doive subir des exceptions, et j'avoue qu'il est possible de voir la teigne muqueuse compliquée d'une inflammation plus ou moins intense des voies digestives.

La teigne muqueuse peut exister à l'état aigu ou à l'état chronique; borner ses ravages au cuir chevelu ou les étendre à la face ou au cou; être ou non accompagnée de fièvre, et déterminer quelquefois de petits phlegmons autour des oreilles et à la surface du crâne, ainsi que l'engorgement des ganglions lymphatiques du cou; on peut la voir aussi compliquée de muguet, d'angine ou d'ophtalmie, et exister en même temps que d'autres phlegmasies cutanées.

De simples lotions émollientes sur les parties enflammées, et quelques doses légères de mercure doux, administrées dans le but d'établir une dérivation sur le tube intestinal, constitueront le traitement de la teigne muqueuse aiguë. Mais, si la maladie prend une marche chronique, et résiste à ces moyens simples; si, par suite de l'excrétion abondante qu'elle produit, elle épuise les forces de l'enfant, et le conduit au marasme; si elle s'étend à la face, aux parties supérieures du cou, et détermine des engorgemens chroniques des glandes lymphatiques, alors il conviendra d'employer des moyens plus énergiques, tels que des dérivatifs sur la peau, des boissons légèrement toniques, une nourriture succulente pour réparer les pertes abondantes du malade, les lotions sulfureuses, et, enfin, les onctions avec le cérat de saturne et la pommade de zinc ou de nitrate acide de mercure, afin de changer le mode d'irritation de la peau. Il est rare qu'on ait besoin d'avoir recours à la méthode épilatoire, parce que cette inflammation attaque rarement les bulbes des poils, et qu'elle ne laisse jamais après elle de cicatrices, tant son siége est superficiel. On combattra par des moyens convenables les différentes complications de la teigne muqueuse, telles que l'ophtalmie, la gastro-entérite, le muguet, etc. (1).

PRURIGO.

$$\text{PRURIGO} \left\{ \begin{array}{l} \textit{mitis.} \\ \textit{formicans.} \\ \textit{senilis.} \\ \textit{infantilis.} \end{array} \right.$$

Cette inflammation papuleuse, caractérisée par la démangeaison qu'elle cause, est souvent compliquée d'une inflammation gastro-intestinale; elle s'observe également chez les enfans et les vieillards : cependant elle est un peu

(1) Le docteur Jemina (de Mondovi) a publié de nombreuses observations qui démontrent toute l'efficacité du tartrate de potasse dans le traitement de la teigne muqueuse de la face (*porrigo larvalis*, *Willan*) chez les enfans à la mamelle. C'est par l'intermédiaire de la nourrice qu'il administre le médicament. La dose habituelle est d'un gros à deux gros dans une livre et demie à deux livres de décoction de chiendent sucrée. On fait prendre cette tisane à la nourrrice dans la journée, et on répète chaque jour jusqu'à entière guérison. C'est spécialement dans les cas où la maladie, rebelle à tous les moyens conseillés généralement, était devenue chronique, qu'on a constaté les avantages de ce traitement interne. Voyez les *Observations du docteur Jemina*, dans les Archives générales de médecine. Tome 21, p. 581 et suiv., année, 1829.

11

moins rare chez les très-jeunes enfans; elle se rencontre quelquefois sur eux, de sorte que si l'on a cru devoir établir une variété du prurigo par rapport à l'âge avancé auquel on le voit souvent se manifester (*prurigo senilis*) , on peut bien appeler *prurigo infantilis* une variété de la même maladie, qui s'observe à l'autre extrême de la vie. C'est de ce dernier seul que je vais m'occuper, et je commencerai par en citer un exemple.

7ᵉ OBSERVATION.

Dans le mois de septembre 1826, on apporta à l'hospice des Enfans-Trouvés, une petite fille âgée de six mois environ, dont la mère se trouvait à l'hôpital Cochin. Elle était pâle, flétrie, réduite au marasme, affectée d'une diarrhée abondante et d'une légère ophtalmie. Les langes sales et déchirés dont elle était développée, ainsi que son amaigrissement, dénotaient qu'elle était élevée dans la misère; elle criait presque continuellement, saisissait le mamelon avec la plus grande avidité, et n'avait aucun moment de sommeil; sa figure, son cou et ses avant-bras étaient le siége d'un grand nombre de petites papules très-peu proéminentes, déchirées et sanglantes, ou couvertes de petites croûtes noirâtres, formées sans doute par la dessiccation du sang. Les jambes et le tronc offraient également de petites papules plutôt sensibles au toucher qu'à la vue, mais nullement déchirées, parce que sans doute l'enfant ne pouvait gratter ces parties, renfermées dans les langes. On voyait en outre, sur tout le corps, des traces innombrables de morsures de puces, de sorte que cette petite fille paraissait avoir été long-temps en proie aux doubles douleurs que lui causaient la violence de son mal et les piqûres des insectes. dont elle était dévorée.

On plongea cet enfant dans une décoction d'eau de gui-

mauve, on pratiqua sur son corps et ses membres des onctions d'huile d'amandes douces, et l'on eut soin de lier et
d'envelopper les mains et les bras. On lui fit prendre à
l'intérieur la décoction de riz édulcorée avec le sirop de
guimauve, et elle fut nourrie avec du lait coupé.

Les douleurs, les cris et l'insomnie durèrent pendant
quelques jours; mais, enfin, l'irritation cutanée ayant été
apaisée par l'influence du traitement indiqué ci-dessus,
l'enfant devint plus calme, ses fonctions digestives, ainsi
que son sommeil, se rétablirent, et, au bout de quinze jours,
le prurigo n'avait plus laissé que quelques traces violacées
sur le cou et les membres supérieurs. Trois semaines après,
lorsque déjà ses forces et son embonpoint commençaient à
revenir, l'enfant fut rendu à ses parens, chez lesquels il
retrouva sans doute toutes les causes qui avaient développé
sa maladie, et auxquelles l'exposaient inévitablement leur
affreuse misère.

Ainsi, le prurigo, chez les jeunes enfans, peut avoir pour
cause la misère et la malpropreté. Il peut être local ou général, simple ou compliqué d'une autre affection cutanée,
mais surtout du lichen et de la gale.

Dans le prurigo général, les bains émolliens, puis alca-
lins savonneux ou sulfureux, les boissons adoucissantes ou
légèrement acidulées, constitueront le traitement. Dans le
prurigo local, il faudra pratiquer sur la partie malade, des
lotions émollientes, sulfureuses ou alcalines, alternativement. On a employé avec succès les douches gélatino-sul-
fureuses. Il faut surtout apporter le plus grand soin à combattre le prurigo qui se développe aux environs de la vulve
et de l'anus chez les enfans qui commencent à avancer en
âge, parce que la démangeaison excessive dont ces parties
deviennent le siége, porte les enfans à les gratter continuèl-
lement, ce qui les entretient dans un état d'irritation et
d'éréthisme très-préjudiciable à leur santé.

On peut consulter avec avantage, pour plus de détails sur le prurigo, les travaux de M. le professeur Alibert, de M. Mouronval, et l'ouvrage de M. Rayer sur les maladies cutanées.

STROPHULUS.

STROPHULUS $\left\{\begin{array}{l}\textit{intertinctus.}\\ \textit{albidus.}\\ \textit{confertus.}\\ \textit{volaticus.}\\ \textit{candidus.}\end{array}\right\}$ VOLATICUS PERSTANS.

Le strophulus est une maladie commune chez les enfans à la mamelle ; il présente plusieurs variétés, au sujet desquelles je ferai ici quelques remarques. Je veux parler surtout de celles que Bateman a décrites sous les noms de *candidus* et *albidus*.

Le strophulus *candidus*, qui, suivant le pathologiste anglais, consiste en des boutons assez larges, ayant une surface unie et brillante, ce qui lui donne une couleur moins prononcée que l'épiderme adjacent, a été vu sur les épaules et les bras, lorsque le porrigo *larvalis* occupait la face (1). J'ai aussi vu deux fois une éruption de cette espèce ; elle occupait le cou et les bras chez une petite fille de cinq mois, qui était affectée d'une teigne muqueuse et d'une gastroentérite ; elle mourut, et la dissection attentive du prétendu bouton, me fit voir qu'il renfermait une petite accumulation de matière puriforme, qui, écrasée sur l'ongle et humectée avec une goutte d'eau, s'y divisa très-promptement. Il y avait trois boutons de cette espèce au bras droit et deux au cou, chacun d'eux me présenta le même phénomène. Chez un garçon de quinze jours, deux boutons

(1) Bateman, Abrégé pratique des maladies de la peau. (*En anglais.*)

làrges, durs, luisans et d'un aspect blanchâtre, se developpèrent à la face, sans cause connue; ils restèrent huit jours dans cet état; au bout de ce temps, la pellicule qui les couvrait se ramollit, se déchira, et les boutons furent remplacés par de petites croûtes jaunâtres, qui ne tardèrent pas à tomber, et laissèrent la peau violacée dans les points qu'elles avaient occupés.

D'après ces considérations, on devrait donc être porté à croire que le strophulus *candidus* n'est point, à proprement dire, une papule, mais bien une pustule, qu'on pourrait rapporter à l'espèce particulière de pustules qui, le plus souvent, existe en même temps sur d'autres parties du corps de l'enfant.

Quant au strophulus *albidus*, je n'ai pas été à même de faire les mêmes observations; mais, comme il ne diffère guère du précédent que par le cercle rouge dont sa base est environnée, je pense qu'on peut y appliquer les mêmes remarques.

Il n'en est pas de même dès autres variétés : elles conservent toutes le type des caractères de leur espèce; elles consistent en de petits boutons d'un rouge plus ou moins foncé, légèrement proéminens, groupés ou clair-semés sur la face, le tronc ou les membres, et désignées par les auteurs de divers traités des maladies des enfans, sous le terme vague de *boutons*, de *rougeurs*, d'*élevures*, de *feux des dents*, etc.

Le strophulus *intertinctus* est caractérisé par des boutons d'un rouge vif, disséminés sur la face, les membres ou les mains, et présentant entre eux des taches érythémateuses.

Le strophulus *confertus* consiste en un grand nombre de boutons plus ou moins rapprochés, d'un diamètre variable, donnant au corps, par leur réunion et leur grand nombre, une teinte rouge plus ou moins foncée.

Le strophulus *volaticus* est, sans contredit, le plus fréquent chez les enfans; cependant il se voit chez les adultes (1) ; on le voit surtout l'été se développer sur presque tous les enfans qui sont allaités à l'hospice des Enfans-Trouvés. Il consiste en de petits boutons circulaires qui se groupent sur les joues ou sur le tronc, et qui, au bout d'un ou de deux jours, s'affaissent, et disparaissent pour être remplacés par d'autres boutons qui suivent la même marche. Cette éruption successive dure quelquefois plusieurs semaines.

Je crois que Bateman a beaucoup exagéré les complications du strophulus; il est vrai qu'il est quelquefois accompagné de symptômes de gastrite et de gastro-entérite; mais, le plus souvent, ces symptômes sont nuls ou légers, et parmi les nombreux enfans que j'ai vus atteints de strophulus, à l'hospice des Enfans-Trouvés, il n'y en avait qu'un petit nombre qui fussent assez malades pour passer à l'infirmerie.

Cependant, comme le strophulus apparaît souvent à l'époque de la dentition, qui est aussi celle où se développent le plus grand nombre de maladies chez les enfans, il n'est pas étonnant que l'on ait fréquemment observé alors des symptômes d'affections intestinales.

Le strophulus n'exige aucun traitement par lui-même : ce sont ses complications qu'il faut combattre par les moyens que nécessitera la nature de chacune d'elles.

LICHEN.

LICHEN
- *simplex.*
- *pilaris.*
- *circumscriptus.*
- *agrius.*
- *lividus.*
- *urticatus.*
- *tropicus.*

(1) Je connais une dame de 32 ans, atteinte d'une affection chronique des voies digestives, sur les bras et les mains, de laquelle apparaissent de nombreux boutons de *strophulus volaticus* toutes les fois que les symptômes de l'inflammation chronique des intestins s'exaspèrent.

L'inflammation lichénoïde est plus fréquente chez les enfans de huit à dix ans, et surtout chez les adultes, que chez les enfans à la mamelle, sur lesquels je n'ai pas eu l'occasion de l'observer. Dans tous les cas, on reconnaîtrait toujours cette affection aux caractères qu'elle conserve dans chacune de ses variétés.

Le lichen *simplex* consiste en de petits boutons qui se développent à la face ou sur les bras, dont le début est accompagné de fièvre, et qui souvent sont remplacés par des exfoliations farineuses qui durent plus ou moins long-temps. Suivant Lorry, il peut reparaître de nouveau chez le même individu pendant chaque été.

Dans le lichen *pilaris*, les boutons paraissent aux racines des poils de la peau.

Des faisceaux ou des réunions de boutons, disposés circulairement, caractérisent le lichen *circonscriptus*.

Le lichen *agrius*, un des plus graves par ses complications, et surtout par l'état fébrile qui l'accompagne, se manifeste sous la forme de larges boutons d'un rouge vif, très-enflammés, très-douloureux, qui bientôt s'excorient, se couvrent d'écailles, et ressemblent alors à un impétigo.

Enfin, le lichen *lividus* est caractérisé par la couleur livide de ses boutons et les pétéchies qui s'y mêlent. Le lichen *urticatus* est remarquable par la ressemblance qu'offrent ses boutons avec les traces des piqûres d'orties; et Bateman a compris, sous le nom de *lichen tropicus*, les éruptions papuleuses qui se développent sous l'influence du climat de ces contrées.

Les bains émolliens dans la période inflammatoire du lichen, les bains sulfureux et les lotions saturnines, les boissons acidulées, et surtout la limonade sulfurique vers la fin de la maladie; enfin, l'éloignement des causes atmosphériques propres à développer le lichen, doivent faire la base du traitement, sur lequel on trouvera d'amples détails dans les ouvrages de Bateman, de M. Alibert et de M. Rayer.

CANCER, LUPUS, ELEPHANTHIASIS.

Le cancer, le lupus, l'éléphanthiasis des Grecs, ne sont pas des maladies propres à la première enfance; leur histoire doit trouver sa place dans les ouvrages de pathologie générale.

LÈPRE.

LÈPRE $\left\{\begin{array}{l}\textit{vulgaris.}\\ \textit{alphoïde.}\\ \textit{nigricans.}\end{array}\right.$

Je ne crois pas que la lèpre ait été observée chez les enfans à la mamelle. M. Baron, dont l'expérience doit faire autorité, ne l'a jamais vue à l'hospice des Enfans-Trouvés, et M. Rayer dit ne l'avoir pas rencontrée chez des enfans à la mamelle. Mais il n'en est pas de même après la première dentition, car on a souvent l'occasion de voir les différentes variétés de la lèpre à l'hospice des Enfans-Malades. On pourra consulter l'ouvrage de M. Alibert, et l'excellent chapitre que M. Rayer a consacré dans son ouvrage, à l'histoire de cette maladie.

PSORIASIS.

PSORIASIS $\left\{\begin{array}{l}\textit{guttata.}\\ \textit{diffusa.}\\ \textit{gyrata.}\\ \textit{inveterata.}\end{array}\right.$

Le psoriasis peut attaquer les enfans à la mamelle; c'est d'ailleurs une des maladies cutanées qui se communiquent le plus évidemment par hérédité. Il a souvent été décrit sous le nom de dartre squameuse, ou confondu avec la lèpre ; on l'a pris aussi quelquefois pour des pustules syphilitiques. On évitera ces méprises, en faisant attention aux caractères anatomiques propres à cette maladie, et que nous avons tâché d'exposer dans les tableaux qui précèdent.

Le psoriasis *guttata* consiste en de petites plaques squameuses qui recouvrent une petite élevure solide, rouge, du volume de la tête d'une épingle, et dont le sommet se couvre bientôt d'une petite écaille sèche et blanche. Le centre de ces plaques est constamment plus élevé que leurs bords : les intervalles qui les séparent sont plus ou moins larges, et elles sont accompagnées d'un cercle inflammatoire assez animé. Lorsque les plaques sont allongées en spirale, elles portent le nom de *psoriasis gyrata* (Willan). Si les plaques se multiplient, s'étendent et se confondent, on désigne le psoriasis par l'épithète de *diffusa*. Lorsque cette inflammation squameuse persiste plusieurs mois ou plusieurs années, on l'appelle *inveterata*; les anciens lui donnaient aussi le nom d'*agria*; et, comme la peau prend alors un aspect qui a quelque analogie avec l'écorce des arbres couverts de lichens, M. Alibert a décrit la maladie qui nous occupe, sous le nom de *dartre squameuse lichénoïde*.

Quelle que soit, du reste, la disposition des squames du psoriasis, il peut se développer au cuir chevelu, à la face, autour des yeux (*psorophtalmie*), autour des lèvres, sur le tronc, le scrotum, le prépuce, ou les mains, les pieds, ou les autres parties des membres.

Les enfans peuvent être affectés du psoriasis depuis l'âge de deux mois jusqu'à deux ans, ce qui, suivant la remarque de Bateman, a engagé Willan à en faire une espèce distincte appelée *psoriasis infantilis*. L'observation suivante peut en fournir un exemple.

8ᵉ OBSERVATION.

Joseph, âgé de trois mois, est allaité depuis deux mois et demi à l'hospice des Enfans-Trouvés; il est maigre, pâle et chétif; il est souvent affecté de dévoiement, et vomit quelquefois le lait peu de temps après l'avoir pris. On le fait passer à l'infirmerie, le 25 mai 1826, pour une affection cutanée survenue depuis dix jours : cette affection consiste en une plaque écailleuse grisâtre, irrégulière, large de trois lignes, longue d'un demi-pouce, développée au niveau et dans le sens de la ligne enfoncée qui sépare le menton de la lèvre inférieure. Cette écaille est superficielle, et environnée d'un léger cercle rouge; elle commence à se fendiller au centre. Il en existe deux autres plus larges et non moins irrégulières, à la partie interne de l'avant-bras droit; et l'on en voit une troisième, large comme une pièce de deux francs, à la hanche gauche. Ces écailles sont légèrement saillantes, leurs bords frangés s'en vont en mourant, et sont entourés d'une ligne d'un rouge assez vif, qui suit les irrégularités des bords de l'écaille, comme le font les lignes colorées par lesquelles on indique les limites d'un pays sur les cartes de géographie.

L'enfant est sevré; il boit du lait coupé et sucré, et chaque matin est tenu pendant une demi-heure plongé dans une décoction de son.

Son insomnie, ses douleurs attestées par les cris, son amaigrissement progressif, la continuation de son dévoiement, le conduisent rapidement à la mort. Il succombe huit jours après son entrée à l'infirmerie, lorsque déjà des croûtes détachées ne se reproduisaient plus, et laissaient voir la peau couverte de petits boutons à peine saillans, et d'une couleur violacée dans les points que les écailles avaient occupés. On trouva, à l'ouverture du cadavre, une violente inflammation du colon. Tous les autres organes étaient dans l'état sain.

Le traitement du psoriasis doit être plus ou moins actif, suivant que la maladie est récente ou invétérée; dans le premier cas, il suffit de quelques applications émollientes, soit par affusions, soit sous forme de bains, pour que la peau perde son état d'irritation, et se débarrasse des écailles qui se forment sans cesse sur les points enflammés; dans le second cas, on a d'abord à combattre l'inflammation chronique des tégumens, et ensuite l'état dans lequel se trouve actuellement la constitution du malade.

On a conseillé, pour remplir le premier but, les lotions et les bains émolliens et narcotiques. Pour parvenir au second, on a préconisé des médicamens internes, tels que le sel d'Epsom, le sous-carbonate de potasse, le calomel, la résine de jalap, la teinture de cantharides, les préparations arsénicales continuées pendant plusieurs mois; mais, outre qu'il nous paraît peu rationnel, ainsi que l'a fait remarquer M. le docteur Rayer, « de soumettre à un traitement arsénical des malades affectés de psoriasis invétérés, dans le faible espoir de produire une amélioration passagère, et avec la crainte non moins fondée de porter quelque funeste atteinte à des organes intérieurs plus irritables que la peau (1) », il est plus convenable d'essayer de modifier avantageusement la constitution des enfans affectés de psoriasis, en les changeant de nourrices, de climat, d'habitation; en les entourant de soins, de propreté, et en combattant avec prudence l'état pathologique dans lequel se trouvent souvent alors les voies digestives.

PITYRIASIS.

Le pityriasis ne doit pas être confondu avec la crasse du cuir chevelu qu'on observe chez les nouveau-nés. Il con-

____

(1) *Traité des Maladies de la Peau*, t. 2, p. 45.

siste en une très-légère inflammation de la peau, accompagnée et suivie d'une exfoliation furfuracée de l'épiderme. Il peut se remarquer à la tête et sur les différentes parties du corps. Il n'est, à proprement dire, qu'une terminaison d'une inflammation érythémateuse, érysipélateuse ou lichénoïde; et je m'étonne que les pathologistes, et Bateman en particulier, aient décrit, comme appartenant à cette espèce d'inflammation, plusieurs variétés qui appartiennent plutôt à d'autres maladies qu'à celles dont il s'agit, et avec laquelle elles n'ont de commun que l'exfoliation de l'épiderme.

Le pityriasis peut s'observer à la tête, aux sourcils, aux bras, sur le tronc et sur les membres. L'inflammation cutanée qui l'accompagne est si peu de chose, qu'on devrait plutôt le ranger parmi les altérations de l'épiderme que parmi les inflammations de la peau, et je ne le place ici que pour me conformer à l'ordre établi par des auteurs dont le nom fait autorité dans la science. Quelques soins de propreté me paraissent devoir suffire dans le traitement du pityriasis, à moins qu'il n'ait pour cause une affection cutanée plus grave, telle que l'érysipèle ou le lichen.

GERÇURES.

Les gerçures se développent, chez les nouveau-nés, dans les plis des articulations, mais surtout à l'aîne. On y remédie, en les saupoudrant de poudre de lycopode, d'amidon ou de bois vermoulu, qu'il faut avoir soin de tamiser. On évitera les poudres d'oxyde blanc de plomb, parce que, suivant la remarque de M. Gardien, les enfans pourraient éprouver des accidens analogues à la colique des peintres, ainsi que l'ont observé Plenck et le professeur Chaussier. Si ces gerçures résistaient aux soins de propreté, aux lotions émollientes et à l'application des poudres dont nous avons parlé, on pourrait employer l'onguent dont Rosen a donné la formule : *cérat, demi-once ; poudre de licopode et fleurs de zinc, de chaque, un gros.* Cette pommade pourrait changer le caractère chronique et indolent que ces gerçures sont quelquefois susceptibles de prendre.

Il ne faudra pas confondre les gerçures dont il s'agit ici, avec les lignes fendillées que l'on observe à la surface du corps lors de l'exfoliation de l'épiderme.

PUSTULE MALIGNE, CHARBON.

Les enfans à la mamelle peuvent sans doute être affectés de la pustule maligne et du charbon ; mais ces maladies sont excessivement rares à cet âge ; si elles s'y montraient, il faudrait les combattre par les moyens énergiques qui ont été conseillés en pareils cas.

GANGRÈNE DES NOUVEAU-NÉS.

Je comprends sous le nom de *gangrène des nouveau-nés,* une variété de l'inflammation gangréneuse que l'on remarque particulièrement dans les premiers instans de la vie, chez les enfans dont l'appareil respiratoire et circulatoire exécute imparfaitement ses fonctions, d'où résulte un état de congestion sanguine très-évident aux extrémités qui deviennent violacées, froides, et bientôt s'atrophient, se dessèchent, se décomposent, se sphacèlent, jusqu'à ce qu'un cercle inflammatoire vienne borner les ravages de cette gangrène, fort analogue à ce que les auteurs ont appelé gangrène sénile, ou bien jusqu'à ce que la mort termine elle-même cette désorganisation des tégumens.

C'est ordinairement par les doigts ou les orteils que commence la gangrène ; on la voit aussi se manifester aux jambes et aux bras ; la peau qui environne les ongles prend un aspect violacé, se tuméfie, puis se retire, se ride ou se couvre de petites bulbes, qui contiennent un fluide sanguinolent. Bientôt ce fluide s'écoule, une excoriation livide remplace les bulbes, et les tégumens prennent un aspect brunâtre, emphysémateux, et répandent une odeur de gangrène fort évidente. Pendant ce temps, l'enfant, presque immobile, impassible, respirant à peine, ne faisant entendre qu'un cri étouffé et plaintif, s'éteint graduellement après avoir offert son ventre balonné, les différentes parties de son corps œdémateuses, et des taches ou pétéchies scorbutiques sur le tronc et les membres.

Underwood me paraît avoir confondu l'inflammation gangréneuse dont je parle, avec l'érysipèle. Il a dit, à l'occasion de cette dernière maladie : « Nous avons observé des » variations assez remarquables : quelques enfans sont venus » au monde, non-seulement avec des taches dures et pres- » que livides sur quelques parties de leur corps, avec des » excoriations ichoreuses sur l'abdomen et les cuisses, mais » encore avec des espaces assez considérables de la peau » déjà mortifiés par la gangrène. Immédiatement après leur » naissance, des enfans ont eu la crête du tibia couverte » d'une large escarre gangréneuse, et d'autres plus petites » se sont formées sur d'autres parties des jambes, sur les » doigts et sur les orteils (1). »

Je crois qu'il existe réellement une différence entre l'inflammation érysipélateuse ordinaire et la gangrène de la peau, dont il est ici question. Ici ce n'est pas par un excès d'inflammation que la gangrène survient, mais par suite d'un grand trouble dans la circulation capillaire, et du séjour d'un sang peu riche en oxygène dans les mailles du derme et du tissu cellulaire sous-cutané, d'où résulte inévitablement cette sorte de flétrissure ou de dégénération gangréneuse des tégumens.

Chez tous les enfans qui offraient cette teinte livide des

____

(1) Underwood, traduit par Eusèbe de Salle, p. 347.

extrémités, cette tuméfaction œdémateuse, et même cette gangrène pour ainsi dire spontanée de la peau, j'ai trouvé les poumons peu crépitans et gorgés de sang, les cavités droites du cœur et tout le système veineux considérablement distendus par ce fluide, qui, pénétrant et engorgeant tous les organes, disposait, par cela même, leur trame à se désorganiser.

On doit, dans le traitement, se proposer de diminuer la pléthore sanguine par l'application de quelques sangsues, soit à l'anus, soit aux aisselles, et activer le mouvement capillaire du sang dans les parties sous-cutanées, en exerçant sur le corps des frictions sèches ou aromatiques. Lorsque la gangrène se sera déclarée, il faudra panser les escarres ou les ulcères, avec des lotions de quinquina, de vin ou de serpentaire de Virginie. Mais quelle efficacité pouvoir espérer de l'administration des cordiaux pris à l'intérieur, chez des êtres dont la délicatesse et l'irritabilité des organes digestifs contre-indiquent naturellement ces remèdes, et dont l'estomac est très-souvent enflammé ou prêt à l'être, ainsi que nous le verrons par la suite? Underwood a fait remarquer que le docteur Wolsman ayant ouvert le cadavre de deux enfans qui avaient succombé à l'érysipèle, il avait trouvé les membranes de l'estomac si peu consistantes, que le moindre effort suffisait pour en détacher quelque partie.

BRULURE, ENGELURES.

L'histoire de la brûlure et des engelures chez les nouveau-nés ou les enfans à la mamelle, ne comportant aucunes considérations particulières ni aucuns détails différens de ce que présente l'exposition de cette maladie chez les adultes, je crois pouvoir me dispenser d'entrer, à ce sujet, dans des détails qui se trouvent, du reste, dans tous les ouvrages de pathologie générale.

MALADIES DES DÉPENDANCES DE LA PEAU.

Je parlerai seulement ici de l'icthyose, des altérations des follicules cutanés et de la sécrétion puriforme de la peau.

L'icthyose est une affection de l'épiderme qui se présente sous forme de plaques non superposées, mais séparées les unes des autres par des lignes irrégulières et peu profondes. Ces plaques épidermiques sont ordinairement d'un gris sale et comme terreux; elles se détachent, et, en tombant, elles laissent au-dessous d'elles le derme épaissi et un peu rugueux au toucher. Cette maladie est ordinairement congénitale. Elle persiste plusieurs années, et se présente, soit partiellement, soit sur toutes les parties du corps.

Il ne faut pas confondre l'icthyose des nouveau-nés avec l'exfoliation de l'épiderme dont nous avons parlé, et qui s'opère dans les premiers jours de la naissance. L'épaisseur des lames d'épiderme, leur renouvellement continuel, la persistance de la maladie au-delà du terme ordinaire de l'exfoliation épidermique, et, enfin, la forme et l'aspect des lamelles, sont des circonstances propres à différencier ces deux états pathologiques. Les bains tièdes et émolliens, les frictions faites légèrement avec l'huile d'amandes douces ou l'huile d'olive, les boissons acidulées, les soins d'une extrême propreté, doivent constituer le traitement de l'icthyose chez les nouveau-nés. Le temps, mieux encore que les remèdes, guérira cette maladie que l'on a vu, du reste, persister jusqu'à un âge fort avancé.

Follicules cutanés. — Les follicules de la peau, chez les enfans naissans, sont très-développées. Leur disposition et leur situation, par rapport aux autres parties constituantes de la peau, ont été très-bien décrites dans un mémoire de E.-H. Weber, inséré dans le cahier de décembre 1827 du Journal complémentaire du Dictionnaire des Sciences médicales. Ces follicules, très-saillans à la face et au scrotum, sont sujets à s'engorger, à se tuméfier, et à former une saillie dont le centre est ordinairement noirâtre, et que quelques pathologistes ont désignée sous le nom de *crinons* (1). Lorsque l'on presse ces saillies, on en fait sortir une espèce de petit bourbillon noirâtre, que l'on pourrait prendre pour un ver, et qui est le résultat de la désorganisation du follicule. Cette maladie, ordinairement peu étendue, disparaît avec l'âge, et ne nécessite aucun traitement particulier. Cependant, s'il existait un grand nombre de ces follicules ainsi tuméfiés, comme ils sont ordinairement le siége d'une démangeaison assez vive, il faudrait pratiquer sur la peau des lotions adoucissantes, et extraire, par la pression ou à l'aide d'une aiguille, le bourbillon contenu dans la petite tumeur folliculeuse.

On peut regarder le suintement puriforme que la peau des enfans présente dans quelques points, et surtout derrière les oreilles, comme une altération de sécrétion du derme dont la surface, privée d'épiderme, sécrète continuellement une humeur qui se concrète sous forme de croûtes jaunâtres. Ce suintement est ordinairement favorable à la santé des enfans; car l'expérience a démontré que, lorsqu'on le supprimait tout à coup, des accidens plus ou moins graves, tels que l'encéphalite, une ophthalmie, etc., ne tardaient pas à survenir. Il faut donc se borner à tenir propres les parties suppurantes, et à les panser avec un linge, de la charpie fine ou des feuilles de bette blanche.

MALADIES DU TISSU CELLULAIRE.

Les maladies du tissu cellulaire se réduisent à son inflammation et à son infiltration séreuse. Il peut, en outre, être le siége d'épanchemens ou d'infiltrations sanguines, soit au niveau de parties qui ont été comprimées, soit dans

____

(1) Gardien, t. 4, p. 155.

12

des points qui ne l'ont pas été, et alors le sang se trouve épanché par une véritable exhalation sanguine, phénomène assez commun, ainsi que nous le verrons dans les cas où la respiration et la circulation s'établissent difficilement.

ARTICLE PREMIER.

Inflammation du tissu cellulaire.

Les phlegmons et les anthrax ont leur siége ordinaire dans le tissu cellulaire sous-cutané; les premiers sont assez communs chez les enfans à la mamelle. Ils décollent quelquefois la peau dans une étendue considérable. J'ai vu chez un enfant de deux mois et demi, la peau de la partie latérale droite de la poitrine, décollée dans une étendue considérable, par suite d'une inflammation phlegmoneuse, qui causa une suppuration tellement abondante, que l'épuisement et la mort du malade arrivèrent en peu de temps.

Les abcès froids ou indolens sont aussi très-communs dans la première enfance. Ils se manifestent surtout aux membres, et, quand ils viennent à s'ulcérer, leurs bords durs, violacés et coupés à pic, prennent un aspect tel, qu'on serait porté souvent à les regarder comme étant de nature vénérienne.

Le traitement anti-phlogistique simple pour les abcès phlegmoneux aigus, l'emploi de quelques topiques légèrement excitans, une douce compression, les escarrhotiques, les lotions alcalines ou alumineuses, tels sont les moyens dont l'indication se présente pour les abcès indolens, et dont on doit user avec toutes les précautions et suivant les règles établies, dans les ouvrages de chirurgie, au sujet de ces sortes d'affections. Il faut surtout noter si ces abcès ne sont pas symptomatiques de quelque autre affection éloignée.

L'œdème ou l'inflammation séreuse du tissu cellulaire

chez les enfans naissans, mérite surtout d'être étudié d'une manière particulière, aussi consacrerons-nous un long article à son histoire.

ARTICLE DEUXIÈME.

De l'œdème ou endurcissement du tissu cellulaire des nouveau-nés.

On dit ordinairement qu'un enfant est dur ou endurci, lorsque ses membres ou sa face gonflés, et plus ou moins colorés, opposent au toucher une résistance analogue à celle qu'on éprouve en pressant un corps dur et compact. Ainsi, la seule sensation du toucher fit naître d'abord l'expression d'endurcissement du tissu cellulaire. Cependant des recherches cadavériques firent bientôt concevoir le vague d'une pareille expression, car l'on ne tarda pas à proposer les dénominations d'œdème concret ou d'œdématie concrète, à la place d'induration. Enfin, dans ces derniers temps, quelques médecins ont fait observer avec justesse, que l'endurcissement du tissu cellulaire offrait deux variétés : 1° celui du tissu cellulaire proprement dit; 2° celui du tissu adipeux (*Dugès, Denis*). Il y a, dans cette variété de dénominations, une preuve évidente de la progression de nos connaissances sur cette maladie.

Suivant Andry et Auvity, le tissu cellulaire endurci offre, quand on l'incise, une grande quantité de sérosité qui remplit et distend ses mailles, et qui s'en écoule par la pression. Mais, si nous fixons notre attention sur le tissu cellulaire proprement dit, indépendamment de la sérosité qui le distend, est-il dur comme lorsqu'il est transformé en sclérose, en squirrhe ou tissu lardacé, comme lorsqu'il est le siége et pour ainsi dire le noyau d'engorgemens chroniques, de duretés calleuses? Non, sans doute, il conserve toute son élasticité, sa souplesse, sa cellulosité; ses fibres n'ont subi aucune transformation organique; elles ont encore leur disposition en réseau et en lames entrecroisées ; mais, comme ces cellules sont considérablement distendues par la sérosité, comme l'ensemble de la toile celluleuse des membres et du tronc est rempli d'une grande quantité de liquide, il en résulte que le tissu cellulaire est dur au toucher ; mais cette dureté n'existe réellement pas dans ce tissu, qui n'a subi d'autre modification qu'une distension mécanique ; en un mot, cette dureté n'existe que pour nos sens. Il se passe alors le même phénomène que si l'on remplissait une vessie d'eau, de mercure, d'air même. Lorsqu'elle sera fortement distendue par ces corps, elle offrira au toucher une dureté que son tissu proprement dit ne partagera point : car, si l'on ôte le tiers ou la moitié des corps qui la distendent, elle devient molle et flasque. Il en est de même du tissu cellulaire endurci des nouveau-nés ; il devient, en apparence, de plus en plus dur, à mesure que l'accumulation de sérosité dans ses mailles est plus considérable.

Ainsi donc, rigoureusement parlant, il n'y a pas d'endurcissement du tissu cellulaire dans la maladie que l'on désigne par cette expression. C'est donc à tort que les auteurs les plus modernes l'ont conservée, et l'on doit, avec plus de raison, blâmer celle de squirrhosarque, sclérème, sclérémie, auxquelles on est naturellement porté à attacher l'idée d'une transformation de tissu qui n'existe réellement pas ici.

J'ai dit que l'endurcissement apparent des membres du fœtus pouvait avoir pour siége le tissu cellulaire ou le tissu adipeux. Lorsque la dureté des tégumens est due à l'infiltration séreuse du tissu cellulaire, les membres sont toujours gonflés, ou moins volumineux. Les tégumens violacés indiquent, par leur couleur, la congestion sanguine des différens organes ; l'irrégularité du pouls, la gêne de la respiration, sont des signes évidens de la surabondance du sang dans le cœur, les poumons et les gros vaisseaux.

L'endurcissement du tissu adipeux se présente avec ou sans infiltration générale du tissu cellulaire sous-cutané; les joues, les fesses, les mollets, le dos, sont le siége le plus ordinaire de cet endurcissement; on l'observe avec ou sans trouble de la circulation et de la respiration. C'est ordinairement à l'instant de l'agonie des enfans qu'il survient; je l'ai vu également se développer, après la mort, sur le cadavre d'enfans rapidement moissonnés. Si l'on dissèque alors le tissu adipeux, on le trouve ferme, dur comme du suif, et véritablement figé; il offre, en un mot, la consistance de la graisse des animaux immolés dans nos boucheries. On conçoit que le tissu adipeux peut bien, dans certaines circonstances, se figer de la sorte, même pendant la vie, si, par une cause quelconque, la chaleur animale vient à l'abandonner.

L'infiltration du tissu cellulaire, qui, chez les nouveaunés, cause l'endurcissement apparent de leurs membres, est-elle différente de l'œdème des membres et du tronc, qui se manifeste dans certaines circonstances chez les adultes? Cette question me paraît importante à résoudre.

M. Breschet, regardant cet œdème comme étant d'une nature particulière, a eu recours, pour le prouver, aux lumières et à l'habileté de l'un de nos plus célèbres chimistes, qui s'est empressé de constater l'état de cette sérosité infiltrée dans le tissu cellulaire des enfans durs. Voici en quels termes M. Chevreul exprime le résultat de ses recherches :

« Déjà j'ai constaté que dans la maladie ictérique accompagnée de l'induration du tissu cellulaire dans les nouveau-nés, le sang est malade; il présente deux substances colorantes qui ne se trouvent pas dans le sang des enfans bien portans, ou, si elles s'y trouvent, c'est dans une proportion très-faible; en outre, on y rencontre une matière qui donne au sérum séparé de la fibrine, la propriété de se coaguler spontanément. Les principes colorans expliquent la couleur du tissu cellulaire pénétré de sérum, et la matière spontanément coagulable de ce sérum expliquerait l'induration du tissu cellulaire, s'il était démontré que cette matière n'existe pas dans le sang des enfans bien portans, ou ne s'y trouve qu'en proportion très-faible; et, en outre, que cette matière peut se coaguler dans le tissu cellulaire, comme elle se coagule dans le sérum qu'on a extrait des cadavres des enfans morts d'induration (1). »

La lecture de ce paragraphe m'a fait naître deux réflexions : 1° M. Breschet n'a fait de l'ictère et de l'endurcissement du tissu cellulaire, qu'une seule et même affection; il n'a présenté à M. Chevreul que, des enfans qui étaient en même temps durs et ictériques; et c'est sur le sérum jaune que ce chimiste a particulièrement dirigé ses observations; 2° il règne, dans le langage de M. Chevreul, une sorte d'incertitude ou de doute philosophique que lui ont inspiré la justesse et la sévérité de son jugement. Il n'a point posé en principe, ni établi en dernier ressort, que l'endurcissement du tissu cellulaire fût dû au principe spontanément coagulable du sérum ; il a fort bien exprimé l'incertitude de sa pensée, en disant que telle serait la cause de cet endurcissement, s'il était démontré que cette matière n'existe pas dans le sang des enfans bien portans, et, en outre, qu'elle peut se coaguler dans le tissu cellulaire, comme elle se coagule dans le sérum qu'on a extrait des cadavres des enfans morts d'induration.

Il ne faut pas confondre l'ictère avec l'infiltration générale des tégumens, parce que l'un peut exister sans l'autre, de même que ces deux phénomènes peuvent se montrer ensemble. Nous pouvons donc considérer la sérosité indépen-

(1) Chevreul, *Considérations générales sur l'analyse organique et sur ses applications.* Paris, 1824, p. 218.

damment de la matière colorante qu'elle renferme quelquefois.

J'ai déposé dans une capsule, ainsi que l'a fait M. Chevreul, la sérosité extraite du tissu cellulaire des enfans durs ou œdémateux, et j'ai vu cette sérosité se coaguler spontanément. Après avoir constaté ce fait, j'ai voulu voir si le sérum des enfans bien portans se coagulait également; j'ai vu le même phénomène se manifester. J'ai mis dans deux capsules différentes de la sérosité prise, d'une part dans le tissu cellulaire d'un enfant dont les tégumens étaient durs, de l'autre dans le tissu cellulaire d'un enfant dont les tégumens n'étaient pas endurcis. La coagulation s'est opérée presqu'en même temps dans les deux capsules. J'ai fait cette double expérience sur de la sérosité jaune prise chez un ictérique, et sur le même liquide incolore pris chez un enfant qui n'était pas ictérique; le même résultat a eu lieu. J'ai extrait de la sérosité du tissu cellulaire des pieds d'un enfant de deux ans, mort d'une gastro-entérite, réduit au marasme, et dont les jambes seulement étaient œdémateuses; ce liquide, après une demi-heure de repos, s'est pris en gelée; j'ai vu se coaguler également, au bout de six heures, de la sérosité prise sur le cadavre œdémateux d'un adulte mort d'une affection du cœur. Cette coagulation spontanée n'est donc point une propriété inhérente à la sérosité du tissu cellulaire soi-disant endurci? Par conséquent, la première condition exigée par M. Chevreul, pour que ce phénomène serve à expliquer l'induration du tissu cellulaire, comme l'a fait M. Breschet, ne se trouve pas remplie. Voyons si la seconde l'est mieux, ou, en d'autres termes, voyons si la matière spontanément coagulable du sérum peut se coaguler dans le tissu cellulaire même.

La chaleur et le repos hâtent la coagulation de la sérosité qu'on dépose dans une capsule. Si l'on agite le liquide pris en gelée, il ne tarde pas à redevenir liquide. Or, nous ne pouvons concevoir que la sérosité soit dans une immobilité assez grande au milieu du tissu cellulaire, pour que sa coagulation s'opère; d'un autre côté, la température des enfans durs est ordinairement très-basse; par conséquent, ni l'immobilité ni la chaleur, causes favorables à la coagulation de la sérosité extraite du tissu cellulaire, n'ont lieu pendant la vie au milieu des tissus du nouveau-né.

Il est encore une autre manière de prouver que cette condensation n'a pas lieu dans le tissu cellulaire. Si l'on incise les membres infiltrés d'un enfant, on peut, par la plus légère pression, exprimer du tissu cellulaire la sérosité qui s'écoule en gouttelettes abondantes et liquides. Quand elle s'est écoulée de la sorte, le tissu cellulaire qu'elle engorgeait, dont elle distendait les cellules, et qu'elle rendait dur en apparence, reprend sa mollesse et sa laxité, et les membres dégorgés cessent d'être durs. J'ai répété cette expérience avec succès devant M. Chevreul, sur un fœtus ictérique et dur en même temps, et dont le cadavre offrait tous les caractères de ceux sur lesquels ce célèbre chimiste avait fait ses premières recherches. J'ai tenu, en outre, suspendu par la tête pendant une nuit, le cadavre d'un enfant dur, sur les jambes et les pieds duquel j'avais fait un grand nombre de mouchetures. Le lendemain, ces parties ainsi perforées étaient couvertes d'une véritable rosée de sérosité qui s'était écoulée spontanément. Or, la sérosité n'eût pas de la sorte obéi aux lois de la pesanteur, et ne se fût pas aussi librement écoulée, si elle avait été concrétée au milieu du tissu dont elle remplissait les mailles.

Il résulte, des considérations et des faits qui précèdent, que l'endurcissement du tissu cellulaire des nouveau-nés n'est autre chose qu'un œdème simple tout-à-fait analogue à celui qui survient chez les adultes et les vieillards affectés de maladies du poumon, du cœur ou des vaisseaux. On sait que leurs membres infiltrés offrent parfois au toucher une dureté aussi grande que celle des membres des nouveau-nés. Si la peau est en même temps très-rouge chez les enfans, cela tient à l'état habituel de congestion dans lequel elle se trouve.

Il nous reste à examiner quelles sont les causes capables de produire l'œdème des nouveau-nés. Les auteurs les ont expliquées de différentes manières. Il est inutile de rappeler l'idée singulière d'Uzembezius, qui n'était pas éloigné de croire que la vue des statues de pierre pût exercer sur les mères, pendant la grossesse, une influence telle qu'elles mettent au monde des enfans durs : ces rêveries n'auraient pu séduire que les contemporains du P. Malebranche. Nous ne tiendrons non plus aucun compte de la propriété tannante attribuée aux eaux de l'amnios ; mais il est important que nous fixions notre attention sur des explications plus raisonnables.

On sait que Andry et Auvity regardaient comme une des principales causes de l'endurcissement des nouveau-nés, l'action du froid sur leurs corps ; cet agent interrompt la transpiration insensible, ralentit la circulation, et condense les fluides muqueux et séreux dans les tissus. Nous verrons jusqu'à quel degré de certitude s'élève cette opinion, combattue par M. Troccon, qui fait remarquer que le froid active ordinairement, au lieu de ralentir, la circulation. La plupart des auteurs, et Hulme en particulier, ont insisté sur la coexistence d'un état de congestion ou d'inflammation des poumons avec l'endurcissement du tissu cellulaire, et n'ont pas oublié de signaler, dans ce cas, la congestion passive du cœur et des gros vaisseaux. Underwood s'est assez vaguement expliqué sur ce qu'il appelle l'influence d'un air malsain sur l'enfant naissant ; et, lorsque Baumes attribue l'endurcissement à la rigidité des muscles, on s'aperçoit qu'il a pris un symptôme concomitant pour la fin de la maladie. Paletta fait jouer au foie un certain rôle dans la production de cette affection. M. Breschet la regarde comme le résultat d'une accumulation de sérosité séparée du sang, et comme une maladie dépendante de la persistance du trou de botal. M. Th. Léger semble disposé à admettre comme une des causes de l'endurcissement du tissu cellulaire, le peu de développement du tube intestinal, qui aurait toujours environ trois pieds de moins en longueur chez les enfans durs. M. Denis, qui a donné à cette maladie une importance extraordinaire, est encore allé plus loin que ses prédécesseurs dans la recherche et l'explication de ses causes, car il voit dans cette affection une véritable phlegmasie, une irritation sympathique et consécutive de l'irritation de l'appareil gastro-intestinal, et il l'appelle *phlegmasie entéro-cellulaire*. Je ne partage pas cette idée, et je crois que M. Denis s'est exposé, en établissant cette théorie, à ce qu'on lui reprochât d'avoir fait une application forcée des principes de la nouvelle doctrine médicale. Enfin, M. Baron regarde depuis long-temps cette affection comme un œdème, comme une simple infiltration séreuse du tissu cellulaire, laquelle est symptomatique d'un trouble ou d'un obstacle quelconque au cours du sang, dans le cœur, les poumons et les gros vaisseaux.

Telles sont en général les opinions les plus remarquables qu'on ait soutenues sur la nature et les causes de l'endurcissement du tissu cellulaire : je vais les soumettre au creuset de l'observation; je vais rapporter et commenter une longue série de faits, de l'étude desquels je tirerai des conclusions qui serviront à faire connaître à quelles idées on doit enfin s'arrêter sur les causes, la nature et le traitement de cette affection. C'est la seule manière d'éclairer les questions que j'agite; car, dans une science d'observation, l'homme doit pour ainsi dire disparaître derrière les faits qui, seuls, constituent la force et la garantie de ses opinions.

Il est entré dans l'année 1826, à l'hospice des Enfans-

Trouvés de Paris, 5,392 enfans; il en est mort dans les infirmeries de médecine, de chirurgie et à la Crèche (1), 1,404; on en a reçu à l'infirmerie de médecine, dans le service de M. Baron, 777. Le nombre des enfans affectés d'œdème ou endurcissement du tissu cellulaire, et qui sont entrés à l'infirmerie de médecine ou sont restés à la Crèche, s'est élevé à 240. Ce nombre se trouve réparti de la manière suivante, selon les différens mois de l'année : le nombre des malades à l'infirmerie a toujours été de 30 à 32.

Janvier.	15
Février.	15
Mars..	16
Avril. . . , ...	18
Mai.	22
Juin.	3
Juillet.	4
Août.	14
Septembre.	10
Octobre.	16
Novembre.	29
Décembre.	15
Enfans durs qui ne sont pas entrés à l'infirmerie.	63
Total.	240

On voit, d'après ce relevé, que l'œdème des nouveau-nés ne les atteint pas seulement en hiver; par conséquent, l'explication qu'Auvity a donnée de cette maladie, en la considérant comme le résultat de la condensation des liquides séreux par le froid, se trouve infirmée par le relevé que nous venons d'exposer. Si nous comparons le nombre total

(1) On donne ce nom à une salle où les enfans sont déposés à leur arrivée.

des enfans affectés d'endurcissement ou d'œdème pendant les principaux mois de l'été, avec le nombre de ceux que cette maladie a atteints durant l'hiver, on verra que la différence n'est pas de moitié, et qu'on ne peut inférer de ce calcul, qu'une seule conclusion, c'est que la maladie est plus fréquente en hiver qu'en été; ainsi, pendant les mois de janvier, février, novembre et décembre, il est entré à l'infirmerie de médecine 74 enfans durs ou œdémateux : il n'en est entré que 43 pendant les mois de mai, juin, juillet et août. Ajoutons aux remarques précédentes, que les maladies sont en général plus fréquentes en hiver qu'en été, et que, par conséquent, il n'est pas étonnant que l'endurcissement du tissu cellulaire se manifeste plus souvent dans l'une que dans l'autre de ces deux saisons.

Avant de chercher à connaître quels ont été les organes le plus souvent malades pendant ou après cette affection, étudions-la sous le rapport de son siége, de son invasion et de sa marche.

Presque tous les enfans dont il vient d'être question étaient âgés de 1 à 8 jours; quelques-uns même venaient de naître, et semblaient avoir apporté cet œdème en naissant : ce fait a, du reste, été déjà constaté par les médecins qui ont écrit sur cette maladie. Chez presque tous, la peau avait encore la coloration rouge particulière aux nouveau-nés : les enfans n'avaient pas blanchi, comme le disent les nourrices. Chez presque tous, l'exfoliation de l'épiderme n'avait pas encore commencé, ou ne faisait que de commencer lors du développement de l'œdème. Cet œdème ne s'est pas présenté au même degré chez tous les sujets : les pieds, les mains, les membres, la région pubienne, le dos, la face, se sont, chez quelques-uns, successivement endurcis; chez quelques autres, toutes les parties du corps l'étaient à un degré fort avancé. Quelques enfans n'ont eu que les pieds, les mains ou les jambes œdémateux. Il est extrêmement commun de rencontrer l'endurcissement ou l'œdème local. J'ai vu plusieurs fois cette affection se développer quelques jours après l'entrée du malade à l'infirmerie. L'endurcissement du tissu adipeux s'est parfois réuni à l'œdème du tissu cellulaire; mais le plus souvent le premier a existé indépendamment du second. Quant à la marche de la maladie, rien n'est plus irrégulier : elle ne présente aucune période fixe; nul phénomène particulier n'annonce sa résolution; et ses degrés d'intensité, seuls phénomènes remarquables et dignes d'observation, offrent, dans leur progression et leur décroissement, les variétés les plus grandes et les moins appréciables. Dans l'œdème général, on trouve non-seulement le tissu cellulaire sous-cutané infiltré de sérosité : ce liquide est également répandu dans d'autres parties du corps. J'ai très souvent rencontré le tissu cellulaire sous-péritonéal, celui qui se trouve entre les médiastins, et, enfin, les plexus-choroïdes, infiltrés d'une assez grande quantité de sérosité.

Je n'ai rien observé, relativement à l'état extérieur de l'enfant et au trouble de quelques-unes de ses fonctions, qui n'ait été signalé par les auteurs, tel que l'état de la respiration, le cri aigu, le refroidissement des membres, etc.; tous ces symptômes ont été parfaitement bien observés et décrits.

De tous les phénomènes concomitans de l'œdème des enfans naissans, l'ictère est un des plus communs. Sur 77 enfans affectés d'œdème, j'en ai observé 3o ictériques : je n'ai trouvé entre les uns et les autres aucune lésion d'organe constante, et qui pût servir à expliquer cette différence. Je ne m'étendrai point sur les causes qui semblent produire ordinairement l'ictère des nouveau-nés, ce serait aborder une question incidente, dont le développement mérite des considérations particulières; qu'il me suffise de faire remarquer que l'une de ces maladies peut exister sans l'autre, qu'elles ne sont ni la cause ni l'effet l'une de l'autre, et que par conséquent il ne faut pas renfermer, pour ainsi dire, dans un même cadre nosologique, l'œdème et l'ictère des nouveau-nés.

Il est important de savoir jusqu'à quel point les affections du foie peuvent avoir de l'influence sur la production de l'œdème; voici ce que j'ai observé à ce sujet : sur quatre-vingt-dix enfans durs, dont l'autopsie cadavérique a été faite avec le plus grand soin, le foie n'a offert un état pathologique que chez vingt sujets; il y en avait dix chez lesquels existait une congestion sanguine assez forte; le sang, dont cet organe était rempli, se trouvait noir et liquide; les gros vaisseaux abdominaux en étaient également gorgés, et le cadavre offrait lui-même une congestion sanguine générale. Sur cinq, le foie était friable et très-engorgé, la bile épaisse et presque concrète. Sur les quatre autres, le foie avait une couleur ardoisée, était ferme, et résistait au tranchant du scalpel; enfin, le dernier avait une péritonite, une congestion du foie, et un épanchement séro-sanguinolent dans l'abdomen. On ne peut conclure de ces faits, que la congestion sanguine, la friabilité ou l'inflammation de la tunique péritonéale ou de la substance même du foie, soient les causes ordinaires de l'œdème du tissu cellulaire; car j'ai rencontré les altérations que je viens de signaler sur un grand nombre d'enfans qui n'étaient pas durs; et beaucoup d'autres, dont le tissu cellulaire était infiltré de sérosité, n'ont pas offert, à l'autopsie cadavérique, les altérations que je viens de signaler.

L'inflammation ou la congestion sanguine des poumons a été regardée comme une des causes de l'affection dont nous nous occupons; j'ai également voulu constater par des faits la vérité de cette assertion; j'ai tenu compte de l'état des poumons chez les soixante-dix-sept enfans œdémateux dont j'ai déjà parlé au sujet de l'ictère; quarante-trois d'entre eux m'ont offert les poumons dans un état parfaitement sain; les trente-quatre autres enfans m'ont présenté un état pathologique de l'appareil respiratoire plus ou moins grave. Chez douze, il existait une congestion ou engouement pulmonaire; sur six, on a trouvé une hépatisation complète, quatre fois au poumon droit, et deux fois au poumon gauche; chez trois, il y avait une pleuro-pneumonie, et chez les autres, une simple congestion passive au bord postérieur des poumons, et surtout à celui du poumon droit. Il suffit qu'il existe des exemples d'endurcissement ou d'œdème du tissu cellulaire des nouveau-nés, sans pneumonie ou sans congestion pulmonaire concomitante, pour que l'on soit persuadé du peu d'influence de cette maladie sur la production de l'infiltration séreuse du tissu cellulaire, et pour qu'on puisse révoquer en doute la vérité de l'assertion de Hulme.

J'arrive à l'examen de l'opinion de M. Breschet, qui regarde l'endurcissement du tissu cellulaire, comme pouvant dépendre de la persistance du trou botal. Sur les soixante-dix-sept enfans dont il s'agit, quarante ont présenté une occlusion complète du trou botal, et chez vingt-huit d'entre eux, le canal artériel lui-même était considérablement rétréci, et ne permettait plus le passage du sang par son calibre. L'explication de M. Breschet tombe donc encore devant l'évidence des faits qui s'élèvent ici pour la combattre. Si l'on rencontre assez souvent le trou botal encore ouvert chez des enfans durs, c'est que, l'endurcissement du tissu cellulaire affectant particulièrement les enfans fort jeunes, les changemens qui surviennent dans le cœur et le canal artériel du nouveau-né, après l'établissement de la circulation indépendante, n'ont pas encore eu le temps de s'effectuer lors du développement de l'œdème. Je crois donc qu'il n'existe aucun rapport entre les deux phénomènes dont nous venons de nous occuper.

J'avais commencé à mesurer des tubes intestinaux d'enfans durs, pour m'assurer de l'exactitude du fait avancé par M. Théodore Léger, qui a trouvé ce canal, chez les enfans-dont il s'agit, moins long que chez les autres; je n'ai rien trouvé de semblable, soit que j'aie mal observé, soit que le hasard, qui semble avoir servi M. Léger dans ses recherches, n'ait point amené le même résultat pour les miennes. Du reste, ce point de l'histoire de l'endurcissement du tissu cellulaire m'a paru peu important à éclairer, car on conçoit difficilement quels rapports de cause et d'effet peuvent exister entre ces deux états de l'organisation.

Si le nombre des faits pouvaient seuls appuyer nos opinions, si l'on ne devait les commenter par des considérations que peuvent inspirer le jugement et l'expérience, je pourrais dire, avec M. Denis, qu'une des affections qui s'observe le plus fréquemment avec l'endurcissement du tissu cellulaire, est la gastro-entérite, et admettre la liaison qu'il a essayé d'établir entre ces affections. Mais, comme l'a dit Morgagni, *neque enim numerandæ sunt, sed perpendendæ observationes;* nous ne devons pas, en effet, nous arrêter seulement à compter les faits, il faut encore les peser et les apprécier, afin de n'en tirer aucune conséquence forcée, ni aucun principe dont on puisse contester l'exactitude. Sur les soixante-dix-sept cas qui font le sujet de l'examen auquel je me livre, cinquante ont offert une inflammation plus ou moins vive et plus ou moins étendue des voies digestives. Mais remarquons que les affections des organes de la digestion sont beaucoup plus fréquentes que toute autre maladie chez les nouveau-nés; que, dans l'hospice des Enfans-Trouvés, la plupart des enfans succombent à ces phlegmasies, et que l'endurcissement ou œdème du tissu cellulaire peut exister sans la concomitance d'une inflammation des voies digestives; ne perdons pas de vue non plus

que l'endurcissement du tissu cellulaire est plus fréquent
en hiver, époque où les phlegmasies des voies digestives
sont plus rares, et que celles-ci sont plus communes en été,
époque où l'endurcissement du tissu cellulaire est moins
fréquent. Ces considérations suffiront, sans doute, pour
nous empêcher d'attacher à la co-existence de ces deux
sortes d'affections, toute l'importance que lui accorde
M. Denis.

Enfin, ce qu'il y a de plus important à noter, c'est que
presque tous les enfans endurcis ou œdémateux offrent une
congestion sanguine générale fort remarquable. Le sang
veineux, surtout, prédomine dans leurs tissus; le cœur est
presque toujours gorgé de sang, les gros vaisseaux en sont
remplis, et, lorsqu'on dissèque de tels cadavres, ce liquide
ruisselle de toutes parts sous le tranchant du scalpel. Cette
congestion générale est plutôt due à la surabondance du
liquide sanguin dans l'économie, à une sorte de pléthore
congénitale, qu'à un obstacle mécanique dans un point des
vaisseaux destinés au cours du sang. D'un autre côté, la
peau est remarquable par sa sécheresse extraordinaire, aucune humeur ne semble plus transpirer à sa surface; elle
est aride, et fortement tendue sur le tissu cellulaire engorgé, de sorte que l'on est porté à croire qu'il y a, dans ce
cas, un trouble évident dans la circulation capillaire, et
que le tissu cellulaire, qui est le siége, comme nous l'ap-
prennent les physiologistes, d'une sécrétion perspiratoire
très-abondante, éprouve, dans le cas dont il s'agit, des
entraves à l'exercice régulier de cette fonction. En effet,
d'une part, les matériaux de sa sécrétion lui arrivent en
plus grande abondance, puisque le sang engorge alors tous
les tissus; de l'autre, l'état de sécheresse de la peau, la suspension de la transpiration cutanée, et peut-être celle de la
transpiration pulmonaire, s'opposent au libre écoulement
de cette humeur sécrétée, laquelle séjourne dans les cellu-

13

les du tissu même qui l'a produite, et détermine l'*œdème*, qu'on a cru devoir désigner sous le nom d'endurcissement du tissu cellulaire. Il est une circonstance qui vient à l'appui de l'opinion que nous émettons relativement à l'effet de la suspension de la transpiration cutanée sur l'infiltration passive du tissu cellulaire, c'est que les frictions irritantes sur la peau, telles que celles d'huile de camomille camphrée, de teinture de thériaque, etc., font assez rapidement disparaître cet œdème, et lorsqu'on enveloppe des enfans durs dans des langes de laine chauffés et immédiatement appliqués sur la peau, on est étonné de trouver le lendemain l'enfant baigné dans une transpiration abondante qui s'élève quelquefois en vapeur épaisse, et de voir alors l'endurcissement ou l'œdème dissipé plus ou moins complètement. Enfin, je ne crois pas que l'on puisse admettre, avec M. Denis, que la maladie dont il s'agit est une phlegmasie du tissu cellulaire; car l'inflammation de ce tissu détermine sa friabilité, et donne lieu à la sécrétion très-prompte et très-abondante d'un pus caractérisé par des qualités qui lui sont propres. Or, rien de tout cela ne se présente chez les enfans œdémateux dont les membres ne sont pas ordinairement le siége de tumeurs ni de phlegmons.

Conclusions générales. — En suivant une méthode analytique, celle que nous a conseillé d'embrasser, dans l'étude des phénomènes de la vie, le célèbre Pinel, dont la nouvelle génération médicale aime encore, quoiqu'on en dise, à professer les maximes, nous croyons avoir démontré les vérités suivantes :

1° L'induration du tissu cellulaire des nouveau-nés n'est autre chose qu'un œdème simple, fort analogue à l'œdème des adultes. Il peut être local ou général : il faut toujours le distinguer de l'endurcissement du tissu adipeux.

2° Cette maladie, plus commune en hiver qu'en été, plus fréquente chez les nouveau-nés que chez les enfans plus

âgés, a pour causes prédisposantes : 1° la faiblesse naturelle
de l'enfant; 2° un état de pléthore générale et congénitale;
3° la surabondance du sang veineux dans les tissus ; 4° l'é-
tat de sécheresse de la peau avant l'exfoliation de l'épiderme ; et pour causes directes : 1° un obstacle au cours du
sang, résultant de l'abondance même de ce liquide dans
l'appareil circulatoire; 2° son regorgement dans le tissu
cellulaire, auquel il fournit trop de matériaux de sécrétion;
3° et, enfin, l'action sur la peau d'agens extérieurs, qui,
sans condenser les fluides séreux, comme on l'a dit, sont
capables de suspendre la transpiration cutanée, et de favoriser ainsi l'accumulation de la sérosité dans le tissu cellulaire. L'engorgement sanguin du foie, des poumons et du
cœur, la persistance ou l'occlusion des ouvertures fœtales,
ne sont point les causes exclusives et indispensables de cette
affection; on ne doit les considérer ici que comme des
phénomènes concomitans, et comme des circonstances ac-
cessoires à une maladie qui peut exister sans eux, ainsi que
cela s'observe souvent dans l'induration ou l'œdème local.

3° Lorsque l'œdème est général, que la congestion séreuse est portée à un degré extrême, toutes les parties où
il existe du tissu cellulaire peuvent éprouver un trouble
dans les fonctions qu'elles ont à remplir. C'est ainsi que la
glotte, devenant œdémateuse en même temps que le poumon est le siége d'une forte congestion, le cri de l'enfant
est ordinairement pénible, aigu et étouffé. Le ralentisse-
ment de la circulation explique aisément le refroidissement
des membres, et l'affaissement dans lequel tombe le malade. On pourrait ainsi expliquer d'autres symptômes signalés par les auteurs.

4° Les indications thérapeutiques qui découlent des considérations précédentes, sont : 1° de combattre, par quelques évacuations sanguines, la pléthore générale; 2° d'exciter la peau par des frictions irritantes, par l'usage des

langes de laine sur la peau, et le concours de tous les moyens propres à rétablir la transpiration cutanée. Les bains de vapeurs, pour l'administration desquels M. Péligot a fait construire un appareil fort ingénieux à l'hospice des Enfans-Trouvés, ne produisent pas, d'après l'expérience de M. Baron, un effet aussi avantageux que les frictions et l'application de la laine sur la peau. J'ai vu souvent ce dernier moyen réussir parfaitement. La respiration de l'enfant, pendant son séjour dans le bain de vapeur, est quelquefois péniblement accélérée, et l'on a vu des congestions sanguines et des épanchemens aux poumons ou au cerveau, suivre de près l'administration de ces bains.

Telles sont les conclusions qui découlent naturellement des considérations et des faits renfermés dans ce chapitre. Je n'ai point, comme on l'a vu, cherché à renverser totalement la théorie particulière à chacun des auteurs qui ont écrit sur ce sujet; j'ai combattu ou approuvé ce que l'observation m'a permis de combattre ou d'approuver. Ce n'est point, en effet, en détruisant des théories exclusives, pour les remplacer par des explications non moins exclusives, que l'on perfectionnera l'édifice de la science, mais plutôt en constatant par l'analyse, et en coordonnant ensemble les résultats de l'observation de tous les hommes et de tous les temps.

Je terminerai par un fait digne de remarque, c'est qu'on a long-temps attribué la grande mortalité des nouveau-nés transportés à l'hospice des Enfans-Trouvés, à l'endurcissement du tissu cellulaire. Je crois que c'est à tort. Il existe souvent, en même temps que cette maladie, des affections du cerveau, des poumons ou du tube intestinal, beaucoup plus graves que l'œdème, et plus capables d'entraîner la perte des enfans. Le nombre de ceux qui ont vraiment succombé à l'œdème ou induration du tissu cellulaire, c'est-à-dire, à cet état de pléthore et de congestion générale que j'ai décrit, sans qu'il existât en même temps de lésion grave de quelques organes, s'est élevé, dans l'année 1826, à cinquante. Voici le relevé que j'en ai fait sur le registre mortuaire de l'hôpital.

Janvier.	8	Juillet.	0
Février.	2	Août.	2
Mars.	4	Septembre. . .	2
Avril.	8	Octobre. . . .	3
Mai.	13	Novembre. . .	0
Juin.	4	Décembre. . .	4

C'est dans le mois de mai et dans le mois de novembre qu'il est entré le plus grand nombre d'enfans durs. Tous ces malades, dans ce dernier mois surtout, ont plutôt succombé aux affections très-graves dont quelques-uns de leurs organes, et les poumons en particulier, étaient affectés, qu'à l'œdème ou induration du tissu cellulaire.

Lorsque l'œdème est local, ou s'il est général et peu prononcé, il ne faut pas regarder cette maladie comme mortelle : elle ne le devient réellement que lorsqu'elle est déterminée, entretenue et compliquée par une affection ayant pour siége un des organes essentiels à la vie.

CHAPITRE II.

MALADIES DE L'APPAREIL DIGESTIF.

Je divise avec Meckel, le tube digestif, en portion céphalique, portion thoracique et portion abdominale ou sous-diaphragmatique.

La portion céphalique comprend la bouche et ses annexes. J'étudierai d'abord les formes et l'aspect que présentent ces parties dans l'état sain, soit pendant la vie intrà-utérine, soit après la naissance.

La cavité buccale est peu spacieuse dès les premiers momens de la vie fœtale; ce n'est guère qu'à deux mois qu'elle peut, à proprement dire, mériter le nom de cavité, encore est-elle presque entièrement remplie par la langue; et les mouvemens de la mâchoire inférieure sont tellement bornés, que je doute que jusqu'à cette époque cette cavité puisse éprouver des mouvemens analogues à ceux de la déglutition. La couleur de la membrane buccale et celle de la langue, ne présentent rien de bien remarquable jusqu'à six mois; mais, à cette époque, et jusqu'à sept, huit et neuf mois, elle mérite d'être remarquée. Elle peut être plus ou moins colorée, plus ou moins injectée, suivant les fœtus; car, sur trois individus de cet âge, que j'ai eu l'occasion de disséquer, elle était chez l'un d'un rouge violacé; et chez les deux autres d'un rouge pâle : de sept à neuf mois, la couleur de la membrane muqueuse buccale est ordinairement d'un rose assez foncé, les papilles de la pointe de la langue sont plus saillantes, et celles de sa base se dessinent mieux, et sont plus prononcées; les piliers du voile du palais, et le voile du palais lui-même, offrent la disposition qu'ils auront par la suite, et la distance qui les sépare de l'ouverture antérieure de la bouche, est sensiblement accrue; d'un autre côté, les parois latérales de cette cavité se sont écartées, et la mâchoire inférieure est devenue plus mobile, de sorte que, dès six à huit mois, la cavité buccale étant devenue plus large, et la mâchoire inférieure plus mobile, il est possible que l'enfant exécute certains mouvemens analogues à ceux de la mastication ou de la déglutition; c'est, en effet, ce qui a lieu, si l'on en juge du moins par analogie, et d'après les expériences et les observations faites sur les animaux par Haller, et depuis par Béclard.

A l'époque de la naissance, la membrane muqueuse buccale est ordinairement très-rouge; il en est de même de la langue et des gencives, toutes ces parties sont le siége d'une congestion sanguine analogue à celle des tégumens externes ; on les dirait enflammées au premier aspect, mais il faut se garder de les considérer comme telles ; elles perdent peu à peu cette coloration, et bientôt elles revêtent un aspect rosé, qui, le plus souvent, est toujours en rapport avec la couleur de la peau ; car, chez les enfans dont les tégumens sont très-pâles, la membrane muqueuse buccale, si elle n'est enflammée, est elle-même très-peu colorée.

Les glandes salivaires sont à peine visibles pendant les deux tiers de la vie fœtale ; ce n'est que vers le septième mois de la gestation, qu'elles commencent à prendre du volume. Elles ne consistent d'abord que dans quelques granulations confondues dans le tissu cellulaire ambiant ; mais, de sept à neuf mois, on les voit s'agglomérer, et revêtir la forme qui leur est propre. Leurs canaux excréteurs s'ouvrent par un pertuis presque imperceptible dans la cavité buccale. La glande sublinguale m'a toujours paru se développer la première, puis la glande sous-maxillaire, et enfin la parotide.

A l'époque de la naissance, ces glandes sont à peine ébauchées ; mais elles ne tardent pas à se développer avec activité, et, vers sept mois, c'est-à-dire, lors de l'apparition des premières dents incisives, les glandes sublinguale et parotide ont considérablement augmenté de volume, et fournissent une sécrétion très-abondante. Il semble que leur développement et leur activité fonctionnelle sont d'autant plus prononcés, que les parois de la bouche, et surtout les gencives, ont plus besoin d'être humectées et ramollies.

PREMIÈRE SECTION.

MALADIES DE LA BOUCHE.

§ Ier. VICES DE CONFORMATION.

Absence de la bouche. — Les vices de conformation de la bouche et ceux de la face en général, ont été décrits avec beaucoup de soin par M. V. Laroche (d'Angers), dans son excellente dissertation inaugurale (1). Cet auteur distingue avec raison l'absence complète de la bouche d'avec l'oblitération de son orifice antérieur.

On appelle *astomie* (α στομα), l'absence de la cavité buccale, et *atrésie de la bouche*, l'oblitération de l'orifice antérieur de la bouche.

L'absence de la cavité buccale s'observe lorsque les os de la face ont été arrêtés dans leur développement, et surtout lorsque la mâchoire inférieure vient à manquer. On ne peut remédier à cette difformité, et l'enfant qui en est atteint ne tarde pas ordinairement à succomber. Quelquefois, dit M. Laroche, au lieu d'une bouche, on a trouvé une ouverture irrégulière remplaçant celle de la bouche, quoique située beaucoup plus bas que celle-ci, et qui communiquait avec le larynx et l'œsophage. Borrichius a vu la bouche remplacée par un trou dans la joue droite.

Chez le très-jeune embryon, à cinq ou six semaines, par exemple, la bouche n'est pas fermée à proprement dire, mais les deux lèvres sont tellement rapprochées, et l'orifice labial est si étroit, qu'on serait porté à croire qu'il n'existe

____

(1) *Essai d'anat. path. sur les monstruosités ou vices de conformation de la face;* thèse présentée et soutenue à la Faculté de Médecine de Paris, le 3 juillet 1823.

pas d'ouverture. Cependant on peut se convaincre du contraire, en séparant les lèvres avec la pointe d'une aiguille, on distingue alors très-bien la cavité buccale remplie tout entière par la langue, qui vient se terminer au bord des lèvres. Dans l'état naturel, cette ouverture s'agrandit peu à peu, les bords des lèvres cessent d'être contigus; à quatre mois environ, leur commissure se trouve de chaque côté au niveau d'une ligne que l'on ferait descendre de la partie moyenne de la fente palpébrale. Enfin, à six, sept et neuf mois, cette ouverture a acquis un diamètre proportionnel aux dimensions des autres parties de la tête.

Oblitération de la bouche. —Mais s'il arrive que les bords des lèvres, irrités et enflammés à une époque quelconque de la vie intrà-utérine, viennent à contracter ensemble des adhérences, soit dans une partie, soit dans la totalité de leur étendue, on conçoit la possibilité de l'oblitération incomplète ou complète de l'orifice antérieur de la bouche. On possède peu d'exemples de ce vice de conformation. Si l'on venait à le rencontrer, il faudrait y remédier, en faisant, par une incision dirigée convenablement, une ouverture buccale artificielle, ou bien en débridant les adhérences qui la rendraient incomplète.

Division congénitale des lèvres, ou bec de lièvre. —**La** lèvre supérieure, et très-rarement la lèvre inférieure, sont susceptibles d'offrir chez l'enfant naissant des solutions de continuité ou divisions verticales, soit à la partie moyenne, soit à la partie latérale ou les parties latérales du raphé. Cette division congénitale existe le plus souvent avec l'hydrocéphalie, l'anencéphalie ou l'acéphalie : elle peut consister en un commencement de division, en une division complète, ou bien en l'absence d'une partie assez considérable de la lèvre et de l'arcade alvéolaire supérieure, d'où résulte une difformité de l'ouverture buccale, connue sous le nom vulgaire de *gueule de loup.*

Les anatomistes ont expliqué de différentes manières la cause de ce vice de conformation.

Une des plus probables est celle qu'a donnée J.-F. Meckel. Il considère le bec de lièvre comme le résultat d'un arrêt de développement; suivant lui, le développement de la lèvre supérieure commence par trois points, un moyen et deux latéraux; si ces trois points ne se réunissent pas, et laissent entre eux les intervalles qui les séparent dans l'état primitif de la vie embryonnaire, l'enfant apporte en naissant un double bec de lièvre, c'est-à-dire, deux fentes verticales à la lèvre supérieure; chacune de ces fentes est dirigée obliquement en dehors, et il existe entre elles un tubercule rouge, charnu, dont l'aspect et la forme sont très-variables. S'il n'y a eu qu'une seule de ces parties à se réunir, tandis que l'autre est restée isolée, une seule fente existe à droite ou à gauche de la ligne médiane. Lorsque la fente est double, les ailes du nez sont plus ou moins tirées en dehors. Enfin, il arrive très-souvent que derrière ces solutions de continuité de la lèvre supérieure, le bord alvéolaire est également fendu, soit d'un seul côté, soit des deux côtés à la fois, et cette fente se trouve le plus ordinairement entre la seconde incisive et la canine, quoiqu'il soit possible de la rencontrer entre la première et la seconde incisives.

Division de la voûte palatine et du voile du palais. — Les deux parties latérales de la voûte palatine, au lieu de se réunir sur la ligne médiane, comme cela s'observe dans l'état normal, s'arrêtent dans leur développement, et laissent entre elles une fente plus ou moins large et plus ou moins profonde, qui établit une communication entre la bouche et les fosses nasales. Enfin, le voile du palais lui-même peut subir cette imperfection de développement, et présenter à sa partie centrale une scission complète ou incomplète qui nuit à la déglutition, altère le timbre du cri, et, plus tard, entrave considérablement l'exercice de la parole. Ces divisions des diverses parties constituantes de la bouche, peuvent exister séparément ou ensemble chez le même individu; la laideur et la difformité qu'elles causent ont fait croire, dans des temps d'une grossière ignorance, qu'il était possible que des enfans naquissent avec des faces de lièvre, de veau ou de loup; comparaisons absurdes, et qui ne méritent plus aujourd'hui d'être citées que comme un exemple des bizarreries de l'esprit humain.

On ne peut, dès les premiers jours de la naissance, appliquer à ces maladies les moyens curatifs que les chirurgiens ont si heureusement imaginés, et qu'ils emploient tous les jours avec tant de succès. Il faut attendre, pour pratiquer l'opération du bec de lièvre et de la staphyloraphie, que l'enfant soit plus avancé en âge. Il nous reste donc ici à indiquer les soins particuliers que réclame l'enfant chez lequel se rencontre la déviation organique que nous venons de décrire.

La division de la lèvre supérieure gêne la succion et la préhension du mamelon, surtout quand elle est double, et telle est cette difficulté chez certains enfans, qu'on se voit obligé de les faire boire et de les élever à la cuillère. La déglutition des liquides, chez les enfans affectés de la division de la voûte palatine et du voile du palais, est si difficile et si dangereuse, que l'enfant est quelquefois menacé de suffocation quand les liquides qu'il avale se portent en dehors des voies de la déglutition. Je ne puis me dispenser de reproduire ici les préceptes excellens donnés sur ce sujet par M. le professeur Roux.

« L'enfant qui naît avec le voile du palais bifide, et alors même que chez lui la voûte palatine ou les lèvres sont bien conformées, peut bien saisir le sein de sa mère ou d'une nourrice; mais, comme il ne peut faire le vide dans l'intérieur de sa bouche, il tête mal, ou même ne tète pas du

tout., surtout s'il est tenu dans la position horizontale, alors
aussi la déglutition se fait d'une manière défectueuse. »
M. Roux conseille de faire téter l'enfant, en le tenant dans
une position verticale, et en aidant au mécanisme de la
succion, par une douce pression sur le sein. S'il existe une
large communication entre la bouche et les fosses nasales,
il vaut mieux faire boire l'enfant avec un biberon ou une
petite cuillère. On apporta un jour chez M. Roux un enfant
affecté d'une division du voile du palais et de la voûte palatine, que depuis huit jours on avait inutilement essayé de
faire téter. Il était réduit au marasme, et semblait devoir
bientôt périr. M. Roux fit boire de l'eau sucrée avec une
petite cuillère, en tenant l'enfant debout. Il en but de cette
manière un plein verre. On put dès-lors l'allaiter artificiellement, en prenant les mêmes précautions, et l'enfant sortit
bientôt de l'état de langueur et d'épuisement dans lequel il
était tombé (1).

Les différentes parties qui constituent la cavité buccale
peuvent encore offrir d'autres vices de conformation. Ainsi,
M. Laroche (2) signale comme tels, 1° la fissure congénitale des joues, dont Nicati a publié deux observations :
dans l'une, la fissure était double; elle partait de l'angle
des lèvres, et allait se terminer au globe de l'œil; dans
l'autre, elle n'existait qu'à droite. Ce dernier fœtus présentait en outre une division labiale à gauche, et une double insertion du cordon ombilical, l'une à l'ombilic et l'autre à la tête (3). Ces fissures dépendent probablement de la
réunion tardive des différentes pièces dont se compose l'os
maxillaire supérieur.

(1) *Mémoire sur la Staphyloraphie, ou Suture du voile du palais.* Paris,
1825, in-8°.

(2) *Loc. cit.*

(3) N'y avait-il pas plutôt deux cordons ombilicaux, et cette disposition
n'était-elle pas la trace de l'inclusion d'un autre fœtus ?

2° La luette peut manquer, soit en totalité, soit en partie (Wedel, *Eph. nat. cur. dec. 2, obs. 2*).

3° La langue peut être très-petite, mais elle ne manque que dans le cas d'absence de la face. Elle peut manquer de symétrie, et ne pas présenter son sillon immédiatement à son centre, ainsi que j'en ai vu un exemple très-frappant. On a vu cet organe être privé de tous les muscles d'un côté (Cholet, *dans la Dissertation de Laroche*), offrir une pointe bifide (Dana, *Mém. de Turin*, 1787). La langue peut être très-petite, et creuse comme un canal (Haller, *Opera minora, p. 9*). Quant aux adhérences de la langue, on les a expliquées, en disant que cette conformation se rencontre à l'état normal chez le jeune embryon. J'ai disséqué avec attention trois embryons de six semaines, de deux mois et de neuf semaines, et je n'ai jamais trouvé la langue adhérente aux parties sous-jacentes. Elle est dès-lors très-développée, et n'a d'autre adhérence que celle de sa base et de son frein. Ses parties latérales et inférieures sont parfaitement libres.

Le frein de la langue peut s'avancer trop avant, et entraver les mouvemens de cet organe ainsi que le mécanisme de la succion. Aussitôt après la naissance, il faut couper ce frein; ce que l'on doit faire en soulevant la langue avec l'aile d'une sonde cannelée saisie de la main gauche, tandis que de la main droite, armée de ciseaux, on tranche à une profondeur convenable le repli membraneux qui constitue l'adhérence vicieuse. Si la section des vaisseaux fournissait une hémorrhagie rendue plus active par la succion de l'enfant, il faudrait cautériser avec le nitrate d'argent ou l'extrémité rougie d'un stylet, l'ouverture béante de la veine ou de l'artère (1).

(1) On consultera avec fruit les *Observations anatomiques et pathologiques de J. L. Petit*, sur le frein de la langue ou filet. On trouvera dans ce chapitre de son *Traité des mal. chir.*, des réflexions très-importantes et

Le Journal de médecine, chirurgie et pharmacie de Vandermonde, renferme un exemple d'un enfant né avec une langue monstrueuse. Après la naissance de cet enfant, elle paraissait plus longue et plus épaisse qu'à l'ordinaire, et l'empêchait de téter. Le chirurgien qui fut appelé alors, l'ayant examinée, trouva qu'elle était adhérente aux gencives de la mâchoire inférieure, par une tumeur spongieuse, grosse comme une petite aveline. Il fit tout son possible pour séparer de la langue cette tumeur; mais l'hémorrhagie, qui fut considérable, l'intimida. Dans la suite, ce qu'on avait commencé de diviser, se réunit; la tumeur s'accrut d'un jour à l'autre, et envahit pour ainsi dire le corps de la langue, avec laquelle elle parut ne faire qu'un même tout, de sorte qu'en peu de temps on ne put faire de différence entre la tumeur et la langue. « Dans cet intervalle, l'enfant ne vivait que des alimens liquides ou de la bouillie qu'on lui introduisait fort avant dans la bouche pour les lui faire avaler; ce qu'il exécutait en retirant la mâchoire inférieure beaucoup plus en arrière que la supérieure. Par ce moyen même il parvenait à lier, comme l'on dit, le mamelon, à téter; et c'était un plaisir, à ce qu'on rapporte encore, de voir avec quelle vitesse et quelle dextérité le jeune enfant, instruit par le besoin, avançait et reculait la mâchoire inférieure pour sucer le lait. » A mesure que l'enfant croissait en âge, sa langue croissait aussi; enfin, elle est parvenue à avoir deux pouces d'épaisseur, et quatre travers de doigts de saillie hors de la bouche. Les dents incisives et canines sont tombées; la mâchoire inférieure est recourbée dans

des faits qui méritent de fixer toute l'attention du praticien. L'incision simple, ou la résection d'une partie du filet, n'est point une opération qu'on doive faire légèrement, et quoiqu'aujourd'hui on ait reconnu qu'elle est bien moins nécessaire qu'on ne le pensait jadis, il importe néanmoins qu'on soit prévenu des accidens qu'elle peut entraîner, et du moyen d'y remédier. (*Traité des mal. chir.* Tome 5, page 260 et suiv.)

son milieu, et présente une échancrure qui loge la langue. L'enfant, malgré cette infirmité, peut mâcher et articuler des sons (1).

On aurait pu délivrer cet enfant de cette infirmité, en perforant la langue, et en passant une double ligature, qui, serrée graduellement de chaque côté, eût détaché peu à peu et sans hémorrhagie le superflu de cet organe. On sait que Mirault, d'Angers, a pratiqué cette opération avec le plus grand succès sur un adulte.

4° La mâchoire inférieure peut manquer, ou bien être d'une petitesse remarquable. J'ai trouvé sur un enfant naissant toutes les parties constituantes de la bouche réduites à des dimensions extrêmement petites. Je rapporterai ici ce cas curieux, avec détail.

9e OBSERVATION.

Le 25 juin 1826, on exposa, à l'hospice des Enfans-Trouvés, un nouveau-né, du sexe féminin. L'extrémité inférieure de sa face était très-rétrécie; les deux joues, au lieu d'être rondes et saillantes, étaient, au contraire, rentrantes et presque concaves; l'ouverture de la bouche était fort étroite, les lèvres arrondies et saillantes, la mâchoire inférieure très-proéminente et excessivement rétrécie; la langue, étroite et pointue, avait tout-à-fait la forme d'une langue de lièvre; l'isthme du gosier était fort étroit. L'enfant ne pouvait saisir le mamelon, et buvait avec la plus grande difficulté; la déglutition imparfaite causait parfois une suffocation imminente. Le cri, aigu et saccadé, faisait cependant entendre les deux parties qui le constituent. Cet enfant ne tarda pas à périr d'une entérite aiguë, pour laquelle on l'avait placé dans l'infirmerie. On put, à l'au-

(1) Observ. publiée par M. Maurant, chirurg. à Martigues en Provence. *Journ. de méd., chir. et pharm.* Tome 15, p. 156.

topsie cadavérique, mesurer les diverses parties que je viens d'énumérer, et elles avaient les dimensions suivantes : l'orifice antérieur de la bouche avait six lignes de diamètre ; la langue, depuis sa base jusqu'à la pointe, deux pouces deux lignes, et son diamètre était, près de la base, de six lignes, et de cinq près de la pointe ; la distance d'une des grandes cornes de l'os hyoïde à l'autre, était de sept lignes ; les angles de la mâchoire inférieure se trouvaient à quinze lignes de distance l'un de l'autre ; le plus grand diamètre de la voûte palatine était de quatorze lignes ; l'ossification de la mâchoire inférieure était aussi avancée qu'elle l'est ordinairement à l'époque de la naissance, et la langue ne manquait d'aucun de ses muscles.

Ainsi, toutes ces parties avaient leur longueur naturelle, mais non la largeur qui leur est propre, de sorte que l'on eût dit que les parties latérales de la face avaient été comprimées de manière à gêner leur développement en largeur. J'avoue que je n'ai pu trouver la cause d'une telle difformité chez cet enfant, qui d'ailleurs offrait une organisation parfaite.

§ II. CONGESTIONS PASSIVES.

Les congestions passives de la membrane muqueuse buccale sont rares pendant la vie intrà-utérine ; cependant j'ai vu une fois une ecchymose à la base de la langue chez un enfant naissant ; elle était d'une couleur violacée, et s'étendait depuis la base jusqu'à la partie moyenne de l'organe ; elle pénétrait jusqu'à trois lignes d'épaisseur. Le tissu de la langue était extrêmement ramolli dans cet endroit. L'état général du sujet n'offrait, du reste, rien de remarquable.

Après la naissance, il est très-commun de rencontrer la membrane buccale dans un état d'injection et de congestion très-prononcé. Cette injection et la rougeur qui en dépend disparaissent peu à peu après la naissance, mais certaines parties restent encore, au bout de quelques semaines, le siège de plaques rouges qui s'effacent peu à peu. On voit souvent persister à la voûte palatine, une ecchymose plus ou moins large et plus ou moins foncée en couleur.

§ III. INFLAMMATIONS.

STOMATITE.

Il est impossible de faire connaître suffisamment la stomatite par une description générale, parce que chacune des parties qui entrent dans la composition des parois de la bouche, peut devenir le siège spécial des variétés de l'inflammation qui se développe dans cette cavité. La maladie prend alors un aspect particulier, et donne lieu à des symptômes qui lui sont propres, tant il est vrai que les différens modes d'altérations des organes sont souvent la cause principale et essentielle des différences que présente la symptomatologie de leurs maladies.

Ainsi donc je décrirai successivement les variétés suivantes de la stomatite :

STOMATITE
{
érythémateuse.
avec altération de sécrétion (*muguet*).
folliculeuse (*aphthes*).
ulcéreuse.
gangréneuse (*gangrène de la bouche*).
}

STOTAMITE ÉRYTHÉMATEUSE.

L'état de congestion dans lequel se trouve habituellement la membrane muqueuse buccale chez les nouveaunés, la dispose à devenir le siège de la stomatite érythémateuse, qui est ordinairement caractérisée par la rougeur, la chaleur, et quelquefois la sécheresse des parois de la

14

bouche et de la langue. C'est ordinairement le premier degré ou le signe précurseur des autres variétés de la stomatite; elle varie d'intensité, n'a qu'une durée passagère, ou bien persiste long-temps. Elle co-existe souvent avec une inflammation de l'estomac et du tube intestinal ; elle donne rarement lieu à un mouvement fébrile chez les très-jeunes enfans, mais elle s'accompagne, au contraire, assez souvent de ce symptôme général chez les enfans de sept à neuf mois. L'inflammation se borne, dans quelques cas, à une seule partie de la bouche, tandis que dans d'autres elle comprend cette cavité tout entière, et vient parfois s'étendre aux lèvres, qui se tuméfient, s'excorient, se fendillent, et deviennent quelquefois le siége de l'*herpès labialis*.

Lorsque cette inflammation persiste long-temps, elle peut déterminer un ptyalisme abondant, surtout chez les enfans de sept à neuf mois.

La stomatite érythémateuse simple cède promptement aux gargarismes émolliens, à un régime modéré et lacté ; et, lorsqu'elle est compliquée d'une phlegmasie de l'estomac ou des intestins, elle disparaît à mesure que se dissipe l'inflammation gastrique qui l'accompagne.

STOMATITE AVEC ALTÉRATION DE SÉCRÉTION, OU MUGUET.

Beaucoup de pathologistes ont confondu le muguet avec les aphthes. Pour éviter la confusion dans laquelle ils sont tombés, il s'agit d'établir d'abord bien exactement les différences caractéristiques de ces deux maladies.

Ce n'est que depuis les travaux de MM. Breschet et Guersent, que l'on possède des données assez certaines sur le muguet. M. Véron, dans un mémoire lu à l'Académie royale de médecine (1), et M. Lelut, dans un travail consigné dans les Archives générales de médecine (mars 1827), ont

____

(1) *Observations sur les maladies des Enfans.* Paris, 1825, in-8°.

également contribué à éclairer l'histoire du muguet; nous allons tâcher de présenter cette histoire dégagée de toute discussion polémique, et du vain étalage d'une érudition scholastique.

Le muguet est caractérisé par la concrétion du mucus à la surface des membranes muqueuses enflammées, soit que ces membranes aient un épithélium , soit qu'elles n'en aient pas.

Cette concrétion peut s'observer dans la bouche, dans l'œsophage, l'estomac, l'intestin grêle et le gros intestin. Cette dernière assertion paraîtrait étrange, d'après ce qu'ont dit à ce sujet quelques médecins, et notamment M. Véron; mais je puis l'avancer ici, parce qu'elle sera plus tard appuyée sur des preuves irrécusables. Je me borne pour le moment au muguet de la bouche.

Le muguet peut se montrer sous trois aspects différens : 1° sous la forme de points blancs très-petits, épars sur la la langue ou les parois de la bouche ; 2° sous celle de lambeaux plus ou moins larges ; 3° sous forme d'une membrane qui recouvre la langue en totalité, ou bien qui s'étend sur d'autres parties de la cavité buccale. Je ne parle pas des colorations jaunes ou rougeâtres que prend quelquefois la pellicule du muguet , parce que cela dépend du contact de la bile ou d'une exhalation sanguine à la surface de la membrane muqueuse , circonstances tout-à-fait indépendantes de la maladie qui nous occupe.

L'excrétion pointillée, crémeuse ou membraniforme dont il s'agit, est ordinairement précédée d'une inflammation érythémateuse de la surface de la langue ou des parois de la bouche. Lorsque cette inflammation a duré un , deux ou trois jours , on voit apparaître à la pointe, sur les côtés de la langue, ou bien à la face interne des lèvres, de petits points blancs qui semblent surmonter et couronner les papilles de la membrane à laquelle ils adhèrent. J'ai apporté l'attention la plus grande à examiner le siége de cette excrétion; je ne l'ai jamais trouvée au-dessous de l'épithélium, à la surface duquel elle siége toujours. Elle surmonte la membrane, elle l'enduit comme le mucus, dont le muguet n'est réellement qu'une concrétion morbide.

Tel est le premier degré du muguet, qui, comme je viens de le dire, est toujours précédé d'une inflammation de la bouche. Si l'inflammation ne fait pas de progrès, si l'excrétion qui l'accompagne est suspendue, ces petits points blancs dont je viens de parler disparaissent bientôt, et le muguet est considéré comme bénin.

Mais assez souvent l'inflammation fait des progrès, les points blancs excrétés se réunissent, et forment de la sorte de petites plaques, soit à la surface de la langue, soit à la face interne des lèvres et des joues. Ces plaques, devenant trop épaisses, s'exfolient ou se détachent, et laissent à leur place une surface enflammée, qui ne tarde pas à sécréter les matériaux d'une nouvelle concrétion, jusqu'à ce qu'enfin l'inflammation venant à cesser, on ne voit plus se renouveler la production morbide dont elle était la cause.

Enfin, prenant chaque jour un surcroît d'intensité, l'inflammation s'étend rapidement et profondément à toute la cavité buccale; alors les plaques dont j'ai parlé se réunissent promptement, et forment une pellicule plus ou moins large, plus ou moins épaisse, qu'on voit s'étendre sur toute la langue, sur les parois buccales et le voile du palais. Dans cette circonstance comme dans la précédente, le muguet est dit *confluent* ou *malin*. Tel est le tableau des trois principaux aspects que présente le muguet de la bouche. Ces variétés sont encore remarquables sous le rapport de leur siége le plus habituel; en effet, le muguet pointillé occupe ordinairement la pointe de la langue et ses bords; le muguet par plaques se rencontre à la face interne des lèvres et des joues; le muguet membraniforme a pour siége de prédilection la base de la langue et le voile du palais. On peut, jusqu'à un certain point, expliquer pourquoi ont lieu ces différences d'aspect. Les points de muguet qui se remarquent au sommet de la langue, ont ordinairement pour siége les papilles nombreuses, sécrétant sans doute à leur surface des gouttelettes de mucosités qui se concrètent aussitôt. Comme les papilles et les villosités de la membrane muqueuse sont plus larges et moins fines au palais, à la base de la langue et sur la face interne des joues, le mucus est sécrété en nappe, pour ainsi dire, se concrète de la même manière, et prend ainsi l'aspect membraniforme dont nous avons parlé plus haut.

Nous devons maintenant aborder des questions intéressantes, et tâcher de faire connaître la nature, les causes, les symptômes, les complications et le traitement du muguet.

Nous pouvons admettre, comme un fait sanctionné aujourd'hui par l'observation, que l'accumulation du sang, la rougeur, et sans doute la douleur de la membrane muqueuse de la bouche, précèdent toujours l'apparition des points blancs qui constituent le muguet. Il est encore digne de remarque, que la production crémeuse ou pelliculeuse remplace l'enduit muqueux qui humecte et lubréfie la bouche, dont la sécheresse est alors remarquable; ainsi donc le muguet succède à l'accumulation du sang dans la membrane enflammée, et remplace la sécrétion normale du mucus. Il est donc probable que le sang accumulé par le stimulus inflammatoire dans l'épaisseur du tissu muqueux, y apporte les matériaux d'une sécrétion dont le produit se concrète à la surface de l'épithélium, à mesure qu'il y est déposé.

Cette facilité du mucus à se concréter, viendrait-elle de ce que chez les enfans ou les adultes qui se trouvent dans des cas analogues, le sang, rendu plus plastique et plus

riche en fibrine par l'état inflammatoire, fournit les élémens
d'un mucus qui lui-même est riche en fibrine? C'est une
question que nous laissons à résoudre à ceux qui, plus heureux que nous, ne se trouveraient pas exposés ici à ne répondre que par une conjecture. Toutefois, les recherches de
M. Lélut peuvent venir à l'appui de cette opinion; car ce
médecin, ayant traité par différens réactifs la pellicule ou
fausse membrane du muguet, est arrivé à des résultats à
peu près semblables à ceux qu'ont obtenus pour le mucus,
Fourcroy, Schwilgué, Vauquelin, MM. Berzelius, Hatchett; pour l'épiderme, Bichat, Vauquelin, M. Hatchett;
pour la couenne du sang, les fausses membranes des séreuses, de la vessie, du croup, Schwilgué, MM. Double,
Guersent, Desruelles (1), Bretonneau (2). Tel est le peu
de données que nous possédions sur la nature du muguet ;
examinons maintenant quelles en peuvent être les causes.

C'est surtout dans la première enfance qu'on voit se développer le muguet. Les enfans à la mamelle y sont en effet
beaucoup plus sujets que ceux d'un âge plus avancé. Il
existe donc dans leur constitution quelque chose de particulier que nous ne pouvons saisir, et qui les dispose singulièrement à cette modification de l'inflammation. Et, parmi
les enfans naissans, ceux qui se trouvent rassemblés en grand
nombre dans un même lieu, qui naissent faibles et chétifs,
et qui reçoivent une alimentation peu propre à un âge où
la nutrition joue le principal rôle parmi les fonctions de l'é-
conomie, sont ceux chez lesquels la stomatite et le muguet
se développent avec le plus d'intensité. On ne peut assigner dans l'année une époque particulière au développement
du muguet. Cette maladie règne presque toujours avec une
égale intensité à l'hospice des Enfans-Trouvés. En effet,

(1) *Traité théorique et pratique du croup.* Paris, 1824, 2e édition, in-8°.
(2) *Archives gén. de Médecine.* Mars 1827.

dans le trimestre de janvier 1826, sur 290 malades, j'ai
observé 34 cas de muguet; dans le trimestre d'avril, sur
235, 35; dans le trimestre de juillet, sur 213 malades, 101
cas de muguet; et enfin 48 dans le trimestre d'octobre,
sur 189 malades. M. Baron a vu cette maladie régner sur
un nombre variable d'individus, à certaines époques, sans
pouvoir en attribuer la cause à la température. Je pense
que le développement de cette maladie est plutôt lié à la constitution particulière des malades et à leur disposition aux
inflammations des membranes muqueuses, qu'à une cause
tenant à la constitution atmosphérique.

Je ne crois pas que le muguet de la bouche soit conta-
gieux; M. Baron rejette toute idée de contagion, parce
qu'il a souvent vu des enfans qui n'étaient pas affectés de
muguet, boire avec la même cuillère que d'autres enfans
qui en étaient atteints, sans contracter cette maladie. C'est
un fait que j'ai moi-même observé.

D'après ces considérations, nous devons regarder comme
cause du muguet : la première enfance, la mauvaise alimentation, la réunion d'un grand nombre d'enfans dans un
même lieu, la débilité, l'inflammation de la membrane
muqueuse buccale, et, enfin, la disposition que les membranes muqueuses offrent chez les jeunes enfans à se couvrir quand elles sont enflammées de concrétions crémeuses
et membraniformes.

Les symptômes locaux du muguet se trouvent tracés
par la description que nous avons faite du développement
et de la forme de l'excrétion morbide, qui se manifeste à la
surface de la bouche enflammée. Quant aux symptômes
généraux, ils sont presque nuls chez les très-jeunes enfans;
la fièvre se manifeste à peine. J'ai compté avec soin les battemens du cœur et du pouls sur 40 enfans de 1 à 20 jours,
atteints du muguet de la bouche à des degrés variables. J'ai
compté 50, 60, 65, 80, et une fois 100 battemens dans

une minute; à l'exception de ce dernier cas, le nombre des pulsations n'était guère différent de l'état naturel, ainsi qu'on peut le voir, en comparant ce dont il s'agit ici, à ce que j'ai dit au commencement de cet ouvrage, à l'occasion du pouls.

La peau est ordinairement chaude et sèche, la soif ardente; le cri ne varie que sous le rapport de la force ou de la faiblesse; cependant, lorsque la concrétion membraniforme s'étend jusqu'aux amygdales, et recouvre les piliers et le voile du palais, le cri devient alors voilé.

Le muguet de la bouche est souvent accompagné d'autres phlegmasies qui le compliquent. Sur 50 cas de muguet de la bouche chez les enfans qui ont succombé, soit aux progrès de cette maladie, soit à ceux de quelques autres affections, j'ai trouvé, comme complication, une phlegmasie, de l'appareil cérébro-spinal chez 2 enfans, de la peau chez 4, de l'appareil respiratoire et circulatoire chez 12, et, enfin, de l'appareil digestif chez 32. D'où il suit que l'inflammation de l'appareil digestif est la complication la plus ordinaire du muguet, tandis que les autres phlegmasies ne le compliquent qu'accidentellement.

Sur les 52 enfans qui offraient avec le muguet de la bouche une phlegmasie des voies digestives, il y en avait 10 chez lesquels l'estomac n'était pas enflammé; chez 6 d'entre eux, le gros intestin, et chez 4 autres, l'intestin grêle, se trouvaient plus ou moins enflammés. Quant aux 22 autres, ils présentaient une inflammation de l'œsophage, de l'estomac ou de quelque partie de l'intestin grêle ou du gros intestin.

Ainsi, le muguet n'est pas toujours un signe de gastrite, puisqu'il peut exister sans cette phlegmasie; mais il co-existe presque toujours avec un état inflammatoire d'un point quelconque du tube digestif. Cette assertion, déjà émise par plusieurs auteurs, avait cependant besoin d'être appuyée par des faits bien constatés, et c'est ce que je m'étais proposé de faire ici.

Le traitement du muguet de la bouche découle naturellement de l'exposition des faits qui viennent d'être énoncés, et de la nature des considérations auxquelles ils ont donné lieu.

Lorsque le muguet est simple, et ne consiste qu'en quelques points disséminés à la surface de la langue ou sur le bord des lèvres, il faut, avec un pinceau de charpie imbibé d'eau de guimauve, laver plusieurs fois par jour la bouche de l'enfant. S'il est plus confluent et compliqué d'une phlegmasie du tube digestif ou de quelque autre organe important, on doit, outre les gargarismes émolliens et adoucissans, combattre, par des moyens appropriés, la maladie concomitante. Ces moyens se trouveront indiqués à l'histoire de chacune de ces maladies. J'ai vu ce traitement, tout simple qu'il est, réussir parfaitement entre les mains de M. Baron. M. le docteur Guersent conseille en outre d'employer une décoction mucilagineuse quelconque, à laquelle on ajoute un quart de la liqueur de Labarraque, pour laver la bouche de l'enfant. Cette liqueur, étendue dans une décoction mucilagineuse, dit M. Guersent, me paraît beaucoup préférable aux solutions de sous-borate de soude ou à celle de sulfate de zinc. Elle est également préférable en lavement, à l'eau de chaux, qui irrite beaucoup les intestins (1). On pourrait essayer aussi d'ajouter aux gargarismes une certaine quantité de sulfate d'alumine et de potasse, mais il ne faut y avoir recours qu'après avoir inutilement employé les lotions émollientes.

Ce que j'ai dit du muguet confluent peut également se rapporter à certaines phlegmasies buccales et gengivales, qui donnent lieu à une concrétion plus ou moins abon-

(1) Guersent, art. *Muguet*, du Dict. de Méd. en 21 vol.

dante, tapissant sous forme de pellicules blanches ou jaunâtres les gencives et la face interne des joues. Plusieurs auteurs ont décrit cette phlegmasie sous le nom d'aphthes ; d'autres l'ont appelée inflammation pustuleuse, pelliculeuse, crémeuse, stomacace, etc. Toutes ces variétés doivent se rapporter à la stomatite avec altération de sécrétion, et doivent être traitées par les mêmes moyens thérapeutiques.

STOMATITE FOLLICULEUSE OU APHTHES.

Pendant long-temps les pathologistes n'ont point été d'accord sur le siége et la nature véritables des aphthes ; il suffit, pour s'en convaincre, de jeter les yeux sur les principaux ouvrages qui ont été publiés sur ce sujet.

Hippocrate et Arétée ont, dit-on, décrit les aphthes de la bouche ; mais on devine plutôt qu'on ne trouve dans leurs écrits, les caractères essentiels de cette maladie. Hippocrate l'indique sans la décrire : « *In ætatibus autem talia eveniunt. Parvis quidem, et recens natis pueris aphtæ, vomitus, tusses, vigiliæ, pavores, umbilici inflammationes, aurium humiditates* (1). » Arétée laisse à peine entrevoir, dans le passage suivant, qu'il veut parler des aphthes : « *Crustam vero circumveniunt rubor excellens et inflammatio et venarum dolor, quemadmodum in carbunculo ; et exiguæ, rarœque pustulæ quas Græci exanthemata vocant, orientes, hisque aliæ supervenientes in unum coalescunt ; atque indè latum ulcus efficetur* (2). » Si Arétée a voulu désigner, par l'expression de *exiguæ rarœque pustulæ*, les follicules enflammés de la bouche, il faut convenir qu'il a noyé cet aperçu dans un tableau assez confus des affections diverses de la

____

(1) Aphorisme 24, sect. 3.
(2) *De tonsillarum ulceribus*, cap. 9, p. 13, édit. de Haller.

cavité buccale, et dont chacune mérite une place particulière dans un cadre nosologique complet et régulier.

Les commentateurs d'Hippocrate, de Galien, de Celse, d'Aretée, se sont épuisés en vaines conjectures pour savoir à quelle altération de tissu il fallait rapporter les aphthes. Quelques médecins, tels que Boerhaave, Van-Swieten, Stohl, Amstrong, Underwood, ont uniquement consacré cette dénomination aux ulcères de la bouche, quelle que soit d'ailleurs leur forme primitive. D'autres, Sylvius, Mercurialis, Etmuller, Pinel, les ont considérés comme des pustules vésiculeuses blanches au milieu, rouges à leurs bords, fort analogues à la maladie muqueuse de Rœderer et Wagler, opinion que M. Gardien ne paraît pas éloigné de partager. Quel parti prendre au milieu de ces opinions diverses? à quelle idée s'arrêter en définitive?

Bichat, à qui son génie avait révélé tous les avantages qu'on pourrait tirer de l'étude des caractères anatomiques des maladies pour établir positivement leurs différences et leurs analogies, a dit, en terminant son chapitre sur le chorion muqueux : « Les aphthes sont-ils une affection du chorion muqueux? appartiennent-ils aux papilles? siégent-ils dans les glandes? sont-ils une inflammation isolée de ces glandes, tandis que les catarrhes sont caractérisés par une inflammation générale d'une étendue assez considérable, du système muqueux? Toutes ces questions méritent d'être examinées; le citoyen Pinel a senti le vide de l'anatomie pathologique sur ce point (1). »

M. Gardien n'a pas voulu chercher à résoudre une question sur laquelle, dit-il, Bichat n'a pas osé prononcer. Il s'est contenté de décrire avec beaucoup de détails et de soins l'histoire des opinions émises sur la nature et la marche des aphthes, depuis la plus haute antiquité jusqu'à nos

____

(1) *Anat. gén.* Tome 4, p. 437, édit. de 1801.

jours (1). Mais, quelque méfiance qu'on ait de ses forces, doit-on toujours s'arrêter devant les difficultés qui rebutèrent les hommes d'un grand génie? et d'ailleurs les progrès toujours croissans de l'anatomie pathologique, en nous fournissant incessamment de nouveaux matériaux, ne nous mettent-ils pas à même de résoudre aujourd'hui des problèmes insolubles encore au temps de Bichat? Je le pense, et, quoique je ferais mieux peut-être d'imiter une modestie qui, bien qu'honorable pour celui dont elle est l'apanage, n'en est pas moins préjudiciable à la science, puisqu'elle enchaîne les efforts de l'esprit et nuit aux découvertes, je vais cependant tâcher de répondre à l'une des questions de Bichat, et de démontrer que les aphthes consistent dans une inflammation des follicules mucipares de la bouche.

Les follicules mucipares de la membrane muqueuse buccale, invisibles dans l'état ordinaire, demeurent cachés dans l'épaisseur de la membrane, et suppléent par leur nombre infini à la petitesse de leur volume; mais, lorsqu'ils viennent à s'enflammer, à s'engorger, à se tuméfier, ils apparaissent à la face interne des lèvres et des joues, sur les piliers du voile du palais et de la voûte palatine, ou bien à la face inférieure, et sur les parties latérales de la base de la langue, sous forme de petits points blancs offrant quelquefois une tache colorée à leur centre, légèrement proéminens, et souvent entourés d'un très-léger cercle inflammatoire. Ces follicules sont ou isolés et peu nombreux, ou multipliés et répandus sur toutes les parties de la bouche. Quelquefois on les sent avec le doigt avant qu'ils soient assez distincts pour être vus. Souvent ils ne s'arrêtent pas à la bouche, et s'étendent dans l'œsophage, l'estomac et le tube intestinal. Je me bornerai ici à décrire les follicules de la bouche.

(1) Gardien, *Traité complet d'accouchemens et des Maladies des femmes et des enfans.* Tome 4, p. 115.

L'inflammation des follicules s'arrête quelquefois à ce premier degré; elle y reste plus ou moins long-temps sans donner lieu à aucun accident; mais souvent aussi cette inflammation fait des progrès, et amène insensiblement les altérations suivantes :

Les points folliculeux s'élargissent en conservant pourtant leur forme ronde primitive ; on ne tarde pas à voir sortir de leur pertuis central une matière blanchâtre , qui se trouve d'abord comme comprimée et voilée par l'épithélium, dont la déchirure ou l'ulcération, ne tardant pas à survenir , laisse exsuder librement la matière blanche ou puriforme dont j'ai parlé.

Alors l'aphthe prend un nouvel aspect, et ici commence sa seconde période ou sa période d'ulcération. Les points saillans dont j'ai parlé ne sont ni des tubercules, comme le dit M. Gardien , ni des vésicules ni des pustules, comme l'ont avancé beaucoup d'auteurs ; ce sont évidemment des follicules mucipares, ainsi que le démontrent leur siége , leur forme toujours constante, et, enfin, leur orifice central. Ils sont parfaitement analogues à ceux que l'on voit dans l'estomac, l'intestin grêle , le cœcum et le colon. Or, s'il en est ainsi , pourquoi douter encore que l'ulcération qui succède à ces points folliculeux ne soit le résultat de leur inflammation ? quelle raison s'oppose à regarder les aphthes comme une inflammation des follicules mucipares de la cavité buccale, lorsqu'on ne doute plus aujourd'hui que les ulcères arrondis de l'intestin grêle et du gros intestin ne soient consécutifs à l'inflammation des glandules qui résident dans ces régions, et qui ont avec celles de la bouche la plus grande analogie ? Mais , pour mieux éclairer encore une question que Bichat n'émettait qu'avec doute, poursuivons notre description.

Le follicule une fois rompu ne consiste plus dans une tache proéminente ; c'est un ulcère superficiel à bords arrondis, quelquefois coupés à pic, plus ou moins tuméfiés, et presque toujours environnés d'un cercle inflammatoire d'un rouge feu. Il arrive souvent que les bords et le centre de cette légère ulcération sécrètent une matière pultacée, blanche, adhérente comme une petite croûte, et finissant par se détacher et par tomber au milieu de la salive de l'enfant.

Les aphthes isolés occupent ordinairement la face interne de la lèvre inférieure, le frein de la langue, la face interne des joues et le sommet des gencives, lorsque les dents ne les ont pas encore percées.

Si les aphthes sont nombreux et rapprochés, leurs bords se confondent, la matière crémeuse qu'ils excrètent s'étend de l'un à l'autre, et forme une couche plus ou moins large et plus ou moins épaisse. C'est alors que les aphthes ont pu être confondus avec le muguet, mais on peut toujours les distinguer, en tenant compte du développement des follicules enflammés, et de la solution de continuité qui n'existe pas dans le muguet; d'ailleurs, l'excrétion qui accompagne l'aphthe est toujours consécutive à l'ulcération, et s'observe presque toujours à la partie interne des lèvres et des joues; tandis que les points blancs du muguet apparaissent d'abord sur les parties latérales et vers la pointe de la langue enflammée, pour se porter ensuite aux parties environnantes.

Les aphthes ne présentent pas toujours les mêmes caractères dans les diverses phases de leur développement; il arrive quelquefois que, lorsque le point folliculeux vient à s'ulcérer, les bords de l'ulcère, au lieu de se couvrir d'une légère excrétion crémeuse, laissent exhaler un peu de sang qui se concrète sous l'aspect d'une légère croûte brunâtre que quelques auteurs ont prise, comme dans l'angine maligne, pour une escarre gangréneuse. Mais déjà MM. Guersent et Bretonneau nous ont clairement démontré que ce que l'on avait pris pour une angine gangréneuse, n'était réellement qu'une inflammation du tissu muqueux sans perte de substance, inflammation donnant lieu à la formation d'une pellicule qui, salie par le sang exhalé sur la surface enflammée, pouvait, jusqu'à un certain point, lui donner l'aspect d'une escarre. Il faut donc examiner avec la plus grande attention la nature et la cause des croûtes brunâtres qui recouvrent les ulcérations aphtheuses avant de les juger comme gangréneuses. Cette méprise pourrait entraîner dans des conséquences funestes en thérapeutique, car il serait possible que l'on conçût l'idée de traiter par les fortifians et les toniques une maladie qu'il serait plus rationnel de combattre par de simples moyens antiphlogistiques.

Cependant, je ne disconviens pas que les follicules ulcérés de la bouche ne puissent quelquefois se terminer par gangrène; je veux seulement dire ici que cette terminaison est bien moins rare que ne semblent l'avoir cru Vanswieten, Rosen, Underwood et beaucoup d'autres.

Lorsque l'inflammation se modère, ou lorsqu'elle cède aux moyens employés pour la combattre, l'ulcère, en se cicatrisant, ne laisse presque jamais de trace sensible; sa profondeur apparente provenait d'ailleurs de l'épaississement de ses bords enflammés et tuméfiés.

Ainsi donc, les aphthes de la bouche peuvent présenter deux périodes dans leur développement inflammatoire : ou bien ils ne consistent qu'en de petites tumeurs blanches et miliaires, ou bien ces petites tumeurs s'ulcèrent et se désorganisent. Or, il résulte de cette manière de voir, dictée du reste et appuyée par l'observation, que les aphthes ne sont ni des tumeurs, comme l'ont voulu les uns, ni des ulcères, comme l'ont pensé les autres; mais tantôt l'une, tantôt l'autre de ces deux altérations pathologiques, suivant le degré plus ou moins avancé de leur inflammation. Si quelquefois on n'observe que l'ulcère , c'est que le développement primitif du follicule a échappé à l'attention du médecin ou des personnes qui entourent le malade.

Callisen a très-bien décrit les aphthes , et les a considérés d'une manière analogue à celle dont nous les envisageons. La description que Plenck en a donnée se rapproche encore davantage de la nôtre ; seulement il regarde comme des vésicules accidentellement formées., les petites tumeurs que nous considérons comme le développement morbide des follicules mucipares : « *Incipiunt aphthæ sub formâ vesicularum miliarum albarum quæ in apice foraminulum gerunt , dein collabuntur et aliquantum latescunt* (1). »

L'analogie que l'on a cru trouver entre ces petites tumeurs de la bouche, et celles que l'on voit apparaître sur la peau dans certaines phlegmasies cutanées, a fait comparer les aphthes à la miliaire (2) ; mais cette comparaison cesse d'être fondée, s'il est vrai que les aphthes sont dus à la tuméfaction des follicules mucipares; ils ne peuvent, en effet, être alors comparables aux vésicules de la miliaire dont ils diffèrent essentiellement.

Enfin, les ulcérations aphtheuses diffèrent encore des autres ulcères qui se développent également dans la bouche, et dont il sera question plus tard.

Maintenant que nous possédons quelques données sur la nature et le développement des aphthes, voyons quelles en sont les causes , les symptômes généraux , les complications et le traitement.

Les aphthes ne sont point une maladie propre à l'enfance, les adultes y sont également sujets. De là sans doute la division de Bateman : *Aphtha lactantium , aphtha adultorum.* On les remarque particulièrement chez les enfans très-fai-

____

(1) *Doctrina de morbis cutaneis* , cl. 10.

(2) Vanswieten, Boerrhaave; Sauvage, Arneman, Willan, Bateman, etc.

bles, pâles et lymphatiques. Nous ne chercherons point la cause des aphthes dans la rétention du méconium, l'acidité du lait, la prédominance des acides dans les humeurs de l'enfant; nous nous attacherons plutôt à considérer que les enfans chez lesquels domine originairement le système lymphatique, ou bien chez lesquels ce système acquiert une prédominance remarquable sous l'influence d'une mauvaise alimentation, de l'air vicié qu'on respire dans les lieux mal aérés, ou dans ceux qui se trouvent encombrés par un grand nombre d'enfans malades, sont les plus sujets aux aphthes. C'est, en effet, ce qui résulte des recherches et des considérations de Raulin, Lapeyronie, Baudelocque, Auvity, M. Sanponts et beaucoup d'autres. Il semblerait donc que l'appareil folliculeux du tube intestinal acquiert un surcroît d'énergie vitale en même temps que le système lymphatique; de là cette disposition des enfans aux inflammations des follicules, et aux altérations qui s'en suivent sur divers points de leur tube digestif.

J'ai observé, à l'hospice des Enfans-Trouvés, que, tandis que le muguet régnait d'une manière presque générale chez les enfans tout récemment nés, les aphthes, au contraire, s'observaient plus fréquemment chez ceux qui arrivent à la première dentition. M. Denis, qui appelle les vrais aphthes, phlyctènes ulcéreuses, a également remarqué que ces aphthes ne se développaient pas aussi souvent chez les enfans nouvellement nés (1). Or, si l'on suit le développement anatomique des glandes lymphatiques et de l'appareil folliculeux du tube digestif chez l'enfant qui vient de naître, on verra que ces glandes, à peine ébauchées sur le nouveauné, prennent un accroissement rapide pendant les quatre à cinq premiers mois de la vie; de sorte que le développement de ce système lymphatique, entraînant pour ainsi dire

(1) *Recherches d'anatomie et de physiologie pathologiques sur plusieurs maladies des enfans nouveau-nés.* Commercy, 1826, in-8°, p. 108.

15

avec lui toutes ses dépendances, imprime à la constitution de l'enfant une idiosyncrasie particulière, de laquelle résulte sa prédisposition aux phlegmasies des follicules et des glandes mucipares. Ainsi, l'observation anatomique et l'observation pathologique se trouvent ici d'accord, et prêtent mutuellement un appui à des opinions que je m'efforcerai de développer dans tout le cours de cet ouvrage.

Je résume ces premières assertions, en disant que la cause principale des aphthes gît dans le développement anatomique et le surcroît d'énergie vitale de l'appareil folliculeux, ainsi que dans toutes les causes extérieures à l'individu qui peuvent éveiller et seconder ce développement.

Les symptômes généraux sont souvent nuls. L'enfant ne présente pas de fièvre pour la plupart du temps. Sa peau est chaude et sèche, mais son pouls bat avec la plus grande tranquillité. Chez douze enfans affectés d'aphthes bien caractérisés, je n'ai trouvé que soixante à quatre-vingts pulsations, ce qui, certes, n'est pas un indice de mouvement fébrile. Cette remarque a déjà été faite depuis long-temps par les médecins qui se sont occupés des maladies des enfans. Voici ce qu'on lit dans Underwood : « On dit communément que la fièvre accompagne toujours les aphthes, mais cela n'est pas ordinaire, quoique la bouche soit souvent ardente au point même d'écorcher les mamelons des nourrices, et que l'enfant ne semble prendre le sein qu'avec répugnance et certaine précaution (1). »

La fièvre ne se montre chez les enfans affectés d'aphthes, que lorsqu'ils sont déjà un peu avancés en âge, encore ne l'éprouvent-ils pas tous. Cette remarque, sur laquelle j'insiste en passant, est digne de toute l'attention des médecins, car elle peut trouver son application dans l'histoire de la pathologie générale. En effet, n'est-ce pas d'après cette al-

(1) *Traité des maladies des Enfans*, par Underwood, trad. par Lefebvre de Villebrune, p. 57.

tération particulière de la membrane muqueuse des voies digestives, que le célèbre Pinel a cru devoir appeler fièvre muqueuse ou adéno-meningée, une de ses fièvres essentielles? Mais, si cette altération peut exister quelquefois sans fièvre, ainsi que cela s'observe chez les nouveau-nés, le siége et la cause de la fièvre devront donc exister autre part que dans cette altération, dont elle ne sera qu'un symptôme possible, mais non nécessaire et constant. Cependant Pinel insiste beaucoup sur cette lésion, et sur le caractère anatomique qu'il fait ressortir comme un des points principaux parmi les lésions observées sur les cadavres de ceux qui avaient succombé dans les différentes épidémies de fièvres muqueuses. L'état de la bouche, de l'œsophage, de l'estomac et des intestins, dit-il, a été surtout digne de remarque dans l'affection de la membrane muqueuse de ces parties. Rien n'a été plus ordinaire que de trouver des aphthes dans l'arrière-bouche, c'est-à-dire, un détachement dans certains endroits de l'espèce d'épiderme qui recouvre la membrane muqueuse (1). Il est vrai qu'il existait en même temps chez ces malades une semblable altération de l'appareil folliculeux des intestins ; mais nous signalerons de semblables cas chez des enfans qui n'en ont pas éprouvé pour cela plus de symptômes fébriles. Contentons-nous pour le moment de noter ce fait, afin d'en tirer parti plus tard.

Les enfans qui ne présentent qu'un petit nombre d'aphthes dans la bouche, n'offrent que peu d'accidens consécutifs ; mais il n'en est pas de même quand les aphthes sont confluens. On voit alors l'enfant pâlir, maigrir promptement, avoir un dévoiement plus ou moins abondant, et vomir presque tout ce qu'on lui fait prendre. Cela résulte de ce que la maladie s'est propagée dans l'œsophage, l'esto-

(1) *Nosogr. philos.*, t. 1, p. 150.

mac et les intestins, complication des plus fréquentes et des plus funestes. On observe souvent aussi des régurgitations et des éructations qui répandent une odeur acide, que l'on doit souvent attribuer à ce que le lait que tète l'enfant ou qu'on lui fait boire, ne pouvant être digéré par son estomac malade, est vomi après avoir éprouvé un commencement de décomposition. Cette odeur acide est, en effet, tout-à-fait analogue à celle du lait tourné par la chaleur ou par le vinaigre. Il me semble plus rationnel d'expliquer ainsi l'odeur acide des matières vomies ou des excrémens de l'enfant, que d'en chercher la cause dans l'acidité ou l'alcalinité de ses humeurs, explications qui tombent aujourd'hui de vétusté. Est-ce à l'acidité des humeurs qu'il faut rapporter l'odeur acide des vomissemens d'une personne obligée de rendre un dîner trop indigeste et trop copieux, ou dont la digestion se trouve troublée par une émotion trop vive, le cahot d'une voiture ou le roulis d'un navire ?

Les aphthes de la bouche sont sans doute accompagnés de douleur, si l'on en juge du moins par les cris, l'insomnie et l'agitation que l'on observe chez la plupart des enfans. Lorsque l'inflammation se propage vers l'arrière-bouche, et détermine la tuméfaction des amygdales et l'inflammation de la trachée-artère, le cri des enfans est sensiblement altéré ; c'est sans doute ce qui a fait dire à M. Gardien, que les enfans manifestaient leurs douleurs plutôt par un son rauque et tant soit peu sifflant, que par de vrais pleurs (1) ; je m'occuperai plus tard de la question de savoir s'il peut se développer des aphthes dans la trachée-artère.

Traitement. — Les moyens thérapeutiques conseillés par les auteurs dans le traitement des aphthes de la bouche,

(1) *Traité complet d'accouchemens*, etc., t. 4, p. 112.

ont varié suivant l'opinion particulière qu'on s'est faite de la nature de cette maladie. Pour nous, qui ne voyons en elle qu'une inflammation plus ou moins intense de l'appareil folliculeux de la membrane muqueuse de la bouche, nous conseillerons avant tout un traitement antiphlogistique. Cependant, comme il est, parmi les moyens conseillés suivant des vues particulières, quelques agens médicamenteux capables de modifier avantageusement et de combattre cette inflammation, nous nous ferons un devoir de les signaler.

Ainsi donc, lorsqu'un enfant présentera des aphthes à l'état bénin, il faudra lui laver la bouche avec un pinceau de charpie fine trempé dans une décoction de guimauve, d'eau d'orge ou de lait coupé. On ferait bien aussi de diriger vers la bouche la vapeur d'eau de guimauve ou d'eau simple.

Il ne faut pas perdre de vue l'état général dans lequel se trouve la constitution de l'enfant, et qui résulte ou de l'air malsain qu'il respire, ou de sa mauvaise alimentation. On a souvent vu des enfans élevés artificiellement, reprendre un embonpoint presque subit lorsqu'on les mettait entre les mains d'une bonne nourrice, et sortir de l'état de faiblesse et de dépérissement dans lequel les plongeait chaque jour leur alimentation insuffisante ; il faudra donc dérober les enfans chez lesquels se développent des aphthes, à toutes ces causes extérieures capables de favoriser chez eux la prédominance du système lymphatique, en ayant soin toutefois de tenir compte de l'état des voies digestives, pour ne pas les irriter par des toniques administrés intempestivement.

Lorsque les aphthes restent stationnaires, qu'ils sont confluens, et résistent aux moyens antiphlogistiques simples, alors il est bon de remplacer les boissons émollientes par des gargarismes acidulés : on se servira avec avantage d'un

mélange d'eau d'orge et de miel rosat à parties égales ,
avec addition de quelques gouttes d'acide sulfurique. Il est
avantageux quelquefois de toucher la surface ulcérée avec
un morceau de sulfate d'alumine et de potasse , afin de
changer le mode d'irritation , et de disposer les surfaces enflammées , à se cicatriser. On sait qu'Arétée a dès long-
temps conseillé l'emploi de l'alun , comme topique , dans
le traitement des inflammations chroniques de la bouche et
du pharynx. Il faut toutefois ne l'employer qu'avec réserve,
et n'en user qu'alternativement avec des gargarismes adoucissans, afin de ne pas dépasser le degré d'irritation qu'on
veut obtenir avec cet agent thérapeutique.

Je ne parlerai pas des autres moyens excitans , tels que le
borax, le sulfate de zinc, etc. , parce que l'alun, dont l'action peut être innocente s'il est employé avec réserve, rem-
plira le même but. Cependant il ne faudrait pas négliger
d'user du gargarisme avec la liqueur de Labarraque con-
seillée par M. Guersent contre le muguet, et dont il a été
question précédemment.

Si l'enfant accusait par ses cris une douleur excessive, on
ferait bien d'ajouter à ses gargarismes adoucissans, le sirop
diacode de pavot ou d'œillet, à la dose de un à deux gros
dans deux onces d'une eau gommée ou mucilagineuse.
Quant aux toniques, aux vomitifs et aux purgatifs administrés à l'intérieur, il me semble impossible d'en faire
l'objet d'une recommandation générale et exclusive ; nous
reviendrons sur leur emploi, lorsque nous ferons l'histoire
des phlegmasies du tube digestif, et nous indiquerons alors
les moyens les plus propres à combattre cette complication. Nous nous exposerions, en les indiquant dès à présent,
à tomber dans des répétitions ennuyeuses. Si les aphthes se
terminent par gangrène , on les combattra par les moyens
indiqués à l'article de la stomatite gangréneuse; s'ils se
compliquent ou sont remplacés par une affection cutanée ,

on tâchera de reconnaître et de constater ses caractères, pour la traiter suivant sa nature, sa marche et les indications qu'elle présentera.

STOMATITE ULCÉREUSE.

On voit, chez les enfans nouveau-nés et chez ceux qui s'éloignent plus ou moins de l'époque de la naissance, se manifester dans la bouche d'autres ulcérations que celles qui succèdent à la désorganisation des follicules. Ces ulcères occupent indifféremment toutes les parties de la cavité buccale; j'en ai vu survenir au frein de la langue, à sa base, à la face interne des joues et à la voûte palatine. Ils peuvent avoir lieu de diverses manières. Comme on a pu, jusqu'à ce jour, confondre ces ulcérations avec les aphthes, je crois qu'il est bon de commencer leur histoire par quelques exemples.

10ᵉ OBSERVATION.

Gastro-entérite, ulcère à la base de la langue. — Chabert, âgé de 11 jours, du sexe masculin, assez fortement constitué, mais pâle et dans un commencement d'amaigrissement, entre à l'infirmerie le 10 avril 1826. Il présente un coryza peu intense, une diarrhée de matières vertes ; le ventre est un peu balonné ; il n'y a pas de fièvre. On lui administre la tisane de riz édulcorée et des lavemens d'amidon. Le 13, le dévoiement cesse; la membrane muqueuse buccale devient plus rouge et plus sèche ; la langue offre à sa base une tuméfaction sensible; le cri de l'enfant est parfois pénible, sans être altéré dans son timbre. (Riz gommé, gargarisme adoucissant.) Le 15, le dévoiement recommence avec une nouvelle intensité; les matières ne sont plus vertes, elles sont liquides, écumeuses et blanchâtres; l'enfant tombe dans le marasme, le centre de la tuméfaction de la base de la langue se ramollit, et devient jaunâtre. Le 16, le marasme a fait de grands progrès; le pouls de l'enfant est faible; sa peau est décolorée et très-aride; les membres inférieurs sont infiltrés; le ventre est très-balonné; la diarrhée continue; la base de la langue offre une ulcération de forme elliptique, dont les bords sont déprimés et le centre rougeâtre et comme sanguinolent; cette ulcération s'étend plus particulièrement vers la partie latérale gauche de la base de la langue. (Riz gommé, lavement d'amidon, gargarisme émollient.) L'enfant meurt dans la nuit.

Autopsie cadavérique. — L'œsophage est sain; l'estomac est contracté, ridé et pointillé de rouge; l'intestin grêle est sain, mais le gros intestin offre une décoloration et un ramollissement général de sa membrane interne. Les appareils circulatoire et sensitif sont sains.

Cette ulcération était due sans doute à une inflammation aiguë de la membrane de la langue, et différait essentiellement des ulcères qui viennent après les aphthes.

11° OBSERVATION.

Ulcère à la voûte palatine. — Derpois, garçon, 19 jours, entre à l'infirmerie le 1ᵉʳ février 1826. Cet enfant est petit, maigre et pâle; sa peau est chaude, son pouls à peine perceptible; sa langue, très-rouge à la pointe, est blanche à la base; il y a un léger balonnement du ventre, une diarrhée très-abondante et des vomissemens très-fréquens. (Riz gommé, cataplasme sur le ventre.) Le 4 février, la membrane muqueuse de la voûte palatine se tuméfie, et devient rouge dans un point fort circonscrit; l'état général de l'enfant n'a pas changé. (Même traitement, gargarisme émollient.) Le 8, la diarrhée augmente; l'enfant est extrêmement pâle, peu agité, souvent assoupi, et maigrit très-rapidement; la membrane muqueuse de la voûte palatine présente une ulcération irrégulièrement arrondie; ses bords sont tuméfiés, durs et rouges; le centre est jaunâtre et comme chagriné :

ce centre peut avoir deux lignes de diamètre. Le 12, même état; l'ulcère reste indolent; on s'est borné à le laver avec de l'eau de guimauve. L'enfant vomit presque tout ce qu'il prend. Le 16, il meurt.

Autopsie cadavérique. — Marasme complet; tégumens exsangues. La bouche présente, outre l'ulcération dont j'ai parlé, une rougeur intense de toute la membrane muqueuse buccale, et l'on voit une tuméfaction très-marquée de la base de la langue et des parties latérales du pharynx. L'œsophage est injecté; la face interne de l'estomac, qui renferme du lait coagulé, offre un aspect rosé; le duodénum est sain. Depuis le milieu du jéjunum jusqu'à la valve de Bauhin, la membrane interne de l'intestin est d'un rouge foncé, tuméfiée et friable; vers la fin de l'iléon elle est un peu moins rouge, mais elle se trouve réduite à un état de ramollissement pulpeux très-marqué. Le gros intestin est sain. Les autres organes ne présentent rien de bien remarquable.

Cette ulcération était plus avancée que celle qui fait le sujet de l'observation précédente; elle était encore évidemment le résultat de l'inflammation de la membrane muqueuse buccale, que nous avons trouvée très-enflammée, surtout aux environs du pharynx.

En disséquant le cadavre d'un enfant dont je n'avais pas suivi l'observation pendant la vie, j'ai trouvé à la face interne de la lèvre inférieure, et sur sa partie latérale gauche, une large ulcération superficielle, dont les bords irréguliers étaient tuméfiés, et se trouvaient bordés d'une légère excrétion crémeuse, analogue à celle qui recouvre quelquefois les aphthes. J'ai vu souvent le frein de la langue détruit par de semblables ulcérations; j'en citerai des exemples par la suite. M. Denis a observé un ramollissement de la membrane muqueuse du palais, qui, suivant cet auteur, occupe presque toujours le centre de l'espace palatin sur la ligne médiane; quelquefois il est situé en dehors de cette ligne : la muqueuse, rougeâtre, et tirant sur le fauve, est changée en pulpe inodore; si on l'enlève, on remarque que les bords de la perte de substance sont coupés à pic, et que son fond est formé par l'os qui paraît sain (1). M. Baron m'a dit avoir plusieurs fois observé cette désorganisation, que je n'ai pas eu l'occasion de rencontrer.

Le traitement de ces ulcérations doit peu différer de celui des aphthes; lorsqu'après avoir eu recours aux gargarismes émolliens, les ulcères persistent à faire des progrès, on peut chercher à borner leurs ravages, en les touchant avec de légers escarrotiques; et si ces ulcères se terminent par gangrène, il faut avoir recours aux moyens extrêmes indiqués plus bas.

Quant au ramollissement de la membrane muqueuse, c'est une altération fort grave, et à laquelle il est, suivant moi, impossible de remédier.

STOMATITE PUSTULEUSE.

J'appelle ainsi l'inflammation de la membrane muqueuse buccale qui se développe pendant le cours de la petite-vérole, et qui donne lieu à des pustules tout-à-fait analogues à celles de la peau. Comme il ne se présente aucune indication particulière à suivre, et que le traitement de cette stomatite rentre dans celui de la phlegmasie cutanée, je me borne à signaler ici cette variété de l'inflammation buccale, dont le développement, la marche et la terminaison sont liés au développement et à la marche de la variole. Je n'ai pas pu constater quel était exactement le siége de cette altération, que je regarde comme pustuleuse, par l'analogie qu'elle présente avec l'inflammation cutanée qu'elle accompagne.

(1) Denis, *loc. cit.*, p. 109.

STOMATITE GANGRÉNEUSE.

La gangrène de la membrane muqueuse buccale ou des parois de la bouche, peut survenir de diverses manières : elle peut être la terminaison des différentes variétés de la stomatite décrites précédemment, mais surtout de la stomatite folliculeuse ; elle peut se développer par suite d'une altération particulière survenue préalablement dans les parties molles des parois buccales, altération dont nous tâcherons d'apprécier la cause et les caractères.

La gangrène qui se manifeste sur les points ulcérés de la bouche, a été signalée par beaucoup d'auteurs ; c'est cette altération qu'ils désignent ordinairement sous le nom d'aphthes gangréneux. Je crois même qu'ils ont quelquefois regardé comme gangréneux des aphthes qui ne l'étaient pas, ainsi que je l'ai fait observer plus haut.

Lorsque les aphthes passent à l'état gangréneux, leurs bords se flétrissent, prennent un aspect brûlé, déchiré et mollasse ; souvent il se forme à leur centre une escarre brune qui bientôt se détache, et laisse à nu une surface vermeille et granulée. Au lieu d'une escarre, le centre de l'ulcère fournit quelquefois une matière réduite à la consistance de bouillie d'une couleur brune et d'une odeur de gangrène très-évidente. Les parties environnantes se tuméfient, prennent un aspect violacé, et sont molles et faciles à déprimer. Pendant ce temps, la bouche de l'enfant, toujours entr'ouverte, laisse découler une salive fluide et filante ; la face pâlit ; le malade reste assoupi, abattu, et s'éteint insensiblement sans avoir offert de réaction fébrile ni d'excitation cérébrale. Son pouls reste toujours d'une faiblesse extrême, et sa peau est remarquable par sa pâleur et son insensibilité. A ces symptômes s'ajoutent souvent les vomissemens, la diarrhée, la distension du ventre, et quelquefois le hoquet ou des régurgitations fréquentes.

Cette terminaison des aphthes est extrêmement funeste, car elle survient ordinairement à une époque où l'enfant, épuisé par les progrès antérieurs de la phlegmasie dont il est atteint, ne laisse plus aucune prise aux agens thérapeutiques que réclame sa position.

Il faut, dès que la gangrène des aphthes est bien constatée, toucher leur surface d'abord avec une eau mucilagineuse légèrement acidulée; et, si ce topique ne modifie pas l'aspect de l'ulcère, il devient urgent d'avoir recours à l'emploi des acides sulfurique ou muriatique. Pour les appliquer le plus convenablement possible, on prendra un tube de verre capillaire, qui, plongé dans l'acide, en pompe une ou deux gouttelettes que l'on dépose ensuite sur la surface de l'ulcère légèrement touché par le tube. Après l'application de ces acides, et lorsque l'escarre se détache, il faut toucher les points qui restent gangréneux, avec un cylindre de nitrate d'argent taillé en pointe; car on s'exposerait, en se servant encore de l'acide, à voir ce liquide se répandre sur les parties privées d'escarre, et dont la surface est alors devenue d'une extrême irritabilité. Il est plus facile de modérer et de limiter à volonté l'action de la pierre infernale, qui cependant n'agirait pas assez profondément, si l'on s'en servait dès le principe.

Ce que je viens de dire des aphthes gangréneux peut s'appliquer à tous les ulcères de la bouche qui prendraient ce caractère fâcheux.

J'arrive maintenant à la gangrène de la bouche proprement dite, c'est-à-dire, à celle qui, ne succédant point à une inflammation franche et bien caractérisée, semble amenée par une altération particulière des parois de la bouche.

Cette maladie a depuis long-temps fixé l'attention des médecins; mais ce n'est guère que dans ces derniers temps qu'elle a été étudiée d'une manière toute particulière, et c'est particulièrement aux travaux de MM. Baron, Guersent, Jadelot, Isnard (1), que nous devons quelques données positives sur cette maladie. Lorsque l'on parcourt les commentaires de Vanswieten, sur les aphorismes de Boerhaave, on voit que ce médecin a particulièrement parlé de la destruction du tissu des gencives par la gangrène ou le ramollissement, altérations dont nous nous occuperons plus bas, et qu'il n'a pas précisément décrit la gangrène de la bouche, telle que nous la concevons aujourd'hui d'après les travaux des médecins cités plus haut. En effet, on lit dans Vanswieten : « *Si autem multum tumeat gingiva, simulque admodum rubeat, validæ inflammationis signum est quemadmodùm in gangrænam satis citò terminatur, precipuè si acrior humorum indoles simul adsit* (2). Dans la gangrène de la bouche, que nous nous proposons de décrire, il s'agit non-seulement de la destruction des gencives, mais encore de celle de la membrane muqueuse et des parois de la bouche, dans n'importe quel point de cette cavité.

Il ne faut pas seulement étudier cette gangrène à partir de l'instant où se montre l'escarre ou le point désorganisé qui constitue le principal caractère de la maladie, il est utile de remonter plus haut, et de bien connaître l'état morbide qui précède et amène la gangrène.

Nous avons vu, en traitant des maladies de la peau, que chez les enfans, les pieds, les mains, les grandes lèvres de la petite fille, étaient sujets à des gonflemens indolens, qui, le plus souvent, au lieu de se résoudre, se terminaient par la gangrène ; le même phénomène s'observe à l'orifice antérieur et aux parois de la bouche chez quelques nouveaunés. En effet, ceux qui naissent faibles, infiltrés et dans une sorte d'abattement et de stupeur, qui dénote en eux un

____

(1) Baron, *Mém. sur une affection gangréneuse de la bouche*, Bulletins de la faculté, in-8º, 1816. Isnard, *Dissertation sur une affection gangréneuse particulière aux enfans.* Paris, 1818, in-4º.

(2) Vanswieten, *in Boerrh. Aphor. Com. morbi infantum*, t. 4, p. 664.

faible degré d'énergie vitale, présentent souvent ces gonflemens indolens dont l'observation suivante va fournir un exemple.

12ᵉ OBSERVATION.

Adèle Montaban, âgée d'un mois, allaitée dans l'hospice depuis sa naissance, est d'une constitution très-faible; son teint est pâle, son ventre habituellement tendu; elle vomit souvent le lait qu'elle tète. Entrée à l'infirmerie le 4 février 1826, elle présente, outre les signes indiqués, les symptômes suivans : vomissemens des boissons peu de temps après leur préhension, rougeur des bords de la langue, météorisme du ventre, diarrhée de matières jaunes, rougeur des environs de l'anus. (*Riz gommé, fomentations émollientes sur le ventre, lait coupé.*) Elle reste dans le même état pendant huit jours. Le 12, quelques points de muguet apparaissent à la surface de la langue; l'amaigrissement fait des progrès rapides, l'enfant offre une pâleur chlorotique, sa figure se gonfle et s'infiltre. Le 15, l'infiltration de la face a fait des progrès, et l'on remarque en outre une tuméfaction très-prononcée de la lèvre supérieure, qui par cela même se tient toujours à demi-soulevée, et laisse la bouche entr'ouverte; les paupières sont aussi légèrement œdémateuses. L'état général de l'enfant n'est remarquable que par l'affaissement et la prostration qu'il présente; il n'y a pas de mouvement fébrile. (*Riz gommé, lait coupé.*) Le 18, le dévoiement et les vomissemens ont cessé, même état de la face et de la lèvre. Le 20, tuméfaction plus considérable de la lèvre supérieure, dont le rebord offre une teinte violacée; refroidissement général; le cri, qui n'avait été que faible, n'est plus entendu; les battemens du cœur sont lents, irréguliers et frémissans : l'enfant meurt dans la nuit du 20 au 21.

Autopsie cadavérique.—En disséquant la lèvre supérieure,

on trouve une sérosité citrine et mélangée de gouttelettes sanguines, infiltrée dans le tissu cellulaire sous-cutané; la membrane muqueuse, au niveau de ce point, est tuméfiée et très-molle; la lèvre inférieure offre également une légère tuméfaction œdémateuse. On trouve au frein de la langue une ulcération superficielle que l'on n'avait pas découverte pendant la vie. La glotte est le siége d'un gonflement œdémateux, et l'œsophage celui d'une assez forte congestion sanguine. L'estomac est sain, le duodénum, qui renferme un liquide visqueux et d'une couleur bistre, offre de nombreuses stries rouges. Le reste de l'intestin grêle n'est qu'un peu rosé, cependant la membrane interne est tuméfiée et friable. Le colon présente quelques stries rouges entre lesquelles se montrent plusieurs stries ardoisées. Le foie est gorgé de sang; les deux poumons le sont également; le trou botal est encore libre, mais le canal artériel est oblitéré. Les vaisseaux de la périphérie du cerveau sont engorgés, ses ventricules ne contiennent presque pas de sérosité.

Cette observation est remarquable, en ce que l'extérieur de cet enfant, par sa pâleur et son affaissement, semblait indiquer l'emploi des toniques que n'eussent pas reçus sans préjudice les voies digestives enflammées comme elles l'étaient. Peut-être faut-il attribuer cet affaissement général à la congestion sanguine des principaux organes de l'appareil circulatoire; quoi qu'il en soit, nous devons noter ce gonflement œdémateux de la lèvre supérieure, qui, sans la mort de l'enfant, aurait sans doute amené les désorganisations dont les observations suivantes vont nous fournir des exemples.

13ᵉ OBSERVATION.

Rose Camusot, âgée de douze jours, née faible et chétive, maigrit et dépérit chaque jour entre les mains de la nourrice à qui elle était confiée. On l'apporte à l'infirmerie le 9 juillet 1826; elle est pâle, criarde, et parfois assoupie. La température de sa peau est naturelle, son pouls bat de soixante-dix à soixante-douze fois; les pulsations sont petites, et se dérobent souvent sous le doigt. (*Lait coupé avec l'eau d'orge.*) Même état jusqu'au 15. Alors progrès de l'amaigrissement, pâleur très-prononcée, langue très rouge, très-sèche, et couverte aux bords de quelques points de muguet. (*Gargarisme de guimauve, lait coupé.*) Le 18, le muguet s'est étendu en nappe sur toute la surface de la langue; toute la partie inférieure de la face est œdémateuse, et la lèvre inférieure devient le siége d'un gonflement très-prononcé, d'où il résulte qu'elle se renverse en dehors; la peau qui la recouvre offre un aspect huileux. La membrane muqueuse est comme ecchymosée à la partie interne de cette lèvre. (*Gargarisme avec décoction de quinquina acidulé, lait coupé.*) Le 20, le gonflement de la lèvre a fait des progrès, une large tache violacée, analogue à celles que l'on désigne sous le nom d'*envies*, se manifeste aux tégumens de la lèvre inférieure, qui est assez chaude au toucher; le pouls est lent et presque imperceptible. L'enfant, dans un état d'affaissement complet, n'a ni vomissement ni dévoiement. Cet état persiste jusqu'au 22, et la mort arrive dans la nuit du 22 au 23.

Autopsie cadavérique. — Lorsque l'on dissèque la lèvre inférieure, on la trouve infiltrée d'une sérosité sanguinolente, dont l'accumulation donne au tissu de la lèvre une épaisseur de quatre lignes au moins. Ce tissu se coupe nettement, et crie un peu sous le tranchant de l'instrument; la membrane muqueuse commence à s'érailler et à se détacher de la face externe de l'os maxillaire. Il ne reste plus sur la langue que quelques traces de muguet. L'estomac offre une couleur violacée, sa membrane interne est tuméfiée et friable; tout le tube intestinal est parsemé de stries rouges; les ganglions mésentériques sont plus rouges et plus tuméfiés que dans l'état naturel. Les poumons sont sains, le canal artériel oblitéré, le trou de botal encore un peu ouvert; le cerveau est également parfaitement sain.

Nous avons vu, chez ce dernier enfant, une érosion ou une ulcération de la membrane muqueuse de la bouche succéder au gonflement œdémateux dont les parois de cette cavité étaient le siége depuis quelques jours. Nous verrons, dans l'observation qui va suivre, la gangrène faire des progrès très-étendus et très-rapides.

14ᵉ OBSERVATION.

Delosane (Victoire), âgée de neuf jours, entre le 5 janvier 1826, à l'infirmerie; elle offre un œdème général, un teint médiocrement coloré; le pouls est plein, irrégulier et peu fréquent; le cri est peu développé et légèrement voilé; la poitrine ne rend à la percussion qu'un son obscur au côté droit. (*Infusion pectorale sucrée, lait coupé.*) Du 5 au 8, il ne se manifeste pas de changemens bien remarquables, on s'aperçoit seulement que l'enfant commence à maigrir.

Le 11, on remarque que le côté gauche de la face est sensiblement gonflé, la gencive de ce côté est tuméfiée, le cri de l'enfant est faible, et l'on voit continuellement une expuition de matières muqueuses et sanguinolentes découler de la bouche et s'accoller aux lèvres. Il n'y a pas le moindre mouvement fébrile. (*Orge édulcorée, gargarisme émollient.*) Le 12, le gonflement de la face a fait des progrès effrayans, l'enfant est défiguré; son cri est tout-à-fait étouffé; l'œdème des membres persiste; une odeur d'œufs pourris sort de la bouche, qui est presque toujours remplie de mucosités sanguinolentes. Le gonflement correspondant de la gencive n'a pas fait autant de progrès que celui de la face. M. Baron me fait remarquer l'aspect lisse et comme huileux de la partie de la face œdémateuse; on voit au milieu de cette tuméfaction une tache ronde, grande comme une pièce de 10 sous , et d'un rouge terne. La joue offre à son centre un noyau d'engorgement plus dur que les autres points. (*Gargarisme acidulé , lait coupé.*) Le 13 , une escarre arrondie , brune au centre, jaunâtre aux bords , apparaît à la face interne de la joue tuméfiée , et s'étend même jusqu'au bas de la gencive , près de laquelle existe une érosion profonde , dont les bords sont brunâtres et comme brûlés. Il s'exhale de la bouche une odeur de gangrène très-prononcée. La tache rouge de l'extérieur de la joue a pris un aspect violacé. L'enfant est affaissé, immobile et sans fièvre. Le 14 , l'escarre s'est élargie , elle a envahi toute l'épaisseur de la joue, à la face interne de laquelle elle est molle , brune , et entourée d'un cercle rouge violacé. L'érosion dont j'ai parlé est remplacée par un clapier assez profond, résultant du décollement de la membrane muqueuse au niveau de l'os maxillaire inférieur. Il sort de ce clapier une matière visqueuse , brune et un peu sanguinolente. L'enfant meurt le soir.

Autopsie cadavérique. — La face offre encore la tuméfaction œdémateuse observée pendant la vie; l'escarre du centre de la joue a la consistance de la crême , elle s'enlève par lambeaux; le tissu de la joue présente, aux environs , un aspect lardacé ; la gencive , dans le point correspondant, est entièrement détruite par la gangrène; l'os maxillaire inférieur est à nu. — Injection de l'œsophage , rougeur pointillée de l'estomac; injection capilliforme générale de l'intestin grêle; état sain du gros intestin. — J'ai disséqué les nerfs , les artères et les veines qui se rendent à la joue, je n'y ai rien trouvé de remarquable.

Adhérences celluleuses assez solides entre les plèvres costale et pulmonaire du côté gauche; poumon, de ce côté, crépitant. Le poumon droit est fortement infiltré de sang dans tout son lobe inférieur, et crépite dans sa partie supérieure.

Le péricarde est un peu distendu , il renferme à peu près

deux cuillerées d'une sérosité puriforme ; la face interne du péricarde présente une couleur d'un rouge tendre ; le feuillet cardiaque est plus rouge , et recouvert d'une exsudation pseudo-membraneuse épaisse comme une double feuille de papier à lettre ; cette exsudation est plus épaisse au niveau des oreillettes qu'au niveau des ventricules. Le tissu du cœur est dense et d'une couleur pâle ; les ouvertures fœtales sont oblitérées. Le cerveau offre une congestion générale assez marquée.

Cette observation présente plusieurs points intéressans , tels que la pleurésie chronique et la péricardite aiguë ; mais, pour nous renfermer dans le sujet qui nous occupe ici , fixons particulièrement notre attention sur la marche de la gangrène de la bouche , et remarquons : 1° Ce gonflement œdémateux de la joue, dont la peau a pris un aspect huileux ; 2° le noyau induré qui s'est présenté au centre de cet engorgement , et qui résultait sans doute d'un commencement de désorganisation du tissu cellulaire ou adipeux ; 3° cette expuition muqueuse et sanguinolente ; 4° cette tache violacée remplacée par une escarre ; 5° enfin , cette désorganisation profonde de la paroi buccale et du tissu de la gencive dans le point correspondant à l'escarre , désorganisation qui a présenté tous les caractères évidens de la gangrène , et qui s'est manifestée d'abord au point de contact de la paroi buccale avec l'os maxillaire.

M. Baron , dans son excellent Mémoire sur la gangrène de la bouche , inséré dans les Bulletins de la Faculté de médecine de Paris , a également signalé ces divers degrés de l'altération dont il s'agit , et sur lesquels les praticiens doivent diriger scrupuleusement leur attention ; car on peut , en les observant à leur début , prévoir toutes les fâcheuses conséquences dont ils doivent être la suite , et combattre cette désorganisation avant qu'elle soit arrivée à un état où elle est , pour l'ordinaire , incurable et mortelle.

Ainsi donc, il y a deux degrés bien distincts dans la maladie que l'on appelle gangrène de la bouche : 1° Un gonflement œdémateux, circonscrit, caractérisé par l'aspect huileux de la peau, et par un noyau central plus ou moins dur, au niveau duquel se manifeste quelquefois une tache d'un rouge obscur, soit à la face interne, soit à la face externe de la paroi buccale : voilà le premier degré; chez les enfans très-jeunes, il n'est point accompagné de fièvre ni de symptômes de réaction bien évidens; 2° cette partie centrale offre une escarre qui se forme ordinairement de dedans en dehors, la membrane muqueuse se désorganise, les os sont mis à nu, toute l'épaisseur des parties molles, jusqu'au périoste, se mortifie, et tombe en lambeaux en même temps qu'une matière muqueuse et sanguinolente, mélangée avec les débris des parois buccales ou des gencives, s'écoule de la bouche, d'où s'exhale une odeur infecte : tel est le second degré.

Il ne faut pas confondre la gangrène de la bouche avec la pustule maligne : la première diffère de la pustule maligne, comme l'a fort bien fait remarquer M. le docteur Rayer, en ce que l'inflammation gangréneuse commence par l'intérieur de la bouche, et ne s'étend que consécutivement à la peau. Rien ne prouve non plus qu'elle soit contagieuse; on la voit ordinairement régner sur un seul malade à la fois, bien qu'il séjourne dans un hôpital, et se trouve entouré de nombreux enfans.

Il est difficile d'expliquer la cause de cette gangrène; néanmoins il est un fait qu'il ne faut pas oublier de prendre en considération, c'est l'œdème et la tuméfaction indolente qui précède toujours la formation de l'escarre. Celle-ci résulterait-elle donc de ce que le sang ne circulant plus dans les vaisseaux capillaires, et faisant place à la lymphe ou à la sérosité qui se répand et s'engorge dans le tissu cellulaire ambiant, les parties que le fluide sanguin devrait animer et nourrir, se flétrissent et se désorganisent? Je ne puis répondre positivement à cette question; mais je dois du moins faire observer que cette gangrène, loin d'être précédée d'un travail inflammatoire dont elle serait la conséquence, succède, au contraire, à un engorgement indolent analogue à celui qui constitue l'anasarque. Dans ce dernier cas, les points du corps qui sont comprimés ne tardent pas à se gangrener; or, la face interne de la bouche, dont la paroi est ainsi tuméfiée et infiltrée, se gangrène d'abord dans le point où elle se trouve pressée, par le fait même de sa tuméfaction, contre la branche horizontale de la mâchoire, ou contre l'arcade dentaire. Ainsi donc, la gangrène n'est ici que l'effet de la tuméfaction œdémateuse dont nous devons maintenant rechercher la cause.

On sait avec quelle facilité le tissu cellulaire des enfans nouveau-nés s'infiltre au point de déterminer une tuméfaction tellement prononcée, que beaucoup d'auteurs ont désigné cet œdème sous le nom d'endurcissement du tissu cellulaire. Cette disposition aux infiltrations séreuses doit en même temps les exposer davantage aux engorgemens indolens et aux phlegmasies gangréneuses de la peau et des extrémités. On doit se rappeler que j'ai fait remarquer, à l'occasion des maladies de la peau, la fréquence de la gangrène des doigts, des orteils et de la vulve chez les nouveaunés. Or, cette espèce d'altération ne coïncide-t-elle pas, par sa fréquence, avec la prédisposition des enfans à l'œdème, prédisposition qui tient sans doute à l'état actuel de l'appareil circulatoire dont l'exercice ne s'est point encore parfaitement régularisé, et probablement aussi à la surabondance du sérum dans le sang des jeunes enfans. Telle paraîtrait donc être la cause de l'œdème, qui, à son tour, devient la cause prédisposante de la gangrène.

Si maintenant nous considérons le développement de la gangrène de la bouche chez les enfans plus âgés que ceux dont nous avons donné les observations, nous verrons que cette maladie se manifeste principalement chez les enfans qui, à la suite de phlegmasies cutanées, telles que la variole ou la rougeole, offrent l'infiltration générale qui succède si fréquemment à ces maladies. Ils se trouvent alors dans une condition morbide analogue à l'état assez ordinaire où sont les nouveau-nés pendant les premiers mois de la vie. Parmi les enfans qui font le sujet du mémoire de M. Baron, plusieurs avaient eu la rougeole, et se trouvaient affectés de la gangrène de la bouche en même temps que leur face et leurs membres étaient œdématiés (1).

Ce n'est pas sans motif que je suis entré dans ces considérations sur les causes et la nature de la maladie qui nous occupe en ce moment, car ces données peuvent nous éclairer dans le choix du traitement à suivre pour la combattre.

Traitement. — Ce traitement doit varier suivant les périodes de la maladie; quand il existe une infiltration générale, il faut la combattre par les moyens indiqués au chapitre de l'œdème ou endurcissement du tissu cellulaire; si cette infiltration devient locale, si la face, par exemple, continue seule d'en être le siége, on doit tâcher d'en provoquer la résolution par des frictions aromatiques ou des frictions sèches. Cet œdème devient-il circonscrit, offre t-il à sa partie centrale un noyau d'engorgement plus dur que les autres points, il faut employer alors des moyens résolutifs plus énergiques, et notamment les frictions avec un liniment ammoniacal; il faut couvrir la joue avec des compresses imbibées d'une solution peu concentrée d'hydro-

(1) Une affection semblable peut également se développer aux parties génitales externes. On l'a observée dans des circonstances tout-à-fait analogues à celles qui paraissent influer sur la marche et les progrès de la gangrène de la bouche. Nous nous contenterons de signaler ici ce rapprochement, à l'article des *Maladies de la génération.* Nous citerons à l'appui un exemple remarquable de *gangrène de la vulve.*

chlorate d'ammoniaque. Je crois qu'il serait imprudent d'employer ici des frictions mercurielles, parce que ce médicament pourrait provoquer l'ulcération de la membrane muqueuse buccale, et l'on sait que cette membrane, étant une fois ulcérée, la gangrène fait des progrès extraordinairement rapides.

Mais, enfin, lorsqu'on voit se manifester à l'intérieur de la bouche une légère érosion, et à l'extérieur une tache ou ecchymose violacée, il faut alors user d'un moyen extrême, et cautériser le point central de la tuméfaction, soit avec le beurre d'antimoine introduit au fond d'une incision cruciale faite en dehors de la joue, soit, et encore mieux, en portant sans crainte sur la partie gangrenée, un bouton de cautère rougi à blanc. Cette dernière cautérisation paraît à M. Baron bien préférable aux caustiques potentiels, et il insiste sur son emploi, comme étant le seul moyen de salut pour le malade; il faut donc y avoir recours le plus tôt possible, car, si l'on attend les progrès avancés du mal pour s'y décider, il faudra détruire une étendue plus considérable de la joue, ce qui exposera l'enfant à avoir une cicatrice beaucoup plus difforme. On peut en même temps laver la bouche avec de l'eau miellée ou de l'eau d'orge acidulée. Lorsque l'escarre se détache, ou lorsqu'elle a été détruite par le caustique, il est bon d'avoir recours, pour modérer la marche et l'intensité de l'inflammation éliminatoire, aux lotions et aux cataplasmes émolliens.

Quant au traitement général, j'y attacherai moins d'importance, parce que son action lente et peu certaine n'offrira jamais les avantages des caustiques appliqués directement sur le siége d'un mal dont la marche et les progrès sont effrayans. Toutefois, on pourra soutenir les forces de l'enfant avec un mélange à parties égales de lait et de bouillon, ou bien en lui faisant prendre quelques cuillerées de vin de Malaga dans la journée. Il faut être réservé sur l'emploi des excitans à l'intérieur, et ne pas perdre de vue que, malgré la faiblesse apparente du sujet, le tube digestif est quelquefois le siége d'une irritation ou d'une inflammation que des médicamens excitans pourraient exaspérer. Cependant, si le ventre est sans douleur, s'il y a constipation, il ne sera pas inutile d'essayer l'administration du calomel ou de lavemens faits avec une dissolution de sulfate de soude, ou avec l'huile d'olives ou de ricin. Comme on se propose, surtout dans ce cas, d'augmenter la sécrétion intestinale, d'établir une dérivation sur un point du tube digestif opposé à celui que le mal occupe, on devra préférer le calomélas et le sulfate de soude; le premier pris par la bouche dans de l'eau sucrée, le second donné en lavement.

§ III. MALADIES DES PARTIES CONTENUES DANS LA BOUCHE.

De la Glossite. — La glossite est l'inflammation du tissu charnu de la langue. Je n'ai point observé cette maladie sur les enfans à la mamelle. J'ai déjà parlé des ecchymoses que l'on peut à cet âge rencontrer dans le tissu de cet organe, et qu'il ne faut pas confondre avec les traces de l'inflammation; comme aussi on ne regardera pas comme un état pathologique la dureté de la langue que l'on observe sur presque tous les cadavres d'enfans; cette dureté résulte d'une sorte de roideur cadavérique ou d'une contraction en quelque sorte spasmodique, dans laquelle entrent les muscles de cet organe aux approches de la mort. Quant à l'inflammation de la membrane muqueuse qui tapisse la langue, son histoire rentre tout-à-fait dans celle de la stomatite. Je crois par conséquent pouvoir m'abstenir d'en traiter ici dans un chapitre à part.

DEUXIÈME SECTION.

DU DÉVELOPPEMENT ET DES MALADIES DE LA PREMIÈRE DENTITION.

Art. 1ᵉʳ. — Développement des dents.

On attache en général beaucoup d'importance aux phénomènes pathologiques qui se rapportent au développement de la première dentition. On a coutume de les attribuer à l'effort que la nature semble faire pour déterminer la sortie des dents; c'est dans l'état des gencives, c'est dans le travail inflammatoire qui s'y passe, dans le prurit, dans la congestion, dans la douleur, qui s'y développent, qu'on voit souvent la cause des accidens divers auxquels les enfans sont soumis à cet âge. Je crois que cette manière de voir est trop exclusive, et qu'on a tort de l'admettre d'une manière générale; je me propose donc de démontrer qu'il est une autre cause de tous ces accidens, à laquelle il faut remonter pour traiter méthodiquement et avec succès les jeunes enfans atteints des symptômes que l'on attribue *à la dentition tardive*, *à la dentition douloureuse*, *à la dentition difficile*.

Pour développer et pour démontrer mes opinions, j'ai besoin d'examiner ce qui se passe anatomiquement et physiologiquement dans le développement du germe des dents et des dents elles-mêmes, depuis leur première apparition jusqu'à leur sortie au-dehors des gencives. J'arriverai ensuite à l'étude des phénomènes pathologiques de la dentition.

Il existe, entre le développement des follicules dentaires et celui de l'os maxillaire qui les recèle, des rapports très-remarquables.

Chez l'embryon de trois mois environ, le bord alvéolaire des deux mâchoires consiste en une gouttière unique plus étroite vers la ligne médiane qu'en allant vers la région molaire, et cette gouttière renferme un amas de follicules, qui, sans s'emboîter les uns dans les autres, sont cependant groupés si étroitement, qu'ils ne semblent faire qu'une masse unique multilobée. De 4 à 5 mois, ces lobules, qui ne sont autre chose que les follicules dentaires, sont plus distincts; au lieu d'être groupés pour ainsi dire les uns sur les autres, ils forment une sorte de grappe allongée, composée ordinairement de huit follicules distincts; ils sont tous contigus, de sorte qu'on peut les enlever de la gouttière de l'os maxillaire; et si l'on apporte un peu de soin à cette dissection, on enlève en même temps qu'eux l'artère et le nerf dentaire qui leur servent pour ainsi dire de pédicule. Si l'on examine alors la cavité alvéolaire commune, on voit qu'elle présente sur ses deux parois latérales de petites saillies verticales correspondant aux légers sillons qui séparent les follicules dont l'adhérence et la contiguité ne peuvent être révoquées en doute, puisqu'on peut les enlever ensemble, et qu'on ne parvient à les séparer qu'en détruisant leurs adhérences réciproques. A mesure que le fœtus approche de l'époque de la naissance, ces commencemens de cloison alvéolaire se prononcent davantage; les saillies dont je viens de parler vont à la rencontre les unes des autres, se réunissent, se confondent, et forment autant de segmens ou cloisons transversales, dont les espaces intermédiaires constituent les alvéoles. Il est à remarquer que, dans le principe, tous les follicules dentaires avaient presque la même forme globuleuse; mais, dès l'instant où les alvéoles se forment, ils cessent d'être continus, la lame osseuse dont il s'agit les coupe pour ainsi dire en autant de petits follicules séparés, qui tiennent au fond de la gouttière maxillaire par un filet de nerf et une branche artérielle, et ces follicules reçoivent la forme et affectent la direction que leur imprime la loge ou alvéole dans laquelle ils sont isolément renfermés.

A l'époque de la naissance, on trouve ordinairement à

l'os maxillaire inférieur ou supérieur, mais surtout à l'inférieur, cinq cloisons bien distinctes : les deux premières, aplaties latéralement, sont destinées à recevoir les deux premières incisives; la troisième, plus étroite, ordinairement oblique de bas en haut et d'arrière en avant, se trouve comme gênée entre les deux premières et la quatrième; elle doit loger la dent canine; enfin, la quatrième, plus large et plus arrondie, est l'alvéole de la première dent molaire. La cloison de cette alvéole, opposée à celle qui la sépare de la canine, se trouve, à l'époque dont nous parlons, au milieu de l'espace compris entre la symphise de la mâchoire inférieure et l'apophyse coronoïde, de sorte que la cinquième cavité alvéolaire du nouveau-né s'étend depuis ce point intermédiaire jusqu'au-delà de cette apophyse, c'est-à-dire, dans presque toute la moitié de la distance comprise entre l'apophyse coronoïde et la symphise maxillaire. C'est pour ainsi dire le reste de la gouttière dentaire, au centre de laquelle on aperçoit déjà les rudimens de cloison qui doivent la séparer en deux sections, pour la seconde et la troisième molaire. On voit ramper au fond des alvéoles nouvellement et encore imparfaitement formées, l'artère et le nerf dentaire, qui se dirigent surtout vers la partie interne de la bouche, et qui fournissent de petites artérioles aux germes dentaires.

Ce que nous venons de dire de la formation des alvéoles dentaires, s'observe surtout à la mâchoire inférieure. Le même phénomène a bien lieu à la mâchoire supérieure, mais la gouttière dentaire étant plus étroite et moins longue, ses alvéoles se forment d'une manière moins régulière et moins distincte, quoiqu'au fond la même marche ait toujours lieu.

Mais, tandis que s'opère ainsi l'ossification des mâchoires, voyons ce qui se passe dans les germes qu'elles contiennent.

Chaque follicule, avons-nous dit, se trouve isolé dans son alvéole; ce follicule, dont il était antérieurement un peu difficile d'observer la structure, permet alors de distinguer plus évidemment les élémens de sa composition.

Lorsque la gouttière était unique, elle se trouvait tapissée à l'intérieur d'une membrane extrêmement mince qui s'accolait en même temps à la masse folliculaire. A mesure que les sections alvéolaires s'opèrent, cette membrane est divisée elle-même, et forme, en restant accollée à la face interne des alvéoles, ce que l'on a appelé le périoste alvéolaire.

Le follicule ou germe est composé de deux membranes difficiles à voir, il est vrai, mais observées et décrites par J. Hunter, Fox, Blacke, Bichat et Meckel. Il se trouve, dit Meckel, entre ces deux membranes, un fluide qui les sépare, et qui est d'autant plus considérable, que le fœtus est moins avancé en âge. Ces deux membranes reçoivent des vaisseaux dont on peut aisément voir, dans certains cas, les ramifications à l'extérieur du follicule. Meckel a très-bien décrit ces deux membranes, et j'ai pu constater avec la plus grande facilité, sur le cadavre, la description qu'il en donne. « Le feuillet externe, dit ce célèbre anatomiste, est plus lâche, plus mou et plus spongieux que l'interne. On le voit très-distinctement se continuer avec la gencive, ce qui fait qu'on parvient aisément dans le fœtus, surtout dans les premiers temps de la grossesse, à extraire des alvéoles l'appareil dentaire tout entier tenant à la gencive.

» Le feuillet interne est plus dur, mais plus mince que l'externe. On peut réussir à démontrer qu'il forme un sac à part, distinct de l'externe et de la gencive. Ses rapports avec les dents sont plus intimes que ceux du feuillet externe, car il en est l'organe formateur proprement dit. Les vaisseaux dentaires s'y répandent d'une manière bien évidente, et lorsque les injections ont réussi, il paraît tout rouge (1) ».

(1) J. F. Meckel, *Manuel d'Anat. générale, descript. et path.*, traduit par A. Jourdan et G. Breschet. Paris, 1825, t. 3, p. 341.

Ce double sac ne renferme dans l'origine qu'un fluide rougeâtre ou jaunâtre, mais peu à peu se développe au centre un point plus consistant qui, dit-on, est enveloppé lui-même d'une légère membrane, et qui constitue le germe des dents. A mesure que le follicule devient plus distinct, et que l'alvéole commence à le renfermer, le germe lui-même se prononce davantage, et s'accommodant pour ainsi dire à la loge qui le contient, commence à revêtir la forme qu'aura la dent qui doit lui succéder. Enfin, vers cinq mois environ, on aperçoit à la partie supérieure du germe des dents incisives, se développer deux ou trois petits points indurés, rougeâtres, et situés presque toujours latéralement. Ces petits points ne tardent pas à s'unir, et forment ainsi une espèce de bifurcation dont les incisives portent encore quelquefois la trace dans les premiers temps de leur sortie. Plus tard, un point semblable apparaît au sommet du follicule de la canine, et plusieurs points sur celui de la première molaire.

A ces points primitifs d'induration succèdent promptement de petites écailles uniques pour les dents incisives et canines, multiples et distinctes pour la première molaire. Ces écailles offrent déjà une consistance osseuse; elles revêtent la pulpe qu'elles enveloppent peu à peu en s'agrandissant, et à laquelle elles adhèrent assez solidement. Il est évident qu'elles sont le produit d'une sorte de sécrétion qui s'opère à la surface du germe dentaire; bientôt cette ossification fait des progrès de haut en bas; lorsqu'elle a pris la forme qu'aura la couronne de la dent, elle offre une dépression ou col circulaire au-dessous duquel elle s'allonge pour former la racine.

Jusqu'à présent nous avons vu que c'était à la face externe du germe que s'opérait l'ossification, c'est donc de dedans en dehors qu'elle se fait, de sorte que cette petite calotte osseuse renferme dans sa cavité la pulpe ou germe.

et se trouve enveloppée par la double membrane qui constitue la paroi du follicule dentaire. Le feuillet interne de cette double membrane, appliqué directement sur le point d'ossification de la dent, sécrète, suivant la plupart des anatomistes, l'ivoire de la dent.

Ainsi s'opèrent simultanément les phénomènes de l'ossification de la mâchoire et ceux du développement des dents, pendant le séjour de l'enfant dans l'utérus. Dès cette époque, la disposition, la forme et la progression des dents me paraissent pour ainsi dire gouvernées par le développement des os maxillaires, et par les changemens qui surviennent dans les gouttières dentaires. Cette assertion se trouve appuyée par un fait bien connu, c'est que les alvéoles sont plutôt formées d'une manière distincte à la mâchoire inférieure qu'à la mâchoire supérieure, et c'est aussi sur la mâchoire inférieure que les dents sont développées les premières, et apparaissent plutôt en dehors de la gencive à l'époque de la première dentition.

Jusqu'ici les dents n'avaient besoin que d'être séparées les unes des autres, et d'avoir pour ainsi dire une existence isolée ; le développement des alvéoles les a placées dans des conditions très-convenables pour cela. Nous allons voir maintenant par quel mécanisme elles sortent de la mâchoire, percent les gencives, et viennent faire saillie dans la bouche.

Ici, deux ordres d'opinions se présentent dans l'histoire de la dentition : M. Serres a pensé qu'une force extérieure à la dent, qu'une espèce de gubernaculum l'attirait, et la conduisait pour ainsi dire hors des gencives (1) ; d'autres anatomistes en ont trouvé la cause dans la seule évolution de la dent. Quant à moi, je n'ai pu voir le gubernaculum dont parle M. Serres, ni constater ses fonctions ; et je suis

____

(1) *Mém. sur la Dentition*, inséré dans les *Mém. de la Soc. méd. d'émul.*, t. 8.

persuadé que cette sortie des dents dépend en même temps de leur évolution et du développement concomitant de l'os maxillaire; c'est donc un phénomène presque mécanique, qu'on a vainement cherché à expliquer par de brillantes théories, et que l'observation anatomique pure et simple nous démontre à merveille.

En effet, à l'époque de la naissance, les germes dentaires offrent des points d'ossification qui, à l'exception de la canine, sont pour ainsi dire tous situés sur la même ligne, et ne dépassent pas le bord osseux de la gouttière dentaire; l'extrémité inférieure du germe n'est point encore ossifiée, il reste dans ce point mou et transparent, et la calotte osseuse semble maintenue à la partie supérieure de la gouttière, par son adhérence avec l'expansion du périoste alvéolaire qui tapisse le bord inférieur de la gencive. Cette gencive, d'un tissu ferme, solide et assez sec pour avoir été comparé à un cartilage, offre à la place que devront occuper les dents, un rebord contondant destiné à remplir provisoirement leurs fonctions. Quelquefois ce rebord gengival présente des saillies et des dépressions analogues aux dents et aux enfoncemens qui les séparent; j'ai vu, chez un enfant naissant, ces saillies tellement prononcées, et simulant si bien la forme des dents incisives et molaires, qu'on eût dit que cet enfant portait des *dents charnues*.

Le tissu des gencives, après la naissance, perd peu à peu de sa consistance; il devient mollasse, et s'épanouit insensiblement sur l'arcade alvéolaire, de manière à offrir, au lieu d'un bord contondant, comme dans les premiers jours de la naissance, une surface un peu déprimée, qui ne s'arrondit que lorsqu'un gonflement inflammatoire s'en empare. On n'y distingue pas de pores ou d'ouvertures destinées à livrer passage aux dents.

Lorsque le col de la dent a pris une forme assez déterminée, sa racine croît en longueur, et gagne le fond de l'al-

véole. L'os maxillaire faisant toujours des progrès dans son
ossification, s'élève pour ainsi dire vers la racine de la
dent, et bientôt on ne voit plus entre la dent et le fond de
sa loge, qu'un petit espace occupé par la pulpe refoulée en
bas, et en partie logée dans la cavité dentaire. Les deux alvéoles des dents incisives ne sont pas sur le même plan,
quand on les examine quelque temps après la naissance. A
quatre mois, cette différence est encore plus sensible : l'os
maxillaire inférieur fait au niveau de la ligne médiane des
progrès rapides en hauteur et en épaisseur; il semble élever
avec lui la première incisive, qui peu à peu plonge dans la
gencive qu'elle écarte insensiblement, et dans laquelle elle
se loge. Enfin, vers 7, 8 ou 9 mois, on voit apparaître les
deux premières incisives en dehors des gencives. La seconde
dent incisive apparaît plus tard, parce que le fond de son
alvéole, étant inférieur d'une ligne ou d'une demi-ligne à
celui de la supérieure, a besoin, pour se ranger à son niveau, de parcourir un chemin plus long. J'ai sous les yeux
quatre mâchoires inférieures d'enfans morts à l'époque de
l'apparition des premières incisives, les secondes n'étant
pas encore parues. En mesurant la longueur de ces quatre
dents incisives, on voit qu'elle est, à très-peu de chose
près, la même; elles offrent un égal degré d'ossification ;
mais les premières ont paru plus tôt, parce que l'ossification
de la mâchoire a déterminé plus tôt le soulèvement de l'alvéole, de telle sorte qu'il existe entre elles presqu'une ligne
de différence au niveau de leur implantation; on pourrait
dire, pour me servir d'une comparaison, que le fond de ces
deux alvéoles offre absolument la même différence que les
deux marches consécutives d'un escalier.

Les dents canines ne paraissent pas immédiatement après,
parce qu'étant implantées plus profondément, et se trouvant resserrées et situées obliquement dans leurs alvéoles
étroites et comprimées, elles ont besoin que l'arc dentaire

s'agrandisse un peu, que l'ossification de l'os maxillaire se
perfectionne, pour qu'elles puissent trouver au fond de leur
loge profonde le point d'appui nécessaire à leur progression
de bas en haut. Mais les premières molaires, dont l'ossification a commencé de bonne heure, et qui sont ordinairement plus superficielles que les canines, apparaissent plus
tôt qu'elles, et succèdent aux secondes incisives. Enfin, la
canine vient à son tour terminer le nombre des dents qui
arment la mâchoire pendant la première année de la vie de
l'enfant. C'est ordinairement de sept mois à un an que la
dentition commence : toutefois cela varie beaucoup.

Il résulte de ces considérations, qui toutes sont basées sur
l'observation rigoureuse des faits : 1° que les dents sont le
produit d'une sécrétion, ainsi que l'a démontré depuis long-
temps le célèbre professeur Cuvier ; 2° que leur développement suit régulièrement les progrès de l'ossification des os
maxillaires ; 3° que leur apparition en dehors des gencives
résulte, d'une part de l'évolution des dents, de l'autre du
développement de l'ossification et de l'agrandissement des
alvéoles et de l'arcade dentaire ; 4° que la cause de l'apparition successive de la première dent incisive, de la seconde,
puis de la première molaire, et ensuite de la canine, est
tout-à-fait mécanique ; qu'elle réside dans la formation plus
ou moins prompte des alvéoles propres à chacune de ces
dents, et de la manière plus ou moins profonde suivant laquelle ces dents sont implantées dans l'os maxillaire.

D'après cette manière de voir, il n'est plus nécessaire
d'admettre avec M. Serres un *gubernaculum dentium* ; cet
anatomiste convient d'ailleurs qu'il est difficile d'en constater l'existence pour les premières dents ; qu'il est, au contraire, extrêmement facile de l'apercevoir dans la seconde
dentition. Je ne dois pas m'occuper ici des phénomènes de
la seconde dentition ; je me bornerai à étudier l'apparition
des premières dents. Je ferai seulement une remarque :

17

c'est qu'assez ordinairement les dents de la seconde dentition sont moins régulièrement rangées que celles de la première. De sorte que le *gubernaculum dentium*, ne fût-il pas
chimérique, ne serait du moins pas très-utile, puisque les
dents se rangent moins bien à une époque où il est plus facile
de reconnaître l'appareil qui les dirige, qu'à celle où cet
appareil est si petit qu'on ne peut le voir.

Quant aux follicules situés dans l'épaisseur des gencives,
et que M. Serres considère comme destinés à lubréfier les
parties que la dent doit traverser, Meckel les regarde comme
des formations nouvelles provoquées par l'irritation que
causent les dents prêtes à sortir, et dont la nature ne diffère
probablement pas de celle des abcès (1). Pour moi, je ferai observer que ces follicules, qui ne consistent qu'en une
gouttelette de fluide jaunâtre, quelquefois demi-concret,
m'ont paru se former de la manière suivante : Pendant
que la dent se développe, et presse de tous côtés les parties
molles et fluides que renferme l'alvéole, le fluide qui reste
encore à la racine de la dent, et qui n'est que le reste de
celui que contenait le sac dentaire avant l'ossification, est
refoulé, et vient se loger, soit sur les parties latérales, soit
au sommet de la dent. Dans les dents molaires dont la couronne présente des saillies et des enfoncemens, ce fluide
vient ordinairement se loger dans ces enfoncemens, sous
forme de petites gouttes irrégulièrement arrondies et demi-
fluides. Quand on arrache les gencives sur le cadavre d'un
enfant de neuf mois à un an, on trouve, en effet, quelquefois
ces petits corps jaunâtres que M. Serres a le premier signalés,
et souvent on voit sourdre en même temps des parties latérales de l'alvéole une petite quantité d'un fluide visqueux,
qui semble s'être échappé par la déchirure qu'on a faite au
sac qui renferme le germe de la dent; de sorte qu'il est tout
probable que les petits amas d'apparence folliculeuse dont

(1) *Loc. cit.*, t. 5, p. 547.

parle M. Serres, ne sont ni des follicules ni des abcès, mais le résultat d'un épanchement de l'humeur surabondante contenue dans les membranes du germe. Toutefois ce fluide épanché peut concourir également à lubréfier les parties molles qui environnent la dent, et remplir jusqu'à un certain point la fonction répartie par M. Serres à ces prétendus follicules.

C'est en considérant le développement des dents, comme je viens de le faire, dans ses rapports avec les progrès de l'ossification des mâchoires et de la formation des alvéoles, qu'on parviendra à expliquer, sans hypothèse et sans le secours de théories plus brillantes que solides, tous les phénomènes de l'apparition des dents. C'est en étudiant sous ce point de vue la dentition, que M. Léveillé, dans un des meilleurs travaux qui aient été, suivant moi, publiés sur ce sujet, a expliqué très clairement toutes les circonstances de ce phénomène physiologique (1); M. Delabarre s'est également approché de la vérité, en attachant la plus grande importance au rapport qui existe entre le développement des dents et celui de la mâchoire (2).

Art. 2. — Anomalies de la dentition.

S'il fallait rapporter ici tout ce que les auteurs ont écrit sur les aberrations de la dentition, j'en ferais un long chapitre de contes et d'absurdités; je me contenterai donc de signaler celles qui sont les plus vraisemblables, et dont l'anatomie et la physiologie peuvent seules nous rendre compte. L'anatomie générale de Meckel renferme sous ce rapport des considérations et des détails fort importans.

(1) *Mém. sur les rapports qui existent entre les premières et les secondes dents*, etc. Mém. de la Société méd. d'émulation, t. 7.

(2) *Méthode naturelle de diriger la seconde dentition.* Paris, 1826.—Voyez aussi le mémoire de Miel, intitulé : *Quelques idées sur le rapport des deux dentitions, et sur l'accroissement des mâchoires dans l'homme.* Mém. de la Société méd. d'émulation de Paris. Tomes 7 et 9.

Les dents offrent des anomalies dans leur développement, c'est-à-dire, qu'elles apparaissent plus tôt ou plus tard qu'à l'époque de la première dentition, qui se fait le plus ordinairement de neuf mois à un an. Cette précocité ou ce retard méritent peu d'importance ; il ne faut pas en attacher davantage à l'irrégularité qu'offrent les dents dans les rapports et l'ordre de leur sortie de la mâchoire. On voit quelquefois des enfans naître avec des dents ; ce sont ordinairement les incisives. On a vu assez souvent cette anomalie co-exister avec un vice de conformation de la face, et surtout le bec de lièvre et la division congénitale du voile du palais. Il est possible aussi que la bouche ne présente pas la moindre anomalie, quoiqu'elle soit armée de dents précoces. Tel est l'exemple si connu de Louis XIV et celui de Mirabeau.

Les dents que les enfans apportent en naissant, sont ordinairement de peu de durée, parce qu'étant déjà très-superficiellement implantées, elles le deviennent encore davantage à mesure que l'os se développe, et ne tardent pas à tomber. C'est du moins ce que j'ai pu observer chez un enfant naissant, apporté dans le mois de juin à l'hospice des Enfans-Trouvés. Il portait deux dents assez longues à la mâchoire inférieure : au bout de six semaines, l'une de ces dents tomba, et l'autre ne tarda pas à tomber également.

Si ces dents nuisaient à la succion et à la préhension du mamelon, on pourrait tenter de bonne heure leur évulsion : car il vaudrait encore mieux que l'enfant n'eût pas de dents incisives jusqu'à l'époque de la seconde dentition, que d'être privé d'un moyen d'alimentation sans lequel la vie des nourrissons est souvent compromise.

Les dents, sous le rapport de leur nombre, présentent rarement des anomalies lors de la première dentition ; ce n'est qu'à l'apparition de la seconde qu'il est possible de voir deux rangées de dents chez le même individu, parce

que cela résulte de la persistance des dents, qui, dans l'état
naturel, ne sont que temporaires. Les anomalies de direction et de situation sont plus fréquentes même chez l'enfant
au berceau; elles sont toujours le résultat d'un vice de
conformation dans l'arcade alvéolaire supérieure ou inférieure. En effet, on conçoit que si l'alvéole, dont la forme
dirige ordinairement l'accroissement de la dent, ne peut,
par suite de l'étroitesse des os maxillaires, se former librement, la dent partagera elle-même cette déviation; elle
sortira de la ligne des autres dents, ou même ira se développer à une certaine distance de l'arcade dentaire. Albinus
a rapporté l'exemple d'un individu chez lequel deux dents
d'une longueur et d'une grosseur considérables étaient ca-
chées dans l'épaisseur de l'apophyse montante de l'os maxillaire ; leur corps était en haut et leur racine en bas (1).
Lorsque l'on songe à la situation primitive du germe de ces
dents, on ne doit pas s'étonner de la bizarrerie de leur position , car elles n'avaient là ni gouttière dentaire ni alvéole
pour être dirigées dans leur développement et leur progression. Le même Albinus a rencontré une dent dans la partie de l'os maxillaire, qui s'unit à l'os du palais, et Sabatier
a vu un individu qui avait deux dents du genre des canines
placées au même endroit. Remarquons que presque toujours
ces dents , éloignées de la série des autres , sont des canines. Or, dans le développement du germe des dents, celui
qui correspond aux canines est le dernier à se former, et,
en outre, il se trouve très-comprimé entre toutes les autres
dents. Si l'arc dentaire ne s'écarte pas assez pour que cette
dent trouve une place convenable à son accroissement, on
conçoit sans peine qu'elle puisse être repoussée en arrière,
et s'étendre dans un sens inverse à celui qui lui est assigné
par la nature.

(1) Sabatier, *Traité complet d'anat.* Paris, in-12, 3 vol., t. 1, p. 80.

Je ne sache pas qu'on ait cité des exemples bien authentiques de dents molaires développées à la place des incisives. Je ne concevrais pas comment cette aberration pût avoir lieu, parce que l'alvéole de la dent incisive est trop étroite pour qu'elle permette au germe qu'elle renferme de revêtir la forme propre aux molaires; dans tous les cas, cette molaire occupant une alvéole insolite, aurait une forme très-bizarre, et ne serait tout au plus qu'une molaire avortée.

Les dents peuvent manquer en partie ou en totalité. Ce dernier cas est extrêmement rare; cependant il paraît avoir été observé, puisque Borelli en cite une observation fournie par une femme de 60 ans. Si les dents primitives ne se développent pas, les dents permanentes peuvent paraître plus tard, à l'époque ordinaire de leur sortie. Certaines maladies de la gencive et des germes, dont il sera question plus tard, peuvent détruire le germe des dents, et causer ainsi leur absence chez certains individus.

Si les cloisons alvéolaires sont, pendant le développement de la mâchoire, arrêtées dans leur formation; si la gouttière dentaire reste libre dans toute son étendue, les germes dentaires restant toujours groupés et adhérens, les dents qui leur succèdent seront elles-mêmes adhérentes, et constitueront une masse unique composée de plusieurs dents adhérentes par leurs couronnes ou leurs racines. Sœmmering, dit M. Marjolin, a vu un exemple de cette disposition, qu'il ne faut pas confondre avec l'union des dents par une couche de tartre (1). Fox a également cité un des cas d'adhérences mutuelles de dents voisines par leurs corps ou par leurs racines.

Je borne ici le peu de mots que j'avais à dire sur les anomalies des dents, qui se rencontrent et n'apparaissent que rarement chez l'enfant à la mamelle.

____

(1) Marjolin, art. *Dent. path.* du *Dict. de Méd.* en 21 vol.

Art. 3. — Maladies de la dentition.

M. Guersent, à l'article Dentition du Dictionnaire de Médecine, débute par une réflexion pleine de justesse, et qui vient à l'appui de ce que j'ai dit plus haut. « On attribue dans le monde, dit cet excellent pathologiste, la plupart des maladies de l'enfance, au travail de la dentition. La difficulté d'observer les maladies du premier âge, et le peu de connaissances positives que nous avons sur cette partie de la pathologie, ont contribué à enraciner cette opinion ; et ce préjugé, résultat de notre ignorance, est ensuite devenu populaire, comme tous les autres préjugés en médecine (1)».

Comme je me propose, dans cet ouvrage, d'éclairer, autant que je le pourrai, les maladies du premier âge, je ne traiterai point ici des accidens sympathiques de la dentition, tels que la fièvre, les convulsions, les vomissemens, le flux diarrhéique, etc. Je m'occuperai de ces symptômes en faisant l'histoire des maladies des divers organes ou appareils d'organes de l'enfant naissant, et je tâcherai alors de démontrer comment il se fait que ces maladies soient si communes à l'époque de l'apparition des dents, bien que celles-ci ne soient pas la cause de cette fréquence. Je ferai voir surtout pourquoi les convulsions des enfans à la mamelle, qui, depuis Hippocrate jusqu'à nos jours, ont été signalées comme étant causées par les dents, n'en dépendent pas directement, et sont dues réellement à d'autres causes. Je me bornerai donc ici à passer en revue les accidens locaux de la dentition.

La dentition étant pour ainsi dire une fonction naturelle, peut s'opérer sans donner lieu au moindre accident, et, à cela près d'une augmentation dans la sécrétion sali-

______

(1) *Dict. de Méd.* en 21 vol., t. 6.

vaire, beaucoup d'enfans font leurs dents sans que leur santé en soit troublée.

Cependant il se passe presque toujours un certain prurit à la gencive, qui souvent devient un peu rouge, et se tuméfie légèrement. Cette tuméfaction est pour l'ordinaire très-passagère, et l'irritation qui l'accompagne est souvent idéale, car les nourrices supposent qu'elle a lieu, parce qu'en portant leur doigt dans la bouche de l'enfant, celui-ci le mord avec une sorte de plaisir, et calme ainsi la douleur de ses gencives. Mais cette conclusion peut être fausse ; d'abord, parce que l'on ne conçoit pas comment la compression de la gencive enflammée sur le doigt qu'elle mord, calmerait la douleur, tandis qu'elle devrait, au contraire, l'augmenter, et qu'ensuite on prend pour un acte provoqué par le besoin de soulager le prurit des gencives, l'empressement avec lequel les enfans mordent ce qu'on leur met dans la bouche. Ne doit-on pas voir plutôt en cela un commencement de l'exercice auquel doit se livrer la mâchoire, qui vient d'acquérir un nouveau degré de développement, et sur laquelle s'élèvera bientôt l'appareil de la mastication ?

Nous avons vu que, depuis l'époque de la naissance jusqu'à huit mois ou un an, les dents s'accroissaient, et s'élevaient du fond de l'alvéole jusqu'à la surface des gencives. Pendant ce temps, il se fait vers les germes dentaires un afflux de sang plus ou moins considérable, qui détermine quelquefois dans les mâchoires et les gencives un état de congestion, et même une inflammation dont les progrès ultérieurs peuvent ramollir le tissu des gencives, donner lieu à de petites hémorrhagies, à des excoriations et à des ulcérations plus ou moins profondes, à la suite desquelles survient souvent la destruction du germe des dents.

Cette maladie s'observe depuis l'âge le plus tendre jusqu'à l'apparition des premières dents. Il ne faut pas la confondre avec la gangrène de la bouche dont il a été parlé précédemment; elle aurait plus de rapport avec le scorbut des adultes. Je vais essayer d'en faire connaître les caractères par quelques exemples.

15° OBSERVATION.

Tuméfaction de la gencive, épanchement de sang dans les alvéoles. — Marie Dumé, âgée de 6 jours, d'une assez forte constitution, ayant la face bien colorée, mais offrant une légère teinte ictérique au tronc et aux membres, entre à l'infirmerie le 13 octobre. Elle crie peu, reste tranquille et comme assoupie; la membrane muqueuse de la bouche est dans l'état naturel, mais la langue est rouge au bord et à la pointe. (*Riz gommé.*) Le 15 octobre, l'ictère est moins intense, il survient une diarrhée assez abondante; l'enfant pâlit, et crie beaucoup; les gencives de la mâchoire supérieure sont gonflées sans être rouges. (Même traitement.) Même état jusqu'au 20 octobre, mais alors le dévoiement augmente, l'enfant devient très-pâle, sans maigrir beaucoup; la gencive supérieure, toujours gonflée, est d'un rouge livide. Le 25, tous ces accidens ont augmenté; l'enfant, dont le cri est faible, dont le pouls est petit et lent, et qui n'a cessé d'avoir la diarrhée, meurt dans la nuit du 25 au 26 octobre.

Autopsie cadavérique. — La gencive supérieure du côté droit présente une tuméfaction violacée, au niveau de laquelle on sent une fluctuation évidente. On trouve dans les trois alvéoles des premières dents un épanchement de sang noirâtre et fluide. Les dents incisives et la partie du germe qui n'est pas ossifiée, flottent libres et détachés au milieu du sang épanché qui forme la tumeur; les calottes osseuses des dents sont mollasses, rougeâtres, et comme macérées dans le fluide. Les parties molles environnantes commencent à se détacher du bord alvéolaire. Le reste de la bouche est sain.

On trouve quelques points de muguet à l'extrémité inférieure de l'œsophage, quelques stries rouges traversent la surface de l'estomac; la membrane muqueuse de la fin du duodénum est épaisse et tuméfiée. On trouve aux environs de la valvule de Bauhin six plaques folliculeuses assez rouges et très-tuméfiées; le foie est gorgé de sang, la bile est abondante, filante et d'un vert pâle.

Les poumons, le cœur et le cerveau sont sains.

Cette observation est remarquable sous deux rapports : elle nous démontre d'abord que les accidens, ayant pour siége les dents ou leurs germes, peuvent avoir lieu dans les premiers jours de la vie, comme à 7 et 9 mois; et ensuite elle nous fait connaître comment il arrive que de véritables hémorrhagies surviennent dans les gouttières dentaires par suite même de cette congestion sanguine, si fréquente vers ces parties chez les enfans naissans.

L'exemple suivant nous fera connaître la même affection à un degré plus avancé.

16ᵉ OBSERVATION.

Muguet, congestion sanguine et destruction des gencives, toux suffocante, gastrite. — Anna Gens, âgée de 20 jours, entre à l'infirmerie le 13 août. Elle est forte et douée d'assez d'embonpoint; la langue est rouge au sommet, où elle offre quelques points de muguet ; c'est pour cela que la nourrice de cet enfant a cessé de l'allaiter. (*Orge gomm., garg. émoll., lait coupé.*)

Le 14, le muguet s'étend en nappe sur toute la muqueuse linguale, et même jusqu'au voile du palais. (Même traitement.) Le 18, l'enfant vomit ses boissons peu de temps après les avoir prises; il ne présente, du reste, rien de remarquable jusqu'au 1ᵉʳ septembre. Alors la respiration devient très-accélérée; chaque soir la peau de l'enfant est d'une chaleur sèche et très-prononcée ; le pouls, plein, n'est cependant pas plus fréquent qu'à l'ordinaire (90 pulsations). La bouche est tapissée de nombreuses plaques de muguet. (*Mauve gomm.*, *looch avec demi-gros de sirop diac.*, *diète.*) Le 8, la toux devient plus forte, et prend, par le retour de ses quintes, les caractères de la coqueluche ; la face est œdémateuse ; les gencives sont rouges, boursouflées et saignantes. (Même traitement.) Le 12, augmentation de tous les symptômes, tuméfaction générale aux gencives des deux mâchoires. Le 14, la gencive supérieure du côté droit est plus tuméfiée que sur les autres points. Le 15, la déglutition est plus difficile, les boissons reviennent par le nez ; l'enfant, excité à la toux, est à chaque instant menacé de suffocation. (Même traitement.) Le 17, la déglutition des liquides est presque impossible, tandis que l'enfant avale très-bien une bouillie un peu consistante. Le 18, le gonflement de la lèvre supérieure fait de rapides progrès, la face reste œdémateuse, le muguet ne se reproduit plus ; la membrane muqueuse buccale, en général, n'est pas très-rouge. Le 19, une ecchymose violacée se manifeste à l'aile du nez ; la toux est toujours assez fréquente, mais sans suffocation ; la peau est très-chaude, cependant le pouls est constamment resté à l'état naturel. L'enfant meurt le soir.

L'autopsie du cadavre est faite le lendemain. Un gonflement œdémateux, rouge, très-mou, au centre duquel on aperçoit déjà un point d'excoriation, s'observe à droite de la gencive supérieure : il existe une tuméfaction œdémateuse de la paroi de la bouche, de ce côté seulement ; mais à l'extérieur la peau ne présentait pas l'aspect cuivreux et huileux qui caractérise l'œdème précurseur de la gangrène de la bouche. Lorsqu'on fend la tumeur des gencives, on la trouve formée par un sang grumeleux et noirâtre, au milieu duquel flottent les germes dentaires, qui, totalement détachés, tombent avec le sang qui s'écoule de la tumeur.

Il existe encore une couche assez épaisse de muguet à la base de la langue. L'estomac est contracté et ridé, sa muqueuse est épaisse et d'un rouge intense. On trouve à la fin de l'iléon quelques plaques folliculeuses pâles et peu saillantes. Le foie est gorgé de sang; tout le système veineux abdominal est dans un état de congestion très-remarquable.

La glotte est le siège d'un gonflement œdémateux très-prononcé; la trachée-artère, les bronches et les poumons sont sains; le canal artériel et le trou botal sont fermés; le cerveau n'offre qu'une légère injection.

Nous devons surtout remarquer ici la co-existence de l'affection des dents dont il s'agit, de la congestion des gencives et du gonflement œdémateux de la face du côté le plus malade : cette concordance établit un point de contact entre la maladie gengivale et dentaire qui fait le sujet de cet article et la gangrène de la bouche. Je ne doute pas que celle-ci ne puisse succéder au gonflement et à la désorganisation des gencives. Si cette maladie survenait chez un enfant dont la seconde dentition commencerait à avoir lieu, elle serait extrêmement funeste, et il pourrait en résulter la perte des dents pour le reste de la vie. Je suis même porté à croire que Vanswieten a voulu parler de cette complication de la gangrène de la bouche, lorsqu'il a dit : *Vidi aliquoties in pauperum infantibus, qui omninò neglecti fuerant, partem ossis maxillæ cecidisse, unâ cum alveolis et dentibus contentis : undè in hoc loco destructæ maxillæ, totâ vitâ fuerunt adentuli* (1).

Ces épanchemens dans les alvéoles deviennent moins fréquens à mesure que l'enfant avance en âge, et que la dent, en se développant, remplit la cavité alvéolaire. Mais alors l'exhalation sanguine se fait à la surface des gencives dans la cavité buccale, circonstance dont on pourrait ne pas

______

(1) *Comm. in Boerhaave, aphor. de morbi infant.*

s'apercevoir, parce que l'enfant exerçant la succion sur le sang exhalé, ne permet pas sa sortie au dehors (1).

Les gencives des nouveau-nés peuvent s'enflammer plus superficiellement, et d'une manière moins fâcheuse; c'est ainsi qu'on voit, lors de l'apparition des premières dents, les gencives se tuméfier partiellement, et devenir le siége de rougeurs inflammatoires locales au niveau de chaque dent. J'ai vu une gingivite superficielle chez un enfant de dix-huit mois, dont toutes les premières dents étaient poussées; cette inflammation était caractérisée par une ligne rouge et festonnée, qui suivait les contours de la gencive dans une direction correspondante au col des dents.

Il est possible que l'inflammation gingivale produite par l'éruption dentaire soit assez prononcée pour causer la sécheresse de la bouche, la rougeur générale de la membrane muqueuse de cette cavité, tous les caractères, en un mot, de la stomatite érythémateuse accompagnée de fièvre, d'agitation, de cris continuels; mais il faut convenir que cela n'arrive pas le plus communément. Toutefois il faut apporter une attention particulière à traiter cette phlegmasie, dont la propagation par contiguïté peut se faire très-rapidement sur d'autres points du tube digestif.

Le traitement des accidens locaux de la première dentition doit être simple, lorsque ces accidens sont les seuls qui se présentent. Vanswieten est un des auteurs qui ait tracé avec le plus de justesse et de simplicité les indications à suivre en pareil cas; aussi les conseils que je propose ici ne sont-ils en quelque sorte qu'une traduction du passage de cet auteur sur le même sujet.

Il faut, a dit Boerrhaave, amollir les gencives, les rafraîchir, les adoucir avec des émolliens, des mucilagineux,

(1) Je n'ai pas vu l'inflammation proprement dite du germe des dents; cependant Baglivi, Moreau de la Sarthe et M. Oudet, en ont cité des exemples.

des antiphlogistiques, les user par le contact de corps durs
et glabres, ou les inciser au moyen de la lancette. (Aph.
1577.)

Cet aphorisme renferme en résumé l'indication de tous
les moyens conseillés par les auteurs, pour favoriser l'éruption des dents. Mais, le commentateur de cet illustre écrivain, tout en développant ses préceptes, les combat ou les
approuve à propos.

Ainsi, il conseille en effet de mettre dans la bouche de
l'enfant des émolliens et des mucilagineux, pour en calmer
l'irritation, et il indique, entre autres préparations, un mélange de crême de lait, de blanc d'œuf et de sirop de violettes; on peut rendre le mélange plus liquide en l'étendant
d'une certaine quantité d'eau de roses. Ce gargarisme, porté
dans la bouche à l'aide d'un pinceau de charpie, doit sans
doute parfaitement convenir dans le traitement de la gingivite aiguë. On peut encore se servir avec beaucoup d'avantage d'une racine de guimauve imbibée de sirop et de
sucre, et que l'on donne à l'enfant pour mâcher. S'il se fait
vers la tête une congestion sanguine dont on doit craindre
les résultats, il faut, dit Vanswieten, appliquer, suivant le
conseil de Harris, une sangsue derrière chaque angle de la
mâchoire. Ce même Harris conseille de tenir compte de
l'extrême irritabilité de la bouche, et de ne faire prendre
à l'enfant ni boisson ni alimens trop chauds. Il faut aussi
le priver du sein de sa mère, ou bien nourrir celle-ci d'alimens très-doux, et lui faire prendre beaucoup de boissons
émollientes. Il faudra engager la nourrice à ne pas faire
usage, pendant le temps de la dentition de son nourrisson,
de vin ni de liqueur.

Quant à l'emploi des corps durs appliqués entre les gencives pour les rompre, Vanswieten ne les a pas rejetés, et
c'est à tort; M. Gardien a victorieusement démontré combien leur usage était peu rationnel. On a dit que ce moyen

donnait une sorte de diversion à la douleur des gencives, et que d'ailleurs on secondait le vœu de la nature, qui inspire à l'enfant l'envie continuelle de porter à la bouche ce qu'on lui présente. Mais le malade affecté de la gale, et qui se déchire la peau à force de la gratter pour en calmer l'irritation, suit-il, en obéissant au conseil que la nature semble lui dicter par le soulagement qu'il en éprouve momentanément, suit-il, dis-je, une indication bien rationnelle, et s'en trouve-t-il mieux guéri? Gardons-nous donc de nous laisser abuser par ces prétendues inspirations de la nature, terme vague, et plus fait pour les gens du monde que pour les médecins. Si, comme cela s'observe tous les jours, l'enfant s'endort lorsque sa nourrice lui promène doucement la pulpe du doigt sur la gencive irritée, c'est que cette pression est extrêmement douce, et qu'elle peut, par la sensation agréable de chatouillement qu'elle provoque, assoupir la douleur des gencives. Mais il y a loin de l'effet de ce léger frottement à celui que cause l'introduction peu ménagée d'un hochet de cristal, d'ivoire ou de succin. Rejetons loin de nous tous ces moyens inutiles, et laissons-les dans l'oubli auquel le bon sens condamne aujourd'hui les colliers, les bracelets et les amulettes.

On a beaucoup agité la question de savoir s'il fallait inciser la gencive pour faciliter l'éruption de la dent, et cette pratique est même aujourd'hui assez fréquemment suivie en Angleterre. Vanswieten donne encore à cette occasion un précepte extrêmement sage. Il ne faut, dit-il, inciser la gencive que lorsqu'elle est manifestement soulevée par la dent, qu'elle est dure, rouge et très-douloureuse; car si la dent, trop profondément située, ne venait pas aussitôt faire saillie par l'incision, celle-ci se cicatriserait, et la cicatrice, plus dure que le tissu propre de la gencive, opposerait ensuite une résistance plus forte. Le médecin peut d'ailleurs, dans ce cas, compromettre sa réputation, s'il se hasarde à

couper la gencive sans que la dent paraissse : j'ai vu un cas,
dit Vanswicten, où la dent ne parut que huit mois après
l'incision faite pour hâter sa sortie (1). On doit craindre
encore que l'incision faite aux gencives ne se transforme en
une ulcération qui, revêtant les caractères des ulcérations
aphtheuses ou gangréneuses, ne devienne la cause d'une
stomatite rebelle et douloureuse.

Je ne parle pas ici du traitement des accidens généraux,
puisque j'en ai renvoyé l'histoire à celle de chacune des maladies auxquelles ces accidens se rapportent.

TROISIÈME SECTION.

MALADIES DES GLANDES SALIVAIRES.

Les glandes salivaires sont rarement malades chez les
nouveau-nés; elles ne prennent d'accroissement, et n'offrent une activité fonctionnelle qu'à l'époque de la première
apparition des dents. Je les ai souvent disséquées à cette
époque, pour m'assurer de leur état, je n'y ai jamais rien
trouvé de bien remarquable. Cependant, j'ai très-souvent
rencontré la parotide ou les granulations conglomérées qui
la composent, pour ainsi dire baignées et teintes de sang.
Cela dépendait de la congestion sanguine de toutes les parties environnnantes.

J'ai vu une seule fois, à l'hospice des Enfans-Trouvés,
une grenouillette congénitale. L'enfant, du sexe féminin,
avait été apporté pendant la nuit; il était très-frais et très-
fort; lorsqu'il criait, sa langue soulevée laissait apercevoir
une tumeur transparente sur la partie latérale gauche du
frein de la langue accollée à la face interne de la mâchoire.
Cette tumeur, irrégulièrement arrondie, était oblongue, et
occupait exactement la place de la glande sublinguale; elle

(1) *Morbi infantum*, p. 668.

était fort élastique, ne se vidait pas par la pression, mais elle paraissait plus pleine lorsque l'enfant ne criait pas que lorsqu'il criait. M. Baron, qui examina cette tumeur avec attention, ne balança pas un moment à croire qu'elle ne fût le résultat d'une accumulation de salive sécrétée par la glande sublinguale, et dont les orifices sécréteurs étaient sans doute obstrués.

Ce fait prouverait, avec d'autres que je signalerai dans le cours de cet ouvrage, que le produit de la sécrétion de certaines glandes, quelque peu développées qu'elles soient, doit, même pendant la vie intrà-utérine, avoir son cours au dehors de la glande.

Cet enfant étant parti pour la campagne deux jours après, il ne m'a pas été possible de suivre les progrès ultérieurs de cette maladie.

QUATRIÈME SECTION.

MALADIES DE LA PORTION GUTTURALE DU CANAL DIGESTIF.

Je me propose d'étudier ici les affections du voile du palais, de ses piliers, des amygdales et du pharynx.

Vices de conformation. — Les vices de conformation du voile du palais consistent surtout dans sa division plus ou moins complète; j'en ai déjà parlé précédemment, et j'ai noté les accidens qui en résultent, et les précautions qu'il faut prendre pendant l'allaitement. Je n'ai jamais observé que sa longueur trop grande nuisît à la déglutition, et nécessitât la section de la luette chez les enfans naissans.

Les altérations de forme du pharynx sont les seules que j'aie notées; on trouve quelquefois sur les cadavres des enfans, le pharynx très-étroit : on serait porté à croire que cela résulte d'un état de contraction des muscles constricteurs; mais on trouve en même temps la base de la langue rétrécie, et les cornes de l'os hyoïde peu écartées, de sorte qu'il est bien plus probable que cette étroitesse tient à un vice de conformation. Si elle est portée à un degré extrême, il en résulte une grande difficulté pour avaler, comme nous l'avons vu chez l'enfant qui fait le sujet de la 9ᵉ observation. Ainsi donc, lorsqu'on voit un enfant naissant avaler avec difficulté le lait qu'on lui fait boire ou celui qu'il tète, il faut, avant d'en conclure que cela tient à une phlegmasie des organes de la déglutition, examiner avec attention la forme de la langue, dont l'étroitesse suppose presque toujours celle du pharynx. Cet examen n'est pas sans utilité; car alors le médecin doit se borner à conseiller de faire boire l'enfant avec précaution et en petite quantité à la fois, tandis que dans l'autre cas il doit mettre en usage les moyens propres à combattre une inflammation.

CONGESTION SANGUINE DES ORGANES DE LA DÉGLUTITION.

Le voile du palais et l'isthme du gosier chez les enfans naissans, sont presque toujours injectés et rouges. Le pharynx est ordinairement dans un état de congestion très-marqué, et cette congestion est d'autant plus considérable que l'on observe l'enfant à une époque plus voisine de sa naissance. Je ne sais trop à quoi en attribuer la cause; c'est un fait que je crois devoir signaler à l'attention des médecins, pour qu'ils ne prennent pas une simple congestion pour une inflammation. J'ai examiné avec beaucoup de soin le pharynx d'un grand nombre d'enfans naissans, et voici à quelle donnée générale m'a conduit ce travail :

Sur deux cents enfans âgés de un à dix jours, et morts de différentes maladies, j'ai trouvé l'isthme du gosier injecté chez cent quatre-vingt-dix. Cette injection, ordinairement uniforme et en nappe, n'apparaît quelquefois que sous la forme de ramifications plus ou moins prononcées. Je n'ai trouvé entre elle et l'état du tube intestinal aucune relation notable ; mais il n'en a pas été de même de ses rapports de durée et d'intensité avec la rougeur des tégumens qui existe chez les nouveau-nés pendant les huit à dix premiers jours de leur vie. Il paraît donc qu'il y a un rapport assez intime entre le système vasculaire de la peau et celui de la bouche et de l'isthme du gosier, puisque ces parties offrent à l'époque de la naissance une congestion sanguine dont la durée est à peu près la même, et dont l'existence ne doit pas être attribuée à une cause pathologique. Le même phénomène se représente chez tous les enfans et dans les mêmes circonstances. Cette remarque doit encore ici nous rappeler l'analogie de sensibilité et d'irritabilité que les auteurs ont parfaitement bien reconnue entre le système cutané et la membrane muqueuse de la gorge, analogie que démontre de la manière la plus évidente le développement d'une angine au début ou dans le cours de certaines phlegmasies cutanées.

Les amygdales, bien que très-peu développées chez les jeunes enfans, partagent elles-mêmes l'état de la congestion des parties qui les environnent, et je les ai très-souvent trouvées sur les cadavres, comme imbibées d'une couche de sang exhalé à leur surface.

INFLAMMATIONS.

On a désigné sous le terme d'angine gutturale, pharyngienne ou tonsillaire, l'inflammation de la portion du tube digestif dont nous nous occupons en ce moment. MM. Roche et Sanson, dans leur excellent ouvrage (1), ont décrit les variétés de siége de cette inflammation, sous les noms de palatite, pharyngite et palatopharyngtie ; mais, comme chacune de ces parties est rarement le siége exclusif de l'inflammation, qui, assez ordinairement, les envahit toutes

(1) *Nouveaux élémens de pathologie médico-chirurgicale.* 2e édit., Paris, 1828, 5 vol. in-8°.

successivement, je ne consacrerai à leur histoire qu'un seul chapitre, en ayant soin toutefois de signaler avec soin ces différences de siége.

L'inflammation du voile du palais ou la palatite est très-fréquente chez les enfans naissans; elle est simplement érythémateuse, ou bien elle s'accompagne de l'altération de sécrétion qui constitue le muguet. Elle succède presque toujours, dans ce cas, à la stomatite, qui s'étend souvent, par continuité du tissu, jusqu'aux piliers du voile du palais et à la luette. Ses causes sont les mêmes que celles de l'inflammation de la bouche. Il ne faut pas confondre la pellicule qui recouvre alors le voile palatin, avec la fausse membrane du croup, dont elle offre cependant les principaux caractères. Il est également important de ne la pas prendre pour une escarre gangréneuse, dont elle diffère essentiellement. Les travaux de MM. Guersent et Bretonneau nous ont d'ailleurs mis en garde contre cette dernière méprise.

Les amygdales s'enflamment aussi chez les enfans à la mamelle, mais l'amygdalite m'a paru bien moins fréquente à cet âge qu'à une époque plus avancée. L'inflammation des amygdales peut être simple, et n'être caractérisée que par la rougeur et la tuméfaction; elle peut être compliquée d'une altération de sécrétion, et cette complication est très-fréquente. Il ne serait pas impossible que les amygdales s'ulcérassent ou ne fussent détruites par la gangrène; mais ces deux modes inflammatoires sont fort rares chez les enfans à la mamelle, et je n'en possède pas d'exemple; enfin, le pharynx lui-même peut devenir le siége de toutes les modifications de l'inflammation que nous venons de signaler.

Il sera difficile de reconnaître quelquefois l'inflammation de ces parties chez les enfans naissans, puisqu'elles se présentent ordinairement dans un état de congestion dont l'aspect a la plus grande ressemblance avec la rougeur inflammatoire; cependant il est possible , dans ce cas , d'aider son diagnostic des considérations suivantes.

On sera porté à regarder comme inflammatoire la rougeur de l'isthme du gosier et du pharynx chez les enfans à la mamelle , 1° lorsque la durée de cette rougeur dépassera le terme ordinaire de sa disparition , dix ou douze jours , par exemple; 2° lorsqu'au lieu d'être étendue uniformément sur tous les points de la gorge , elle n'en occupera que des points isolés ; 3° lorsque quelques-uns des symptômes que nous assignerons plus bas à l'angine gutturale existeront en même temps que la rougeur; 4° lorsqu'enfin l'on rencontrera cette rougeur à une époque où elle n'est plus un état naturel.

Je commencerai la symptomatologie des inflammations de la région gutturale, par l'exposition détaillée de quelques faits, desquels je déduirai l'histoire des symptômes de cette maladie chez les jeunes enfans.

17e OBSERVATION.

Paul Bedquier, âgé de dix jours, entre à l'infirmerie le 25 mai 1826; il avait été fort agité la nuit précédente, et avait vomi plusieurs fois ; sa nourrice avait remarqué qu'il tétait mal, et que souvent il lâchait le sein en jetant le cri , et vomissait peu de temps après le lait qu'il avait pris. Sa déglutition était parfois tellement difficile, qu'il agitait d'une manière convulsive ses membres supérieurs. Son cri était naturel et fort ; il n'y avait pas de fièvre. (*Tilleul sucré, avec un demi-gros de sirop diacode par deux onces d'infusion, lait coupé pour nourriture.*) Le lendemain, M. Baron vit, en examinant la bouche, que la base de la langue, le voile du palais et le fond de la gorge, étaient très-rouges. Il fut porté à croire que le malade était affecté d'une angine pharyngienne; cependant l'enfant devint plus calme, et cessa de vomir. La sœur avait soin de le faire boire avec précaution.

parce que, disait-elle, elle avait remarqué *qu'il buvait mala-droitement*. L'enfant resta à l'infirmerie pendant quelque temps sans présenter de symptômes remarquables; le 28 mai, il eut une ophtalmie puriforme légère, qui ne dura que quelques jours. Le 6 juin, quelques points de muguet parurent sur les bords de la langue, et disparurent promptement. On remarquait toujours que la déglutition était difficile, et qu'il fallait faire boire l'enfant avec précaution. Le pouls était naturel; la température de la peau était ordinaire. (*Orge édulcorée, gargarisme émollient, lait coupé.*)

Le 14 juin, on s'aperçut que l'enfant maigrissait, devenait pâle, et que sa face s'infiltrait un peu. Il était survenu depuis quelques jours un dévoiement très-abondant de matières jaunes et assez liquides. Cet état persista jusqu'au 20 juillet, époque à laquelle mourut cet enfant.

L'autopsie cadavérique ayant été faite le lendemain, nous trouvâmes une rougeur très-intense et une tuméfaction très-sensible de la membrane interne du pharynx. Le tissu cellulaire environnant était infiltré d'une sérosité citrine assez abondante; l'œsophage et l'estomac étaient sains. Il existait à la fin de l'iléon quelques plexus folliculeux légèrement injectés, et la fin du colon offrait une coloration ardoisée. Le foie, d'un brun foncé, était rempli d'un sang noir et liquide. Il existait une assez forte congestion des poumons, et quelques stries rouges à la face interne des bronches et de la trachée-artère. Les fosses nasales, très-roses, se trouvaient remplies d'un sang récemment exhalé à leur surface. Le cerveau ne présenta rien de remarquable.

Cet enfant a sans doute succombé à une colite chronique; mais, outre cela, il était affecté d'une inflammation du pharynx, dont les symptômes ont été fort évidens pendant la vie. Nous devons noter que le cri de l'enfant n'était nullement altéré, et que la déglutition seule se faisait avec peine. Quant à l'absence des symptômes fébriles qui, chez

l'adulte, accompagnent ordinairement l'angine pharyngienne, cela tient ici à l'âge du sujet.

Dans le cas qui précède, le voile du palais et le pharynx
étaient le siége de l'inflammation; nous allons voir, dans
l'observation suivante, la phlegmasie bornée seulement aux
parois du pharynx.

18ᵉ OBSERVATION.

Molard, garçon, âgé de 17 jours, entre à l'infirmerie le
26 janvier, pour un muguet de la bouche, sans aucun
symptôme grave. (*Orge, sirop gomm., garg. émollient, lait
coupé.*) Le 1ᵉʳ février, le muguet a disparu, mais l'enfant
crie souvent, dort peu, et maigrit sans avoir le dévoiement.
Il vomit presque aussitôt après avoir bu son lait ou sa tisane;
sa déglutition ne présente rien de remarquable; son ventre
n'est ni douloureux ni balonné. Le 5 février, les vomissemens se renouvellent plus fréquemment, et s'effectuent
presque immédiatement après la déglutition. Le voile du
palais est sain, la langue est un peu rouge, l'enfant pâlit et
s'infiltre, ses membres inférieurs surtout sont durs et œdémateux. (*Riz édulcoré, lait coupé.*) Les jours suivans, le
ventre se balonne, il survient un dévoiement abondant, et
la mort arrive le 12 février.

Autopsie cadavérique. — La langue est très-rouge, le voile
du palais est sain, mais la membrane muqueuse du pharynx, d'un rouge fort intense, est tapissée par une quantité
considérable de mucosités écumeuses et fort adhérentes.
Cette rougeur intense disparaît au commencement de l'œ-
sophage, dont la membrane est d'un rose tendre. L'estomac est parfaitement sain, il ne renferme que quelques
mucosités filantes. La région iléo-cœcale de l'intestin grêle
présente une rougeur uniforme au niveau de laquelle se
trouve une exsudation sanguinolente. Le gros intestin est
sain; les poumons crépitent bien; le cœur contient peu de

sang; le canal artériel est oblitéré, mais le trou botal est encore ouvert. Les sinus de la base du crâne sont gorgés de sang; la pulpe cérébrale est rosée; on trouve un peu de sérosité dans les ventricules.

Cette observation n'offre qu'un intérêt secondaire; car, malgré l'inflammation assez vive du pharynx, il n'y a guère eu que les vomissemens, aussitôt après la déglutition, qui auraient pu donner l'éveil sur le siége et la nature de la maladie. Toutefois, j'ai cru devoir la consigner ici, parce que, dans une science d'observation, les faits sont propres à nous éclairer par leurs moindres caractères.

Jusqu'à présent, nous n'avons vu que des cas d'inflammation érythémateuse du pharynx, nous allons rapporter maintenant un exemple de phlegmasie du voile du palais, des amygdales et du pharynx avec altération de sécrétion.

19ᵉ OBSERVATION.

Augustine Blondel, âgée de 12 jours, entre à l'infirmerie, le 13 juillet. Cet enfant est assez fort; elle refuse le sein de sa nourrice, crie sans cesse et ne dort pas. Son cri est très-voilé et pénible, sa respiration est difficile, sa face est violette, son cou est un peu tuméfié. En examinant la bouche, on trouve seulement le voile du palais un peu rouge. Il n'y a pas d'accélération bien sensible du pouls, ni de chaleur à la peau. (*Orge gomm., garg. émoll., 2 sangs. de chaque côté du cou, diète.*) Le 14, plusieurs points de muguet paraissent sur la langue, et toute la muqueuse buccale est d'un rouge intense; on voit aussi plusieurs plaques de muguet sur le voile du palais, dont la rougeur a augmenté d'intensité. Les amygdales, qui sont rouges et très-tuméfiées, se couvrent d'une légère exsudation membraniforme. Il n'y a pas de fièvre, la chaleur de la peau est naturelle, la face est toujours violacée, le cri pénible, mais la respiration moins difficile. La déglutition est presque impossible. (*Catapl. au cou, vésic. aux jambes, org. gomm. pour boisson et pour garg.*) Le 15, pas de fièvre, 90 pulsations, cri tout-à-fait étouffé, respiration pénible, amygdales très-saillantes, respiration presque impossible. Le 16, même état; le pouls est plus fréquent, mais plus petit; la déglutition est fort difficile; l'enfant a plutôt des régurgitations que des vomissemens. Le 18, le muguet, moins abondant dans la bouche, forme, sur les piliers du voile du palais et sur les amygdales, une couche tellement épaisse qu'il ne reste entre elles qu'un passage fort étroit. Le cri est moins étouffé; ses deux temps se font entendre, mais la reprise, aiguë, chevrotante et quelquefois entrecoupée, a quelque chose d'analogue au cri du coq. La face de l'enfant est moins violette. Le 19, le cri est moins voilé, et s'approche davantage de l'état naturel; la respiration se fait plus largement; la figure de l'enfant est pâle, et exprime la douleur. (Continuation des vésicatoires et des boissons émollientes.) Le 20, les amygdales, sont découvertes; elles sont encore rouges, mais leur tuméfaction est moindre. La déglutition est toujours assez difficile; on est obligé de ne faire boire l'enfant que goutte à goutte. Quand on examine l'arrière-bouche, on voit encore quelques points de muguet accolés au pharynx. Du 20 au 25, la santé de l'enfant se rétablit rapidement, la déglutition devient de plus en plus facile. On le nourrit avec du lait coupé. Le 30, la guérison est complète, quoique les amygdales soient encore rouges. La déglutition se fait très-bien, la circulation revient à son état normal, et le visage se colore. L'enfant passe aux soins des nourrices sédentaires le 3 août, et part pour la campagne le 11 du même mois, dans un état de santé très-satisfaisant.

Cette inflammation des amygdales et du pharynx a sans doute été compliquée d'une laryngite, ainsi qu'on a dû le croire en considérant l'altération du cri et la difficulté de la respiration. Mais, indépendamment de cette complication, nous ne devons pas perdre de vue les autres symptômes, tels que les régurgitations, la tuméfaction du cou, et le refus que faisait l'enfant du sein de sa nourrice, parce qu'il ne pouvait sans doute avaler sans douleur le lait qu'il exprimait du mamelon. Nous devons tenir compte aussi du succès du traitement antiphlogistique que M. Baron a employé dans ce cas avec un bonheur peu ordinaire dans un hospice, et à un âge où tant de causes morbides viennent déjouer les efforts du médecin; notre observation n'est pas moins intéressante sous le rapport de cette altération particulière du cri, causée sans doute par la formation et l'extension de la pellicule du muguet sur les amygdales, et probablement sur la glotte.

Il serait sans doute inutile de multiplier encore les exemples d'inflammation du voile du palais, des amygdales et du pharynx. Je crois donc pouvoir faire maintenant le tableau des symptômes de cette maladie.

Lorsque l'inflammation de ces organes est légère, leurs fonctions sont à peine troublées. Quand elle a, au contraire, un certain degré d'intensité, la déglutition est difficile, ou bien, si elle s'effectue, elle est promptement suivie d'une régurgitation ou de vomissemens, bien que l'œsophage et l'estomac soient sains, comme nous l'avons vu dans les deux premières observations. Ainsi donc, lorsqu'on voit un enfant refuser le sein de sa nourrrice, avaler avec difficulté ce qu'on lui fait boire, ou lorsqu'on voit sa physionomie exprimer la gêne ou la douleur pendant qu'il avale, il faut s'empresser d'examiner l'arrière-bouche, pour voir si l'isthme du gosier n'est pas le siége d'une inflammation érythématheuse ou accompagnée d'une altération de sécrétion. Si le cou est tendu et douloureux au toucher; si l'enfant jette le cri quand on palpe ces parties; si, après ces premiers symptômes, on voit survenir la tuméfaction des amygdales, l'altération du cri et de la physionomie, on doit

être persuadé de l'existence d'une angine tonsillaire et pharyngienne, et s'empresser de la traiter. Je n'ai jamais senti
l'odeur que, dans ce cas, les adultes répandent quelquefois.

Traitement. — On devra d'abord cesser de faire téter
l'enfant, parce qu'il suce ordinairement le mamelon avec
trop d'avidité, et porte dans la gorge une trop grande quantité de lait à la fois. Il vaut mieux ne lui verser dans la
bouche qu'une petite quantité de ce liquide, soit avec une
cuillère, soit avec une éponge; gargariser la bouche avec
un plumasseau de charpie imbibée dans l'eau de guimauve;
entourer le cou d'un cataplasme, appliquer une ou deux
sangsues sur les parties latérales du pharynx, si l'inflammation est trop intense, et appliquer des dérivatifs aux
jambes ou aux pieds, soit au moyen d'un cataplasme très-
chaud et presque brûlant, soit avec un cataplasme ou un pédiluve sinapisé. Si ces moyens sont insuffisans, on aura recours
aux vésicatoires, dont il ne faudra pas prolonger l'usage
trop long-temps. S'il n'y a pas de symptômes de gastro-entérite, on peut essayer les dérivatifs sur le tube intestinal, en
employant des demi-lavemens laxatifs faits avec la décoction
de pruneaux, un mélange de parties presque égales de lait et
de sucre brut, et enfin un ou deux grains de calomel dans
deux cuillerées d'eau sucrée. Mais il ne faut employer ces
dérivatifs qu'avec la plus grande réserve, car il est fort rare,
ainsi que je le prouverai par la suite, qu'un seul point du
tube digestif soit enflammé chez les jeunes enfans. Si, après
l'emploi des moyens antiphlogistiques, l'enfant reste tourmenté par la douleur et l'insomnie, on peut avoir recours
aux opiatiques, et principalement au sirop diacode pris à la
dose d'un demi-gros dans une once d'eau sucrée, qu'on fait
boire au malade dans l'espace de deux heures.

Je crois qu'il est tout-à-fait inutile de faire vomir les enfans affectés d'angine tonsillaire, car ils ont déjà une grande
tendance au vomissement, qui paraît plutôt augmenter leur

mal que le diminuer. Un traitement antiphlogistique, tel
que celui que j'ai rapporté dans l'observation d'Augustine
Blondel, conviendrait beaucoup mieux.

CINQUIÈME SECTION.

MALADIES DE L'ŒSOPHAGE.

Vices de conformation. — Les vices de conformation de
l'œsophage, qui, s'étant développés pendant la vie intrà-
utérine, peuvent causer chez l'enfant naissant des accidens
plus ou moins graves, ne sont pas très-nombreux. Ils existent ordinairement, comme l'a dit Meckel, en même temps
que l'absence ou le défaut de conformation d'une ou de plusieurs parties de la face ou de la bouche; ou, comme M.
Lallemand, de Montpellier, en rapporte un exemple, ils
semblent avoir été causés par la destruction ou la déviation
des parties qui environnent et soutiennent l'œsophage dans
sa position naturelle.

Ces vices de conformation primitifs consistent dans l'absence de l'œsophage, dans l'oblitération de ce conduit membraneux, qui se termine en cul-de-sac, ou bien dans une
scission d'une partie de l'œsophage en deux conduits placés
l'un à côté de l'autre (1).

Voici un exemple curieux d'absence de l'œsophage :

L'enfant qui fait le sujet de cette observation est venu au
monde privé d'œsophage. Il vécut huit jours, et a été observé par le docteur Sonderland, médecin à Barmen.

Le 2 août 1820, madame *** mit au monde un enfant à
terme, qui paraissait bien portant. Après l'accouchement
il s'écoula une grande quantité d'eau, et le placenta fut
trouvé deux ou trois fois plus volumineux qu'il a coutume

____

(1) Blaes, *Obs. medicæ rariores*, tab. 6, fig. 2, cité par Meckel, dans
son *Manuel d'anatomie générale et descript.* Tome 3, p. 375.

de l'être. On fit prendre à l'enfant un peu d'eau sucrée, qu'il avala avidement, mais qui sortit aussitôt par le nez et par la bouche, et manqua de le suffoquer. Toutes les fois qu'on essayait de lui faire avaler des alimens, on ne pouvait y parvenir, et les mêmes accidens se reproduisaient, d'où il fut facile de conclure la présence d'un vice de conformation dans l'œsophage. Cet enfant vécut pendant huit jours, au bout desquels il mourut de faim. Tant qu'il vécut, les urines et les selles sortirent comme à l'ordinaire, seulement en quantité moins considérable. A l'ouverture du corps, on fut frappé du volume extraordinaire du foie, qui couvrait tous les viscères du bas-ventre jusqu'à l'ombilic, mais qui, du reste, avait la forme et la couleur ordinaires. La vésicule du fiel était remplie de bile. Après avoir enlevé le foie, on trouva l'estomac et les intestins conformés et situés comme ils ont coutume de l'être; mais le cardia manquait, et en cet endroit l'estomac adhérait au diaphragme par du tissu cellulaire. Le poumon droit était distendu et rose; le gauche, au contraire, dense et foncé en couleur, ce qui prouvait que l'enfant n'avait respiré qu'avec le premier. Le cœur était bien conformé, seulement la cloison des oreillettes était encore percée. L'œsophage manquait tout-à-fait, le pharynx se terminait en cul-de sac (1).

Le cas le plus remarquable de la terminaison de l'œsophage par un cul-de-sac privé de toute communication avec l'estomac, est celui dont M. Lallemand a donné l'histoire dans sa dissertation inaugurale, où se trouve consignée l'observation d'un fœtus anencéphale, né à l'Hôtel-Dieu, en 1816.

« En examinant les débris du cerveau, dit M. Lallemand, nous avions trouvé derrière le cou, au-dessous du sphénoïde, un corps sphéroïde blanchâtre, assez résistant, que nous

(1) *Journal complémentaire du Dict. des Sciences médic.* Tome 8, p. 369.

regardions comme le cervelet, recouvert du repli de la dure-mère qui forme la tente. Mais, après avoir incisé la membrane extérieure, nous fûmes fort surpris de voir sortir d'une cavité en forme de sac dilaté, une substance verte assez consistante, élastique, semblable en tout à du méconium : la ressemblance était si parfaite, que ce fut la première comparaison qui vint à l'esprit de ceux qui étaient présens, sans que personne cependant supposât qu'elle pût avoir quelque réalité.

« La face interne de cette poche avait l'aspect des membranes muqueuses : c'était en effet celle du pharynx et de l'œsophage. On s'en aperçut en faisant passer par le fond de cette cavité, un stylet, qui sortit par la bouche en traversant la colonne vertébrale. L'œsophage était sorti en traversant une ouverture, et en formant une anse comme une portion d'intestin dans une hernie. Sa cavité était considérablement dilatée par l'accumulation du méconium. Un peu avant d'entrer dans la poitrine, l'œsophage était rétréci et même oblitéré, au point que je ne pus jamais faire passer le stylet le plus délié, de cette poche dans l'estomac, tandis que j'en avais fait passer un très-gros par la bouche, sans difficulté(1). »

Ce vice de conformation, remarquable sous plusieurs rapports, ne peut nous servir ici à éclairer le diagnostic d'une pareille maladie ; car l'enfant qui en était atteint n'était pas viable, et n'a par conséquent présenté aucun signe propre à nous éclairer sur la nature de cette anomalie ; mais on peut, d'après l'observation qui précède, indiquer quels doivent être les signes d'une oblitération de l'œsophage chez un nouveau-né.

D'abord la déglutition doit être tout-à-fait impossible ; l'enfant vomit promptement le lait de sa nourrice, et lors-

---

(1) *Observ. pathol. propres à éclairer quelques points de physiologie.* Paris, 1818, in-4° ; *ibid.* 1825, in-8°.

que le cul-de-sac résultant de l'oblitération est rempli, on
doit sentir à la partie moyenne du cou une tuméfaction
molle qui augmente à chaque déglutition; si, après l'évacuation de cette poche, les nausées persistaient, l'enfant
ferait sans doute des efforts inutiles de régurgitation et de
vomissement, comme cela s'observe sur les chiens qu'on
empoisonne, et dont on lie l'œsophage pour empêcher le
vomissement de la substance vénéneuse.

Quel traitement faudrait-il suivre en pareil cas? Il est
sans doute fort difficile de remédier à cette infirmité, et l'on
ne peut espérer de sauver les jours d'un enfant condamné à
une mort presque certaine; cependant, comme il est quelquefois de la plus grande importance qu'un enfant vive quelques heures ou quelques jours, parce que de grands intérêts
de famille peuvent dépendre de l'établissement et de la durée de sa vie, le médecin devra tenter tous les moyens capables de la prolonger autant que possible. Ainsi il tâchera
de nourrir l'enfant avec des lavemens de lait, ou d'un mélange à parties égales de lait et de bouillon gras. Il devra
sonder l'œsophage pour s'assurer si la communication avec
l'estomac est tout-à-fait interrompue, et si l'on ne pourrait
pas introduire une sonde de gomme élastique, par laquelle
on ferait passer un liquide nourrissant dans les voies digestives. Cette sonde d'ailleurs pourrait servir à dilater graduellement le canal œsophagien.

Tout en conseillant ces moyens, je doute fort de leur efficacité, et je pense que la guérison d'une infirmité aussi
grande ne pourrait s'opérer que dans le cas où l'oblitération
ne serait pas tout-à-fait complète, autrement elle tiendrait
presque du miracle.

*Altérations de texture développées pendant la vie intrà-
utérine.* — Pour pouvoir apprécier ces altérations, il faut
d'abord se faire une idée exacte de l'aspect que présente
l'œsophage chez les nouveau-nés. J'ai examiné ce canal

membraneux avec beaucoup de soin, sur presque tous les enfans morts pendant l'année 1826 à l'hospice des Enfans-Trouvés : sur deux cents environ, chez lesquels tout portait à croire que cet organe était sain, je l'ai trouvé dans un état d'injection plus ou moins prononcé sur 190, c'est-à-dire, sur les mêmes enfans que ceux dont j'ai parlé à l'occasion de l'injection du pharynx; cette congestion sanguine offrait divers aspects; elle avait rarement la forme d'injection ramifiée. C'était le plus ordinairement une rougeur uniforme, variant du rouge clair au rouge violacé, et toujours finissant brusquement à l'endroit où cesse l'épithelium. Ce que j'ai dit de la rougeur habituelle du pharynx doit s'appliquer à celle de l'œsophage; l'une et l'autre me semblent être un état habituel chez les nouveau-nés, et cette congestion, due sans doute aux mêmes causes que l'injection générale des tégumens externes, ne doit pas être considérée comme un état pathologique, puisqu'elle se présente chez presque tous les nouveau-nés. M. Baron, qui depuis long-temps a observé cette rougeur habituelle de l'œsophage chez les enfans naissans, ne la regarde jamais comme pathologique; je pense qu'elle est l'effet d'une congestion passive résultant de l'établissement encore incomplet de la respiration et de la circulation.

Mais si, outre l'injection et la rougeur que nous venons d'indiquer pour l'œsophage, nous trouvons une altération plus profonde de la membrane interne de ce canal, chez un enfant qui vient de naître, nous devons regarder cette altération comme le résultat d'une cause morbide telle quelle. Tâchons de démontrer la vérité de ce que nous venons d'avancer, par quelques exemples.

20ᵉ OBSERVATION.

Deher entre à l'hospice des Enfans-Trouvés, le 26 mars. Cet enfant, du sexe masculin, portant encore son cordon ombilical mou, frais et récemment lié, est apporté le 26 au matin. Il a déjà taché ses langes de méconium, il vomit des matières glaireuses; a le cri faible, la face rouge et grippée, et les extrémités froides : cependant il est doué d'une assez forte constitution. Il meurt dans la nuit du 26 au 27. L'ouverture du cadavre est faite vingt heures après la mort. On trouve la bouche et le pharynx très-injectés. Il existe, en outre, tout le long de l'œsophage, une quantité considérable de follicules mucipares très-développés, et qui, pour la plupart, sont environnés à leur base d'un cercle rouge beaucoup plus vif que la rougeur générale et violacée que présente la paroi du pharynx et de l'œsophage. Quelques-uns de ces follicules commencent à s'ulcérer au sommet, qui présente une déchirure jaunâtre très - superficielle. La même altération se rencontre au même degré dans l'estomac, qui renferme des matières d'une couleur bistre et d'une consistance muqueuse. Ces matières sont très-adhérentes aux parois de l'organe. L'intestin grêle est le siége d'une congestion veineuse très-marquée. Les deux poumons sont considérablement gorgés de sang. Cependant le trou de botal et le canal artériel commencent à s'oblitérer : il existe une légère injection au cerveau.

Cet enfant a sans doute péri par les poumons; mais, outre cette cause de mort, on doit voir qu'il existait encore une affection de l'appareil folliculeux de l'œsophage et de l'estomac, qui s'était probablement développée pendant la vie intrà-utérine : car elle n'aurait pas eu le temps de faire, dans le seul jour qu'a vécu l'enfant, d'aussi grands progrès. Nous allons voir dans l'observation suivante une altération plus profonde encore de l'œsophage.

21ᵉ OBSERVATION.

Bouton, garçon récemment né, entre à l'hospice des Enfans-Trouvés le 4 avril, et meurt dans la nuit du 5 au 6, sans que j'aie observé les symptômes qu'il avait présentés. On me rapporta seulement qu'il avait vomi plusieurs fois la veille, et qu'il ne gardait pas long-temps le lait de sa nourrice. Je fis l'ouverture du cadavre six heures après la mort, et je trouvai la bouche injectée, le pharynx très-rouge, et sa membrane interne un peu tuméfiée. Il y avait à la partie supérieure de l'œsophage deux ulcérations presque parallèles, oblongues, ayant chacune quatre lignes de longueur environ; leur fond était jaunâtre; leurs bords, coupés à pic, offraient, ainsi que tout le tiers supérieur de l'œsophage, une vive coloration d'un rouge carmin; l'estomac et tout le tube intestinal étaient le siége d'une congestion sanguine très-prononcée, avec exsudation sanguinolente dans toute l'étendue du tube digestif. Le foie se réduisait facilement en bouillie; la vésicule du fiel, très-distendue, contenait une bile noirâtre et poisseuse.

Les poumons étaient fortement engorgés, et il se trouvait une assez grande quantité de sérosité sanguinolente épanchée dans la poitrine. Les ouvertures fœtales étaient encore libres, le cerveau se trouvait très-injecté, et il y avait un épanchement de sang entre l'arachnoïde et la pie-mère. Les deux ventricules cérébraux contenaient de la sérosité sanguinolente.

Outre la congestion sanguine générale qui, chez cet enfant, a entravé le développement et l'exercice des fonctions de ses principaux organes, il est évident qu'il a apporté en naissant l'inflammation et l'ulcération de l'œsophage, affection grave, en ce qu'elle devait considérablement gêner la déglutition, et nuire ainsi aux phénomènes de la digestion et de la nutrition, fonctions si importantes à un âge où la vie végétative a surtout besoin de se développer, puisqu'elle tient alors toute l'économie sous sa dépendance.

Si les faits que je viens de citer ne nous éclairent pas beaucoup sur la symptomatologie de l'œsophagite, ils sont du moins utiles, en ce qu'ils nous prouvent qu'il est possible que des enfans naissent avec une inflammation de l'œsophage, qui peut être pour eux la source d'accidens graves, auxquels les médecins doivent apporter des remèdes dès les premiers instans de la vie.

Nous allons nous occuper maintenant de l'histoire de l'œsophagite développée après la naissance; ce que nous dirons alors du diagnostic et du traitement de cette maladie, pourra se rapporter à l'œsophagite congénitale.

MALADIES DE L'ŒSOPHAGE DÉVELOPPÉES APRÈS LA NAISSANCE.

Lorsque je me suis occupé des maladies de la bouche et du pharynx, il était possible de suivre des yeux les progrès de l'altération propre à chacune de ces maladies, et d'observer en même temps la marche des symptômes qui les accompagnaient; mais il ne peut en être ainsi à mesure que nous avançons vers les parties profondes du tube digestif: nous devrons donc suivre une autre marche que celle que nous avons prise jusqu'à ce moment, et ne tracer l'histoire générale du diagnostic et du traitement des maladies qui vont nous occuper, qu'à mesure que les faits nous les auront dévoilés; car ce n'est point un ouvrage d'imagination que nous créons, nous ne voulons pas qu'il soit tissu d'idées abstraites ou préconçues; nous désirons être ici l'interprète fidèle et sévère de la nature, et ne parler que d'après ses seules inspirations. Commençons donc par l'histoire aride, mais indispensable, des principaux faits que nous avons recueillis sur les maladies de l'œsophage chez les nouveau-nés.

Inflammations. —L'œsophagite est rare chez les adultes, et a le plus ordinairement pour cause l'ingestion de poisons irritans dans le tube digestif. C'est ainsi qu'il y a presque toujours œsophagite après l'empoisonnement par l'acide sulfurique. Mais cette maladie est moins rare chez les ensans naissans : on en conçoit aisément la raison, puisqu'à cet âge cet organe est habituellement le siége d'une congestion plus ou moins considérable. Il se trouve donc par cela même plus disposé à s'enflammer et à se désorganiser.

Lorsque l'inflammation n'aura d'autres traces que la rougeur, il sera difficile chez les nouveau-nés de la distinguer d'avec la congestion habituelle de l'œsophage. Mais lorsqu'à cette rougeur se réuniront quelques lésions ou quelques produits phlegmasiques, nul doute que la membrane œsophagienne ne soit alors le siége d'une inflammation. Ainsi, les symptômes qui, pendant la vie, auront accompagné le développement de ces lésions, devront être considérés comme propres à l'œsophagite, et servir à nous éclairer sur le diagnostic de cette maladie.

22e OBSERVATION.

Henriette Félicit, âgée de six semaines, du sexe féminin, chétive et pâle, était déjà venue deux fois depuis sa naissance à l'infirmerie, pour une diarrhée de matières jaunes très-liquides, accompagnée d'une tension du ventre et de vomissemens des boissons peu de temps après les avoir prises. Elle entra une troisième fois, le 11 juillet, à l'infirmerie, et présenta les symptômes suivans : Pâleur générale, légère tension du ventre, qui cependant est assez souple ; cri faible, mais complet ; vomissemens des boissons. (*Riz gomm., catapl. sur le ventre, lait coupé.*) Le 15, la face devient livide, l'enfant refuse de boire, ou boit peu, puis se met à crier lorsqu'on lui introduit de force la cuillère dans la bouche pour le contraindre d'avaler. Il vomit sans effort le lait presqu'en même temps qu'on le lui fait boire ; sa diarrhée persiste. Du 15 au 17, ces symptômes continuent, la pâleur de l'enfant devient plus grande ; il tombe dans le marasme. Le 18, face grippée, front sillonné de

rides, cri très-faible, peau froide, pouls presque imperceptible. La mort survient dans la nuit du 18 au 19.

On trouve, à l'autopsie cadavérique, qui est faite le lendemain, la bouche pâle, le pharynx injecté, l'œsophage
d'un rouge vif à son tiers supérieur, au niveau duquel l'é-
pithélium est totalement détruit. Les deux tiers inférieurs
de ce canal offrent seulement des stries rouges assez nombreuses.

La membrane muqueuse de l'estomac est d'un gris cendré, le mucus qui la recouvre est épais et très-adhérent ;
huit plaques folliculeuses ardoisées et tuméfiées se trouvent
à la fin de l'iléon. Le poumon gauche est sain, le droit est
engorgé, les ouvertures fœtales sont à demi-oblitérées, le
cerveau est parfaitement sain.

Cet enfant a réellement succombé à une œsophagite et à
une gastro-entérite chronique, cause probable de son dévoiement et de ses retours fréquens à l'infirmerie.

Remarquons la destruction de l'épithélium et la rougeur
vive du tiers supérieur de l'œsophage ; ne perdons pas de
vue en même temps l'opiniâtreté des vomissemens, leur
promptitude, leur fréquence, et surtout l'état non digéré
des matières vomies. L'enfant rendait le lait presque comme
il l'avait pris, et aussitôt après l'avoir pris ; c'est une circonstance digne de remarque.

23ᵉ OBSERVATION.

Sophie Taillau, âgée de cinq jours, enfant petit, affecté
d'œdème des membres inférieurs et d'une roideur très-prononcée de leurs articulations, entre à l'infirmerie le 19 mai.
Son cri est pénible et douloureux, son front profondément
ridé ; elle n'a pas de dévoiement, mais elle vomit promptement tout ce qu'elle prend, même l'eau sucrée, qu'elle rend
chargée de petits flocons albuminiformes, ou quelquefois mé-

langée de matières jaunâtres. La peau est froide, les battemens du cœur irréguliers et obscurs. Cet enfant, nourri
seulement avec un peu d'eau sucrée et de lait coupé, reste
pendant trois jours dans l'état que je viens de décrire, vomissant presque tout ce qu'on lui fait prendre, et, en outre, rendant sans effort en grande quantité, par la bouche,
des matières très-jaunes et inodores. Il meurt le 22.

On trouve, à l'ouverture du cadavre, une couche muqueuse fortement attachée à la langue, le pharynx très-injecté, la glotte infiltrée et rouge; le long de l'œsophage,
l'épithélium est enlevé par larges lambeaux, au niveau desquels est étendue une matière jaune, semblable à celle que
l'enfant vomissait. La membrane muqueuse œsophagienne
présente, au niveau des parties détruites de l'épithélium,
une couleur d'un rouge carmin très-vif. On voit, en outre,
près de la terminaison de l'épithélium, quelques stries ou
lignes noirâtres.

L'estomac offre un grand nombre d'ulcères folliculeux
au niveau de sa grande courbure. Le duodénum et le jéjunum présentent un pointillé rouge très-abondant, et la fin
de l'iléon une rougeur vive uniforme. Le gros intestin est
sain, le foie gorgé de sang.

Le bord postérieur des deux poumons est gorgé de sang,
le canal artériel est encore ouvert. Le cerveau est parfaitement sain.

Ici nous avons vu, outre l'œsophagite, une gastrite caractérisée par de nombreuses ulcérations sur le caractère
desquelles je reviendrai plus tard. Peut-être était-ce à cette
complication qu'étaient dus ces vomissemens de matières
jaunes qui ont accompagné ou suivi les vomissemens des
boissons. Toutefois, notons ici la destruction de l'épithélium, et la couleur d'un rouge carmin que présentait l'œ-
sophage.

24° OBSERVATION.

Endurcissement du tissu cellulaire, ulcère de l'œsophage. — Marie Bertel, âgée de six jours, d'une forte constitution, tégumens vermeils, membres œdémateux et durs, avait le cri tout-à-fait étouffé ; la figure, sans expression particulière, indiquait cependant par moment la douleur ; elle entre à l'infirmerie le 2 mai. Le 3, on remarque une rougeur intense des environs de l'anus, une diarrhée de matières vertes très-abondantes, des vomissemens glaireux presque continuels, des régurgitations fréquentes après avoir bu ; la poitrine résonne obscurément au côté droit ; les battemens du cœur sont fort obscurs et à peine sensibles, même au stéthoscope ; la peau est froide. L'enfant reste comme inanimé sur son berceau. (*Riz gommé, tilleul sucré, frictions sèches et chaudes sur les membres.*) Cet état général persiste le 4, mais on observe de plus que l'enfant vomit abondamment des matières vertes très-liquides. Enfin, il s'éteint le soir, après avoir eu, pendant trois jours, une existence qui ressemblait moins à la vie proprement dite qu'à une lente agonie.

Autopsie cadavérique. — Membres robustes, tégumens encore très-colorés ; l'appareil digestif présente une légère congestion à la base de la langue, une rougeur vive au pharynx, une injection très-prononcée de la partie supérieure de l'œsophage, qui offre à son extrémité inférieure une ulcération longitudinale longue de six lignes, large de quatre ; son fond est jaunâtre ; ses bords sont épais, rouges et comme saignans ; la membrane muqueuse est détruite au centre de cette solution de continuité, dont le fond est formé par la membrane celluleuse ; l'estomac ne présente qu'une très-légère injection ; l'intestin grêle est sain dans ses deux tiers supérieurs ; près de la région iléo-cœcale il existe plusieurs plaques folliculeuses dont quelques-unes sont légèrement excoriées; on voit quelques follicules isolés dans leur voisinage; la valvule de Bauhin est rouge et légèrement tuméfiée. La membrane interne du gros intestin est très-rouge, considérablement ridée, tuméfiée et très-friable. Cette membrane est tapissée par des mucosités verdâtres fort adhérentes.

L'appareil respiratoire est le siége de plusieurs lésions importantes; en effet, la glotte est d'un rouge vif et très-tuméfiée; les ventricules du larynx sont remplis de mucosités épaisses qui s'y trouvent accolées. La trachée-artère et les bronches sont striées de rouge. Le poumon droit est hépatisé dans la plus grande partie de son étendue.

Le cœur, les gros vaisseaux et le cerveau, sont gorgés de sang.

Au milieu de toutes les lésions et de tous les accidens auxquels a succombé ce nouveau-né, nous devons noter, comme se rapportant au sujet qui nous occupe, l'ulcération si remarquable de l'œsophage et les vomissemens opiniâtres, quoiqu'il n'y eût pas de gastrite, car on ne doit pas considérer comme telle l'injection légère de l'estomac. Nous devons aussi remarquer en passant l'étouffement du cri coïncidant avec l'inflammation vive de la glotte, qui était pour ainsi dire obstruée. N'oublions pas non plus de signaler l'absence de toute réaction fébrile, malgré l'inflammation multipliée sur tant d'organes à la fois.

Jusqu'à présent nous avons vu l'œsophagite sans altération de sécrétion. Les observations suivantes vont nous fournir des cas d'œsophagite compliquée de muguet.

25e OBSERVATION.

Muguet de l'œsophage. — André Tallois, âgé d'un mois, avait été, quinze jours après sa naissance, affecté d'une ophtalmie palpébrale et d'un muguet discret, dont la membrane muqueuse buccale était seule le siége en apparence. Le 19 janvier, la nourrice aux soins de laquelle il était confié, l'apporta à l'infirmerie, en disant qu'il vomissait très-souvent ses boissons, et que, loin de profiter, il dépérissait au contraire de jour en jour. Cet enfant, en effet, était pâle et maigre, ses membres inférieurs étaient infiltrés, son cri était très-faible, son pouls, petit et lent, avait 60 à 65 pulsations. (*Eau de gomme édulcorée, suspension de l'allaitement; lait coupé.*) Le 20 janvier, l'infiltration des membres était en partie dissipée, l'enfant criait peu, ne semblait pas souffrir beaucoup, mais il vomissait presque tout ce qu'on lui faisait boire. (*Même traitement.*) Le 25 janvier, même état général, continuation des vomissemens. Cet état dura, sans nul changement, jusqu'au 2 février, alors le dévoiement vint s'unir aux symptômes précités. (*Riz gommé, lait coupé.*) Du 5 au 10 février, le marasme fit de grands progrès, les joues devinrent caves, le front fut sillonné de rides, le cri, par sa petitesse, indiquait la faiblesse extrême du malade, dont le cœur battait avec si peu de force que l'on entendait, à l'auscultation, plutôt des frémissemens que de véritables pulsations. Lorsqu'on levait l'enfant ou qu'on le changeait de place dans son berceau, ce seul mouvement donnait lieu souvent à des régurgitations d'un fluide laiteux, et quelquefois mêlé de grumeaux blancs et pâteux. Enfin, la mort vint terminer cette langueur extrême, le 10 février au soir.

Le cadavre ouvert le lendemain matin, nous trouvâmes, à l'extérieur, une décoloration générale et un marasme complet ; toutes les parties du corps étaient pour ainsi dire exsangues ; la base de la langue était tapissée d'une couche épaisse de mucus ; la membrane muqueuse buccale était très-pâle ; l'œsophage offrait çà et là des plaques irrégulières d'un rouge très-vif, et, dans certains points, une destruction complète de son épithélium. Il y avait, en outre, dans presque toute l'étendue de ce canal membraneux, un nombre considérable de points de muguet, qui tranchaient, par leur blancheur, avec la rougeur intense de l'œsophage. Ce muguet cessait au niveau de l'épithélium.

L'estomac était parfaitement sain; l'intestin grêle, distendu par beaucoup de gaz, offrait seulement, à la fin de l'iléon, quelques plaques rouges, et la membrane muqueuse était dans un commencement de ramollissement; la membrane du gros intestin était rouge, ridée, tuméfiée et très-friable. Les poumons étaient crépitans dans la plus grande partie de leur étendue; le droit seulement offrait à son sommet un point très-circonscrit d'hépatisation. Les ouvertures fœtales étaient oblitérées. Le cerveau se trouvait parfaitement sain.

J'ai choisi cette observation, parce que l'inflammation chronique de l'œsophage était la maladie prédominante, et que nous avons pu observer avec attention les symptômes que cet enfant a présentés pendant sa vie.

Or, nous remarquons, d'une part, des vomissemens opiniâtres, un dépérissement rapide, et les progrès toujours croissans du marasme jusqu'au moment de la mort; de l'autre, nous trouvons l'estomac sain, et l'œsophage violemment enflammé, tapissé de points de muguet. De sorte que nous sommes naturellement portés à établir entre l'opiniâtreté, la fréquence des vomissemens et la désorganisation de l'œsophage, un rapport tellement intime que nous pouvons regarder l'un comme l'effet de l'autre. Cependant ne nous hâtons pas de généraliser, et poursuivons l'examen particulier des faits.

26e OBSERVATION.

Muguet de l'œsophage. — Alexandrine Rebet, âgée de 14 jours, entre à l'infirmerie le 25 juin. Elle est d'une faible constitution; elle n'a ni dévoiement ni vomissemens; la membrane muqueuse buccale est très-rouge; il existe quelques points de muguet aux bords de la langue. Toute la surface du corps offre une légère teinte ictérique. (*Orge gomm., garg. émoll., diète du sein, lait coupé.*) Le 26 juin, une diarrhée jaune survient. L'enfant vomit également des matières jaunes. La face est fort altérée; elle devient par moment le siége de contractions qui semblent indiquer des douleurs passagères. Les environs de l'anus sont très-rouges; les membres sont froids; le pouls est extrêmement petit et peu fréquent; le cri est faible sans être voilé ni étouffé. (*Même traitement.*) Le 28, la membrane muqueuse de la bouche est d'un rouge plus intense; le muguet s'y est étendu par plaques, la diarrhée continue, les vomissemens sont fort abondans, les matières en sont moins jaunes; l'ictère est dissipé, l'enfant commence à tomber dans le marasme. Le 29 et le 30, le même état persiste. Le 2 juillet, le dévoiement est suspendu, les vomissemens sont devenus plus abondans; l'enfant ne garde rien de ce qu'on lui fait prendre. Il meurt dans l'après-midi.

L'autopsie cadavérique est faite le lendemain; le cadavre est réduit au demi-marasme. La langue et la voûte palatine sont couvertes d'une couche de muguet fort épaisse. On trouve le long de l'œsophage des stries de muguet, entre lesquelles existent de longues excoriations très-profondes; l'épithélium est détruit au niveau de ces excoriations, dont le fond est d'une couleur rouge carmin; à l'extrémité inférieure de l'œsophage, il existe une couche épaisse et uniforme de muguet, au-dessous de laquelle l'épithélium reste intact; car, après avoir enlevé le muguet, on trouve l'épithélium adhérent à la membrane muqueuse, dont on le sépare cependant sans difficulté. L'estomac et l'intestin grêle sont parfaitement sains; la membrane interne du gros intestin est molle et tuméfiée sans être rouge; l'appareil respiratoire et circulatoire n'offrent aucune altération; le cerveau est sain (1).

Dans les deux observations qui précèdent, nous avons vu l'œsophagite accompagnée d'une altération de sécrétion succéder à la stomatite avec muguet; nous avons remarqué des vomissemens opiniâtres lors même que l'estomac était sain; ce symptôme doit donc ici mériter toute notre attention. Cependant, avant de chercher à en apprécier la valeur, continuons d'examiner les lésions de l'œsophage et les symptômes de ces lésions.

L'inflammation prolongée d'un organe en amène quelquefois la gangrène; celle de l'œsophage est rare; cependant on peut l'observer même chez les jeunes enfans, ainsi que le prouve l'observation suivante.

27° OBSERVATION.

Gangrène de l'œsophage. — Joséphine Charville, âgée de seize mois, offre une courbure rachitique à la partie moyenne de la région dorsale de la colonne vertébrale. Elle est pâle, maigre, et n'exprime cependant, ni par ses cris ni par l'expression de sa physionomie, une douleur vive dans quelque partie du corps que ce soit. Elle était sevrée depuis quelques   ; à la suite d'une rougeole très-bénigne, il lui était   au aux lèvres une éruption qui, consistant d'abord en e petites vésicules transparentes, avait été remplacée par des excoriations recouvertes de croûtes jaunâtres. (*Herpès labialis.*) C'est pour cette maladie qu'elle entra à l'infirmerie le 6 avril; depuis lors elle présenta les symptômes suivans :

Vomissemens assez fréquens, surtout après avoir mangé; éructations acides, pouls lent et petit, pâleur générale. Le 10 avril, les croûtes des lèvres se dessèchent et tombent,

____

(1) Consultez les deux premières planches de l'Atlas.

il ne s'en forme pas de nouvelles. Dégoût prononcé pour les alimens, état continuel d'abattement, sans plainte, sans cri, sans agitation. Les filles de service citent cet enfant pour sa douceur et sa tranquillité. Évacuations alvines naturelles, peau chaude, pouls lent (60 pulsations). Le 12 avril, la face s'infiltre, les membres éprouvent un amaigrissement rapide ; l'enfant vomit moins souvent le peu de lait coupé qu'on lui fait prendre, c'est le seul traitement qui lui soit prescrit. Le 13 avril, dévoiement abondant, tension du ventre, infiltration de la face, abattement général, quelques éructations sans vomissemens ; le pouls, toujours petit, est plus fréquent (90 puls.) ; le marasme fait des progrès effrayans ; l'enfant reste toujours taciturne et abattu ; il crie peu, et ne paraît pas souffrir. Le 15 avril, même état, dernier degré de marasme, pâleur extrême, dévoiement, quelques vomissemens de matières muqueuses mélangées de flocons blanchâtres. Le 17, il n'y a de remarquable que les progrès de l'amaigrissement. Les selles, assez fréquentes, sont liquides et jaunes, le ventre est toujours balonné. Jusqu'alors l'enfant n'a pris que du riz gommé et un peu de lait coupé. Du 17 au 20, le malade reste toujours abattu, et ne cesse de maigrir chaque jour davantage. Il succombe enfin dans la nuit du 20 au 21, sans avoir présenté de symptômes plus tranchés que ceux qui viennent d'être indiqués.

L'autopsie cadavérique est faite le 21. L'extérieur du corps offre une décoloration générale et un marasme complet. La bouche est saine, mais on aperçoit à la face postérieure des piliers du voile du palais et sur les côtés de la glotte, quelques taches grisâtres et molles, environnées d'un cercle rouge vif. Le même aspect se présente le long de l'œsophage où la membrane muqueuse est réduite en larges escarres irrégulières d'une couleur de suie, s'enlevant par lambeaux, et laissant entre elles des intervalles d'un rouge vif et de profondes excoriations qui traversent presque l'épaisseur de l'œsophage. L'épithélium, détruit dans presque toute l'étendue du canal œsophagien, ne consiste, dans les points où il existe encore, qu'en petits fragmens irréguliers, mollasses et roulés sur eux-mêmes. Cet œsophage répand évidemment l'odeur de gangrène. On ne trouve que quelques stries rouges à l'estomac; la membrane muqueuse de l'intestin grêle offre une décoloration générale; mais celle du gros intestin est épaisse, rouge, friable, et tapissée par des mucosités très-abondantes et très-claires (1).

Les poumons sont parfaitement sains, les ouvertures fœtales sont oblitérées; la pulpe cérébrale est saine, mais les ventricules latéraux contiennent un peu plus de sérosité qu'à l'ordinaire.

Il était fort difficile de diagnostiquer une œsophagite portée au point où était celle dont nous venons de tracer l'histoire, d'après le petit nombre de symptômes et l'état fort obscur de cet enfant pendant sa vie ; aussi fûmes-nous fort surpris de trouver, à l'ouverture du cadavre, une désorganisation aussi profonde du canal œsophagien. Cependant, considérons ici les vomissemens, quelque rares qu'ils aient été, et les éructations assez fréquentes de cet enfant, comme un signe possible de l'œsophagite. Le peu de douleur exprimée par l'enfant, l'absence de toute réaction fébrile, quoiqu'il fût d'un âge déjà assez avancé, tenaient peut-être à ce que le mal avait pour siége un organe frappé de mort dès le début de l'inflammation.

Nous avons passé en revue les principales altérations qui constituent l'œsophagite, nous pourrons ajouter que très-souvent on rencontre l'épithélium enlevé dans quelques points, comme par une sorte d'exfoliation, sans qu'aucune trace de phlegmasie accompagne cette altération; que sou-

______

(1) Consultez l'Atlas, pl. 3e.

vent aussi la membrane muqueuse de l'œsophage est teinte en jaune dans ces points dénudés d'épithélium, et qu'enfin rien n'est plus ordinaire que de voir tout l'intérieur de ce canal tapissé et coloré par les matières qui ont reflué de l'estomac vers la bouche, soit pendant la vie, soit au moment de la mort. Il faut se garder de prendre pour des traces d'inflammation ces diverses altérations de couleur auxquelles on ne doit pas, du reste, attacher trop d'importance. J'ai trouvé une fois un ramollissement gélatiniforme de l'extrémité inférieure de l'œsophage à son tiers inférieur, où il était sur le point d'être perforé. Je rapporterai cette observation à l'occasion des hémorrhagies intestinales, affection dont cet enfant se trouvait en même temps atteint.

Si maintenant nous récapitulons les symptômes que nous avons observés chez les enfans affectés d'œsophagite, nous verrons que le plus fréquent de tous est le vomissement, que ce vomissement a souvent lieu sans gastrite, et qu'il a pour caractère propre de survenir, soit immédiatement après la déglutition, soit peu de temps après l'ingestion des boissons ou des alimens dans l'estomac. Les matières du vomissement ont cela de particulier d'être à peine altérées, et d'offrir encore les caractères des boissons prises par l'enfant. Quant aux autres symptômes, tels que le refus du mamelon, le dégoût pour les boissons, la déglutition plus facile des alimens demi-solides que d'alimens liquides, l'affaiblissement progressif, le marasme, ils sont communs à d'autres maladies du tube digestif, et ne méritent ici que secondairement notre attention.

Je crois pouvoir essayer de tracer l'histoire de l'œsophagite chez les nouveau-nés, maintenant qu'elle est éclairée par quelques faits particuliers.

Causes. — La congestion habituelle de l'œsophage chez les enfans naissans doit être une des causes prédisposantes de l'œsophagite, qui chez eux se présente réellement plus souvent que chez les adultes. Si les auteurs des traités des maladies des enfans n'ont pas signalé cette fréquence, c'est que sans doute ils ont négligé de s'éclairer de l'ouverture des cadavres, et surtout d'explorer le pharynx et l'œsophage des nouveau-nés après leur mort. Les causes occasionelles dépendent de la nature et de la température des boissons qu'on administre aux enfans : si, lorsqu'on les nourrit à la cuillère, on leur fait prendre, dans le but de les fortifier, du vin, du bouillon ou du lait trop chaud, on conçoit aisément que ces boissons irriteront mal à propos un organe que la congestion sanguine dont il est le siége dispose singulièrement à se désorganiser.

Symptômes. — L'enfant affecté d'œsophagite vomit promptement le lait qu'on lui fait boire, sans que la digestion ait eu le temps d'altérer ce liquide ; il refuse le sein de sa nourrice, sa nutrition ne se fait pas ; il maigrit, et meurt sans offrir les symptômes que nous assignerons plus tard aux phlegmasies des autres parties du tube digestif ; quelquefois il vomit, outre ses boissons, des matières qui ont reflué vers l'estomac ; mais ce cas est plus rare, à moins qu'il n'y ait en même temps une gastro-entérite. Il existe probablement une douleur plus ou moins vive dans le trajet de l'œsophage ; mais, comme l'enfant seul pourrait l'indiquer, nous ne connaissons aucun signe extérieur propre à nous la faire connaître. Cependant on pourrait essayer de voir si l'on ne provoquerait pas les cris de l'enfant en pressant le cou dans la direction de l'œsophage.

Variétés de l'œsophagite. — L'altération qui constitue l'œsophagite n'est pas toujours la même, et peut être une inflammation simple ou érythémateuse, une inflammation avec altération de sécrétion, et, enfin, une inflammation gangréneuse.

Comme l'œsophagite succède presque toujours à la sto- -

matite, et que celle-ci offre à la vue les caractères anatomiques qui la distinguent, on sera porté à croire qu'un enfant sera affecté d'une œsophagite avec aphthes ou avec muguet, lorsque les symptômes que nous venons d'indiquer succéderont à une stomatite accompagnée d'aphthes ou de muguet. Il me paraît fort difficile de diagnostiquer les ulcères et la gangrène de l'œsophage, à moins que l'enfant ne vomisse des débris résultant de la désorganisation causée dans l'œsophage par la maladie. L'expérience et des observations ultérieures nous mettront peut-être à même d'indiquer par quels signes on peut constater l'existence de ces altérations de tissu.

Traitement. — Il faut avant tout éviter de faire prendre au nouveau-né, des boissons stimulantes ou trop chaudes. On ne devrait jamais le faire boire qu'à la température du lait sortant du sein de la femme. Lorsqu'on s'aperçoit qu'il vomit souvent et promptement après avoir bu, il faut le faire téter ou le faire boire en très-petite quantité à la fois, lui appliquer un cataplasme au cou, surtout lorsqu'on voit survenir les symptômes probables de l'œsophagite après une stomatite; établir sur un point éloigné du tube digestif une légère irritation, soit au moyen de quelques grains de calomel, soit en administrant de petits lavemens de lait sucré, et, enfin, chercher à alimenter l'enfant que le défaut de digestion stomacale fait maigrir rapidement, en injectant dans le rectum un mélange à parties égales de lait et de bouillon, ou même de lait tenant en suspension une très-petite quantité de farine d'Arrow-root ou de fécule de pomme de terre.

Je n'ai point observé de névroses de l'œsophage chez les nouveau-nés; il serait cependant possible que leurs vomissemens fussent dus quelquefois à la contraction spasmodique de l'œsophage, mais, comme je ne puis appuyer cette assertion d'aucun fait, je me contente d'en parler avec tout le doute que doit présenter une simple présomption.

Je ne puis terminer ce chapitre sans parler de cette coïncidence remarquable entre l'inflammation de l'œsophage et le vomissement, coïncidence sur laquelle les auteurs n'ont pas, ce me semble, fixé leur attention. On trouve dans presque tous les traités des maladies des enfans, un long chapitre sur le vomissement; personne n'a cité l'œsophagite comme une des causes de ce phénomène morbide. Cependant les observations que j'ai rapportées prouvent assez que le vomissement est un symptôme commun d'œsophagite; car j'ai choisi, pour que rien ne compliquât l'étude analytique des symptômes de cette maladie, les cas où l'estomac ne prenait aucune part à l'inflammation de l'œsophage.

Si l'on se rappelle les expériences faites par Béclard pour éclaircir les contradictions qui ressortaient des expériences faites par MM. Magendie et Maingault sur le vomissement, on saura que notre savant anatomiste a reconnu que l'œsophage prenait, ainsi qu'on l'avait déjà entrevu depuis long-temps, une part active dans le vomissement; que l'estomac, comprimé par les muscles abdominaux et le diaphragme, se trouvait, en outre, tiraillé par l'œsophage, qui, recevant les matières du vomissement, se contractait sur elles, et les expulsait au dehors par sa propre action. Le fait que j'ai rapporté vient à l'appui de ces conclusions. En effet, si nous supposons l'œsophage enflammé, nous concevrons qu'étant sans cesse stimulé par le fait même de l'irritation dont il est le siége, il exercera fréquemment des contractions capables de provoquer l'éjection des matières renfermées dans l'estomac. C'est peut-être à la congestion habituelle de l'œsophage qu'est due la facilité avec laquelle les nouveau-nés vomissent leurs boissons. Je suis entré dans cette petite digression physiologique, parce qu'il me semble que toutes les parties de la science médicale sont liées étroitement entre elles, et qu'il faut toujours saisir avec empressement l'occasion de faire jaillir la lumière qu'elles peuvent répandre les unes sur les autres.

Comme le vomissement peut être un symptôme commun à un grand nombre de maladies, je ne chercherai à en fixer rigoureusement la valeur sous le rapport symptomatologique, que lorsque j'aurai passé en revue toutes les circonstances dans lesquelles on peut l'observer.

MALADIES DE LA PORTION SOUS-DIAPHRAGMATIQUE DU TUBE DIGESTIF.

Je divise cette portion du tube digestif en deux parties : l'estomac et les intestins.

PREMIÈRE SECTION.

MALADIES DE L'ESTOMAC.

Anomalies et vices de conformation.

L'estomac ne consiste d'abord qu'en un long tube légèrement renflé par rapport au reste du tube digestif, et situé verticalement, jusqu'à ce que le grand cul-de-sac, qui d'abord n'est pas apparent, venant à prendre plus de largeur et d'étendue, change un peu la forme et la direction qu'avait primitivement l'organe. L'orifice œsophagien est assez largement ouvert pendant tout le temps de la gestation ; le pylore commence à se rétrécir vers quatre mois environ ; et, depuis six mois jusqu'à la naissance, la valvule qui circonscrit cet orifice, se prononce peu à peu, et, à terme, elle est ordinairement très-complète, quoiqu'on ait dit le contraire.

C'est surtout sous le rapport de sa situation, que l'estomac présente des anomalies. On connaît plusieurs exemples d'inversion totale des organes abdominaux ; l'estomac partage souvent ce désordre de situation. M. Baron a rencon-

tré plusieurs faits de cette espèce à l'hospice des Enfans-
Trouvés.

Les anomalies de forme sont assez fréquentes; mais elles
sont peu prononcées. Tels sont les rétrécissemens qu'il présente dans sa longueur, et qui le divisent, pour ainsi dire, en
deux ou trois parties; disposition qui offre quelque analogie
avec celle qu'on observe dans certains animaux. On a rarement vu l'estomac ne pas communiquer avec le duodénum,
ou ne s'ouvrir dans cet intestin que par un orifice excessivement rétréci; cependant Fleischmann, au rapport de Meckel,
a trouvé un rétrécissement considérable de l'orifice gauche,
compliqué de l'absence de la valvule pylorique (1).

L'absence complète de l'estomac ne peut s'observer que
chez des enfans privés en même temps de plusieurs autres
organes.

Quant aux hernies de cet organe, elles sont possibles dans
certaines circonstances particulières, et j'en parlerai en
traitant des hernies abdominales en général.

Maladies de l'estomac développées pendant la vie intrà-utérine.

Pour bien s'assurer de l'état pathologique de l'estomac
chez l'enfant qui vient de naître, il faut d'abord connaître
son état sain. Or, il résulte de l'examen que j'ai fait de l'estomac de quelques embryons ou fœtus, que la face interne
de l'estomac est toujours d'un blanc rosé plus ou moins
prononcé; que la membrane interne offre ses villosités saillantes de bonne heure, et qu'elles sont pour ainsi dire
plus marquées que chez l'adulte; qu'enfin, vers quatre
à cinq mois, cette membrane interne, peu adhérente aux
autres membranes, s'en sépare avec la plus grande facilité.
M. Meckel dit que cette membrane est très-épaisse vers quatre à cinq mois de conception. On la croirait telle, en effet,

____

(1) *Anat. génér. descript. et pathologique*, t. 3, p. 430.

au premier abord; mais il faut considérer que l'on enlève presque toujours avec elle la tunique musculeuse et la couche celluleuse sous-jacentes, qui, n'étant point aussi distinctes que chez l'adulte, s'ajoutent à la membrane muqueuse, y adhèrent, et s'enlèvent en même temps. A l'époque de la naissance, l'estomac des enfans est ordinairement peu dilaté; il renferme en certaine quantité des mucosités filantes auxquelles se mêlent quelquefois de petits grumeaux blancs qui me semblent être du mucus concrété. On trouve très-souvent chez les enfans qui meurent en naissant, et qui n'ont encore rien bu, une couche plus ou moins épaisse de mucus adhérent à la surface de l'organe; en l'enlevant avec l'ongle ou le dos d'un scalpel, on reconnaît que la membrane interne est parfaitement saine au-dessous de cette couche qui la voile en quelque sorte. Ce mucus disparaît au bout de quelques jours, et c'est lui sans doute que plusieurs auteurs, et M. Capuron en particulier, regardent comme des saburres dont il faut provoquer la sortie chez l'enfant naissant. Nous verrons que la même chose existe dans le tube intestinal, nous apprécierons alors la valeur et le fondement du conseil donné pour l'expulsion de ces matières.

La couleur des matières contenues dans l'estomac du nouveau-né, varie de la couleur du blanc d'œuf à celle des matières bilieuses porracées. On y trouve aussi quelquefois du mucus mélangé de stries rouges ou brunâtres; mais ces diverses altérations tiennent à des causes dont nous parlerons lorsque nous aurons complété la pathologie de l'estomac.

Congestions. — Les congestions de l'estomac sont assez fréquentes chez les nouveau-nés; elles varient depuis l'injection ramiforme et capilliforme jusqu'à la teinte violacée générale des parois de l'organe. Il faut toujours, pour s'en rendre raison, tenir compte du genre de mort auquel a succombé l'enfant. Comme il meurt le plus ordinairement par asphyxie, il est très-commun de trouver chez les fœtus morts-nés, une congestion sanguine de l'estomac, qui correspond à la plénitude générale des vaisseaux du bas-ventre dans lesquels stagne ordinairement un sang noir et fluide. Rien n'est plus commun que de trouver non-seulement l'injection dont je parle, mais encore une certaine quantité de sang exsudé à la surface de l'estomac, chez les enfans morts dans le sein de leur mère, pendant leur naissance ou quelques heures après. Ne nous hâtons donc pas d'attribuer à l'inflammation ces congestions congénitales ; si je puis me servir de ce mot, et ne perdons pas de vue la cause mécanique qui peut les produire.

Inflammations. — Mais il n'en est pas toujours ainsi : l'inflammation peut réellement exercer ses ravages sur l'estomac de l'enfant pendant qu'il est encore contenu dans l'utérus, et donner lieu à des désorganisations trop évidentes, pour qu'on en puisse révoquer la nature en doute. Hâtons-nous de citer des faits à l'appui d'une assertion qui, sans cela, pourrait être regardée comme une conjecture.

28e OBSERVATION.

Debuire, du sexe masculin, enfant naissant, est exposé à la Crèche, le 7 juin, à huit heures du matin, et meurt le soir, sans avoir présenté d'autre symptôme que des cris pénibles, une contraction presque permanente des traits du visage, et quelques vomissemens de matières brunes. L'autopsie cadavérique est faite le lendemain.

Les membres sont robustes, et l'extérieur du cadavre présente beaucoup d'embonpoint ; les tégumens sont fortement colorés ; le cordon ombilical est seulement un peu flétri.

On trouve une injection passive et une rougeur violacée du pharynx, du larynx et de l'œsophage. La face interne de l'estomac présente beaucoup de petits follicules blancs, et gros comme un grain de muguet. Le grand cul-de-sac est criblé d'ulcérations irrégulièrement arrondies, et résultant évidemment de la désorganisation des follicules muqueux, car quelques-uns d'entre eux ne sont encore qu'à moitié ulcérés. Ces ulcères, assez superficiels, et formés seulement aux dépens de la membrane muqueuse, ont leur centre ou leur fond d'un beau jaune, et leurs bords, qui sont légèrement tuméfiés, d'un rouge carmin qui tranche d'une manière remarquable avec l'aspect blanchâtre de la membrane environnante ; l'estomac renferme une certaine quantité de mucosités filantes auxquelles se mêlent des flocons épais d'une couleur bistre, et des stries de sang dont la couleur n'est pas altérée. Il existe une décoloration sans ramollissement de la membrane muqueuse de tout l'intestin grêle ; le cœcum offre un grand nombre de follicules blanchâtres, légèrement brillans et environnés d'un cercle rouge; mais ils ne sont pas encore ulcérés. On trouve quelques-uns de ces follicules dans le colon, qui, du reste, est parfaitement sain (1).

Le foie est gorgé de sang , la bile que contient la vésicule est d'un vert porracé ; les poumons sont gorgés de sang , les ouvertures fœtales commencent à s'oblitérer , le cerveau est fort injecté, sa pulpe est molle; on y suit les vaisseaux qui, plus nombreux et plus rapprochés vers les corps striés, se rendent en rayonnant dans les différentes parties de chaque hémisphère.

Cette observation prouve jusqu'à la dernière évidence la possibilité d'une inflammation de l'estomac pendant le séjour de l'enfant dans l'utérus , inflammation dont il apporte en naissant les ravages, et qui peut donner lieu à des symptômes qui ne doivent point échapper à l'attention du méde-

(1) Consultez l'Atlas, pl. 5.

cin ; ici c'était l'appareil folliculeux qui était particulièrement affecté, sa désorganisation, moins avancée dans le cœcum, aurait fini par arriver au même degré ; toutefois il paraît que son développement était récent, car l'enfant n'était point amaigri, et la maladie ne semblait pas avoir arrêté la marche de l'évolution fœtale ; il est donc probable qu'elle s'était manifestée dans les derniers jours de la vie intrà-utérine. J'ai vu plusieurs fois cette altération chez des enfans morts peu de temps après leur naissance, et le cadavre de ces enfans n'était nullement émacié, ce qui me porte à croire que cette affection se développe ordinairement dans les derniers jours de la vie intrà-utérine. Les symptômes se sont bornés ici à l'aspect grippé de la face, aux cris pénibles et aux vomissemens de matières brunes. Ces signes peuvent être communs à d'autres maladies du tube digestif : cependant je ferai remarquer que j'ai presque toujours vu le vomissement de matières brunes dans le cas d'ulcérations folliculeuses chez les nouveau-nés. Elles me paraissent être le résultat d'une altération du sang exhalé dans l'estomac, comme l'attestent assez bien les stries encore rouges mélangées avec ces matières. Quoi qu'il en soit, ces symptômes, tout vagues qu'ils pouvaient être, étaient de nature à fixer la sollicitude des personnes chargées de soigner cet enfant.

M. Denis a observé ces ulcérations folliculeuses, dont il a cité plusieurs exemples. J'aurai l'occasion d'en parler encore dans le cours de cet ouvrage.

29ᵉ OBSERVATION.

Marie Arbuisson avait été déposée naissante à la Crèche, le 13 novembre 1826 ; elle était née pâle, maigre et faible : comme on voyait son dépérissement augmenter chaque jour, on la fit passer à l'infirmerie le 19 novembre, c'est-

à-dire, six jours après sa naissance. Les extrémités inférieures étaient œdémateuses et dures, le corps offrait une pâleur générale; la bouche était aride; la peau sèche et
chaude, le pouls très-petit; la malade avait une diarrhée
jaune très-abondante, son cri étouffé se laissait à peine entendre, la percussion rendait un son mat au côté gauche de
la poitrine, où le bruit de la respiration ne s'entendait pas.
(*Orge gomm.*, *looch*, *lait coupé.*) Du 20 au 22, aucun autre symptôme ne se manifeste, l'enfant vomit très-rarement,
et seulement en petite quantité, le reste des boissons qu'on
lui fait prendre; le cri est devenu aigu, court et pénible.
Le 26, la diarrhée a cessé, mais il est survenu des vomissemens abondans; l'enfant éprouve par moment de la dyspnée; ses extrémités sont un peu violacées et toujours infiltrées. La mort arrive le 28.

On trouve, à l'ouverture du cadavre, une rougeur très-
intense avec une tuméfaction bien évidente de la membrane
interne de l'œsophage, surtout à son extrémité inférieure;
l'estomac, qui est dilaté par des gaz, est blanchâtre dans
presque toute son étendue, et sa membrane interne offre la
consistance de l'état sain; mais, au niveau du tiers pylorique, et dans le sens de la grande courbure, on trouve un
ulcère profond, de forme ronde, ayant deux lignes de diamètre, offrant des bords d'un rouge brun obscur, très-élevés et
coupés à pic; aucune tuméfaction inflammatoire n'environne
cet ulcère, dont le fond, qui est d'un aspect noirâtre, est
formé par la membrane séreuse de l'organe, car toute l'é-
paisseur de la membrane muqueuse est détruite. On dirait,
à sa forme et à la disposition de ses bords, qu'il est le résultat de la désorganisation d'un follicule mucipare; il ressemble en tout aux ulcères folliculeux chroniques que l'on
trouve dans la région iléo-cœcale de certains phthisiques.
Lorsqu'on observe l'estomac à l'extérieur, on voit, dans la
partie correspondante à l'ulcère, une sorte de tache brunâ-

tre et arrondie, environnée de quelques branches de vaisseaux peu ramifiés. L'intestin grêle est sain, le colon est un peu tuméfié et légèrement injecté. Il existe au poumon gauche un commencement d'hépatisation. Les ouvertures fœtales sont encore libres, le cerveau n'offre qu'une légère injection (1).

Je pense que cet enfant a apporté en naissant l'ulcère de l'estomac dont nous venons de donner la description. L'œsophagite survenue dans les derniers temps, et au développement de laquelle il faut attribuer l'abondance et la fréquence des vomissemens, et, enfin, la pneumonie caractérisée pendant la vie par des symptômes assez patens, ont sans doute été la cause principale de la mort de cet enfant, dont il faut rapporter la débilité et l'étiolement à l'ulcère de l'estomac. Cet ulcère, indolent comme beaucoup d'affections chroniques, eût peut-être guéri sans le concours de deux autres phlegmasies, qui, par leurs progrès, ont épuisé la vie dès son début.

L'inflammation de l'estomac, chez l'enfant naissant, peut se présenter sous d'autres formes, et varier depuis la simple injection capilliforme jusqu'à une désorganisation analogue à celles que je viens de décrire. Il sera quelquefois, sans doute, difficile de la reconnaître; cependant, lorsque le médecin verra, chez un enfant naissant, quelques-uns des symptômes de la gastrite, et nous allons plus bas en tracer le tableau, il devra se hâter d'administrer au malade les soins que nous indiquerons pour le traitement de cette maladie.

MALADIES DE L'ESTOMAC DÉVELOPPÉES APRÈS LA NAISSANCE.

Il est un principe émis par les philosophes les plus anciens, et que féconda surtout Anaxagoras, c'est que *rien ne*

____

(1) Consultez l'Atlas, pl. 4.

vient de rien, c'est que tout effet suppose une cause. Ce principe, transporté dans la science médicale, a été dans ces derniers temps développé avec talent par Béclard et M. Rostan (1). Le trouble des fonctions d'un organe suppose toujours, ont-ils dit avec d'autres pathologistes, une altération d'organe. Rien n'est plus vrai, rien n'est plus séduisant que cette règle générale, mais il ne faut pas la prendre à la lettre, ni en faire une fausse interprétation, car elle perdrait dès-lors son importance et sa vérité. En effet, les fonctions d'un organe peuvent être troublées sans que cet organe lui-même offre dans sa structure une altération sensible; cependant la cause matérielle de ce trouble existe, mais elle existe autre part, et le médecin doit chercher à y remonter pour la combattre. L'étude des maladies de l'estomac et des intestins, chez les enfans à la mamelle, nous démontrera toute la vérité de ce que nous avançons; nous verrons, en effet, les fonctions de l'estomac troublées, sans que cet organe offre de lésions apparentes. Nous pourrions expliquer ce phénomène *à priori*, en appliquant à l'enfant l'idée des symptômes que nous nous faisons des sympathies qui existent chez l'adulte entre l'estomac et les diverses parties de l'économie; mais nous resterons fidèle au plan que nous nous sommes tracé, et nous chercherons à connaître d'abord, par le seul examen analytique des faits, les causes qui les produisent. Pour procéder avec ordre dans ce travail, il est utile de diviser en deux sections les maladies de l'estomac chez l'enfant : 1° examen du trouble des fonctions de l'organe, sans lésion sensible de ses parois; 2° étude des lésions organiques de l'estomac, avec ou sans trouble de ses fonctions.

(1) Béclard, *Anat. gén.*, introduction; Rostan, *Traité de Diagnostic*, etc.

Art. 1er. — De l'indigestion stomacale.

Les nouveau-nés, ou les enfans à la mamelle, vomissent très-souvent le lait qu'ils ont pris, plus ou moins long-temps après l'avoir bu. Quelquefois ils le rendent comme ils l'ont pris; d'autres fois ils le vomissent en grumeaux, ou coagulé en masses plus ou moins grosses. Boerrhaave, Vanswieten, Rosen, et, depuis eux, Underwood, MM. Capuron, Gardien, etc., ont parlé de ce phénomène morbide, lorsqu'ils ont fait l'histoire du vomissement.

Il existe plusieurs degrés dans ce trouble des fonctions de l'estomac : tantôt l'enfant n'est affecté que d'une simple régurgitation que provoque la toux, le hoquet, des ris forcés, ou la trop grande quantité de lait prise à la fois; l'estomac, considérablement distendu, se débarrasse alors du superflu d'alimens qu'il renferme, par un simple reflux : tantôt les vomissemens sont le résultat d'une véritable indigestion, car les matières qui les constituent attestent par leur forme et leur aspect, que l'action physiologique de l'estomac n'a pu les altérer au point de les rendre propres à être absorbées.

Lorsqu'on voit un enfant vomir, dans le premier cas, il est facile d'en éloigner la cause; et telle est la disposition à vomir de certains enfans, qu'il suffit du moindre mouvement imprimé à leur corps dans le but de les égayer, qu'il suffit même d'une marche trop précipitée de la nourrice qui les porte, pour causer chez eux le vomissement des boissons et du lait.

On rencontre très-souvent, ainsi que l'ont fait remarquer Vanswieten et Rosen, le lait coagulé en masse dans l'estomac, où il n'a pu être digéré. Les auteurs que je viens de citer en attribuent la cause à la surabondance d'acides dans l'estomac. Il est évident que les enfans répandent souvent alors par la bouche une odeur acide très-prononcée, comme celle, par exemple, qui s'observe toujours après une indigestion. J'ai trouvé, sur quinze enfans morts d'affections étrangères aux voies digestives, l'estomac rempli de lait coagulé; trois seulement offraient une légère injection de l'estomac; chez les douze autres, les parois de cet organe étaient blanchâtres et parfaitement saines. Je suppose que cette coagulation du lait provient d'une cause autre que l'inflammation; cela résulte-t-il de ce que le lait pris par l'enfant est trop riche en caséum, ou bien de ce que la présence d'acides contenus dans l'estomac, y fait promptement coaguler ce liquide? Ces acides existent-ils préalablement dans l'estomac? sont-ils le résultat de la décomposition du lait? Cette indigestion dépend-elle de ce que l'estomac ne jouit pas de toute l'activité vitale et de toute l'action nerveuse qu'il déploie pendant ses fonctions digestives? Ce sont des questions dont je ne puis donner la solution, mais, quelle que soit la cause de ce phénomène, je le signale ici comme l'effet d'une véritable indigestion stomacale sans inflammation du ventricule, sans lésion apparente de ses parois, et je m'empresse de le signaler à l'attention des médecins, afin qu'ils ne soient pas portés à conclure qu'un enfant est affecté de gastrite toutes les fois qu'il ne digère pas le lait qu'on lui fait prendre, ou qu'il le vomit au bout de quelque temps sous forme de grumeaux coagulés (1).

(1) J. L. Petit a signalé d'une manière particulière cette régurgitation du lait chez les enfans à la mamelle. Il rapporte à cette occasion les expériences nombreuses qu'il a faites sur les animaux, pour détruire l'opinion encore assez généralement répandue, qu'il est d'un mauvais augure pour la santé de l'enfant, de lui voir rendre ainsi du lait aigre et coagulé. J. L. Petit tend à prouver, au contraire, que cette double altération du lait est un des changemens préliminaires que subit constamment ce liquide, pour être ensuite digéré facilement. Voyez ses *Obs. sur la digestion du lait dans les enfans qui sont à la mamelle.* (*Traité des malad. chirurg.*, t. 3, pag. 288 et suiv. Paris, 1774, in-8°.)

Cependant il arrive que l'estomac étant enflammé, l'enfant ne digère pas, et vomit ainsi coagulé le lait qu'il a bu; mais alors des signes propres à nous dévoiler l'existence de l'inflammation de l'estomac se réunissent à ce vomissement, et servent à nous faire connaître les lésions qui l'accompagnent.

Il est encore d'autres circonstances où la digestion se trouve tout-à-fait troublée, où l'estomac rejette non-seulement les boissons ou les alimens qu'il contenait, mais encore les matières intestinales qui refluent vers lui. La cause de ces accidens peut se rapporter, soit à une vive inflammation de l'œsophage, ainsi que nous en avons précédemment fourni la preuve, soit à une phlegmasie intestinale, à un iléus, à une obstruction quelconque du tube digestif. Il sera question de ce désordre des fonctions digestives, lorsque nous parlerons de chacune des maladies qui le déterminent; il n'est pas jusqu'aux maladies de l'appareil circulatoire ou cérébro-spinal, qui ne puissent troubler la digestion stomacale chez les nouveau-nés, et causer leurs vomissemens.

Les enfans à la mamelle peuvent-ils être atteints de gastralgies? Il est difficile de le prouver, car la gastralgie n'étant souvent caractérisée que par la douleur sourde, continue ou rémittente dont l'estomac est le siége, et l'enfant n'ayant pas les moyens d'accuser cette douleur, on ne peut avoir le témoignage évident de son existence; néanmoins, comme on observe dans d'autres organes l'effet d'aberrations nerveuses analogues à celles qui se rattachent aux névroses de la digestion, nous pouvons supposer dans l'estomac des jeunes enfans, une exaltation morbide de sensibilité; c'est sans doute cet état que plusieurs pathologistes ont voulu désigner en parlant de l'irritabilité excessive de l'estomac et des vomissemens spasmodiques des enfans; mais avouons qu'ils se sont assez vaguement exprimés sur ce sujet, et qu'ils n'ont appuyé leurs assertions d'aucuns faits, dans l'impossibilité sans doute où ils se sont trouvés d'en recueillir de satisfaisans. Lorsque Rosen parle des vomissemens qui viennent des mouvemens de l'âme, et surtout de la crainte ou d'un saisissement, il a sans doute en vue les enfans plus âgés que ceux dont nous étudions ici la pathologie (1).

L'empoisonnement a encore été signalé comme une des causes capables de troubler la digestion, et de causer les vomissemens de l'enfant. Cet empoisonnement peut provenir de l'ingestion dans l'estomac de substances vénéneuses qui se sont formées sur les objets métalliques que l'on donne pour hochets aux enfans, ou dans les vases qui servent à préparer leurs alimens. Mais cet accident doit être rare à un âge où l'enfant ne se nourrit encore que du lait de sa mère ou de bouillies légères.

La couleur des matières dans les vomissemens des enfans n'est point à dédaigner, car elle peut nous éclairer sur la cause de ces vomissemens. Nous reviendrons souvent sur ce point qu'éclairera sans doute l'histoire complète des maladies du tube digestif. Je ferai seulement remarquer que, lorsque le trouble des fonctions digestives n'a d'autres siége que l'estomac, les matières sont toujours blanchâtres, quelquefois teintes en jaune, le plus souvent semi-liquides ou coagulées.

Je ne dirai que quelques mots sur le traitement de cette espèce d'indigestion stomacale dont je viens de parler. Le plus souvent ces vomissemens sont de si peu d'importance, qu'il faut à peine y faire attention. C'est le conseil d'Underwood, qui rappelle à cette occasion la sécurité des nourrices ou des mères; elles regardent, dit-il, ces vomissemens comme salutaires, et les considèrent comme le signe d'une santé florissante.

(1) *Traité des Maladies des Enfans*, p. 289.

Cependant, lorsqu'ils sont trop réitérés, lorsque l'enfant pâlit et dépérit par défaut de nutrition, il est bon de suivre les conseils tracés par Rosen avec beaucoup de sagacité. Le premier soin consiste à ne faire boire ou téter l'enfant qu'en très-petite quantité à la fois, et s'il offre tous les symptômes de l'indigestion après avoir pris une quantité de lait plus considérable que ne le comporte la capacité de son estomac, il faut chercher à en provoquer l'évacuation en titillant la luette avec une plume imbibée d'huile d'olive. S'il est vrai que l'estomac de l'enfant ne peut quelquefois digérer le lait, parce qu'il est trop riche en caséum, ne pourrait-on pas substituer alors à l'allaitement maternel l'allaitement artificiel, et ne nourrir l'enfant qu'avec du lait coupé, ou simplement avec du petit-lait? Si ni l'un ni l'autre n'étaient digérés, il faudrait essayer d'autres alimens, tels que de légères bouillies, des alimens gélatineux, des fécules légères, telles que le sagou, l'arrow-root, la semoule, etc.

Lorsque des vomissemens réitérés sont accompagnés de l'exhalaison manifeste d'une odeur acide, lorsqu'ils sont précédés ou suivis de la sortie de mucosités filantes qui reviennent par régurgitation, et que, du reste, l'enfant ne présente pas de symptômes d'inflammation gastrique, il n'y a pas d'inconvénient à administrer quelques grains de magnésie décarbonatée. Il est inutile de l'unir au cumin, à l'iris et au safran, ainsi que Rosen l'a recommandé, car elle agira plus sûrement sans ce mélange. Il est inutile aussi d'avoir recours à l'eau de fenouil pour la délayer et l'administrer; on peut, ce me semble, se contenter d'une cuillerée d'eau sucrée. M. Gardien conseille l'eau de rhubarbe ou la rhubarbe unie à la magnésie; mais il faut, pour l'employer, ne pas perdre de vue que ces moyens peuvent être contraires dès qu'il existe la moindre inflammation de l'estomac; qu'ils ne sont pas naturellement indiqués dès qu'il y a vomissement, parce qu'une foule de causes, que nous

passerons successivement en revue, peuvent le déterminer,
et qu'enfin le trouble des fonctions de l'estomac, bien que
possible sans inflammation de l'organe, est le plus souvent,
au contraire, déterminé par une phlegmasie ou une altération quelconque ayant pour siége un des points du tube
digestif. C'est, en effet, ce que prouvera la suite de nos
recherches.

Si l'enfant était empoisonné, il faudrait chercher à connaître la nature de l'empoisonnement, et le combattre par
des moyens appropriés. Nous renvoyons donc pour cela à
la toxicologie de M. le professeur Orfila. Nous dirons seulement en passant, que les sels de cuivre et de mercure, par
lesquels l'enfant à la mamelle est le plus exposé à être empoisonné, sont promptement neutralisés par l'administration à l'intérieur de boissons albumineuses, et surtout du
blanc d'œuf.

Art. 2. —Lésions de l'estomac avec ou sans trouble de ses fonctions.

Si je prenais les symptômes des maladies pour bases de
mes divisions, je serais obligé de réunir ici des maladies
dont le siége n'aurait aucun rapport; car les diverses affections dont l'estomac peut être atteint, donnent lieu à des
symptômes tellement différens, qu'il est quelquefois fort
difficile de les grouper ensemble. Mais, en divisant les affections que j'ai pris à tâche de décrire, selon les lésions
anatomiques qui les déterminent, je suis naturellement
conduit à faire ici la pathologie complète de l'estomac.

Je subdivise les maladies de l'estomac, qui se développent
après la naissance, en congestions passives et en inflammations.

§ Ier. *Congestions de l'estomac.* — Nous venons de voir
qu'à l'époque de la naissance, l'estomac des enfans était
presque toujours injecté; pour peu qu'il survienne un trouble quelconque dans la circulation générale ou pulmonaire,

les vaisseaux abdominaux se trouvent gorgés d'un sang noir et liquide qui reflue vers leurs capillaires, dont les branches multipliées s'injectent, s'engorgent, et donnent aux parois du ventricule un aspect plus ou moins rougeâtre. Lorsqu'on ouvre le cadavre de ces enfans, on trouve à la surface interne de la membrane muqueuse une injection ramiforme, capilliforme ou par plaques, injection caractérisée par son aspect bleuâtre, sa coloration plus prononcée dans les parties déclives de l'organe, l'absence de la tuméfaction avec friabilité du tissu muqueux, et surtout la congestion générale des gros troncs veineux de l'abdomen, du foie, de la rate, des veines caves, du cœur et des poumons. Le sang qui stagne dans les vaisseaux de l'estomac en imbibe les parois, pénètre mécaniquement jusque dans le tissu cellulaire sous-muqueux, s'infiltre dans la membrane muqueuse elle-même, et se trouve exsudé à la surface libre de cette membrane, de manière à colorer avec plus ou moins d'intensité les mucosités qui la tapissent, ou bien à y former une véritable hémorrhagie passive.

Les exemples de congestions passives de l'estomac, chez les enfans à la mamelle, sont si nombreux que je pourrais en citer ici un assez grand nombre; je me bornerai à tracer l'histoire d'un cas de congestion stomacale, qui présente à lui seul tous les caractères anatomiques que je viens d'énumérer.

30ᵉ OBSERVATION.

Auguste Bourbon, garçon, âgé de 8 jours, était depuis six jours à l'hospice; il avait été remis à une nourrice sédentaire dès son arrivée. Cette nourrice l'apporta le 2 mai à l'infirmerie, et nous dit que cet enfant était souvent sur le point d'étouffer, qu'il refusait de téter, et ne dormait presque pas. Il était d'une constitution assez forte, mais sa face était bouffie, ses membres œdémateux et violacés, sa respiration difficile; son cri, profondément altéré, était étouffé, et ne faisait entendre que par moment la reprise saccadée et voilée; son pouls était imperceptible, les battemens de son cœur, fort petits et irréguliers, s'élevaient tout au plus au nombre de 5o par minute; il arrivait par moment que les pulsations étaient si petites et si rapprochées que l'on avait beaucoup de peine à les compter. L'enfant est enveloppé dans un lainage chaud; on lui applique sur les membres et sur le tronc des frictions avec de l'eau thériacale. Le 3, la lèvre supérieure se tuméfie considérablement, et l'enfant vomit des matières sanguinolentes. (*Lotion de kina acidulée.*) Le 4, l'abattement augmente; l'expuition des matières sanguines continue, et le soir la mort survient sans aucun symptôme remarquable.

L'autopsie cadavérique ayant été faite le lendemain, on trouva une tuméfaction avec rougeur violacée de la lèvre supérieure, la membrane muqueuse buccale d'un rouge violacé, la langue tuméfiée et comme ecchymosée à sa base, l'œsophage très-injecté, l'estomac d'un rouge violacé dans toute son étendue; ses parois, qui sont molles, et dont on sépare aisément les membranes, sont infiltrées de sang noirâtre. L'estomac renferme en assez grande quantité des matières de consistance muqueuse, et d'un aspect brunâtre et sanguinolent. Elles sont tout-à-fait semblables à celles que vomissait l'enfant. Le foie est gorgé de sang, et d'un rouge intense; il existe à sa surface une sorte de rosée sanguinolente, et l'on trouve un sang liquide et pâle épanché dans la cavité abdominale. Le poumon gauche est crépitant et bien pénétré d'air; le droit est fortement engorgé, il ne crépite nulle part, et la plèvre de ce côté renferme une certaine quantité de sang épanché. Le cœur et les gros vaisseaux sont fortement engorgés, les parois du cœur surtout sont comme imbibées de sang, et l'on trouve une petite quantité de ce liquide épanché dans le péricarde.

Les vaisseaux des méninges et de la surface du cerveau se trouvent considérablement injectés; il en est de même des plexus choroïdes, et la pulpe cérébrale est d'un rouge foncé.

Nous avons vu, dans cette observation, que non-seulement l'estomac, mais encore tous les organes du corps, étaient le siége d'une congestion sanguine très-considérable; que le sang veineux engorgeait toutes les parties de l'arbre circulatoire, qu'il refluait dans les derniers rameaux vasculeux, s'infiltrait dans les parois des organes, les imbibait, les colorait, et se trouvait même exsudé à leur surface. Ainsi donc, cette coloration de l'estomac, l'épanchement sanguin contenu dans cet organe, et les vomissemens sanguinolens observés pendant la vie, étaient chez cet enfant le résultat d'une véritable congestion passive qu'il est très-ordinaire de rencontrer à cette époque de la vie. Il est vrai que le plus souvent la congestion sanguine de l'estomac ne consiste qu'en une simple injection, et ne s'accompagne pas toujours d'un état de pléthore sanguine aussi remarquable que chez le sujet de l'observation précédente; mais, je le répète, la congestion sanguine des voies digestives, par suite de l'établissement difficile ou incomplet de la respiration et de la circulation, est un phénomène très-ordinaire dans les premiers temps de la vie.

Les symptômes de cette congestion passive de l'estomac seront nuls, surtout du côté de l'appareil digestif, si la congestion est légère; mais si elle est trop forte, alors on verra survenir un léger trouble dans la digestion stomacale, et quelquefois des vomissemens sanguinolens.

Mais ce n'est pas du côté des fonctions digestives qu'il faut rechercher les symptômes propres à nous donner l'éveil sur la congestion de l'estomac; remarquons bien que celle-ci n'est que secondaire, qu'elle est l'effet d'une cause qui agissait déjà avant que la congestion dont il s'agit se fût effectuée : c'est donc vers le siége de cette cause qu'il faut diriger son attention. Or, toutes les fois que nous verrons naître un enfant, avec tous les signes de la pléthore sanguine; que nous observerons chez lui la circulation et la respiration s'établir avec difficulté; que les caractères que nous indiquerons plus tard comme étant ceux d'une congestion pulmonaire, se réuniront aux vomissemens sanguinolens de l'enfant, nous serons portés à croire à l'existence d'une congestion passive de l'estomac, parce que l'expérience a prouvé que cette lésion était, chez les enfans comme chez les adultes, le résultat assez ordinaire du trouble qui survient dans l'appareil circulatoire. Le traitement d'un pareil état doit être basé sur la nécessité de rendre au sang son cours habituel, de délivrer le tissu des organes de la surabondance de ce liquide, et surtout de remédier à la congestion du cœur et des poumons.

Les évacuations sanguines, et les moyens propres à accélérer la circulation capillaire sous-cutanée, ainsi que celle des extrémités, tel est le but qu'on doit se proposer en pareil cas. Nous indiquerons avec plus d'exactitude comment on peut y parvenir, lorsque nous traiterons des maladies de l'appareil circulatoire. Il suffit d'indiquer ici le but du traitement.

§ II. *Inflammations de l'estomac.* — La gastrite est l'inflammation de la membrane muqueuse de l'estomac; mais, que de nuances cette inflammation présente! que de variétés de forme et d'aspect offrent les altérations pathologiques qui la constituent! Pour les décrire toutes avec ordre, je vais suivre encore la marche analytique que j'ai prise pour la stomatite, et diviser les inflammations de l'estomac de la manière suivante :

GASTRITE.

GASTRITE
{
érythémateuse.
avec altération de sécrétion.
folliculeuse.
avec désorganisation du tissu.
}

Toutes ces modifications de l'inflammation vont être étudiées sous le rapport de leurs caractères anatomiques et des symptômes qui les accompagnent; elles peuvent exister à l'état aigu et à l'état chronique; l'une peut succéder à l'autre, et il est possible que plusieurs existent en même temps.

§ 1er. *Gastrite érythémateuse.* — L'inflammation érythémateuse de l'estomac se présente sous l'aspect d'une injection ramiforme ou capilliforme, d'une rougeur étendue par plaques plus ou moins grandes, de stries irrégulières qui suivent assez ordinairement les contours des rides de l'estomac, et enfin de points rouges très-nombreux et très-rapprochés. Ces différens aspects sont accompagnés ou non d'une tuméfaction, d'une friabilité plus ou moins prononcées du tissu muqueux. Quelquefois aussi les mucosités de l'estomac sont épaisses, tenaces et plus abondantes que dans l'état ordinaire, mais ce caractère de l'inflammation n'est pas constant.

Le siége de la rougeur ramiforme inflammatoire est dans les vaisseaux de l'estomac; celui de l'inflammation capilliforme, dans leurs ramifications capillaires; celui des plaques, des stries et des points rouges, dans le tissu proprement dit de la membrane muqueuse, et surtout, ainsi que M. Leuret en a fait la remarque, dans les papilles ou villosités de la membrane muqueuse, qui quelquefois se montrent légèrement tuméfiées. Toutefois, convenons que cette modification de la rougeur érythémateuse peut se présenter indépendamment de la tuméfaction des villosités.

L'inflammation érythémateuse de l'estomac sera d'autant moins intense que le tissu de la membrane interne sera moins friable et moins tuméfié. De toutes ces rougeurs, celle que je désigne par l'épithète de ramiforme est le résultat de l'inflammation la plus légère. On doit regarder comme l'indice d'une phlegmasie de plus en plus vive, la rougeur pointillée, capilliforme, striée et par plaques.

Ces divers aspects morbides sont très-souvent le premier degré ou le début d'une inflammation plus intense, d'une désorganisation profonde, d'une transformation de tissu, et s'observent, soit séparément, soit ensemble, sur le même individu.

Il est très-facile de prendre certaines rougeurs, qui sont dues à un état de congestion passive, pour l'inflammation érythémateuse; il faut donc toujours tenir compte du siége de la rougeur et de l'état de plénitude ou de vacuité des vaisseaux abdominaux. Les rougeurs passives se trouvent toujours dans la partie la plus déclive de l'organe, et existent en même temps qu'une congestion générale des vaisseaux du tube digestif, des gros troncs abdominaux et des cavités droites du cœur. Les rougeurs actives ou inflammatoires existent le plus souvent indépendamment de ces circonstances, et s'accompagnent assez souvent de la tuméfaction et de la friabilité de la membrane muqueuse.

Les caractères anatomiques de la gastrite érythémateuse étant établis, voyons maintenant quels sont les symptômes qui y correspondent, et dont l'ensemble constitue la partie importante de l'histoire de la maladie. Ici commence pour nous le besoin d'interroger des faits observés sans prévention, et choisis sans aucune complication; car, sans cela, nous né pourrions tirer de conclusion juste et précise.

31ᵉ OBSERVATION.

Gastrite érythémateuse. — Louise Plantier, âgée de 4 jours, remarquable par la coloration de la face et la fermeté des chairs, entre à l'infirmerie le 1ᵉʳ janvier 1826, parce qu'elle refuse de téter et qu'elle vomit, soit aussitôt après avoir bu, soit long-temps après, des matières jaunâtres et d'une odeur acide. (*Orge gommée, lait coupé.*) Le 2 janvier, les vomissemens augmentent, les membres inférieurs sont œdémateux et durs au toucher, la face est pâle et grippée, la respiration se fait avec peine, la peau est froide, le pouls est lent et irrégulier. Le ventre n'est pas ballonné, on le presse sans causer de douleur; cependant, lorsqu'on arrive sur la région épigastrique, une contraction subite des traits, et les cris de l'enfant, indiquent qu'il éprouve de la douleur. (*Gomme édulcorée, lait coupé.*) Le 3 janvier, affaissement général, la face paraît amaigrie, la figure exprime continuellement la douleur, l'enfant crie souvent, et refuse tout ce qu'on lui fait boire; cependant il ne vomit plus, les selles sont naturelles. Le 4, et le 5, même état. Le 6, mort. L'autopsie cadavérique fut faite le lendemain; l'extérieur du cadavre conservait encore un certain état d'embonpoint; la bouche et l'œsophage étaient sains, l'estomac offrait, près du cardia, une rougeur fort intense, qui s'étendait le long de la petite courbure. La membrane muqueuse était, dans cet endroit, très-tuméfiée, et s'enlevait sous l'ongle avec la plus grande facilité. Dans le reste de l'étendue de l'organe, elle était le siége d'une injection capilliforme très-marquée. Le tube intestinal, le foie et la rate étaient sains; il y avait un peu de sérosité claire épanchée dans la cavité droite de la poitrine; le poumon de ce côté était légèrement hépatisé à son lobe moyen, et gorgé de sang dans tout le reste de son étendue; le gauche était fort crépitant. La trachée-artère et les bronches étaient saines; il en était de même du cœur, des gros vaisseaux et de l'encéphale.

Le trouble des fonctions digestives n'a été observé que dans le début de la maladie; on a dû remarquer que les vomissemens avaient lieu indifféremment peu de temps ou long-temps après l'ingestion des boissons; que la physionomie de l'enfant, qui exprimait presque toujours la douleur, l'exprimait encore davantage quand on pressait la région épigastrique, que le ventre n'était pas ballonné, et qu'enfin, malgré cet ensemble de symptômes locaux, il n'existait aucun signe évident de réaction fébrile, circonstance dont nous ferons ressortir toute l'importance dans un autre lieu.

Il est bien rare de ne trouver chez les enfans à la mamelle qu'une simple inflammation de l'estomac, sans que quelque portion du tube intestinal ne soit enflammée, et les symptômes de la gastrite érythémateuse, dont je viens de citer un exemple, sont loin de se présenter, chez tous les enfans, avec la clarté et la simplicité qu'ils ont offertes dans l'observation qu'on vient de lire. Ce ne sera toujours qu'à l'aide d'un examen et d'une attention soutenus, qu'il sera possible de les isoler, et de les distinguer des épiphénomènes ou des autres symptômes qui les accompagnent.

La gastrite érythémateuse est le plus souvent aiguë; cependant elle peut devenir chronique; mais alors elle prend un nouveau caractère, et peut être remplacée par l'ulcération, la gangrène ou le ramollissement de la membrane.

L'entérite est la complication la plus commune de la gastrite; car, sur cent cinquante cas d'inflammation de la portion sous-diaphragmatique du tube digestif, que j'ai recueillis avec soin, il y a eu quatre-vingt-dix cas de gastro-entérite, cinquante cas d'entérite sans gastrite, et dix cas seulement de gastrite sans entérite. Il découle de ce calcul que, toutes les fois qu'il se développe des symptômes d'entérite, on peut être porté à croire qu'il existe en même temps une gastrite. Mais, quel que sóit du reste l'embarras auquel le médecin se trouve exposé dans le diagnostic de la gastrite chez les jeunes enfans, par suite de la fréquence de ses complications et de l'obscurité des symptômes, il n'en résulte pas un grand inconvénient pour le traitement, puisque les moyens curatifs de l'entérite peuvent convenir à la gastrite, et *vice versâ*.

Cependant l'embarras dont nous parlons ne peut réellement exister que dans le cas de gastrite érythémateuse simple; car, aussitôt que la membrane muqueuse de l'estomac devient le siége d'une lésion plus profonde ou plus marquée, alors les accidens se multiplient, et le tableau des symptômes prend un caractère plus reconnaissable. C'est en effet ce que nous allons voir en passant en revue les diverses modifications de gastrite indiquées plus haut.

§ II. *Gastrite avec altération de sécrétion ou muguet de l'estomac.* — J'ai démontré plus haut que le muguet n'était autre chose que la sécrétion altérée de la membrane muqueuse buccale ou œsophagienne. Le même phénomène peut avoir lieu dans l'estomac, lorsque la membrane interne devient le siége d'une inflammation plus ou moins vive. On a vainement essayé de démontrer par le raisonnement qu'il était impossible que le muguet se développât dans l'estomac; je ne répondrai que par des faits dont on ne pourra révoquer en doute la vérité, parce que je les exposerai avec tous les détails et la fidélité nécessaires pour qu'aucun doute ne s'élève à leur égard. Cette altération de sécrétion est beaucoup plus rare dans l'estomac que dans l'œsophage et dans la bouche; car sur deux cent quatorze cas de muguet observés à l'infirmerie de médecine des Enfans-Trouvés pendant l'année 1826, je n'ai vu que trois fois le muguet de l'estomac, et deux fois seulement celui du tube intestinal; d'où il suit que la membrane muqueuse du tube digestif est d'autant plus exposée à offrir l'altération de sécrétion qui constitue le muguet, que cette membrane se trouve plus rapprochée de la cavité buccale, c'est-à-dire, qu'elle se trouve plus immédiatement en contact avec l'air extérieur. Le contact de ce fluide sur une surface enflammée contribuerait-il en quelque chose à concréter le produit de la sécrétion? C'est une question qu'il est naturel d'élever ici, mais qu'il est difficile de résoudre. Quoi qu'il en soit, hâtons-nous de rapporter les cas de muguet gastrique dont nous venons de parler.

32ᵉ OBSERVATION.

Muguet de l'estomac. — Louise Labry, âgée de 13 jours, soumise à nos soins le 8 juillet, est d'une faible constitution; depuis deux jours sa figure a pâli, elle refuse le sein de sa nourrice, cependant elle ne vomit pas ce qu'on la force à boire. A son entrée à l'infirmerie, elle présente une rougeur intense de la membrane muqueuse buccale, et une couche fort épaisse de muguet étendue sur la face interne des joues et la base de la langue. (*Orge gommée, gargarisme émollient, lait coupé.*) Le 10, la malade offre un commencement de marasme, elle vomit ses boissons, mais elle n'a pas de dévoiement; son ventre n'est pas tendu. Le 14, il survient des vomissemens de matières jaunes, le muguet forme une couche plus épaisse sur la langue et les parois buccales. Entre les intervalles de ces couches membraniformes, la membrane muqueuse est d'un rouge cerise fort intense; la peau est froide; les extrémités sont violacées, le pouls est petit. L'enfant meurt le soir.

Autopsie cadavérique. — Amaigrissement, pâleur générale des tégumens. On trouve encore une couche épaisse de muguet sur la langue, les parois du pharynx et le long de l'œsophage. La membrane muqueuse de l'estomac est d'un rouge intense, fort épaissie et très-friable, et l'on voit à la partie centrale de l'organe une large couche de muguet, composée d'un nombre considérable de petits points d'un blanc éclatant, qui surmontent les villosités de la membrane, et dont l'ensemble pourrait être comparé à une légère couche de givre étendue sur une mousse très-fine. Ces points blancs s'enlèvent avec le scalpel, lorsqu'on gratte un peu fort ; sans cela ils résistent au frottement fait avec les doigts. Quelques points détachés se trouvent cependant disséminés, et flottent parmi les mucosités gastriques. On ne voit nulle part de follicule mucipare. Quelques stries rouges et transversales existent au duodénum ; la région iléo-cœcale et le commencement du gros intestin sont le siége d'une injection ramiforme passive ; le foie, considérablement gorgé de sang, offre une couleur verdâtre et ardoisée ; les poumons et le cœur sont sains ; le cerveau est fortement injecté, les sinus du crâne sont gorgés de sang (1).

Aucun symptôme ne peut ici nous dévoiler la présence du muguet dans l'estomac. Cependant, comme nous avons vu les symptômes de gastrite survenir après l'apparition du muguet dans la bouche, tout porte à croire que cette excrétion pelliculeuse ne s'est développée dans l'estomac qu'après avoir en quelque sorte parcouru le pharynx et l'œsophage. Remarquons encore l'absence des symptômes généraux de réaction, malgré l'inflammation violente dont cette première partie du tube digestif était le siége ; mais, avant de rien généraliser, poursuivons l'examen des faits particuliers.

33ᵉ OBSERVATION.

Muguet de la bouche, de l'estomac et de l'œsophage. — Le 26 août 1826, Marie Galot, âgée de 4 jours, petite, faible et très-pâle, entre à l'infirmerie pour une diarrhée de matières vertes très-abondante. (*Riz gommé, diète.*) Le 1ᵉʳ

(1) Consultez l'Atlas, pl. 1.

septembre, les bords de la langue se couvrent de quelques points de muguet, et la membrane muqueuse de la bouche devient rouge et très-sèche. Le 2 septembre, le muguet forme une couche assez épaisse; le dévoiement est suspendu; le ventre est rétracté et sans douleur à la pression. La peau est brûlante, mais le pouls est tellement petit, qu'il est presqu'impossible de le trouver. (*Même traitement.*) Le 5 septembre, pâleur extrême de la face, commencement d'amaigrissement; la membrane muqueuse buccale se couvre continuellement de nouvelles couches de muguet. Le 8 septembre, il survient des vomissemens qu'on n'avait point encore observés; l'enfant rejette aussitôt les boissons qu'on lui fait prendre; la membrane muqueuse buccale, libre des pellicules qui la tapissent, est d'un rouge intense; le marasme fait des progrès rapides; la peau est très-peu chaude; le pouls, très-petit, ne bat que 70 à 80 fois par minute. La figure de l'enfant exprime continuellement la douleur; quelques rides se dessinent profondément à la racine du nez, et la commissure des lèvres est comme tirée en dehors. Cet enfant reste dans cet état jusqu'à la fin du mois d'août; il tombe dans un marasme complet; il a parfois le dévoiement, et vomit presque toujours; il se manifeste quelques points de muguet sur la langue. Au commencement de septembre, il vomit des matières jaunes; sa face est continuellement grippée; son ventre est aplati; ses membres dans un amaigrissement extrême; son cri très-faible et à peine entendu; ses selles demi-liquides, jaunes et peu abondantes. On se borne à lui faire prendre de l'eau de tilleul sucré et des gargarismes émolliens. Enfin, après être arrivé insensiblement au dernier degré d'épuisement et de faiblesse, il expire le 13 septembre au soir.

Ouvert le lendemain, on trouve les parois de la bouche, la face interne des lèvres et la surface de la langue tapissées par une couche assez épaisse de muguet qui s'est enlevé dans quelques endroits par larges plaques. La glotte est saine; mais les parois latérales du pharynx sont couvertes de nombreux points de muguet; toute la face interne de l'œsophage en est couverte; il y est disposé par flocons épais rangés sur des lignes parallèles qui se dirigent de haut en bas, entre lesquelles l'épithélium fendillé forme des sillons plus ou moins profonds. Cette disposition a lieu jusqu'au cardia. L'épithélium se montre blanchâtre au-dessous de l'excrétion qui le recouvre.

La membrane muqueuse de l'estomac est tuméfiée et très-rouge, surtout à la grande courbure; mais, au niveau de la petite courbure, cette membrane est tapissée par une large plaque de muguet, résultant de l'agglomération d'un grand nombre de petits points pelliculeux d'un blanc éclatant, et résistant assez au frottement de l'ongle : cependant on peut les détacher avec le tranchant du scalpel. Alors les villosités apparaissent très-saillantes, très-rouges et dans une sorte de turgescence ou d'érection. Lorsqu'on les examine à travers un globe de cristal rempli d'eau, on découvre entr'elles quelques débris de muguet, et le sommet de celles que l'on a grattées est sanguinolent.

L'intestin grêle offre çà et là une rougeur striée peu prononcée; le gros intestin est sain; le foie gorgé de sang; la bile limpide et verdâtre; les poumons sont engorgés à leur bord postérieur; les ouvertures fœtales commencent à s'oblitérer; le cerveau est sain.

Dans cette observation, comme dans la précédente, nous trouvons évidemment une couche de muguet dans l'estomac, mais aucun symptôme n'a pu nous en dévoiler la présence : nous avons seulement observé les symptômes assez patens d'une gastrite et d'une œsophagite chroniques. Toutefois, il faut remarquer que ces symptômes, à la tête desquels nous plaçons les vomissemens des boissons et de matières jaunâtres, ne sont venus qu'après l'apparition du muguet de la bouche, circonstance qui coïncide avec ce que nous avons observé dans le cas qui précède.

L'observation suivante va nous offrir le muguet de l'estomac compliqué de l'inflammation folliculeuse et d'un ramollissement gélatiniforme; elle nous conduira donc naturellement à l'examen des autres variétés de la gastrite.

34ᵉ OBSERVATION.

Muguet de l'estomac, ramollissement gélatiniforme (1). — Victorine Larue, âgée de 6 jours, d'une force et d'un embonpoint médiocres, entre à l'infirmerie le 6 septembre. Elle était affectée d'un dévoiement de matières liquides et jaunâtres; son ventre était tendu, et ses tégumens offraient une légère teinte ictérique; la langue était sèche à la pointe; le pourtour des environs de l'anus était d'un rouge intense. (*Riz gommé, lait coupé.*) Le 8 septembre, même état général; le ventre est plus tendu et plus douloureux vers l'épigastre qu'ailleurs; on fait crier l'enfant aussitôt que l'on presse un peu fort sur cette partie. Le 11 septembre, il se manifeste quelques points de muguet sur les bords de la langue; l'ictère a disparu; la peau est médiocrement chaude; le pouls a sa vitesse ordinaire (80 pulsations). On continue le même traitement. Le 12 septembre, cessation du dévoiement; vomissement des boissons; progrès du muguet. Le 13, le muguet s'est étendu sur la langue et les parois buccales sous forme d'une couche épaisse; l'enfant ne cesse de vomir; sa figure est considérablement altérée; on remarque surtout des rides nombreuses à la racine du nez, ainsi que le tiraillement en dehors de la commissure des lèvres. Depuis 24 heures l'enfant ne cesse de crier et de s'agiter, sans cependant éprouver de mouvemens convulsifs. Il vomit avec effort les moindres boissons qu'on lui fait

(1) Voyez l'Atlas, pl. 2.

prendre , et , lorsque l'on presse la région épigastrique , qui est évidemment tendue , on lui arrache des cris perçans qu'il continue de pousser jusqu'à ce qu'il tombe épuisé par la fatigue et la douleur. Enfin , il meurt au milieu de ces angoisses continuelles, dans la nuit du 13 au 14 septembre, sans qu'il ait offert aucun symptôme fébrile.

L'autopsie cadavérique faite le lendemain, on trouve une couche de muguet fort épaisse sur la langue et les parois buccales. La glotte est saine, mais les parois latérales du pharynx sont tapissées par des points de muguet fort nombreux; l'œsophage en présente dans toute sa longueur; il existe sous forme de petits points agglomérés , et rangés longitudinalement jusqu'aux environs du cardia, où ils cessent avec l'épithélium.

La membrane muqueuse de l'estomac est rouge dans la plus grande partie de son étendue; elle offre au niveau du grand cul-de-sac un ramollissement gélatiniforme dont l'étendue est de trois pouces , et au centre duquel la paroi de l'estomac est perforée. Les bords de cette perforation sont comme frangés ; ils offrent encore quelques filamens amincis et récemment déchirés. On trouve près de la rate des mucosités gastriques épanchées , cependant il n'y a pas de péritonite. La membrane muqueuse de l'estomac offre aux environs du ramollissement, et dans d'autres points de la surface , plusieurs couches ou plaques de muguet irrégulièrement disséminées. Il existe le long de la petite courbure un assez grand nombre de follicules mucipares , légèrement tuméfiés et environnés d'un cercle rouge. Quelques-uns d'entre eux ont leur orifice central béant et jaunâtre. Les villosités sont partout assez prononcées , et la membrane muqueuse est épaisse et un peu friable dans les endroits où elle n'est pas ramollie.

Des stries rouges transversales existent le long de l'intestin grêle ; le gros intestin est sain.

Les poumons sont crépitans, les veines caves et les cavités droites du cœur, gorgées de sang. Le cerveau est légèrement injecté (1).

Cette observation peut servir ici, non-seulement à nous donner un nouvel exemple de muguet de l'estomac, mais encore à nous offrir le tableau bien reconnaissable des symptômes de la gastrite. En effet, vomissemens, tension et douleur de l'épigastre, cris douloureux quand on comprime cette région, altération de la physionomie, dont l'expression indique la douleur violente à laquelle l'enfant est en proie jusqu'au dernier moment de sa vie, tout se rassemble, tout s'accorde pour nous convaincre de l'existence d'une gastrite; et cette présomption, que l'observation des symptômes devait si naturellement faire naître, l'ouverture du cadavre vient pleinement la confirmer. Ainsi, ne perdons jamais de vue ces signes évidens de la gastrite, et, lorsqu'ils s'offriront à nous moins prononcés, efforçons-nous de les deviner, et de les comprendre jusque dans les symptômes qui n'en seront pour ainsi dire qu'une pâle copie. Nous avons besoin, dans la science du diagnostic, de seconder l'observation par le raisonnement, et de conclure souvent d'après des souvenirs, des analogies, des rapprochemens. Les sens et le jugement doivent donc s'aider sans cesse au lit de nos malades, afin de pouvoir découvrir le siége et la nature de leurs maux. Mais revenons à notre sujet.

La gastrite à laquelle cet enfant a succombé, offrait en même temps plusieurs nuances ou plusieurs variétés de l'inflammation. En effet, on trouve, outre la rougeur érythémateuse accompagnée d'une tuméfaction sensible de la membrane interne, l'altération de sécrétion qui constitue le muguet, l'inflammation des follicules mucipares, à laquelle j'ai réservé le nom d'aphthes, et enfin un ramollissement sur la nature duquel je dirai quelques mots tout à

(1) Consultez l'Atlas, pl. 2.

l'heure. Cet ensemble mérite de fixer notre attention; il nous prouve que les différences de l'inflammation tiennent le plus souvent aux différences de son siége; que la cause, ou le stimulus inflammatoire, ayant agi sur l'estomac d'un enfant que son âge et sa constitution exposent en même temps à toutes les nuances de phlegmasies que puisse revêtir un même organe, il n'est pas étonnant que cet organe les ait toutes offertes à-la-fois.

Mais à présent, on se demandera par quels signes particuliers il est possible de reconnaître le muguet de l'estomac. Je pense qu'il n'en est aucun de bien positif. Cependant, remarquons que dans les trois cas dont il vient d'être question, des symptômes évidens de gastrite se sont manifestés après l'apparition et la persistance du muguet de la bouche. Or, ne peut-on pas présumer, lorsqu'on voit survenir une gastrite chez un enfant affecté déjà de stomatite et d'œsophagite avec muguet, qu'il est possible que l'inflammation du ventricule s'accompagne aussi du muguet. Toutefois, ce ne sera qu'une présomption, et une présomption bien hasardée; car le muguet de l'estomac est excessivement rare. Au milieu de son incertitude, le médecin sera dans tous les cas rassuré par une idée positive; c'est qu'alors il y a toujours une gastrite à combattre, et que les symptômes de cette gastrite se présentent avec assez d'évidence pour qu'on ne puisse douter ni de son développement, ni de la nécessité d'employer aussitôt des moyens propres à la guérir.

Avant de décrire le traitement de la gastrite chez les enfans, continuons l'examen des variétés de cette inflammation.

§ III. *Gastrite folliculeuse.* — Nous avons déjà étudié l'inflammation de l'appareil folliculeux sur la membrane muqueuse de la bouche et de l'œsophage; l'estomac, où réside aussi cet appareil de sécrétion, peut offrir la même altération.

Les follicules de l'estomac n'y existent jamais groupés ou

accumulés sous forme de plexus, comme dans l'intestin grêle; ils sont ordinairement isolés, et peuvent éprouver deux sortes de développement.

Tantôt ils apparaissent et s'élèvent sous forme de petites granulations blanches, arrondies, peu saillantes, et terminées par un point noirâtre, qui est l'indice de leur orifice excréteur; tantôt ils s'enflamment, se tuméfient considérablement, et finissent par s'ulcérer et se désorganiser. Dans le premier cas, ils donnent à peine lieu à quelques symptômes; dans le second cas, ils sont accompagnés de tous les symptômes d'une gastrite intense, et peuvent causer la mort de l'enfant.

Il est rare que les follicules simples et non enflammés ne surviennent que dans l'estomac; ils occupent ordinairement plusieurs points du tube digestif à la fois, et se montrent assez souvent ainsi développés à l'époque de la première dentition. Je reviendrai plus tard sur ce développement général de l'appareil folliculeux du tube digestif.

Mais le développement inflammatoire des follicules a souvent lieu dans l'estomac seulement, sans se montrer dans aucune autre partie des voies de la digestion. J'ai déja cité un exemple d'ulcérations folliculeuses observées chez un enfant naissant; j'ai fait remarquer les caractères anatomiques de ces sortes d'ulcères, et j'ai fait observer que le vomissement de matières brunâtres ou sanguinolentes pouvait être un signe de l'ulcération de ces follicules. Je me bornerai par conséquent ici à des considérations générales sur ce genre d'altération.

J'ai recueilli, dans le courant de l'année 1826, quinze cas d'ulcérations folliculeuses de l'estomac; huit d'entre ces enfans étaient âgés de 4 à 6 jours, les autres avaient de 8 à 12 jours, et un seul était âgé de trois semaines. Il résulte de ce calcul, que les enfans sont d'autant plus exposés à l'inflammation de l'appareil folliculeux de l'estomac, qu'ils sont plus jeunes. Aucun d'eux n'a présenté de symptôme fébrile bien prononcé; ils n'étaient remarquables que par leur état d'affaissement et de faiblesse générale, résultat évident de l'état pathologique dans lequel se trouvait l'organe essentiel de la digestion, dont le trouble et même l'impossibilité devaient nécessairement causer promptement la faiblesse et la mort de ces enfans. Plusieurs d'entre eux étaient en même temps affectés d'autres maladies graves, telles que l'encéphalite ou le ramollissement du cerveau, la pneumonie et l'entérite. Un seul n'avait que la gastrite dont nous avons parlé, et c'est à ses progrès et à son intensité qu'il paraît avoir succombé. Il était âgé de 4 jours.

Le diagnostic et le traitement de cette maladie rentrent dans celui de la gastrite en général. Le prognostic en est d'autant plus grave, que l'enfant est plus affaissé, plus faible et plus jeune, et qu'il vomit en plus grande quantité les matières noires et sanguinolentes dont j'ai déjà parlé.

§ IV. *Gastrite avec désorganisation du tissu.* — Les différentes variétés de gastrite que nous avons déjà observées, peuvent amener de véritables désorganisations de tissu, puisqu'elles sont quelquefois suivies d'ulcérations plus ou moins profondes. Elles mériteraient donc aussi bien une place dans cet article que dans celui que je viens de consacrer à leur histoire; mais je ferai remarquer que je veux particulièrement parler maintenant de l'inflammation violente et subite de la membrane interne de l'estomac, qui, sous l'influence de cette inflammation, se désorganise avec une promptitude effrayante : tels sont la gangrène et le ramollissement gélatiniforme de l'estomac.

1° *Gangrène de l'estomac.* — La gangrène de l'estomac est assez rare chez les enfans à la mamelle. Je n'ai pas eu l'occasion de l'observer souvent; cependant il serait possible qu'elle s'y développât, et qu'elle se montrât, comme chez les adultes, sous forme d'escarres plus ou moins larges, qui, en se détachant, donneraient lieu à des perforations suivies d'accidens funestes. M. Denis dit avoir observé un cas où « il a trouvé la membrane muqueuse d'un brun »foncé, répandant une odeur infecte, çà et là réduite en »putrilage, partout facile à enlever par lambeaux mollasses. »Un fluide couleur lie de vin macérait cette altération, qu'il »n'a pu attribuer qu'à la gangrène par excès d'inflamma- »tion (1) ».

J'ai moi-même rencontré un exemple de destruction de la membrane muqueuse de l'estomac dans une certaine étendue, causée probablement par une gangrène survenue à la suite d'une violente inflammation. Voici l'histoire de ce cas intéressant.

35° OBSERVATION.

Alexandrine Liseman, âgée de trois jours, entre le 3 mars à l'infirmerie, et présente l'état suivant : lorsqu'on ouvre ses langes pour l'observer, on trouve une grande quantité de sang noirâtre rendu par l'anus. L'enfant a également vomi de ce fluide en grande quantité. Cette petite fille est d'une forte constitution, ses membres sont chargés d'embonpoint, toute la surface du corps offre une légère teinte ictérique. Les mouvemens sont presque nuls, la face est pâle, les lèvres décolorées, les tégumens flasques, le cri complet, mais très-faible; le pouls d'une lenteur et d'une petitesse extrêmes. (*Eau sucrée, frictions sèchés sur le corps.*) Le 3 mars, le même état persiste; le 4, les selles sont mélangées d'un sang noirâtre et poisseux; l'enfant, qui n'a cessé de vomir, rend par la bouche des matières de même nature. Cependant on observe que la chaleur générale du corps a reparu, le pouls s'est un peu élevé, il bat 70 fois; la face est moins pâle, mais le cri est toujours faible. (*Eau vineuse sucrée.*) La mort arrive au déclin du jour.

(1) Denis, *loc. cit.*, p. 56.

Autopsie cadavérique. — Extérieur : assez forte constitution, tégumens décolorés. Bouche et œsophage sains ; mais la membrane muqueuse de l'estomac offre, non loin du cardia, une destruction complète, grande comme une pièce de trente sous, dont le centre est teint de sang noirâtre, et dont les bords, irrégulièrement frangés, sont noircis et comme brûlés. En dehors de ce cercle noirâtre, la membrane muqueuse est épaisse, d'un rouge violacé, et très-facile à réduire en bouillie. Toute la surface de l'estomac est tapissée de matières semi-liquides, d'une couleur bistre, mélangée de stries sanguinolentes, et la membrane muqueuse, au-dessous de ces matières, est fort mince et décolorée, surtout près du pilore. L'intestin grêle est teint en jaune par la bile, il contient quelques grumeaux de sang coagulé. Le gros intestin est sain. Le foie est exsangue et pâle, la rate est petite et peu injectée.

Les poumons sont sains, décolorés, exsangues et très-crépitans. Le cœur est blanchâtre et vide, les gros vaisseaux sont dans le même état.

La base du crâne contient un peu de sang séreux ; le cerveau est très-pâle, ses ventricules renferment un peu de sérosité.

Il est évident que cet enfant a péri d'hémorrhagie, et tout porte à croire que celle-ci a été causée par la destruction des vaisseaux qui rampent dans l'épaisseur des parois de l'estomac. Les progrès assez rapides de l'inflammation gangréneuse, dont les bords, rongés et comme brûlés de l'ulcère, attestaient les traces, auront sans doute produit la perte de substance dont nous avons parlé. Il est fort remarquable qu'une partie de ce sang ait coulé par les intestins.

Les poisons corrosifs pourraient sans doute causer dans l'estomac des pertes de substance plus ou moins analogues à celles de la gangrène, et il serait possible que les ulcérations folliculeuses de l'estomac prissent l'aspect gangréneux que revêtent quelquefois les aphthes de la bouche. Il serait alors assez facile de distinguer la forme primitive de l'ulcère, malgré la modification apportée dans son aspect par la gangrène.

2° *Ramollissement gélatiniforme*. — M. Cruveilhier a le premier décrit la désorganisation de la membrane muqueuse, que nous désignerons avec lui sous le titre de ramollissement gélatiniforme. Il a tracé avec beaucoup d'exactitude l'ensemble des symptômes qui accompagnent cette maladie. M. Baron l'a observée très-souvent à l'hospice des Enfans-Trouvés, et les symptômes qu'elle détermine sont, suivant lui, tellement caractéristiques, que je l'ai vu plus d'une fois diagnostiquer avec certitude l'existence de ce ramollissement.

Je me propose, dans cet article, de faire connaître, aussi bien que je le pourrai, le caractère propre de cette maladie, et d'en indiquer les symptômes avec le plus d'exactitude possible.

J'ai déjà donné un exemple de ramollissement gélatiniforme de l'estomac, où se trouvaient en même temps du muguet et une inflammation folliculeuse. On a vu que, dans ce cas, la membrane muqueuse était réduite en une sorte de pulpe épaisse et molle comme de la gelée; que la paroi de l'estomac se trouvait si mince et si fragile que la moindre traction pouvait la perforer, et qu'enfin le malade avait offert, avant de succomber, des symptômes fort graves. Nous allons voir, dans les observations suivantes, la maladie se développer d'une manière encore plus franche et plus reconnaissable.

36ᵉ OBSERVATION.

Marie Loumaison, âgée de sept jours, entre à l'infirmerie le 4 février, et y reste pendant douze jours pour un muguet de la bouche, qui disparaît par l'emploi d'une tisane adoucissante et de gargarismes émolliens. Cependant cet enfant est maigre, pâle et très-faible. Elle sort le 15, pour être confiée à une nourrice sédentaire. Malgré l'allaitement auquel elle est soumise jusqu'au 18 avril, elle ne cesse de maigrir, reste toujours pâle, et présente, le soir surtout, une légère bouffissure des jambes et de la face. Elle rentre à l'infirmerie le 21 mai, dans un état voisin du marasme. Elle vomit, outre les alimens et les boissons, quelquefois des matières jaunes très-liquides; sa figure exprime la douleur, la commissure des lèvres est presque toujours tirée en dehors, des rides verticales se forment à la racine du nez; il n'y a pas de dévoiement. Sa respiration est un peu difficile; elle tousse quelquefois. Ces symptômes et cet état général de marasme persistent jusqu'au 9 mai; mais alors une nouvelle série d'accidens se manifeste, quelques points de muguet se montrent sur la langue, dont la surface est rouge et sèche; l'enfant vomit, outre ses boissons, des matières jaunes et parfois verdâtres; le facies est profondément altéré, il exprime la douleur. Le front couvert de rides nombreuses et transversales; la face qui par moment devient livide, et qui est considérablement amaigrie; le pouls petit et rare, la peau sèche et brûlante, surtout aux bras; tout cet ensemble de signes et de symptômes funestes fait pressentir la fin prochaine de cet enfant, qui succombe en effet le 14 mai, après avoir toujours offert les mêmes symptômes. Le traitement qu'on lui avait fait subir avait consisté en des tisanes et des gargarismes adoucissans. L'ouverture du corps fut faite le lendemain.

Extérieur : Pâleur générale, marasme complet, infiltration des membres inférieurs, balonnement du ventre. La membrane muqueuse de la bouche est tapissée de quelques points de muguet. L'œsophage est pâle. L'estomac est d'un blanc jaunâtre dans toute son étendue; mais, au niveau de la grande courbure, la membrane muqueuse est très-tuméfiée, blanchâtre, et tellement molle qu'elle se rompt dès qu'on y touche, et tombe sous les doigts sous forme d'une pulpe mollasse et humide. En pressant cette membrane entre les doigts, on en fait exsuder un fluide séreux, qui, reçu dans un verre de montre, se congèle au bout d'une demi-heure, et présente alors le même aspect et la même consistance gélatiniforme qu'avait l'estomac. Les autres tuniques de l'estomac, qui sont comme macérées dans ce liquide, se rompent avec la plus grande facilité dès qu'on exerce sur elles la moindre traction. L'intestin grêle et le gros intestin sont décolorés dans toute leur étendue, et la membrane muqueuse, sans offrir la tuméfaction et le ramollissement d'apparence gélatineuse qui se trouvait dans l'estomac, est réduite à une mollesse pulpeuse telle, qu'il suffit, pour l'enlever, de la gratter légèrement avec l'ongle. Quelques plaques folliculeuses situées près de la région iléo-cœcale, sont tuméfiées et d'une couleur ardoisée. Les ouvertures fœtales sont oblitérées, les poumons sont sains, le cerveau un peu injecté.

C'est à la suite d'un état de langueur et de faiblesse, causé sans doute par une phlegmasie des voies digestives, et surtout de l'estomac, phlegmasie qui n'a presque pas laissé de traces de son état aigu, que nous avons vu survenir ici le ramollissement gélatiniforme de l'estomac; ce ramollissement avait surtout pour caractère une infiltration séreuse dans le tissu sous-muqueux et dans l'épaisseur des parois de l'estomac. L'accumulation de sérosité serait-elle donc ici une des causes de cet aspect gélatineux et du ramollissement de la membrane interne du ventricule? Y aurait-il quelque analogie entre ce ramollissement et l'infiltration séreuse qui précède et accompagne la gangrène de la bouche? Il est naturel d'élever ces doutes, car ils naissent de l'aspect et de la forme de l'altération; cherchons à voir si les autres cas offriront quelque chose d'analogue.

37e OBSERVATION.

Eugénie Rouillard, âgée de quatre jours, d'une assez forte
constitution, offrant sur toute la surface du corps une teinte
légèrement ictérique, entre à l'infirmerie le 23 août. Depuis le 22 au matin, elle a rendu par les selles une grande
quantité de matières vertes et liquides, et elle a eu quelques
vomissemens de même nature. (*Riz gommé, lait coupé.*) Le
24, son facies est altéré, sa figure est grippée, son cri pénible et fréquent indique la douleur; on dirait, à la grande
mobilité des traits et à l'agitation du globe de l'œil, que
l'enfant est atteint d'une affection cérébrale dont le mouvement convulsif des traits serait le symptôme. M. Baron pro-
nostique un ramollissement gélatiniforme de l'estomac. Le
25, les vomissemens continuent, l'enfant rejette, outre ses
boissons, une assez grande quantité de matières verdâtres.
Il survient une légère ophtalmie palpébrale, à gauche. (*Orge
édulcorée, collyre émollient.*) Du 25 au 28, le même état
persiste, l'amaigrissement fait de rapides progrès, la face,
toujours décomposée, exprime la souffrance, mais l'agitation générale est remplacée par une prostration presque continuelle. Le 28, toute la membrane muqueuse buccale,
devenue d'un rouge intense, se couvre de muguet. Les vomissemens continuent, le dévoiement a cessé. L'enfant ne
présente aucun changement jusqu'au 6 septembre. Depuis
cette époque jusqu'au 12, il tombe dans le marasme, et
s'éteint graduellement, après avoir offert des vomissemens
continuels, une prostration extrême, un pouls toujours
petit et faible, une décoloration générale du tronc et des
membres.

On trouve encore, à l'autopsie cadavérique, quelques
restes de muguet sur la langue et le long de l'œsophage,
l'estomac offre, dans une étendue de deux pouces, au grand
cul-de-sac, un ramollissement gélatiniforme de la membrane

muqueuse, qui est blafarde, mélangée de stries jaunes, et réduite en une pulpe tellement diffluente qu'elle tombe sous un léger courant d'eau dirigé sur l'estomac pour le laver. Lorsque le détritus de cette membrane est ainsi enlevé, la tunique musculeuse, dont les fibres sont restées intactes, forme avec la tunique séreuse le fond de la désorganisation. La circonférence du ramollissement est entourée par un bourrelet ou boursoufflement très-rouge de la membrane muqueuse qui, dans cet endroit, n'est point encore ramollie, et qui, lorsqu'on la coupe, paraît comme infiltrée d'une sérosité sanguinolente. Le reste de la surface de l'estomac offre quelques stries irrégulières d'un rouge plus ou moins vif, et dans certains points une injection capilliforme très-intense. L'intestin grêle est le siége de quelques stries rouges : il en est de même du gros intestin. Les poumons, le cœur et le cerveau sont parfaitement sains (1).

Ici nous voyons le ramollissement gélatiniforme accompagné des traces d'une inflammation aiguë fort intense. Les circonstances dans lesquelles nous avons observé le cas qui précède et celui que nous venons de décrire, sont donc tout-à-fait opposées; d'où nous devons conclure que le ramollissement gélatiniforme n'est pas plus le résultat d'une phlegmasie aiguë que d'une phlegmasie chronique. Nous avons encore observé ici cette accumulation de sérosité, dont la présence paraît contribuer beaucoup à donner à l'estomac désorganisé l'aspect gélatineux qu'offre la membrane muqueuse. La concrétion de la sérosité exprimée de l'estomac du sujet de l'observation qui précède, vient à l'appui de cette opinion. La désorganisation n'était point encore assez avancée pour que la perforation de l'organe s'effectuât, ainsi que nous l'avons vu précédemment dans la 34ᵉ observation, où ce ramollissement était compliqué d'une phlegmasie folliculeuse.

(1) Consultez l'Atlas, pl. 5.

Dans les trois exemples rapportés dans cet ouvrage, dans quatre autres que je possède, et qu'il serait trop long de rapporter ici avec détail, j'ai toujours remarqué cet afflux de fluides séreux vers l'estomac : tout porte donc à croire qu'il précède le ramollissement, qu'il en fournit pour ainsi dire les matériaux, et qu'il concourt puissamment à lui donner l'aspect et la forme de gelée qu'offre la membrane muqueuse ramollie et macérée par cette sérosité à laquelle vient encore se mêler le sang attiré par le stimulus inflammatoire. Si notre conjecture est fondée, le ramollissement doit toujours se trouver vers la partie la plus déclive de l'organe, car c'est là que les fluides déposés dans la trame des tissus s'accumulent ordinairement. Eh bien ! l'expérience a prouvé que c'est presque toujours au grand cul-de-sac de l'estomac que cette désorganisation s'observe. C'est, en effet, ce que j'ai vu dans les sept cas de ramollissement gélatiniforme que je possède, et M. Baron m'a assuré que son expérience avait toujours confirmé cette remarque.

Que devons-nous conclure des faits et des considérations qui précèdent ? Que le ramollissement gélatiniforme de l'estomac consiste dans une désorganisation de la membrane muqueuse de cet organe, causée par une vive phlegmasie aiguë ou chronique; que cette désorganisation a pour caractères l'accumulation de sérosité dans les parois de l'organe, le boursouflement et la consistance gélatineuse de la membrane muqueuse dans un point assez ordinairement circonscrit, situé le plus souvent à la grande courbure de l'organe, et autour duquel la membrane offre les traces plus ou moins évidentes d'une phlegmasie aiguë ou chronique; que cette désorganisation de la membrane muqueuse, entraînant celle des autres tuniques, peut donner lieu à des perforations spontanées qui causent promptement la mort des malades ; qu'elles peuvent se développer non-seulement à l'époque ou aux environs de la première dentition, comme dans la plupart des cas observés par M. Cruveilhier, mais encore chez de très-jeunes enfans, ainsi que j'en ai rapporté des exemples.

Il ne faut pas confondre le ramollissement dont il s'agit avec une autre sorte de ramollissement qui ne succède pas ordinairement à une inflammation aiguë, et dont j'essaierai de faire connaître la nature après avoir parlé de toutes les phlegmasies du tube digestif.

Je ne chercherai point à découvrir la cause particulière de cette accumulation de sérosité qui accompagne le ramollissement gélatiniforme. Peut-être aurais-je dû examiner l'état du sang dans les veines environnantes chez les sujets morts de l'affection dont il s'agit, pour savoir si le cours de ce liquide avait été interrompu dans les canaux veineux par des concrétions fibrineuses, circonstance qui, comme on le sait, donne quelquefois lieu à l'infiltration séreuse ; mais j'ai oublié cette investigation, et c'est une lacune que je laisse à remplir dans l'histoire du ramollissement gélatiniforme. Je ne chercherai point à créer mille suppositions que mon imagination me suggérait ici sur les causes possibles de cette maladie, car j'ai pris à tâche de ne consigner dans cet ouvrage que des conclusions rigoureuses tirées de faits positifs ; dans l'impossibilité donc où je me vois d'expliquer d'une manière satisfaisante la cause prochaine de ce ramollissement, et me contentant de signaler toutes les circonstances qui l'accompagnent, je me hâte d'arriver au tableau des symptômes propres à le faire connaître pendant la vie.

M. Cruveilhier a déjà tracé ces symptômes avec beaucoup de vérité. Aussi reconnaîtra-t-on dans ce que je vais dire quelques-uns des signes particuliers qu'il a signalés.

La maladie débute ordinairement par les symptômes d'une gastrite violente : tels sont la tension de l'épigastre, dont la région est douloureuse au toucher ; les vomissemens non-seulement du lait et des boissons, mais encore de matières jaunes ou vertes, et ces vomissemens surviennent à chaque moment, soit immédiatement, soit long-temps après que l'enfant a bu ou mangé. Il y a quelquefois de la diarrhée, et cette diarrhée varie suivant les sujets. Elle revient après avoir cessé un ou deux jours. Les matières du dévoiement sont très-souvent vertes comme celles du vomissement. La peau est froide aux extrémités, le pouls, ordinairement irrégulier, présente peu de caractères constans; la physionomie exprime continuellement la douleur; la face reste ridée comme si l'enfant criait; son cri est pénible, sa respiration saccadée; et son agitation générale est telle qu'on serait porté à croire à l'existence d'une affection cérébrale. A ces premiers symptômes succède un état général de prostration et d'insensibilité, dont quelques réveils de douleurs viennent de temps en temps tirer l'enfant pour faire naître l'agitation qui s'était montrée au début de la maladie; enfin, au bout de six, huit ou quinze jours, et quelquefois au bout d'un temps plus long encore, le malade succombe épuisé par l'insomnie, les vomissemens continuels et la douleur. Chez les enfans fort jeunes, il se manifeste à peine un peu de fièvre au milieu de ce désordre. Lorsque la maladie est chronique, la marche des accidens est plus lente.

L'ensemble de ces symptômes, et les lésions cadavériques que l'on observe chez les enfans qui les présentent, donnent à la maladie dont nous nous occupons quelque point de ressemblance avec ces perforations spontanées dues à des ramollissemens partiels de la membrane muqueuse de l'estomac, que Chaussier a depuis long-temps observés chez les nouvelles accouchées, et que depuis lui MM. J. Cloquet, Andral, Louis, et plusieurs autres, ont observés chez des adultes de différens âges et de différent sexe. L'aspect gélatiniforme qu'offre ce ramollissement chez les enfans, tient peut-être à la facilité avec laquelle, à cet âge, le tissu cellulaire qui entre dans la composition des organes, s'infiltre de sérosité.

Le traitement de cette maladie rentre dans celui de la gastrite en général; mais il doit être ici plus prompt, plus énergique que jamais, car la maladie qu'il est destiné à combattre, marche avec une rapidité si effrayante, qu'il faut s'empresser d'agir dès le premier symptôme propre à la faire connaître. Nous allons y revenir en parlant du traitement de la gastrite.

Traitement de la gastrite. — Une des premières indications dans le traitement de la gastrite, est de suspendre, autant que possible, les fonctions de l'organe, et par conséquent de sevrer l'enfant momentanément. On a vu que la stomatite, accompagnée ou non de muguet, guérissait très-bien en frottant la membrane muqueuse buccale avec un pinceau trempé dans l'eau de guimauve. On pourrait donc faire boire à l'enfant, dès le début de la gastrite, une légère décoction de racine de guimauve-blanche, sucrée ou édulcorée avec un sirop simple. Cependant il est à noter que les enfans naissans supportent très-mal la diète; il faudrait donc, en même temps que l'allaitement est suspendu, chercher à nourrir légèrement l'enfant au moyen de lavemens faits avec la décoction de riz ou de gruau. Les lavemens de lait tiède, surtout si on le sucre, peuvent causer le dévoiement. M. Guersent a déjà fait cette remarque, et il emploie souvent ce moyen comme laxatif. Ayant été moi-même consulté par une nourrice dont l'enfant avait tous les symptômes d'une gastrite aiguë, je lui conseillai le sevrage pour quelque temps, et je fis prendre en même temps à son enfant des petits lavemens de lait tiède pour le nourrir. Il survint, pendant vingt-quatre heures, une diarrhée, qui ne cessa que lorsque l'on suspendit ces lavemens; je conseillai alors d'en administrer avec la décoction blanche de Sydenham; l'enfant en prenait six onces par jour, à trois

fois différentes. Ce liquide était totalement absorbé. L'enfant, à qui l'on faisait boire en très-petite quantité à la fois
une légère décoction de guimauve, cessa au bout de huit
jours d'offrir les symptômes d'une gastrite intense.

Il ne faut pas négliger d'appliquer un cataplasme très-
léger sur la région hypogastrique. Les sangsues sur cette
région ne réussissent pas ordinairement ; elles épuisent inutilement l'enfant. M. Baron, qui en a souvent fait l'essai, a
fini par y renoncer. Cependant, je crois que, lorsque la gastrite se présente avec des symptômes tellement graves
qu'on puisse craindre une désorganisation de l'estomac, telle
que la gangrène, le ramollissement gélatiniforme, etc., il
ne faut pas balancer à appliquer deux ou trois sangsues à
l'épigastre. Un plus grand nombre serait nuisible. J'ai vu
plusieurs enfans assez robustes être réduits à un état véritablement exsangue, par l'application de quatre ou six sangsues sur une région du corps quelconque. Aussi, M. Baron
n'a-t-il généralement recours qu'avec la plus grande réserve
aux évacuations sanguines chez les nouveau-nés.

Les dérivatifs, et surtout les frictions faites avec la pommade stibiée sur la région épigastrique, pourront être employés avec succès dans le cas où la gastrite prendrait une
marche chronique ; mais, lorsqu'à l'intensité des symptômes succède une prostration plus ou moins marquée, que
l'on se garde bien d'administrer des toniques, des excitans,
des vins généreux, la décoction de quinquina, de Polygala,
de serpentaire de Virginie, etc., et que l'on ne perde pas de
vue que cet état de prostration est fort souvent causé par
une désorganisation profonde de l'estomac, ainsi que nous
l'avons démontré dans l'histoire du ramollissement gélatiniforme. Les matières de couleur bistre, que les enfans naissans vomissent souvent, étant un indice assez vrai de l'ulcération folliculeuse de l'estomac, il faudra, dans ce cas, éviter
de faire boire à l'enfant du vin sucré ou du bouillon, dans

le but de le tonifier, on devra au contraire ne lui donner à
téter qu'en petite quantité.

Le traitement général que je viens de tracer convient à
toutes les modifications de la gastrite dont il a été question;
mais plus les symptômes seront graves, plus il faudra l'employer avec sévérité.

Je dois terminer l'histoire des inflammations de l'estomac
par une remarque importante, c'est que ces inflammations
ne donnent pas toujours lieu, chez les jeunes enfans, à des
symptômes aussi tranchés que dans les observations qui se
trouvent dans cet article. Il est des cas où elles sont mas-
quées par d'autres maladies, il en est d'autres où elles ne
présentent qu'une partie des symptômes que nous leur
avons assignés; enfin, elles se développent, dans certaines
circonstances, d'une manière si latente qu'il est presque
impossible de les diagnostiquer, et qu'elles consument, pour
ainsi dire à l'insçu du médecin, les jours de l'enfant qui en
est affecté. J'aurai l'occasion d'en rapporter quelques exemples en faisant l'histoire des maladies des autres organes de
l'enfant. Je me bornerai à dire ici que l'on doit avoir lieu
de supposer une affection des organes digestifs, quelque
peu apparens que soient ses symptômes, toutes les fois que
la nutrition se fait mal, que les digestions sont troublées, et
que l'enfant dépérit graduellement.

DEUXIÈME SECTION.

MALADIES DU TUBE INTESTINAL.

§ Ier. *Développement du tube digestif.* — Les premiers rudimens du tube intestinal chez l'embryon humain n'ont
point été encore observés avec une assez grande exactitude
pour qu'on puisse présenter sans conjectures l'histoire de
l'évolution de cet organe. C'est plutôt par analogie et par
induction, que par l'observation directe, qu'on est parvenu

à établir quelques données sur la forme rudimentaire des intestins. Cependant les travaux de célèbres anatomistes, tels que F. Meckel, Oken, Wolf et Tiedeman, nous ont conduit à des résultats qui, s'ils n'ont toute l'apparence d'une vérité incontestable, offrent du moins la plus grande vraisemblance.

Ainsi, il paraît prouvé que le tube intestinal ne consiste d'abord qu'en une sorte de vésicule oblongue, qui, s'allongeant en même temps vers ses extrémités supérieure ou céphalique, et inférieure ou coccigienne, forme un canal imperforé aux deux bouts, mais qui ne tarde pas à s'ouvrir à la bouche et à l'anus. D'autres anatomistes ont avancé que le canal intestinal était formé de deux parties latérales, qui, par suite de la loi de conjugaison établie par M. Serres dans l'organogésie, allaient pour ainsi dire à la rencontre l'une de l'autre, se fermaient et se réunissaient antérieurement au vitellus qui compléterait ainsi le cylindre creux. Enfin, Rolando pense que le tube intestinal se forme par portions isolées qui se réunissent ensuite.

La situation primitive du canal intestinal a également donné lieu à une foule de conjectures. Les uns veulent qu'il soit primitivement placé contre la colonne vertébrale, les autres, à la partie antérieure de l'abdomen, dans la base du cordon où il communique directement avec la vésicule ombilicale. M. Velpeau dit qu'il est renfermé dans un des renflemens du cordon où on le trouve enveloppé dans un fluide séreux, limpide, au milieu duquel on voit aussi une petite quantité de matière jaunâtre. Wolf et Meckel disent qu'on ne le trouve situé près de l'ombilic que parce qu'il a subi une sorte de courbure de derrière en devant, et qu'en se courbant ainsi, il a formé un angle plus ou moins aigu, qui est venu se porter dans la base du cordon en traversant l'ouverture ombilicale (1).

(1) Consultez, pour plus de détails, Meckel, *Anatomie générale, descrip-*

Je ne puis entrer ici dans aucune discussion sur ces diverses opinions; je ferai seulement ressortir un fait essentiel, et dont nous pourrons faire une application utile à la pathologie des nouveau-nés; c'est que dans le commencement de l'évolution fœtale, la paroi antérieure de l'abdomen est formée par une sorte d'expansion de la base du cordon ombilical, et que le tube intestinal, adhérent en arrière avec la colonne vertébrale, s'étend en avant jusque dans cette base du cordon où, pendant les premiers mois, les circonvolutions intestinales se trouvent logées. Bornons-nous à signaler ce fait, que nous rappellerons lorsqu'il s'agira des hernies abdominales.

Quel que soit le mode suivant lequel l'appareil intestinal ait pris la forme d'un tube, on le trouve, à trois ou quatre mois, replié sur lui-même, et se terminant en haut et en bas vers l'estomac et l'anus; sa cavité est alors extrêmement étroite, et plus le fœtus est jeune, plus son tube intestinal est court. Du 6ᵉ au 8ᵉ mois, le tube intestinal offre des proportions à peu près analogues à celles qu'offriront chez l'adulte les différentes parties qui le constituent. Ainsi, à cette époque, les circonvolutions de l'intestin grêle sont fort nombreuses, les bosselures du gros intestin s'étaient déjà formées vers le 5ᵉ mois, suivant la remarque de Morgagni, et le rapport entre l'intestin grêle et le gros intestin, est :: 8 : 6. Ces observations ont été faite par Haller, Sœmmering, Wrisberg et Meckel (1).

Meckel a fait remarquer qu'à l'intérieur, l'intestin présente vers le commencement du troisième mois plusieurs plis longitudinaux, et que vers la fin du 4ᵉ mois, les villosités paraissent sous forme d'un grand nombre de petites élévations. A sept mois environ se forment les valvules con-

<hr>

tive et pathologique, t. 3, p. 413; Ollivier, art. *OEuf*, du *Dict. de Med.*; Ph. Béclard, *Essai sur l'Embryologie*; Dissert. inaug. Paris, 1820, in-4°.

(1) Ph. Béclard, *Dissert. inaug.*, p. 79.

niventes; depuis cette époque jusqu'à neuf mois, la circulation abdominale étant très-active, on voit de nombreuses ramifications vasculaires qui d'abord ne sont visibles qu'à l'extérieur des intestins, mais qui ne tardent pas à paraître également à travers la membrane muqueuse. Il résulte de cette congestion sanguine habituelle du tube digestif, une coloration rose de la tunique interne, qui, par l'effet de l'engorgement de ses vaisseaux, se détache aisément de la membrane séreuse. Chez le très-jeune embryon, les fibres musculeuses sont si peu développées, que la membrane péritonéale et la membrane muqueuse sont pour ainsi dire appliquées l'une à l'autre (1). Ce n'est guère que de six semaines à deux mois que le cœcum commence à paraître. Il prend peu à peu la forme et les proportions relatives au reste du tube intestinal, qu'il doit avoir pendant le reste de la vie. Enfin, le grand épiploon, qui, avant deux mois n'apparaissait point encore, commence dès-lors à se montrer au bord libre de l'estomac, et acquiert ensuite, jusqu'à l'époque de la naissance, une certaine étendue; mais, pendant toute la vie intra-utérine, il reste excessivement mince, et ce n'est qu'après la naissance que ses feuillets se trouvent épaissis par le développement du tissu adipeux, qui y prend un accroissement plus ou moins considérable, suivant les individus. Je ne veux point parler ici de l'appareil glanduleux ou lymphatique qui forme une des dépendances du tube digestif, parce qu'il en sera question dans un autre lieu.

Pendant que le tube intestinal a subi ces différens changemens, que toutes les parties qui le constituent se sont réunies, et disposées de manière à former un canal complet dans lequel des organes ont versé le produit de leur sécré-

____

(1) Ch. Billard, *De la membrane muqueuse gastro-intestinale, dans l'état sain et dans l'état inflamm.* Paris, 1825, in-8º, p. 77.

tion, et dont la paroi interne elle-même a produit à sa surface un fluide destiné à la lubréfier, et peut-être à concourir d'une certaine manière à la nutrition de l'embryon, il s'est passé une série de phénomènes qui constituent une espèce de digestion intrà-utérine, dont le commencement a eu lieu à mesure que l'intestin s'est formé, dont la durée a dû être celle des deux tiers au moins de la vie intrà-utérine, et qui se termine à l'époque de la naissance. Cette longue digestion des matières répandues ou sécrétées dans les voies digestives, semblerait avoir quelques rapports, quant à sa durée et à sa lenteur, avec celle des animaux hybernans.

S'il en est ainsi, le tube intestinal d'un enfant qui vient de naître, doit, lorsqu'on l'explore, offrir tous les phénomènes cadavériques ou anatomiques que présente l'appareil digestif d'un adulte qui, ayant succombé pendant la digestion, nous en offre à l'autopsie les traces et les résultats. C'est, en effet, ce que nous présentent les nouveau-nés. Arrêtons-nous donc un instant à considérer, 1° la forme et l'aspect des organes de la digestion chez l'enfant qui vient de naître; 2° la nature et les qualités physiques des matières contenues dans le tube digestif; 3° la manière dont se font les premières évacuations alvines, et les phénomènes qui s'y rattachent. Tout cela est important à savoir; car, pour bien apprécier les divers états pathologiques qu'offre le tube intestinal chez les nouveau-nés, il faut absolument connaître quels sont les véritables caractères de l'état sain de cet organe.

Le duodénum offre un aspect rosé qui se prolonge dans le jéjunum, et qui est moins remarquable à l'iléon. Le jéjunum porte les traces assez saillantes de valvules conniventes; les villosités sont également assez prononcées, et l'on trouve très-souvent dans le jéjunum des follicules mucipares isolés, gros comme une tête d'épingle, et presque toujours blanchâtres : des plexus folliculeux peu saillans, également blanchâtres, et quelquefois ponctués de noir, comme cela s'observe chez les adultes, se rencontrent à la fin de l'iléon. La vulve iléo-cœcale est assez saillante, et l'ouverture qu'elle circonscrit extrêmement étroite. Chez le plus grand nombre des enfans, une plume de corbeau n'y passe qu'avec peine; elle s'oppose très-bien, dès cet âge, à la rétropulsion des matières ou des gaz du gros intestin dans l'intestin grêle, et elle livre un libre passage aux matières intestinales qui vont de l'intestin grêle dans le gros intestin. On peut se convaincre de ce fait, en établissant alternativement un courant d'eau par l'une et l'autre des extrémités du tube digestif; l'eau passera librement dans un sens; elle trouvera un obstacle insurmontable dans l'autre. Le cœcum ni le gros intestin n'offrent point encore leurs enfoncemens et leurs saillies d'une manière aussi prononcée que plus tard, et surtout que chez les adultes.

Après la naissance, la membrane interne des voies digestives perd peu à peu sa couleur habituelle; elle devient d'un blanc laiteux, et reste tomenteuse pendant quelque temps. Durant toute la première année, elle est remarquable par cet aspect, et par la sécrétion fort abondante de ses mucosités.

Les matières contenues dans le tube intestinal de l'enfant naissant, varient sous le rapport de leur couleur et de leur consistance. Le plus ordinairement on trouve dans le duodénum et le jéjunum des matières muqueuses, épaisses, blanchâtres, collantes aux parois des intestins, agglomérées dans certains endroits, et quelquefois étendues en nappe. Ces matières sont fréquemment colorées en jaune, coloration qu'elles doivent probablement à la bile; enfin, on trouve souvent dans divers points du tube intestinal des pelotons ou petites masses d'une couleur verdâtre, qui s'observent encore dans les intestins long-temps après l'expulsion du méconium. J'en ai trouvé chez des enfans de huit à dix jours ; il paraît qu'elles n'ont pas de propriété irritante , car leur contact ne cause jamais l'inflammation de la tunique muqueuse. Il est très-commun de trouver dans la région iléo-cœcale , chez l'enfant naissant , une accumulation de matières liquides jaunes et écumeuses; le gros intestin est toujours rempli de méconium , dont la consistance poisseuse et la couleur vert foncé ont été notées par tous les auteurs.

Telles sont , dans l'état ordinaire , les variétés d'aspect que présentent les matières intestinales. Le méconium , c'est-à-dire , cette substance verte , épaisse et poisseuse que nous pourrions regarder comme le résultat de la digestion fœtale , et que nous pourrions comparer aux fèces que renferme le colon des adultes , ne prend ordinairement les caractères physiques qui viennent de lui être assignés , que lorsqu'il arrive dans le gros intestin; et lorsqu'on en rencontre au commencement de l'intestin grêle et jusque dans l'estomac, c'est qu'il est remonté vers ces régions du tube digestif par un véritable mouvement anti-péristaltique.

Cependant, on a observé de singulières aberrations de cette règle générale. Tel est surtout l'exemple extraordinaire de méconium remplissant l'œsophage imperforé d'un acéphale dont M. Lallemand nous a donné l'histoire, et que nous avons rapportée précédemment. Ne peut-on pas être porté à croire, d'après ce fait curieux, que le méconium, formé par les eaux de l'amnios avalées par l'enfant et par les mucosités sécrétées à la surface des intestins, acquiert ses propriétés physiques par suite de son contact prolongé avec les parois du tube digestif, et que s'il se rencontre ordinairement dans le colon, c'est que cette région recèle ordinairement les matières intestinales les plus anciennes, et qui se sont trouvées refoulées dans cette partie, à mesure qu'elles se sont introduites ou ont été sécrétées dans les intestins ? Cette manière de voir se trouve d'accord avec l'opinion des physiologistes qui pensent que la nutrition du fœtus se fait non-seulement au moyen de la circulation placentaire, mais encore au moyen des eaux de l'amnios (1). Mais hâtons-nous de terminer une digression qui pourrait nous entraîner trop loin, et revenons à la description des variétés d'aspect que présente dans l'état sain la membrane muqueuse intestinale des nouveau-nés.

Lorsqu'on a enlevé du tube digestif toutes les parties liquides qu'il renferme, il reste encore une couche de mucosités assez épaisses, adhérentes à la paroi interne du canal, et qui, en raison de son épaisseur et de sa consistance, forme une espèce d'enduit à la surface de la membrane muqueuse. Cette couche s'enlève avec l'ongle sous forme d'une pellicule qui pourrait simuler, aux yeux d'un observateur inattentif, des fragmens de la membrane muqueuse elle-même.

C'est probablement cette couche muqueuse que certains praticiens regardent comme des saburres, pour l'expulsion desquelles ils recommandent l'usage des purgatifs dès les premiers jours de la naissance.

Mais, soit que cette couche de mucosités ait pour but de protéger la membrane muqueuse digestive contre le contact inaccoutumé des premiers alimens; soit que, simple dépôt d'un fluide long-temps contenu dans le canal alimentaire, elle se soit accollée sans aucun but à sa surface, toujours est-il qu'elle n'y reste que momentanément, et qu'elle s'en détache sans le secours d'aucun purgatif, et par une sorte d'exfoliation naturelle.

Cette exfoliation s'opère par lamelles très-minces, qui, repliées sur elle-mêmes, constituent les petits flocons blanchâtres que l'on rencontre si fréquemment parmi les excrémens des enfans; et, lorsque la bile colore une surface plus

____

(1) Lobstein, *Essai sur la nutrition du fœtus*. Strasbourg, 1802, in-4°.

ou moins étendue du duodénum ou du jéjunum, c'est souvent cette couche muqueuse qui est colorée, de sorte qu'en l'enlevant, on enlève aussi la coloration de l'intestin.

Je m'arrêterai à cet égard sur un fait digne de remarque. On sait que le méconium teint toujours en vert, chez le fœtus et l'enfant qui vient de naître, la membrane muqueuse avec laquelle il se trouve en contact. Mais, lorsqu'il est évacué, il arrive souvent qu'il emporte avec lui des fragmens pelliculeux de l'enduit muqueux dont je viens de parler, de sorte que le colon perd sa couleur verte par suite de cette espèce d'exfoliation. Si le méconium est très-liquide, il est promptement expulsé, et laisse alors après lui la coloration verte dont il s'agit ; mait bientôt on voit celle-ci disparaître peu à peu, et le colon présente alors des plaques irrégulières alternativement vertes et blanches. On peut s'assurer de ce que j'avance, en enlevant doucement le méconium de la surface du colon avec le dos d'un scalpel. On verra se soulever en même temps les débris pulpeux et membraniformes de l'enduit muqueux, et ces débris, accolés sur les masses agglomérées des matières intestinales, laisser à leur place la membrane interne incolore.

Aussitôt que le nouveau-né est soumis à une alimentation nouvelle, les matières intestinales changent d'aspect ; enfin, les phénomènes de la digestion deviennent, sous le rapport de la manière dont ils s'exécutent, très-analogues à ce qu'ils seront durant le reste de la vie. On attache généralement beaucoup d'importance aux premières évacuations intesti-nales des nouveau-nés ; les nourrices et les gardes-malades s'empressent d'administrer, à l'enfant qui vient de naître, un léger purgatif, dans la crainte qu'il ne retienne trop long-temps une matière que d'absurdes préjugés ont fait regarder comme irritante, et comme capable d'exercer sur l'économie une influence très-funeste. Je suis loin de partager de semblables idées : je ne vois dans le méconium nulle propriété chimique irritante ; mais je conçois que le séjour prolongé de cette matière fécale pourrait donner lieu, si elle n'était évacuée, à des accidens analogues à ceux que la constipation opiniâtre détermine chez les adultes ; ainsi, sans établir en règle générale qu'on doive administrer une boisson laxative aux nouveau-nés, je pense qu'il est rationnel de recommander de faire prendre un demi-gros de sirop de rhubarbe, ou un lavement avec un mélange d'eau tiède et d'huile d'olives, aux enfans qui, n'ayant pas d'ailleurs de vice de conformation, tarderaient un jour ou deux à rendre le méconium.

§ II. *Vices de conformation du tube intestinal.* — Une portion plus ou moins grande du tube intestinal manque quelquefois chez les acéphales. On ne trouve souvent qu'une partie de l'intestin grêle avec le gros intestin, ou le gros intestin seul. Les autres vices primitifs de conformation peuvent se rapporter à la scission, à l'oblitération, à la dilatation et au rétrécissement du tube digestif dans quelques-uns de ses points.

La scission ou interruption du canal intestinal a été vue sur différens points de ce canal, mais particulièrement sur l'intestin grêle. Le docteur A. Schaefer, en publiant un cas de scission du canal intestinal en plusieurs portions, a énuméré presque tous les cas analogues fournis par les auteurs, et a joint à cette savante dissertation des réflexions fort judicieuses sur les causes possibles de ce vice de conformation (1). Je ne le suivrai point dans tous les détails de son mémoire ; je ne chercherai point à démontrer si ces interruptions du tube digestif résultent de ce que dans le principe ce tube serait formé de plusieurs parties distinctes, qui, dans le cas dont il s'agit, ne se seraient pas réunies ; mais, me renfermant dans le but de cet ouvrage, je vais tâcher de

______

(1) Voy. *Journal complément. du Dict. des Sciences médic.* t. 24, p. 58.

faire connaître les symptômes que présenterait en naissant un enfant atteint de cette infirmité.

L'enfant mâle qui fait le sujet du mémoire de M. Schaefer, naquit à Wurzbourg, au mois de décembre 1824; il était venu à terme, d'une mère primipare. Considéré extérieurement, il était bien conformé, mais teint d'une couleur jaune; il se plaignait beaucoup, et ne rendaient ni excrémens ou méconium, ni urine. Il avalait les liquides qu'on lui offrait, mais ne tardait pas à les vomir. Les vomissemens consistaient en un liquide brun ressemblant beaucoup à du méconium; l'enfant, qui maigrissait beaucoup, mourut enfin le septième jour après sa naissance.

On trouva à l'ouverture du cadavre tous les organes sains, excepté le tube intestinal, qui présentait la disposition suivante : l'estomac était disposé plus verticalement qu'il n'a coutume de l'être à cet âge, plus repoussé dans l'hypochondre gauche, et rempli des liquides avalés par l'enfant. Le duodénum était tellement distendu qu'il surpassait en volume celui d'un adulte. La troisième partie de cet intestin, après avoir percé le mésocolon, finissait en cul-de-sac; le canal pancréatique et l'ample canal cholédoque, s'ouvraient dans le duodénum à l'endroit accoutumé; l'intestin entier était plein d'un liquide brun; le reste du canal intestinal était fort étroit; sa cavité contenait une petite quantité de matières blanchâtres, visqueuses, albumineuses, qui, dans l'iléon, paraissait réduite en boulettes; le duodénum était large d'un pouce et demi, et long de neuf pouces dix lignes. Le reste de l'intestin grêle avait trente-quatre pouces de long sur deux lignes et demie de large; le gros intestin avait douze pouces et six lignes de long sur deux lignes et demie de large. La longueur du cœcum était de deux lignes, et celle de son appendice de vingt et une lignes.

J'ai recueilli un cas analogue à l'hospice des Enfans-Trouvés; je crois devoir en donner ici l'histoire avec détail.

38e OBSERVATION.

Théophile Taillebois, du sexe masculin, âgé d'un jour, d'une faible constitution, entre à l'hospice des Enfans-Trouvés, le 3 avril 1826. Cet enfant a les tégumens peu colorés, la circulation lente et les mouvemens très-faibles. Le 4 avril, il vomit le lait et l'eau sucrée qu'on lui fait prendre; la respiration est difficile, le cri pénible et étouffé, le pouls très-lent; il n'a pas rendu de méconium depuis sa naissance, et son ventre n'est pourtant que légèrement ballonné. Le 5 avril, il vomit en abondance des matières jaunes et liquides, et meurt le 6.

L'extérieur du cadavre ne présente qu'un léger ictère; la bouche, l'œsophage et l'estomac, sont sains; le duodénum est extrêmement dilaté jusqu'à la fin de sa troisième courbure. Son calibre a près d'un pouce de diamètre; il se termine brusquement par un cul-de-sac auquel est continu le reste du tube digestif, dont le calibre est excessivement petit. La membrane séreuse du duodénum se continue avec celle du jéjunum; mais à l'intérieur on trouve une oblitération complète, sans trace de constriction ni d'agglutination de la membrane muqueuse, qui se termine comme le fond d'un bonnet. Cet intestin est distendu par une grande quantité de fluide jaunâtre très-liquide et écumeux. Il n'a pas la consistance poisseuse ni la couleur verte du méconium proprement dit. Le reste du tube intestinal, dont le calibre permet à peine le passage d'une sonde de femme, ne contient qu'une très-petite quantité de mucus blanchâtre, visqueux et collé aux parois de l'intestin. Le gros intestin, dont le volume est un peu plus gros, ne renferme également qu'une petite quantité de mucosités semblables. On n'y trouve aucune trace de méconium, et la membrane muqueuse est très-blanche (1).

(1) Voyez l'Atlas, pl. 6.

Les deux poumons sont gorgés de sang, surtout à leur bord postérieur; les ouvertures fœtales sont encore libres; le cerveau est un peu injecté.

Nous avons vu, dans ces deux observations, que les enfans n'avaient pas rendu de méconium, qu'ils avaient d'abord vomi les boissons qu'on leur faisait prendre, et qu'ensuite ils avaient rendu des matières jaunâtres et écumeuses qui n'avaient pas, à proprement dire, les caractères ordinaires du méconium. Tels sont les symptômes les plus tranchés que nous puissions faire ressortir comme étant propres à nous faire connaître l'existence d'une oblitération de l'intestin grêle. Nous devons surtout remarquer l'absence de matières verdâtres et intestinales dans le reste du tube digestif; au-dessous de l'oblitération ses parois étaient seulement tapissées par les mucosités qu'elles avaient sécrétées. Cette circonstance nous prouve que les matières vertes dont le gros intestin est ordinairement rempli chez les enfans qui viennent de naître, sont réellement, comme je l'ai dit plus haut, le produit de la digestion fœtale dont l'aliment ou les matériaux sont sans doute l'eau de l'amnios avalée par l'enfant, et le produit de la sécrétion biliaire pancréatique et muqueuse.

On peut, dit le docteur Schaefer, classer dans cinq catégories les cas de division monstrueuse du canal intestinal rapportés par les auteurs : 1° Le canal intestinal n'est que fortement rétréci dans plusieurs points; 2° il est partagé en plusieurs parties par des membranes internes; 3° il est partagé en plusieurs parties tout-à-fait séparées les unes des autres.

Tous ces vices de conformation, quel que soit, du reste, le point où ils existent, doivent être regardés comme mortels, et l'enfant vivra tout au plus deux jours avec une pareille infirmité.

Je dois ranger parmi les vices de conformation du tube

intestinal, les diverticules qu'on y observe, et qui sont ordinairement situés dans la continuité de l'intestin grêle. Ils semblent être le résultat des adhérences qu'aurait primitivement l'intestin avec la vésicule ombilicale; ils donnent rarement lieu, chez les nouveau-nés, à des accidens particuliers, et ne sont point un obstacle à l'établissement des fonctions digestives.

L'extrémité inférieure du tube intestinal offre quelquefois une oblitération complète qui résulte de l'imperforation de la peau au niveau de l'anus, ou de l'absence plus ou moins complète du rectum.

Le rectum se termine alors en cul-de-sac; il présente une poche terminée inférieurement par une sorte de constriction, d'où résulte un froncement circulaire de ses membranes. Il n'est point encore, chez l'enfant naissant, considérablement dilaté; mais il ne tarde pas à le devenir à mesure que les matières intestinales, dont l'évacuation est impossible, viennent s'accumuler dans sa cavité. Lorsqu'une partie du rectum manque, cet intestin se termine en s'accolant à la partie antérieure du sacrum avec lequel elle contracte une adhérence plus ou moins solide; si la totalité du rectum est absente, l'extrémité du colon se termine près de l'angle sacro-vertébral par un cul-de-sac qui ordinairement adhère à l'extrémité supérieure du sacrum, et qui peu à peu se distend considérablement.

L'imperforation ou l'absence du rectum ne comporte pas toujours l'imperforation de l'anus. Cet orifice existe quelquefois chez des enfans dont le rectum est oblitéré. Cette circonstance est d'autant plus fâcheuse que l'état normal de l'orifice anal ne permet pas de supposer dès le premier instant de la naissance l'existence de l'infirmité dont l'enfant est atteint, et laisse l'accoucheur dans une sécurité funeste.

L'étude des symptômes qui résultent de l'imperforation

de l'anus peut donc être ici de quelque utilité ; elle nous servira d'ailleurs à nous faire connaître quels sont les signes propres à l'iléus, ou les accidens qui résultent de l'interruption du cours des matières intestinales chez l'enfant naissant.

39ᵉ OBSERVATION.

Imperforation congénitale de l'anus. — Leblond, âgé d'un jour, d'une constitution robuste, entre le 10 juillet à l'hospice des Enfans-Trouvés. Le 11 au soir, il n'a point encore rendu de méconium ; cependant l'orifice de l'anus paraît libre ; le ventre devient ballonné et très-douloureux ; la respiration est pénible ; les extrémités sont froides ; le pouls est petit ; les cris sont continuels. Vers le soir, l'enfant, après avoir rendu par la bouche des matières muqueuses et jaunâtres, vomit du méconium.

L'enfant est mis dans le bain pendant une demi-heure, sans avoir aucune évacuation. L'ouverture de l'anus semble exister à l'extérieur ; on peut introduire dans le rectum une sonde à la profondeur d'un pouce, mais on éprouve une résistance insurmontable. Je fis pénétrer dans le rectum un suppositoire de savon, et je l'y laissai une demi-heure ; nulle évacuation. Je plongeai alors au fond du cul-de-sac un bistouri dont la pointe était dirigée sur la cannelure d'une sonde, dans la direction du sacrum, le tranchant de l'instrument tourné en arrière, le dos en avant. Le sentiment d'une résistance vaincue m'indiqua que la perforation avait été pratiquée. Je retirai le bistouri dont la pointe était enduite de méconium ; il s'écoula un peu de sang. Un demi-lavement fut alors administré, le liquide ne tarda pas à ressortir en entraînant avec lui quelques grumeaux de sang. L'enfant est remis de nouveau dans un bain, sans éprouver aucun soulagement. Son cri s'affaiblit ; le ventre se ballonne

de plus en plus, et la respiration est précipitée et suffocante.
La mort a lieu au milieu de la nuit.

Autopsie cadavérique. — Bouche et œsophage sains. L'estomac renferme du méconium qui a reflué jusque dans sa cavité; on en rencontre également dans l'intestin grêle distendu par des gaz. Le gros intestin est considérablement dilaté par un méconium fort épais; la dilatation commence immédiatement au cœcum. Le rectum se termine par un cul-de-sac dont l'extrémité est comme froncée; il adhère au col de la vessie, et ne descend pas jusqu'à l'orifice anal de la peau. L'incision faite à ce cul-de-sac par le bistouri se trouve remplie par un caillot de sang assez solide qui semble être le résultat d'une hémorrhagie fournie par les artères hémorrhoïdales. Tous les organes de l'abdomen sont parfaitement sains.

Les poumons sont gorgés de sang au bord postérieur. Les ouvertures fœtales sont libres; les sinus du crâne gorgés de sang.

Il est probable que le sang fourni par les bords de l'incision faite au rectum, a oblitéré aussitôt cette ouverture artificielle, et s'est ainsi opposé à l'évacuation des matières intestinales. Peut-être aurais-je pu vaincre cet obstacle en introduisant de nouveau une canule de gomme élastique, à l'aide de laquelle j'aurais injecté de l'eau tiède dans le rectum, pour délayer les matières qu'il contenait, et pour rendre leur sortie plus facile. Je crois qu'il est urgent de pratiquer une ouverture à l'anus dans le cas d'imperforation aussitôt que possible, car le retard peut nuire au succès de l'opération, quel que soit, du reste, le bonheur apparent de son premier résultat. C'est, en effet, ce qu'on peut voir dans l'observation suivante.

40ᵉ OBSERVATION.

Imperforation de l'anus, entérite. — Grenel, âgé de deux jours, entre à la Crèche le 9 mars. Cet enfant n'a pas rendu de méconium depuis sa naissance; le ventre est très-ballonné et fort douloureux, car l'enfant crie, et sa figure se grippe aussitôt qu'on touche l'abdomen. On sent, à travers la paroi abdominale, se dessiner les courbures du colon. Il vomit des matières verdâtres; son cri est faible, sa peau froide, ses mouvemens presque nuls, et sa circulation très-lente. L'anus était imperforé, bien que l'apparence de son orifice existât au périnée. J'y plongeai un bistouri très-pointu, en ayant soin d'en tourner le dos du côté de la vessie, et, après avoir fait une ponction, j'agrandis l'incision d'avant en arrière. Il sortit aussitôt par l'anus une grande quantité de méconium; le ventre s'affaissa sur-le-champ; les douleurs parurent cesser aussitôt, car l'enfant cessa de crier; sa figure n'exprima plus la douleur. On le tint pendant une demi-heure dans un bain de guimauve; malgré ces soins, les vomissemens continuèrent, et la mort survint le soir.

On trouva à l'ouverture du cadavre une congestion passive du pharynx, des plaques rouges assez vives sur la membrane muqueuse de l'estomac, une rougeur générale avec tuméfaction de la membrane interne de l'intestin grêle; des follicules mucipares très-nombreux dans le gros intestin; la circonférence de chacun de ces follicules est environnée d'un cercle rouge; le rectum se prolonge jusqu'au périnée, où il n'est fermé que par une simple occlusion membraniforme. On trouve encore une certaine quantité de méconium dans le gros intestin. Le reste du tube intestinal renferme des matières muqueuses jaunâtres et poisseuses. Les appareils circulatoire et cérébral sont sains.

Il est évident que, sans la gastro-entérite qui existait chez cet enfant, il eût été guéri de son infirmité, par l'opération très-simple qu'on lui avait pratiquée.

Le rectum, au lieu d'offrir une simple imperforation, comme dans le cas dont il vient d'être question, est quelquefois imperforé par suite de sa coalition avec les parties environnantes, et notamment avec la vessie. On trouve un cas fort curieux d'une coalition contre-nature du rectum avec la vessie, dans les commentaires de la société royale des sciences de Gœttingue (1). J'en rapporterai plus tard un exemple intéressant.

On a vu chez des nouveau-nés, le rectum s'ouvrir dans le vagin (2) et dans la vessie (3). Ces déviations organiques sont peut-être moins dangereuses, ou moins promptement mortelles, que l'imperforation complète de l'anus; mais elles n'en sont pas moins graves, en ce qu'elles condamnent l'individu à une infirmité dégoûtante.

Lorsqu'un enfant naît avec une imperforation de l'anus, il faut se hâter de lui pratiquer l'opération que réclame son état, et qui doit être différente suivant le point du rectum où se trouve l'occlusion. Sabatier a donné sur ce sujet d'excellens préceptes dans son traité de médecine opératoire (4).

Si l'imperforation consiste dans une simple occlusion située tout près de l'anus, ce que l'on reconnaît à la tension générale du ventre, et au sentiment de fluctuation que fait éprouver au périnée le rectum distendu par le méconium, fluctuation plus manifeste encore pendant que l'enfant crie, on fait avec un bistouri pointu plusieurs incisions en croix sur la membrane qui obstrue le rectum; les bords de cette

(1) *Commentationes societatis regiæ scientiarum Gottengensis, ad annum* 1778.

(2) *Journal de méd., chirurg. et pharm.*, t. 6, p. 128.

(3) *Idem*, t. 16, p. 107.

(4) Sabatier, *Médecine opératoire*, nouv. édit. publiée sous les yeux de M. le baron Dupuytren, par Sanson et Bégin, t. 4, p. 424.

division ne se réunissent pas, parce que le passage continuel des matières s'y oppose. Si l'ouverture est trop étroite, on l'agrandit en l'incisant avec un bistouri conduit sur une sonde cannelée. Il faut, dans ce cas, éviter de couper la totalité du sphincter, car Sabatier a vu, dans une circonstance semblable, la sortie des matières rester involontaire chez un enfant qui mourut quelques mois après l'opération, d'une toute autre maladie.

Lorsque l'imperforation est située un peu haut, on a conseillé de plonger dans la direction du rectum un trois quarts dont la canule soit cannelée sur sa longueur, pour conduire un bistouri. On peut aussi diriger un simple bistouri étroit, comme l'a fait Petit, dans un cas où son opération fut suivie d'assez de succès pour que les matières sortissent librement pendant deux mois que l'enfant vécut (1).

Enfin, si le rectum manque, ce dont on s'assure, si l'on ne sent pas au périnée les signes de fluctuation dont j'ai parlé, il faut pratiquer au bas-ventre un anus artificiel. Littre conseille d'inciser les tégumens abdominaux près d'une des aînes, d'aller chercher une portion intestinale, de la fixer à l'incision par quelques points de suture, et d'établir là un anus artificiel. Duret a pratiqué cette opération avec succès à la région iliaque gauche; le colon, assujetti au niveau des lèvres de la plaie, au moyen de deux fils cirés passés derrière, fut incisé longitudinalement, et le septième jour on vit s'établir un anus artificiel avec lequel l'enfant vécut. J'ai vu la même opération pratiquée sans succès, à l'hospice de la Maternité d'Angers, par M. Ouvrard, sur un enfant qui était privé de rectum, et dont le colon se terminait en cul-de-sac à l'extrémité supérieure du sacrum (2). Callisen a recommandé de faire une incision

(1) Sabatier, *loco cit.*, p. 428.
(2) Cette observation est consignée dans le *Précis de l'Art des Accouch.*, de M. Chevreul, 2e édition. Paris, 1826, in-12.

dans la région lombaire, entre la dernière côte et la crête de l'os des îles, parallèlement au bord supérieur du muscle carré des lombes, afin d'atteindre le colon dans un point où il est en quelque sorte en dehors de la cavité du péritoine. Quelque avantageux que soit en apparence ce mode opératoire, Sabatier donne la préférence à celui de Littre.

Congestions du tube intestinal.—Nous avons vu que, dans l'état sain, le tube intestinal des enfans naissans était ordinairement injecté; qu'il offrait presque toujours un aspect rosé, et que très-souvent le tube digestif présentait dans sa longueur de nombreuses ramifications vasculaires. Cela tient évidemment à la facilité avec laquelle le sang reflue dans les gros vaisseaux intestinaux, et surtout dans le système veineux, dès qu'un obstacle quelconque s'oppose au libre cours du sang dans les diverses branches de l'arbre circulatoire. Cette injection, si fréquente et presque normale, des vaisseaux intestinaux chez les jeunes enfans, présente la plus grande analogie avec celle qu'offrent les vieillards. Chez ces derniers, l'appareil circulatoire a perdu l'activité vitale et la régularité de ses fonctions, par suite des modifications ou des altérations organiques survenues sur les principaux agens de la circulation. Chez les enfans naissans, il n'a pas encore acquis cette régularité, par une cause opposée, c'est que les modifications organiques nécessaires à l'accomplissement normal des fonctions du cœur et des poumons, ne sont pas encore survenues, et qu'elles attendent les progrès de l'âge. Mais, quelle que soit la différence de cette cause, ses effets sont identiques, et ici, comme dans beaucoup d'autres occasions, nous trouvons à faire un de ces rapprochemens qui, tenant à l'enchaînement des causes et des effets qui constituent l'ensemble des phénomènes de la vie, nous en dévoilent la nature, et nous aident à en prévoir les conséquences. Voyons donc jusqu'à quel point ces congestions intestinales peuvent exister sans nuire aux fonctions du tube digestif, et sans exiger de notre part des soins hygiéniques ou thérapeutiques.

La congestion passive du tube digestif peut se manifester de trois manières différentes : injection ramiforme, injection capilliforme, rougeur étendue sur un ou plusieurs points du tube digestif, avec ou sans exhalation sanguine à sa surface. On reconnaît le caractère passif de ces divers degrés d'injection, à la surabondance du sang veineux dans les veines abdominales, dans le foie, le cœur et les poumons; ce liquide a reflué, comme par régurgitation, dans les veines intestinales, et de là dans leurs rameaux les plus déliés (1). Cet état est très-commun chez les enfans naissans, et surtout chez ceux qui, étant restés long-temps au passage, naissent dans un état imminent ou réel d'asphyxie.

L'injection ramiforme qui existe sur le tube intestinal de presque tous les nouveau-nés, ne cause aucun désordre fonctionnel : il faut ouvrir le tube digestif pour savoir qu'elle existe; il est même fort possible qu'elle ne survienne qu'à l'instant de la mort de l'enfant, et qu'elle soit le résultat de la lenteur avec laquelle le sang coule au moment de l'agonie. Quant à l'injection capilliforme et à la rougeur locale ou générale que l'on rencontre sur différentes parties du tube digestif, chez les enfans qui viennent de naître ou qui sont encore peu avancés en âge, elles sont le résultat de congestions passives qui donnent lieu le plus souvent à une série de symptômes que l'analyse de quelques faits va nous faire apprécier.

J'ai observé avec soin vingt-cinq cas de congestions passives du tube intestinal, sans hémorrhagie, chez des enfans morts quelques heures ou quelques jours après leur naissance; quinze d'entre eux présentaient tous les caractères

(1) Consultez, pour plus de détails sur les différences d'aspect des rougeurs passives et des rougeurs inflammatoires, mon ouvrage *sur la membrane muqueuse gastro-intestinale*, p. 146.

extérieurs de l'état apoplectique des nouveau-nés. Les symptômes relatifs à l'appareil digestif étaient nuls ou presque
nuls ; on observait seulement ceux qui résultaient de l'état
de congestion des poumons et du cœur, de sorte que la
congestion intestinale, qui était la conséquence de celle de
l'appareil respiratoire, n'a été constatée qu'à l'ouverture du
cadavre.

Mais, quelque négative que soit en apparence cette observation, elle n'est pas moins digne d'attention ; car nous devons en conclure que toutes les fois qu'un enfant naît dans
un état apoplectique, son appareil digestif doit partager l'é-
tat de congestion des organes circulatoires, et nous devons
nous attacher à combattre l'un et l'autre.

Si la congestion passive du tube digestif ne donne pas
lieu, dans les premiers jours de la vie, à des symptômes
bien tranchés, parce que sans doute les fonctions de cet appareil ne sont pas encore assez bien établies, il n'en est pas
de même par la suite, et cette congestion passive des intestins devient la cause directe de plusieurs accidens consécutifs qu'il est utile de signaler.

Hémorrhagies intestinales. — Une des conséquences assez
fréquentes de cette injection générale des intestins, sont les
hémorrhagies intestinales, qui, dans le cas dont il s'agit,
méritent réellement le nom d'hémorrhagies passives. L'observation analytique de quelques faits de ce genre va sans
doute contribuer à éclairer ce point de pathologie.

J'ai recueilli quinze cas d'hémorrhagies intestinales passives : il y avait huit enfans de 1 à 6 jours, quatre de 6 à 8,
et trois de 10 à 18 jours. Sur ces quinze enfans, six étaient
du sexe masculin et neuf du sexe féminin. Le plus grand
nombre était remarquable par l'état pléthorique de leur
corps et la congestion générale des tégumens. Quelques-
uns, au contraire, étaient pâles et faibles comme on l'est
après une hémorrhagie abondante. Chez tous, les gros vais-

seaux abdominaux, le foie, la rate, les poumons et le cœur, étaient considérablement gorgés de sang; sur neuf, les ouvertures fœtales étaient oblitérées ou sur le point de l'être; elles se trouvaient encore libres chez les autres. Chez tous, il y avait au cerveau et au rachis une injection très-forte des méninges et de la pulpe cérébrale; chez tous, enfin, le tube intestinal contenait du sang que l'on trouvait plus ou moins rouge, plus ou moins noirâtre, exsudé en nappe dans certaines circonvolutions, ou accumulé sous forme de grumeaux ou de caillots dans diverses parties du tube digestif. L'histoire détaillée de quelques-uns de ces cas achèvera de nous faire connaître les principaux caractères qui les distinguent.

41e OBSERVATION.

Muguet, hémorrhagie intestinale. — Bathilde Fantase, âgée de 11 jours, fille, entre à l'infirmerie le 3o juin. Elle est assez colorée et d'une force médiocre; elle a une diarrhée verte, abondante, et vomit ses boissons; la face devient par moment livide; le pouls, très-fréquent et serré, bat 92 à 95 pulsations; quelques points de muguet se manifestent sur les bords de la langue. (*Orge gommé, pédil. sinap., looch.*) Le 3 juillet, les mêmes symptômes persistent, mais de plus la respiration est devenue fort difficile; le pouls, moins fréquent, est irrégulier; les battemens du cœur sont larges et durs; le cri est quelquefois étouffé. Le 4 juillet, déjection de matières sanguinolentes par l'anus, dont le pourtour est rouge et tuméfié; légère tension abdominale, roideur et froid des membres, mouvemens respiratoires très-pénibles; abattement général, pâleur du visage, cri faible et si étouffé qu'il est à peine entendu; pouls très-petit et très-lent. (*Eau sucrée, frictions sèches, lait coupé.*) Le 4, même état; le 5, mort. On trouve, à l'ouverture du cadavre, une légère couche de muguet sur la langue, et une injection peu prononcée de l'œsophage ; injection générale et capilliforme de tout le tube intestinal ; l'intestin grêle est tapissé dans toute sa longueur par une couche de sang qui est assez vermeil vers le commencement de l'iléon , mais qui, devenant de plus en plus foncé en couleur, offre un aspect lie de vin dans la région iléo-cœcale. Le cœcum et le colon, qui sont eux-mêmes fort injectés, renferment une grande quantité de sang noirâtre et coagulé. La surface intestinale est teinte par ce sang ; mise à macérer dans l'eau pendant un jour, elle a perdu peu à peu sa couleur d'un rouge noirâtre , et l'injection des vaisseaux a presque totalement disparu. Les veines caves , hépatiques et pulmonaires, étaient remplies d'un sang noir et fluide. Les poumons , tout-à-fait engoués au bord postérieur, crépitaient encore un peu à leur bord antérieur ; le cœur était rempli de sang, l'orifice inter-auriculaire fermé, le canal artériel à demi-oblitéré, le cerveau très-mou et très-injecté.

Cet enfant a sans doute succombé à l'hémorrhagie intestinale, qui, en devenant insensiblement plus abondante, a donné lieu aux accidens toujours croissans qui ont amené la mort.

Lorsque l'hémorrhagie se prolonge, si le sang, au lieu de s'écouler à mesure, reste dans le tube intestinal plus ou moins long-temps, il prend une couleur bistre ou noirâtre, et les déjections alvines offrent la plus grande ressemblance avec les vomissemens noirâtres que les enfans naissans ont quelquefois, et dont nous avons parlé précédemment.

42ᵉ OBSERVATION.

Marie Forbier, âgée de dix-huit jours, entre le 9 mars à l'infirmerie ; elle est petite, maigre, et dans un commencement de marasme ; son ventre est tendu ; sa langue est un peu rouge aux bords ; ses déjections alvines sont verdâtres.

(*Catapl. sur le ventre, lait coupé.*) Du 9 au 13, il survient de l'amélioration ; le 13, le muguet qui avait disparu s'est montré avec une nouvelle intensité, et s'est étendu sur presque toute la langue ; le 18, l'enfant rend par les selles des matières noirâtres fort abondantes. Il est d'une faiblesse extrême ; son pouls est lent et petit ; son cri à peine entendu. Il meurt le 19.

Autopsie cadavérique. — Pâleur générale du cadavre ; couche de muguet sur la langue ; matières visqueuses et de couleur bistre dans l'estomac, où se trouve un assez grand nombre de follicules mucipares non enflammés ; décoloration générale de la membrane muqueuse de l'intestin grêle, à la surface de laquelle on trouve des mucosités adhérentes mélangées de stries de sang, et d'une grande quantité de matières brunes semblables à celles que l'enfant avait rendues. Le gros intestin est dans le même état. Le foie est encore un peu injecté ; les gros vaisseaux abdominaux sont distendus par une certaine quantité de sang noir et liquide ; les poumons sont flasques et peu crépitans ; le cœur est vide et dans un état de relâchement remarquable ; les ouvertures fœtales sont oblitérées ; le cerveau est sain.

Je ne multiplierai point les exemples de cette hémorrhagie passive du tube digestif à laquelle succombent un grand nombre d'enfans ; les autres cas que je pourrais citer ressemblent trop à ceux dont je viens de rapporter l'histoire.

Le premier but qu'on doit se proposer, dans le traitement de ces hémorrhagies passives, est de combattre la congestion de l'appareil circulatoire en même temps que celle du tube intestinal : on y parviendra facilement, en appliquant une ou deux sangsues à l'anus. Il sera bon de faire prendre à l'enfant une boisson froide et légèrement acidulée avec le sirop de coings, ou quelques gouttes d'acide nitrique ou d'eau de Rabel. On ne saurait trop recommander aux accoucheurs entre les mains desquels naissent des enfans que la longueur de l'accouchement a réduits à un état imminent d'asphyxie, de laisser couler une certaine quantité de sang par le cordon ombilical; car nous voyons déjà à quels accidens la surabondance de ce liquide expose les enfans naissans. Les congestions et les hémorrhagies intestinales sont non-seulement funestes par elles-mêmes, mais elles le sont encore par l'état dans lequel se trouvent en même temps les organes circulatoires, dont les fonctions importantes sont entravées ou suspendues.

MALADIES DU TUBE INTESTINAL DÉVELOPPÉES APRÈS LA NAISSANCE.

Nous avons établi une différence entre les maladies de l'estomac qui consistent dans un trouble de ses fonctions sans inflammation, et celles que l'inflammation constitue, qu'il y ait ou non trouble des fonctions. Nous renouvellerons la même observation à l'égard des maladies du tube digestif, et nous commencerons par étudier les causes et la nature du dévoiement sans entérite, comme nous l'avons fait pour le vomissement et l'indigestion stomacale sans gastrite.

ART. 1er. — De l'indigestion intestinale.

Un grand nombre d'enfans à la mamelle ont le dévoiement sans entérite; ils pâlissent, s'étiolent, tombent dans le marasme, et l'on ne trouve à l'ouverture du cadavre aucune trace d'inflammations dans les intestins. Ces enfans périssent réellement par défaut d'alimentation; ils meurent de faim, pour ainsi dire; leur estomac et leur tube intestinal ne digèrent pas le lait qu'ils tètent ou qu'on leur fait boire. Examinons d'abord quels sont les signes extérieurs de cette indigestion intestinale; nous chercherons ensuite à en connaître la cause.

Ces signes sont l'amaigrissement progressif, la pâleur du

visage, la faim continuelle de l'enfant, qui saisit avec une avidité extraordinaire le mamelon qu'on lui présente. Le dévoiement, dont les matières sont ordinairement muqueuses, blanches, et quelquefois si fluides qu'elles imbibent et tachent les couches de l'enfant, comme le fluide qui s'écoule du vagin dans la leucorrhée. A ces matières muqueuses se mêlent souvent des grumeaux de lait coagulé qui ont traversé le tube intestinal sans être altérés. Au bout d'un certain temps, l'enfant périt après être arrivé au dernier degré de marasme, et si l'on ouvre le tube intestinal, on trouve la membrane muqueuse décolorée dans toute son étendue, souvent même elle est ramollie; mais alors elle a subi une altération de tissu, dont nous examinerons la nature dans un autre lieu. Quelquefois le tube digestif est enflammé, ulcéré, désorganisé dans une étendue plus ou moins grande; mais le ramollissement blanc est la lésion que l'on rencontre le plus souvent chez les enfans qui ont succombé à la maladie dont il s'agit. J'ai observé, dans l'année 1826, quinze cas de dévoiement chronique sans inflammation, sur des enfans qui étaient âgés de quinze jours à deux mois, lorsqu'ils sont morts. Sur huit de ces enfans, je n'ai trouvé aucune lésion; il y avait seulement une décoloration générale des tégumens et du tube intestinal, et tous les organes étaient exsangues. Pendant leur vie, ces enfans n'avaient cessé de vomir et d'avoir le dévoiement; presque tous avaient le ventre ballonné, et l'on a trouvé dans leur tube intestinal beaucoup de gaz et des matières fluides, blanches, écumeuses. Chez deux d'entre eux le colon renfermait des flocons verdâtres, analogues pour la couleur et la consistance au méconium. Sur les cinq autres enfans, il y avait différentes lésions des poumons ou de l'encéphale, et le tube intestinal, ainsi que l'état général du sujet, présentaient les caractères que je viens de rapporter.

Cette décoloration de la membrane muqueuse est pres-

que toujours le premier degré d'une espèce de ramollissement qu'il ne faut pas confondre avec celui que l'inflammation détermine; il en sera question plus tard. Je ferai
aussi remarquer que le tube intestinal, au lieu d'être décoloré dans toute son étendue, offre quelquefois, de distance
en distance, des stries ou plaques rougeâtres, qui sont les
dernières traces de la coloration normale ou de la congestion si fréquente du tube intestinal des nouveau-nés. Je
reviendrai sur ce sujet, en parlant du ramollissement. Cette
altération de tissu est encore, suivant moi, un des résultats du défaut de nutrition ou de l'allaitement vicieux des
enfans naissans; car les accidens qui résultent de cette
aberration des fonctions digestives, ne se bornent pas toujours à ce simple état d'étiolement et de marasme que je
viens de décrire : on voit encore survenir d'autres lésions
que nous examinerons en leur lieu. Je me contente, pour
le moment, de parler des cas où les fonctions du tube intestinal sont perverties sans lésion phlegmasique ou autre
physiquement appréciable.

Tout porte à croire que la cause de ce défaut de nutrition
consiste dans la nature de l'aliment, ou, si l'on veut, dans
le mode d'allaitement auquel l'enfant est soumis. En effet,
tous les enfans qui séjournent à l'hospice des Enfans-Trouvés, et qui sont confiés à des nourrices sédentaires, sont
pâles, maigres et chétifs. Un grand nombre périt dans cet
hospice, par défaut de nutrition; presque tous les symptômes qu'ils présentent jusqu'à leur mort résultent d'un trouble évident survenu dans les fonctions digestives, soit que
les organes chargés de cette fonction viennent à s'enflammer, soit qu'ils arrivent au degré d'étiolement, de décoloration, et, si je puis le dire, de flétrissure dont je viens de
parler. Suivant toute probabilité, ce dépérissement provient
de ce que les enfans sont allaités par des femmes accouchées
depuis un temps plus ou moins long, et qui, changeant de

nourrisson chaque semaine, livrent avec indifférence leur sein au premier enfant qu'on leur présente, et n'apportent aucun soin à régler les heures de l'allaitement, ni à fixer la quantité de lait qui convient aux enfans; de sorte que ceux-ci, toujours affamés, parce qu'ils reçoivent une nourriture trop peu substantielle, prennent une quantité trop grande d'un liquide que sa surabondance et sa mauvaise qualité rendent doublement nuisible.

C'est ici l'occasion de citer des recherches fort intéressantes que M. Payen, chimiste distingué, a faites sur l'alimentation des nouveau-nés, et qu'il a consignées dans le journal de chimie médicale (1).

Pendant l'époque de l'allaitement, dit M. Payen, souvent des troubles dans l'ensemble des fonctions digestives précèdent, accompagnent ou suivent un changement forcé dans le régime alimentaire. Des indispositions re rattachent aux différences des qualités du lait, ou souvent un excès de nourriture produit un résultat semblable; de sorte qu'un lait qui convient à l'enfant qu'il nourrit depuis un certain temps, semble délétère pour un autre individu du même âge. On n'a pas plus de succès en substituant au lait de femme celui d'une chèvre. C'est, en effet, ce qu'a démontré M. Payen, en comparant les caractères physiques et la composition de plusieurs laits qui avaient agi d'une manière très-différente sur le même enfant, ou de la même façon sur différens individus.

(*Essai N° 1.*) Lait d'une chèvre qui était libre pendant le jour dans un pré, et trouvait à l'étable une nourriture sèche; son lait était blanc, opaque, sans odeur particulière prononcée, d'une densité égale à 3 degrés 75 centièmes (Baumé), sans action nuisible sur la teinture du tournesol,

(1) *Journal de Chimie médicale, de Pharmacie et de Toxicologie*, rédigé par les membres de la Société de chimie médicale; mars 1828, p. 118.

au moment où il venait d'être tiré. 5o grammes de ce lait, traités par un procédé chimique qu'il serait trop long de rapporter ici, ont donné les proportions suivantes :

Eau et quelques traces d'acide acétique.	42,75
Matière grasse (beurre). . .	2,04
Caséum et traces de sels insolubl.	2,26
Sucre, sels solubles et quelques traces de matières azotées. .	2,93
TOTAL.	49,98

Ce qui équivaut à environ 14,5 de matière sèche pour 100 du lait employé.

(*Essai N° 2.*) Lait d'une femme accouchée depuis sept mois, bien portante, d'une constitution forte, allaitant d'un seul sein, soumise, comme celles qui suivent, au régime le plus convenable pour les nourrices, de l'avis des médecins.

Propriétés physiques. — Blanc opaque, d'une densité représentée par 3° 5 à l'aéromètre de Baumé, très-sensiblement alcalin à la teinture du tournesol ; cette alcalinité a persisté pendant toute l'évaporation.

Propriétés chimiques. — Cinquante grammes de ce lait ont donné en poids les quantités suivantes :

Eau..	43,»
Matière grasse.	2,58
Caséum et traces de sels non dissous.	0,09
Sucre, sels solubles et traces de matière azotée.	3,81
TOTAL.	49,48

Ce qui équivaut à près de 13 de substances sèches pour 100 de lait employé.

(*Essai N° 3.*) Lait d'une femme très-bien portante, forte, et accouchée depuis 18 mois.

Propriétés physiques. — Blanc opaque, marquant à l'aéromètre de Baumé 3 degrés 6 dixièmes, alcalin.

Propriétés chimiques. — Cinquante grammes étaient composés de :

Eau.	42,80
Matière grasse.	2,60
Caséum, etc.	0,125
Sucre, sels solubles, etc. . .	3,965
TOTAL.	49,49

Ce qui forme environ 13,4 de matières sèches pour 100 de lait.

(*Essai N° 4.*) Lait d'une femme en très-bonne santé, plus grande et plus corpulente que celles ci-dessus désignées, accouchée depuis 4 mois. Ce lait marquait à l'aéromètre de Baumé 3°,55, offrant les mêmes caractères que le précédent, et donnant des produits semblables dans les proportions suivantes pour cinquante grammes :

Eau.	42,90
Matière grasse.	2,59
Caséum, etc.	0,12
Sucre, sel, etc.	8,93
TOTAL.	49,54

Ce qui forme environ 13,8 de substance sèche pour 100 de lait employé.

Plusieurs autres laits de 4 à 20 mois ont donné des résultats semblables à ceux des essais N°s 3, 4 et 5.

On voit que le lait de femme diffère du lait de chèvre, surtout par son alcalinité prononcée et par une proportion de près de moitié moindre de caséum. La première qualité, dit M. Payen, nous semble devoir le rendre plus facile à digérer, d'après les données récemment acquises sur la digestion. La seconde qualité différentielle nous paraît le rendre un peu moins nutritif.

Quant aux laits de femme, dans les circonstances précitées, ils diffèrent peu entre eux par leur composition. Celui de l'essai Nº 2 contenait seulement une proportion d'un tiers moindre de caséum. J'observai, en outre, que ce lait pouvait sortir habituellement et à chaque fois de la mamelle en quantité dix fois et demie plus forte dans le même temps. Les nourrissons de chacune de ces femmes, dont l'alimentation avait été commencée avec leurs laits, étaient tous fort bien portans.

Ces données sont réellement du plus grand intérêt; elles deviennent encore plus importantes, lorsque l'on songe aux applications qu'on en peut faire au régime des enfans à la mamelle. Poursuivons, pour nous en convaincre, l'examen du mémoire de M. Payen, et ici je ne me borne plus à analyser son travail, je rapporte textuellement la fin du mémoire.

« Un enfant de 7 mois et demi, bien venant, quoiqu'il eût évidemment un peu souffert d'une nourriture trop faible dans les premiers mois de l'allaitement, par suite de la diminution accidentelle du lait de plusieurs nourrices qui lui avaient été données successivement après avoir été forcé de quitter aussi la dernière, fut nourri pendant dix jours au biberon, avec de l'eau de gruau légère, mêlée d'un dixième de son volume de lait de chèvre, dont il prenait, en quatre fois le jour et deux fois la nuit, un peu moins d'un litre en vingt-quatre heures, ce qui représentait environ :

De substance sèche du lait,   14 grammes.
D'extrait sec de gruau,   16
                             ____
        TOTAL   30

« Ce temps, pendant lequel l'enfant se porta très-bien, fut employé à chercher une nourrice meilleure que les précédentes. On choisit, d'après les conseils d'un habile praticien, celle qui parut avoir le plus de lait d'une bonne apparence. Ce fut la femme qui donna lieu postérieurement à l'essai n° 2. L'enfant téta avidement, le lait venait en abondance. Cependant, dès la troisième fois, il sembla comme engourdi après avoir quitté le sein; sa bouche restait béante, et ne pouvait plus rappeler son sourire habituel. La nuit amena un sommeil agité. Le médecin conseilla de ne laisser l'enfant au sein que trois minutes.

« Les accidens se renouvelèrent avec une intensité toujours croissante; plusieurs vomissemens eurent lieu, l'un d'eux fut suivi de syncope.

« Je me déterminai à faire à la hâte les premiers essais précités; et, ayant d'abord mesuré la quantité de lait que prenait l'enfant en cinq ou six fois pendant vingt-quatre heures, je reconnus qu'elle était de plus onze décilitres; ayant déterminé la proportion de la substance sèche y contenue, je vis que cette mesure en représentait 160 grammes, c'est-à-dire, cinq fois plus que le lait de chèvre étendu d'eau de gruau. D'ailleurs, l'émission du lait était si facile, qu'en moins de deux minutes, à chaque fois, l'enfant tirait cette quantité.

« Je fis part de ces observations au médecin, et de la qualité plus butireuse que j'avais entrevue dans ce lait de femme; il se décida aussitôt à faire cesser l'allaitement, prescrivit de nouveau le lait coupé; en quelques jours les symptômes fâcheux disparurent, le sommeil et la gaîté revinrent, la nourriture fut graduellement augmentée par l'accroissement jusqu'à un tiers de la proportion du lait. »

J'ai rapporté ce fait avec détail, parce qu'il nous suggère les précautions que nous devons prendre pour allaiter les enfans. Lorsqu'un nourrisson est faible, pâle, et ne digère pas le lait de sa nourrice, il est bon quelquefois d'essayer de le nourrir au biberon, de régler la quantité du lait qu'on lui donne, et d'en corriger les qualités en le coupant avec de l'eau d'orge ou de gruau. J'ai souvent vu à l'hospice des Enfans-Trouvés, le lait de chèvre coupé avec l'eau d'orge, être parfaitement bien digéré par des enfans qui rejetaient le lait de leur nourrice, et dépérissaient par défaut d'alimentation.

Bien qu'il soit plus séduisant de penser, avec l'un de nos éloquens écrivains, que l'allaitement maternel est une loi de la nature à laquelle il faut s'empresser d'obéir, convenons néanmoins qu'il est des cas exceptionnels où nous sommes obligés de condamner les mères à renoncer au plus noble de leurs devoirs. Ne perdons pas de vue que souvent notre état social nous éloigne de la nature, et qu'il est des circonstances où il serait absurde de forcer une mère à nourrir de son lait un enfant débile, par cela seul qu'il est dans l'ordre naturel qu'un enfant ne vive que du lait d'une femme pendant les premiers mois de sa vie. Je le répète, on ne peut établir d'une manière exclusive et générale que l'allaitement maternel soit le seul convenable aux enfans débiles. Il faut les élever en essayant quel est de tous les modes d'alimentation celui qui convient le mieux à l'appareil digestif de chaque enfant. Je recommanderai donc ici de nouveau d'avoir recours, dans le cas dont il s'agit, aux différentes variétés d'alimens que j'ai déjà indiqués à l'occasion de l'indigestion stomacale.

ART. 2. — De l'invagination des intestins.

L'invagination d'une anse intestinale dans une autre portion d'intestin, a très-souvent lieu chez les enfans à la mamelle; elle peut ne manifester son existence par aucun signe, car j'en ai souvent trouvé sur des cadavres d'enfans qui, pendant leur vie, n'avaient pas eu de constipation, et qui ne semblaient pas avoir éprouvé de douleurs abdominales; cependant il est très-possible qu'une constipation opiniâtre, la tension considérable du ventre, des douleurs excessives, et la mort même, surviennent par suite de l'invagination intestinale, surtout si la membrane muqueuse de la partie invaginée vient à s'enflammer; et alors on peut considérer cet accident comme une des plus graves affections de la première enfance. La constipation opiniâtre, la tuméfaction progressive du ventre, les vomissemens des boissons, puis des matières intestinales et stercorales, tout l'ensemble, en un mot, des accidens que nous avons signalés à l'occasion de l'imperforation du rectum, se présentent dans l'invagination intestinale compliquée de l'interruption complète du cours des matières renfermées dans le tube digestif. Il est souvent fort difficile d'y remédier; cependant il faut tâcher de rétablir les fonctions du tube digestif par l'usage des bains, par l'abstinence du sein, quelques lavemens laxatifs, une douce compression du ventre, et, enfin, l'administration de quelques cuillerées à café d'huile d'olive.

L'interruption complète du cours des matières intestinales, ainsi que les accidens qui en résultent, peut encore avoir d'autres causes, à l'examen desquelles nous arriverons par la suite.

Le tube intestinal des jeunes enfans est-il susceptible de devenir très-souvent le siége de névroses telles que l'*iléus*, le *miserere*, etc. ? Les douleurs excessives ayant pour siége l'abdomen chez les enfans naissans, douleurs que le toucher redouble, et qu'ils attestent par leur agitation et leurs cris opiniâtres, sont-elles toujours simplement nerveuses, et l'inflammation de quelques-uns des organes abdominaux ne les détermine-t-elle jamais? Je ne le pense pas, et je suis même porté à croire que les coliques violentes auxquelles sont exposés les enfans qui viennent de naître, sont aussi souvent dues à des lésions anatomiques bien appréciables, qu'à une simple exaltation morbide de la sensibilité; c'est, en effet, ce que démontrera la suite de ces recherches.

Quoi qu'il en soit, si l'on était appelé à traiter un enfant naissant en proie à des douleurs violentes, ayant pour siége probable l'abdomen; si ces douleurs étaient accompagnées de constipation, de vomissemens, de convulsions même; si elles étaient remarquables par leur rémission et leurs exacerbations alternatives; si elles n'avaient été précédées d'aucun des symptômes que nous assignerons plus tard à l'entérite: alors on pourrait être porté à croire à l'existence de quelque névrose du tube digestif, et traiter ces accidens en administrant avec précaution des boissons anti-spasmodiques, telles qu'une cuillerée à café de sirop d'éther étendu dans deux tiers d'eau, ou demi-gros de sirop diacode mélangé avec un peu d'eau sucrée ou de lait. Mais n'ayons recours qu'avec réserve à ces moyens, et ne perdons pas de vue que les névroses du tube digestif sont plus rares que ses inflammations chez les enfans naissans.

Art. 3. — Inflammation du tube digestif.

La membrane muqueuse intestinale peut, comme celle de l'estomac, être le siége des différentes variétés de l'inflammation. Nous aurons donc encore ici à passer successivement en revue l'entérite érythémateuse, folliculeuse et gangréneuse. L'entérite avec altération de sécrétion, ou muguet des intestins, est fort rare, cependant il est possible de l'observer, et nous en citerons un exemple.

Commençons par dire un mot de l'inflammation intestinale développée avant la naissance, nous arriverons ensuite à l'examen de l'entérite qui survient chez les enfans après cette époque.

§ Ier. *Inflammation intestinale pendant la vie intrà-utérine.*

— L'état de congestion dans lequel se trouvent les intestins, même avant la naissance de l'enfant, doit nécessairement exposer ces organes à s'enflammer pendant la vie intrà-utérine. Les observateurs en ont déjà cité plusieurs exemples ; mais leurs descriptions offrent quelquefois tant de doutes, que l'on a peine à croire à leur véracité ; cependant nous devons parler d'un cas fort curieux, cité par le professeur Desormeaux, dans son article *Pathologie de l'œuf*, du Dictionnaire de médecine, en 21 vol. J'ai soigné, il y a quelques années, dit-il, un enfant né d'une mère dont la santé avait été florissante pendant toute sa grossesse, et qui vint au monde extrêmement maigre, ayant la surface du corps d'un blanc jaunâtre, avec une expression de douleur et comme de vieillesse fortement empreinte sur le visage. Ce petit malade avait l'abdomen gonflé, dur et sensible ; les circonvolutions intestinales se dessinaient sous les tégumens ; tout annonçait une entérite intense et déjà ancienne. Il fut confié à une bonne nourrice, et, malgré son excessive faiblesse, il a pu recevoir d'abord quelques gouttes de lait, et ensuite téter. Il est devenu depuis un très-bel enfant, et est encore bien portant.

A ce fait que l'ouverture du cadavre n'est pas venu éclairer, j'en ajouterai d'autres que j'ai recueillis, et où l'examen anatomique de la maladie a pu dissiper tous les doutes que leur histoire pourrait faire naître.

43ᵉ OBSERVATION.

Entérite, excroissance ou végétation à la surface du duodénum. — Blanchard, garçon, est déposé naissant à la crèche de l'hospice des Enfans-Trouvés, le 11 décembre 1826. Cet enfant est pâle, maigre et très-petit ; il reste pendant six jours entre les mains des nourrices sédentaires ; mais, pendant ce temps, loin de se fortifier, il maigrit rapidement, ne cesse d'avoir le dévoiement, et vomit quelquefois le lait de sa nourrice. Il entre à l'infirmerie le 17 décembre; nous eûmes à peine le temps de l'observer, car il mourut le soir. L'autopsie cadavérique ayant été faite le lendemain, je trouvai l'estomac légèrement injecté et pointillé de rouge; quelques stries transversales existaient au duodénum; on voyait au milieu de la seconde partie de cet intestin, une excroissance pédiculée, rouge et irrégulière comme une fraise. Elle avait le volume d'un haricot ordinaire, et tenait solidement, par son pédicule, à la surface de la membrane muqueuse sur laquelle elle était développée; elle ressemblait parfaitement aux excroissances ou végétations que la membrane muqueuse intestinale présente quelquefois chez les adultes, et dont j'ai moi-même rapporté des exemples. Sa structure était comme spongieuse, mais nullement érectile; on l'écrasait facilement entre les doigts, et l'on en exprimait aisément le sang qu'elle contenait dans les espèces de mailles ou de cellules de son tissu. Outre cette altération organique, il existait à la fin de l'iléon une inflammation chronique caractérisée par l'épaississement de la membrane muqueuse, qui était d'une couleur ardoisée très-marquée; des stries de même couleur existaient au colon. Les autres organes n'ont rien présenté de remarquable.

Cette végétation du duodénum n'était peut-être pas le résultat d'une inflammation chronique, car il est difficile d'expliquer la nature et la cause de ces sortes de végétations, qui sans doute ont de l'analogie avec les verrues de la peau. Mais on doit regarder comme une trace incontestable d'inflammation chronique, cette coloration ardoisée de l'iléon qui était tuméfié; c'est à cette phlegmasie que l'enfant avait apportée en naissant, qu'il faut attribuer son état de langueur, son dépérissement rapide et sa mort.

44ᵉ OBSERVATION.

Colite chronique, sclérose du colon. — Joseph Camison, âgé de 6 jours, entre à l'infirmerie le 22 septembre. Il présente un léger ictère, une diarrhée abondante et un état de marasme fort avancé. Depuis sa naissance, il n'a cessé de maigrir; sa figure, profondément altérée, exprime continuellement la douleur; des rides nombreuses se dessinent au front, la commissure des lèvres est tirée en dehors; il crie peu, et reste presque toujours immobile sur son berceau. Il meurt le soir de son entrée à l'infirmerie. On trouve à l'ouverture du cadavre une congestion passive de l'œsophage, une rougeur pointillée de l'estomac; le duodénum et le jéjunum n'offrent qu'une légère injection; mais, vers la fin de l'iléon, la paroi de l'intestin commençait à s'épaissir; elle devenait de plus en plus épaisse à mesure qu'elle s'avançait vers le cœcum; l'ouverture iléo-cœcale était très-rétrécie, et la valvule de Bauhin tuméfiée, rouge et dure. Cet épaississement avait particulièrement pour siége la couche celluleuse sous-muqueuse; la membrane muqueuse était également un peu épaisse, très-rouge et surtout très-friable. La membrane péritonéale était aussi mince que dans l'état naturel; de sorte que la couche celluleuse, considérée isolément, formait à elle seule une membrane épaisse d'une demi-ligne au moins, d'un tissu assez solide et d'un aspect blanchâtre et comme nacré; son tissu, qui n'avait plus rien de celluleux, était, au contraire, en quelque sorte, homogène, et se coupait nettement. Cette lésion de tissu offrait les caractères anatomiques assignés par Laënnec, à la sclérose. Cet état existait dans toute la longueur du colon.

Les matières intestinales étaient jaunâtres, liquides et peu adhérentes à la paroi des intestins.

Le foie était noirâtre, friable et gorgé de sang; la bile était abondante, visqueuse, et d'un noir foncé. Les poumons et le cerveau étaient sains.

Cette lésion de tissu s'était, sans aucun doute, développée pendant la vie intrà-utérine, et cet enfant avait apporté, en naissant, la colite chronique dont nous venons de parler; c'était à cette maladie qu'il fallait rapporter l'état de faiblesse, la diarrhée et le dépérissement assez prompt du malade aussitôt après sa naissance. Ces deux exemples d'entérite congénitale doivent nous éclairer sur cet état de faiblesse dans lequel naissent certains enfans dont la vie a d'autant plus de peine à s'établir, qu'ils apportent avec eux des lésions qui, par leur développement prématuré, en ont profondément altéré le germe. Cela nous prouve encore qu'il faut rechercher avec la plus grande attention la nature des causes auxquelles est due *la faiblesse de naissance.*

Je pourrais encore citer des exemples de lésions congénitales du tube digestif, mais leur histoire nous entraînerait trop loin ; je me bornerai à dire que j'ai observé dix cas d'entérite congénitale chez des enfans morts le lendemain ou le surlendemain de leur naissance. Chez trois d'entre eux il y avait un développement et une inflammation évidente des plexus folliculeux de la région iléo-cœcale. Chez deux autres existaient de nombreux follicules blanchâtres, légèrement saillans, et environnés d'un cercle rouge dans le cœcum : quelques-uns de ces follicules commençaient même à s'ulcérer à leur sommet. Chez les cinq autres enfans, l'inflammation ne consistait qu'en des rougeurs par plaques, avec tuméfaction et friabilité de la membrane muqueuse de l'intestin grêle. Ce qu'il y a de remarquable, c'est que le méconium n'offrait pas d'altération sensible dans ces cas : il avait l'aspect et la consistance qui lui sont ordinaires ; mais presque tous ces enfans étaient pâles, maigres et comme avortés. Cependant, un de ceux chez lesquels l'appareil folliculeux était enflammé, était fort et vigoureux.

Les symptômes de l'entérite congénitale sont analogues à ceux de l'entérite qui se développe après la naissance.

§ II. *Inflammations du tube intestinal développées après la naissance.* — L'inflammation de la membrane muqueuse du tube intestinal doit surtout être observée sous le rapport de ses variétés de siége; mais, avant de l'examiner sous ce rapport, faisons une étude générale des lésions phlegmasiques qui peuvent se développer à l'intérieur du tube digestif chez les enfans.

L'inflammation des intestins peut nous offrir autant de variétés anatomiques que celle de l'estomac ; nous aurons donc encore ici les divisions suivantes :

ENTÉRITE.

ENTÉRITE
{
érythémateuse.
avec altération de sécrétion.
folliculeuse.
avec désorganisation de tissu.

Entérite érythémateuse. — Il n'y a qu'une différence bien peu sensible entre l'inflammation érythémateuse des intestins et l'injection passive dont ils sont si souvent le siége chez les enfans; aussi est-il fort difficile d'établir la ligne de démarcation qui sépare ces deux lésions. Toutefois, nous pouvons dire que l'une est la cause prédisposante de l'autre, et que si le tube intestinal est si fréquemment enflammé chez les jeunes enfans, c'est qu'il est presque toujours injecté. Le sang qui constitue cette injection passive, devient, par son séjour prolongé dans les vaisseaux ou dans le tissu de la membrane , un véritable corps étranger et irritant, qui peut donner lieu aux lésions et aux symptômes propres à l'inflammation franche.

Lorsqu'au lieu d'une simple injection ramiforme et capilliforme, l'inflammation érythémateuse présente pour caractères anatomiques des rougeurs par plaques plus ou moins étendues, indifféremment situées dans une portion déclive ou non du tube digestif, accompagnées d'une tuméfaction et d'une friabilité plus ou moins sensibles de la membrane muqueuse, alors plus de doute sur la nature de cette lésion, qui est évidemment inflammatoire, et qui souvent n'est que le résultat d'une véritable congestion passive. Pour tracer avec exactitude le tableau de l'entérite érythémateuse, j'ai particulièrement remarqué les symptômes qu'avaient offerts pendant la vie les enfans sur lesquels j'ai trouvé les caractères anatomiques de la lésion que je viens de décrire. Voici le résultat de cet examen analytique.

J'ai observé un très-grand nombre de cas d'entérite érythémateuse; mais beaucoup d'entre eux étaient compliqués de gastrite, de pneumonie, etc., etc., de sorte qu'en les accumulant tous ici, il serait difficile d'isoler et de grouper les symptômes propres à cette maladie. En élaguant donc ces cas compliqués, le nombre de ceux où la maladie existait sans complication se réduit à quarante. Tous ces enfans étaient âgés de un jour à un an. Chez trente il y a eu dévoiement de matières jaunes et assez liquides; chez six, le vomissement des boissons; chez vingt-cinq, le ballonnement du ventre; chez quatre, des selles naturelles; chez six, pas de dévoiement; chez cinq, une rougeur érythémateuse aux environs de l'anus, causée sans doute par le contact et le séjour des matières intestinales; chez aucun je n'ai vu de transpiration abondante; chez presque tous, la peau était sèche et brûlante; chez quatre seulement, il y a eu une accélération fébrile du pouls, et ces quatre enfans étaient âgés de cinq mois à un an; chez vingt-cinq, la figure avait une expression particulière de douleur, caractérisée surtout par des rides verticales à la racine du nez et le tiraillement en dehors des commissures des lèvres.

Ces cas d'entérite érythémateuse ont été assez souvent compliqués d'hémorrhagie. On a trouvé sur quatre de ces enfans, du sang exhalé dans différens points du tube intestinal, où existait une inflammation très-vive. Un d'eux en avait rendu une certaine quantité par le vomissement et par les selles. Déjà nous avons vu le même symptôme dans un cas de congestion passive abdominale; mais ici ce n'était pas seulement le résultat de la surabondance du sang dans les vaisseaux intestinaux et dans les gros troncs vasculaires de l'abdomen : c'était évidemment une exhalation sanguine résultant de l'afflux du sang par le stimulus inflammatoire dont la membrane muqueuse était le siége. Voici, du reste, l'histoire de ce cas intéressant.

45ᵉ OBSERVATION.

Marie Colin, âgée de 10 jours, petite et assez forte, ayant les tégumens très-vermeils, le cri fort bien soutenu et complet, entre à l'infirmerie le 27 septembre. Elle se trouve au neuvième jour de la vaccine, qui a régulièrement parcouru ses périodes. Depuis la veille, elle ne cesse de crier, quelques points de muguet se montrent sur les bords de la langue, dont la membrane est d'un rouge cerise; l'enfant a une diarrhée verte abondante, mais le ventre n'est pas tendu. (*Riz gommé, garg. émoll., lav. d'amidon, lait coupé.*) Le 28, même état; l'enfant ne dort pas, et crie nuit et jour; il est dans une agitation continuelle; sa figure, constamment grippée, exprime la douleur; la diarrhée est toujours très-abondante, il s'y mêle du sang en assez grande quantité. Cependant l'enfant ne maigrit pas, sa peau est chaude et sèche, son pouls ne bat que soixante-six fois par minute. Le 1ᵉʳ octobre, le muguet s'est étendu à la face interne des lèvres et des joues; l'enfant s'agite sans cesse, et, pour la première fois, il vomit tout ce qu'on lui fait boire;

on a remarqué quelques stries de sang dans les matières de ses vomissemens. (*Tilleul sucré, bain entier, lait coupé.*) Même état général les jours suivans. Le 4, le *facies* est profondément altéré; le ventre se ballonne, et, lorsqu'on le comprime, on voit des rides se dessiner dans tous les sens sur le front de l'enfant; le muguet forme une couche épaisse sur toute l'étendue de la langue, il s'étend jusqu'aux parties latérales de son frein; le cri est faible et épuisé, les déjections alvines sont toujours verdâtres, sanguinolentes et très-abondantes; le ventre est dur et tendu; la poitrine résonne dans tous ses points; la mort arrive le soir, et l'autopsie cadavérique est faite le lendemain.

Le cadavre conserve encore beaucoup d'embonpoint; les membres sont roides, et le tissu adipeux est comme figé dans les différentes parties du corps; une couche épaisse de muguet existe au-dessus et au-dessous de la langue, et l'extrémité inférieure de l'œsophage est le siége d'un ramollissement gélatiniforme bien caractérisé. On trouve seulement une rougeur pointillée à la face interne de l'estomac; il existe dans toute la longueur du tube digestif une grande quantité de matières sanguinolentes, poisseuses et très-épaisses. On voyait dans différens points de l'intestin grêle plusieurs rougeurs étendues par plaques, et accompagnées d'une tuméfaction très-prononcée, et d'une grande friabilité du tissu muqueux qui se déchirait sous l'ongle avec beaucoup de facilité. Il y avait encore du sang récemment exhalé et accollé sur ces points enflammés. Quelques plaques folliculeuses, rouges et tuméfiées, existaient à la fin de l'iléon. Le cœcum était parsemé de nombreux follicules isolés et légèrement enflammés, et il existait dans le colon de nombreuses rougeurs par plaques entremêlées de stries ardoisées.

Le foie était peu foncé en couleur; la vésicule contenait une bile liquide et d'un vert foncé. Les poumons étaient sains, le droit seulement se trouvait un peu gorgé de sang à sa base; le canal artériel était encore ouvert, et le trou botal fermé. Le cerveau était ferme et très-injecté.

La maladie à laquelle a succombé cet enfant, était, si je puis le dire, concentrée dans le tube intestinal, et les symptômes auxquels elle a donné lieu sont remarquables sous le rapport de leurs caractères tranchés et positifs : diarrhée verdâtre et très-abondante, *facies* douloureux, tension du ventre augmentant successivement, agitation continuelle causée sans doute par la douleur, et, au milieu de cette excitation, nul mouvement fébrile; tels sont les symptômes qui se sont offerts d'abord à notre observation; bientôt nous avons vu survenir des vomissemens, et l'ouverture du cadavre nous permet actuellement de croire qu'ils étaient dus au ramollissement de l'œsophage survenu dans les derniers temps de la maladie de l'enfant. Enfin, les vomissemens et les déjections sanguinolentes devaient nous donner l'éveil sur l'existence de l'hémorrhagie intestinale. Nous en avons trouvé les traces en ouvrant le cadavre; de sorte qu'en analysant les signes et les symptômes que cet enfant nous a présentés, nous pouvons les apprécier à leur valeur positive, et conclure en dernier ressort à l'existence d'une entérite compliquée d'hémorrhagie.

L'entérite érythémateuse, quel que soit, du reste, son siége, peut précéder différentes variétés d'inflammation dont elle n'est pour ainsi dire que le premier degré, et prendre divers aspects en prolongeant sa durée. C'est ainsi qu'à la rougeur intense qui la constitue on voit succéder une coloration brunâtre ou ardoisée répandue par points, par plaques ou par stries, dans diverses parties du tube digestif; de sorte qu'il est très-commun de trouver chez les enfans qui sont morts à la suite d'un dévoiement prolongé, et par lequel ils ont été réduits au marasme le plus complet, de trouver, dis-je, des striès ardoisées, soit dans l'intestin grêle, soit dans le colon; et l'on doit regarder cette altération de couleur de la membrane interne des intestins, comme une trace ou comme l'indice d'une phlegmasie chronique.

Je dois m'empresser d'ajouter que l'entérite ne se montre pas toujours d'une manière aussi tranchée que je viens de l'exposer, mais j'ai fait ressortir les symptômes qui lui appartiennent, afin qu'on pût les reconnaître, même lorsqu'ils seraient moins clairs. Le tableau que je viens d'esquisser nous servira de type et de point de comparaison dans toutes les circonstances possibles.

L'entérite érythémateuse est fort souvent compliquée de gastrite. La gastro-entérite est réellement une maladie très-fréquente chez les enfans à la mamelle. Les symptômes de la gastro-entérite ne diffèrent pas beaucoup de ceux qui appartiennent à l'entérite simple : des vomissemens plus ou moins opiniâtres se manifestent bien, mais il est très-commun de voir vomir des enfans qui sont affectés seulement d'entérite; de sorte que la présence de ce symptôme ne pourrait réellement nous éclairer sur l'union de la gastrite à l'entérite. Un des signes probables de l'existence simultanée de ces deux maladies, serait la douleur à la région épigastrique, exprimée par le *facies* douloureux et les cris de l'enfant quand on comprime cette région; mais ne sent-on pas aussitôt le vague d'une pareille indication, et ne conçoit-on pas que le colon enflammé, se trouvant à peu près dans la direction du point que l'on presse, ne puisse lui-même devenir le siége de la prétendue douleur de l'estomac? Ainsi donc, en dernière analyse, si l'anatomie pathologique nous démontre que l'entérite est fort souvent accompagnée de gastrite, l'observation clinique des maladies des jeunes enfans est impuissante à nous révéler par quels signes on distinguera la gastro-entérite de l'entérite seule. Ce que je dis de la variété de l'inflammation dont il s'agit maintenant, peut s'appliquer aux autres phlegmasies intestinales.

Dans tous les cas, l'impossibilité de cette distinction ne peut avoir aucune conséquence fâcheuse en thérapeutique, puisque le traitement de l'entérite conviendra parfaitement bien à la gastro-entérite.

Entérite avec altération de sécrétion ou muguet des intestins. — L'altération de sécrétion qui constitue le muguet, peut se rencontrer à la surface de la membrane muqueuse intestinale lorsqu'elle est enflammée. J'ai trouvé une fois cette altération de sécrétion à la surface de l'iléon; mais, comme je n'avais pas recueilli les symptômes qu'avait offerts l'enfant pendant la vie, je me dispenserai de rapporter cet exemple; je me bornerai à tracer l'histoire d'un cas de muguet du colon.

46ᵉ OBSERVATION.

Ramollissement partiel de l'estomac, muguet du colon. — Louis Simonet, âgé de trois jours, entre le 21 avril à l'infirmerie, pour une diarrhée très-abondante dont il était affecté depuis deux jours. Il présentait en outre une légère teinte ictérique sur toutes les parties du corps. (*Riz éd., lait coupé.*) Le 25, l'ictère disparut, et l'enfant vomit ses boissons; la diarrhée, toujours fort abondante, causa l'amaigrissement rapide de l'enfant, qui mourut le 27. On trouva à l'ouverture du cadavre la membrane muqueuse buccale saine; une désorganisation complète et une grande friabilité des trois tuniques de l'estomac, dont la membrane muqueuse offrait un ramollissement gélatiniforme, surtout au niveau du grand cul-de-sac. Le dernier tiers de l'iléon, le cœcum et toute l'étendue du colon, étaient d'un rouge intense, tuméfiés, ridés, et comme chagrinés; le cœcum et tout le colon offraient à leur surface un grand nombre de petits flocons blanchâtres, de consistance crémeuse, et fort adhérens à la surface des villosités rouges et tuméfiées de la membrane. Quelques-uns de ces flocons flottaient libres au milieu des matières fécales, qui étaient verdâtres et liquides ; mais le plus grand nombre étaient fortement adhérens à la membrane, et ne s'enlevaient que lorsqu'on les grattait avec le scalpel. Cet aspect disparaissait vers l'S iliaque du colon ; mais on le retrouvait au rectum, qui était le siége de stries rouges longitudinales très-intenses ; le reste du cadavre n'a rien présenté de remarquable.

Il est impossible de ne pas admettre que cette altération de sécrétion ne soit analogue à celle qui, dans la bouche et l'estomac, a reçu le nom de muguet. Si cette altération de sécrétion a de l'analogie avec les fausses membranes en général qui se développent à la surface des membranes muqueuses, on ne doit point s'étonner de l'avoir vue se montrer dans le colon, puisque l'inflammation de cet intestin produit quelquefois des pellicules membraniformes plus ou moins étendues sur différens points de sa surface, comme cela s'observe dans la dysenterie et autres phlegmasies intestinales. Aucun symptôme particulier n'a pu nous faire diagnostiquer ici le muguet des intestins ; nous avons vu seulement les signes d'une entérite ; aussi n'avons-nous rapporté ce cas que comme un exemple de la variété de l'inflammation que nous avons désignée sous le nom d'entérite avec altération de sécrétion. Peut-être pourrait-on rencontrer des fausses membranes plus ou moins longues dans le colon des enfans ; mais je n'ai pas eu l'occasion d'en observer.

Entérite folliculeuse. — L'appareil folliculeux du tube intestinal peut devenir, comme celui de l'estomac, le siége de diverses altérations. Il consiste, comme on le sait, en de petites glandules isolées dans les deux premiers tiers de l'intestin grêle, groupés ou rassemblés par plaques ou plexus oblongs qui occupent presque toujours le bord libre des intestins, et varient beaucoup quant au nombre. Ces follicules redeviennent isolés dans le cœcum et le colon , et se montrent même jusque dans le rectum.

Dans l'état naturel, ils sont plus ou moins apparens, beaucoup d'enfans n'en présentent pas , et leur développement varie suivant les individus.

Les altérations que subissent les follicules mucipares des intestins, ne sont pas toutes de nature inflammatoire évidente. Ils éprouvent, par exemple, à l'époque de la dentition, un surcroît d'énergie vitale, qui, tout en augmentant considérablement leur sécrétion, rend leur volume plus saillant et leur nombre plus considérable, mais qui, cependant, ne cause pas leur rougeur, leur tuméfaction ou même leur ulcération , ainsi que cela s'observe dans l'inflammation franche. Il est important que nous nous arrêtions un instant sur cette espèce d'excitabilité organique et fonctionnelle qui survient dans l'appareil folliculeux des enfans à la mamelle.

J'ai vu les follicules isolés et les plexus folliculeux du tube intestinal considérablement nombreux et développés sans être enflammés, chez douze enfans. Il y en avait trois âgés de huit jours à trois semaines , deux de deux mois; les sept autres avaient de neuf mois à un an , et se trouvaient à l'époque de l'apparition de leurs premières dents. Dix de ces enfans avaient un dévoiement plus ou moins abondant de matières muqueuses , blanchâtres et très-liquides. C'était réellement le dévoiement séreux des auteurs; ainsi tout portait à croire qu'il y avait un rapport direct entre le développement de ces follicules et l'augmentation de leur sécrétion. Le plus grand nombre de ces enfans était de ceux qui se trouvaient à l'époque de la dentition , de sorte que l'on doit voir encore en cela un rapport remarquable entre l'époque de l'apparition des dents et celle du développement organique de l'appareil folliculeux des intestins. On se rend physiologiquement assez bien compte de cette coïncidence. En effet, l'appareil folliculeux semble destiné à seconder l'action des intestins dans la digestion, en fournissant à la surface de ces organes un fluide qui, suivant toutes probabilités, concourt à l'élaboration des alimens. Les chiens et les animaux carnivores, dont la force digestive, si je puis me servir de cette expression, est vraiment remarquable, possèdent cet appareil développé au plus haut degré; nous ne devons pas alors être étonnés de voir les follicules et les plexus mucipares augmenter de volume et d'action à l'époque de l'apparition des dents chez l'homme, puisqu'alors les organes de la digestion reçoivent une modification qui les rend aptes à remplir plus en grand leurs fonctions.

On dirait donc que la nature a fixé pour la même époque le développement de toutes les parties de l'appareil digestif; car c'est aussi alors que les glandes salivaires acquièrent un volume plus considérable, et sécrètent la salive en plus grande abondance.

Cette coïncidence dans le développement normal des dents, et dans l'accroissement de volume et d'action des follicules, doit expliquer le rapport qui existe entre la dentition et la fréquence de ces dévoiemens séreux qui surviennent à cette époque chez les enfans; ainsi donc, on peut aisément expliquer cette espèce de sympathie, signalée par les auteurs entre l'apparition des premières dents et les accidens qui arrivent du côté du tube digestif, sans avoir recours à ces sortes d'hypothèses dont on use trop souvent dans la recherche des phénomènes de la vie. Il y a ici coïncidence, ou, si l'on veut, sympathie fonctionnelle et morbide, parce qu'il y a coïncidence de développement.

Bien que les enfans ne présentent pas aussi souvent le développement des follicules mucipares avant la dentition qu'aux environs de cette époque ou après elle, il ne faut pas cependant croire que ces follicules soient nuls chez les enfans naissans. On en trouve très-souvent en nombre plus ou moins considérable dès les premiers jours de la vie;

mais, généralement parlant, ils ne se montrent bien développés et très-nombreux dans le canal intestinal, qu'à l'époque indiquée, et même encore à un âge plus avancé.

Je ne considère pas comme une inflammation franche ce développement morbide des follicules mucipares ; néanmoins cet état d'excitabilité qui cause leur augmentation de sécrétion, est pour ainsi dire un degré intermédiaire entre l'état normal et l'état inflammatoire : je pense donc qu'il sera convenable de tenir au régime les enfans affectés de ce dévoiement. On s'assurera qu'il est dû à l'état morbide que je viens de décrire, en tenant compte surtout de la nature des matières rendues par les selles. On devra, dans ce cas, administrer à l'enfant des boissons adoucissantes, telles que le lait coupé avec l'eau de gruau. Le dévoiement qui survient en pareil cas, est si abondant et si débilitant, qu'on voit en quelques jours l'enfant réduit au marasme. Le développement folliculeux peut alors ne pas s'être borné seulement aux intestins ; il envahit souvent toute la longueur du tube digestif, ainsi que le prouve l'observation suivante.

47ᵉ OBSERVATION.

Charles Marand, âgé de 6 mois, entre le 8 mars à l'infirmerie ; depuis quelques jours il lui est survenu un dévoiement fort abondant de matières d'abord jaunâtres, puis ensuite blanchâtres et écumeuses ; il est maigre, pâle et excessivement faible ; on voit un grand nombre de petits points saillans dans la bouche ; la langue est sèche sans être rouge ; les membres sont froids ; le pouls n'offre rien de remarquable. (*Riz édulcoré, lait coupé.*) Le 9, le dévoiement continue ; le ventre est légèrement ballonné ; l'enfant crie peu ; cependant sa figure est grippée, et présente l'expression du *facies* hypocratique. On aperçoit à la mâchoire inférieure les saillies des deux premières incisives qui sont prêtes à percer; il découle de la bouche une salive abondante; tout porte à attribuer à la dentition les accidens qu'éprouve l'enfant. Il meurt dans la nuit du 8 au 9.

Autopsie cadavérique. — L'extérieur du cadavre présente un grand amaigrissement; la bouche, l'œsophage et l'estomac, offrent un grand nombre de petits follicules blanchâtres et peu saillans. La membrane muqueuse de l'intestin grêle est pâle, parsemée de nombreux follicules, et l'on trouve 14 plexus folliculeux très-prononcés, mais nullement enflammés, dans les deux derniers tiers de l'iléon. Le cœcum n'offre que quelques follicules; le colon est pâle comme l'intestin grêle; les poumons et le cerveau sont sains.

L'appareil folliculeux, quoique très-développé, n'était certainement pas enflammé chez le sujet de cette observation. Le dévoiement abondant et le marasme que nous avons observés étaient dus à la sécrétion abondante du tube intestinal.

Cette maladie est d'autant plus grave chez les enfans, qu'elle se trouve compliquée d'encéphalite ou de stomatite aphtheuse ou pelliculeuse, ainsi que cela s'observe souvent à l'époque de la dentition; les enfans périssent alors en très-peu de temps, et l'on ne saurait apporter trop de soins à suspendre ces évacuations abondantes, qui, n'étant point accompagnées d'une inflammation franche, ainsi que nous venons de le voir, seraient peut-être avantageusement combattues par des boissons légèrement astringentes. Je ne puis tracer ici exactement le mode de traitement qu'il faudrait suivre, parce que l'expérience ne m'a pas mis à même d'en employer et d'en observer aucun.

L'appareil folliculeux peut devenir, dans d'autres cas, le siége d'une inflammation évidente, ainsi que cela se rencontre chez les adultes. M. Denis a l'un des premiers observé cette maladie chez les enfans; j'ai eu moi-même fort souvent l'occasion de l'étudier à l'hospice des Enfans-Trouvés, et j'ai pu m'assurer de l'exactitude de la description qu'en a donnée M. Denis.

Lorsque les follicules isolés et les plexus folliculeux du tube intestinal viennent à s'enflammer, ils peuvent offrir deux degrés d'altération. Ils sont simplement rouges et tuméfiés, ou bien ils se désorganisent, et deviennent autant d'ulcères remarquables par leur forme et leur aspect. Je ne m'arrêterai pas à les suivre dans les diverses périodes de leur développement, de leur tuméfaction et de leur ulcération : je renvoie pour cela aux détails que j'ai donnés dans un autre ouvrage ; je me bornerai à rechercher en quoi cette maladie diffère de ce qu'elle est chez les adultes.

On sait que l'inflammation de l'appareil folliculeux donne lieu chez les adultes à des symptômes fort analogues à ceux que l'on avait assignés à la fièvre putride et adynamique. C'est, en effet, ce que démontrent les recherches de MM. Petit et Serres, et le travail plus récent de M. Bretonneau. Ce que j'ai publié sur le même sujet vient également à l'appui de cette opinion. Mais il n'en est pas tout-à-fait de même chez les très-jeunes enfans ; en effet, sur vingt cas d'inflammation de l'appareil folliculeux des intestins chez des enfans âgés de quelques jours à deux mois, je n'ai vu que les symptômes ordinaires de l'entérite. Nulle complication cérébrale, nul de ces symptômes qu'on attribuait à *la putridité*, ne sont venus s'ajouter à cette maladie, qui cependant a offert, à l'ouverture du cadavre, les mêmes lésions anatomiques que chez les adultes. Mais il n'en a pas été de même chez les enfans plus âgés. Cette affection a présenté alors beaucoup d'analogie avec ce qu'elle est dans un âge plus avancé. Je vais, par deux exemples, donner une idée de cette différence ; la description de ces deux cas va servir à nous faire connaître l'aspect et la forme des lésions anatomiques qui appartiennent à cette maladie.

48e OBSERVATION.

Meillenet, fille, âgée de 24 jours, entre à l'infirmerie le 26 janvier; elle est pâle et un peu maigre; elle a depuis deux jours une diarrhée de matières vertes très-abondantes; le ventre est tendu et douloureux à la pression; la langue est rouge à la pointe, très-sèche à la base; la peau est très-chaude; le pouls est naturel. (*Riz gommé, cataplasme sur le ventre, diète.*) Le 27, l'enfant vomit ses boissons; il est toujours dans le même état général; il maigrit progressivement. Le 1er février, il n'y a presque plus de vomissemens; mais le dévoiement, la tension du ventre et l'amaigrissement, continuent; des rides nombreuses se manifestent à la racine du nez, et la figure, qui jusqu'alors avait été sans expression, indique la douleur. Le 8, même état général; marasme fort avancé; continuation du dévoiement, dont les matières sont jaunes et quelquefois verdâtres. (*Riz gommé, bain.*) Du 8 au 16, marche rapide des symptômes; affaiblissement extrême; excavation des joues; pommettes saillantes comme celles d'un vieillard; rides très-nombreuses au front; peau blafarde et terreuse; cri d'une faiblesse extrême. Mort le 19.

On trouve, à l'ouverture du corps, qui est faite le lendemain, une pâleur générale et un amaigrissement considérable de toutes ses parties. La bouche et l'œsophage sont sains; l'estomac est légèrement rosé; quelques stries rouges transversales existent au niveau des valvules conniventes de l'intestin grêle, où l'on trouve de nombreux boutons rouges et saillans; quelques-uns d'entre eux commencent à s'ulcérer au sommet; huit plexus folliculeux très-tuméfiés et très-rouges existent à la fin de l'iléon; celui qui termine cet intestin est un peu excorié et sanguinolent à sa surface, que tapissent des mucosités épaisses et tenaces. Le

cœcum est sain. Il existe à la fin du colon des stries rouges
très-nombreuses, très-rapprochées, et des mucosités puriformes adhérentes à la surface de la membrane interne.

Le foie est noirâtre, et rempli d'un sang noir et épais; la
vésicule renferme une bile sanguinolente et liquide. Le poumon droit est gorgé de sang au bord postérieur. Le cerveau
est très-injecté; sa substance est fort rose; ses ventricules
contiennent beaucoup de sérosité.

Cet enfant n'a présenté d'autres symptômes que ceux qui
accompagnent ordinairement l'entérite; mais il n'en sera
pas de même du sujet de l'observation suivante.

49ᵉ OBSERVATION.

François Tessont, âgé de 15 mois, entre le 12 septembre
à l'infirmerie. Il est depuis quelques jours fort agité, et ne
dort presque pas : les pupilles sont dilatées; la langue est
rouge et sèche, la peau très-chaude, le pouls très-fréquent.
Il n'y a ni dévoiement ni vomissement. (*Orge gommé,
pédil. sinap., catapl. sur le ventre, trois sangsues à l'épigastre.*)
Le 15, il survient une diarrhée très-abondante de matières
vertes et liquides; le ventre est moins tendu; l'enfant crie
moins, et paraît abattu. Du 13 au 20, nul changement. Le
21, le dévoiement est moins abondant; quelques vomissemens surviennent. Le 23, la respiration est gênée; l'enfant
présente un état général de prostration et d'anxiété difficile
à décrire; sa figure est grippée, son front surtout offre des
rides nombreuses qui persistent même après les cris; deux
cercles livides apparaissent aux ailes du nez; le pouls bat
jusqu'à 90 et 100. Le 24, même état général; les matières
fécales sont d'une grande fétidité; l'enfant, continuellement
abattu, tombe dans le marasme, et son pouls s'affaiblit
d'une manière sensible, quoique la peau conserve beaucoup
de chaleur. Le 25, prostration, affaiblissement extrême,
facies hypocratique, agitation convulsive du globe de l'œil;

les morsures de sangsues deviennent violacées , s'ulcèrent ,
et de leur centre découle un pus sanieux. L'enfant meurt
dans la nuit du 26. Ouvert le 27 au matin , on observe ce
qui suit :

Extérieur. Marasme et pâleur générale; escarre large
comme une pièce de deux francs au sacrum; bouche et œsophage sains; légère rougeur à l'estomac. On trouve dans le
duodénum et l'iléon un grand nombre de glandes rouges et
tuméfiées; quelques-unes sont béantes, et présentent des
ulcérations superficielles à leur centre. Douze plexus folliculeux très-rouges et très-tuméfiés existent à la fin de l'iléon.
On trouve dans le colon et le cœcum un grand nombre de
follicules isolés, gros comme des graines de chènevis, et
qui, au lieu d'être d'un rouge vif, comme dans l'iléon , sont,
au contraire, environnés d'un cercle bleuâtre. L'appareil
circulatoire et respiratoire ne présente rien de remarquable. Le cerveau est injecté, et renferme dans ses ventricules une certaine quantité de sérosité un peu trouble. La
moëlle épinière est saine.

J'ai choisi ces deux observations parmi celles que je
possède, parce qu'elles offrent, sous le rapport des symptômes, un antithèse remarquable, tandis que rien n'est plus
frappant de ressemblance que les lésions cadavériques que
j'ai décrites. La différence des âges des deux enfans peut
expliquer sans doute cette différence de symptômes. En effet,
nous verrons toujours que les symptômes de réaction sont
presque nuls chez les jeunes enfans, bien que leurs lésions
soient très-graves; mais, à mesure qu'ils avancent en âge,
il nous sera permis d'observer tous les accidens généraux
qui tiennent aux relations sympathiques qu'ont entre eux les
différens organes de l'économie. Cette assertion sera plus
amplement développée lorsque nous ferons l'histoire des
maladies de l'appareil cérébro-spinal; il suffit, pour le moment, de l'émettre en passant.

Il résulte des faits et des considérations qui précèdent, que l'entérite folliculeuse n'est distincte par ses symptômes de l'entérite ordinaire, que chez les enfans qui sont déjà avancés en âge; que chez les enfans naissans l'inflammation des glandes mucipares du tube intestinal, quoique assez fréquente, ne donne pas lieu à des symptômes remarquables par leur marche, leurs caractères propres et leurs complications; ce n'est qu'aux environs de sept, huit ou dix mois que cette phlegmasie produit des accidens particuliers, dont l'ensemble constitue la maladie décrite sous le nom de fièvre entéro-mésentérique, par MM. Serres et Petit, et dothinentérite, par M. Bretonneau.

L'inflammation chronique de l'appareil folliculeux se rencontre aussi quelquefois, mais assez rarement, chez les enfans à la mamelle. On voit surtout cette inflammation survenir lorsqu'il existe des tubercules au poumon, ou lorsque les glandes mésentériques s'enflamment, s'engorgent et se désorganisent.

Entérite avec désorganisation du tissu. — Je range dans cette subdivision le ramollissement inflammatoire et la gangrène des intestins.

Il ne faut pas confondre le ramollissement inflammatoire avec le ramollissement blanc de la membrane muqueuse intestinale. C'est du premier seul qu'il s'agit ici.

Lorsque la membrane muqueuse a été long-temps le siége d'une phlegmasie dont le stimulus a continuellement maintenu le sang dans son tissu, ainsi que dans le tissu cellulaire sous-jacent, cette membrane acquiert d'abord un degré de friabilité extrême; elle se déchire sous l'action de l'ongle avec la plus grande facilité, et, lorsque cet état de friabilité, entretenu par l'afflux prolongé du sang, persiste long-temps, la membrane muqueuse se désorganise au point d'offrir à peine les traces de sa structure membraniforme; elle tombe en bouillie mollasse et rougeâtre aussitôt que l'on

cherche à la séparer des autres membranes. On doit regarder cette désorganisation comme extrêmement grave, surtout lorsqu'elle occupe une grande étendue des intestins.
Tous les enfans qui l'ont offerte à mon observation, avaient
éprouvé pendant leur vie les symptômes de l'entérite la plus
grave ; mais aucun signe extérieur particulier n'était de nature à faire connaître l'existence de cette altération. Je ne
crois donc pas devoir en rapporter ici des exemples ; nous
n'y verrions que le tableau ordinaire et déjà plusieurs fois
retracé, des symptômes de l'entérite, dont ce ramollissement est une des funestes terminaisons.

La gangrène de la membrane muqueuse intestinale mérite
également de fixer notre attention ; elle se présente sous plusieurs aspects différens. C'est ainsi que l'on voit certaines
ulcérations de la région iléo-cœcale se gangréner, et présenter leurs bords noirâtres et comme tachés de suie, ainsi
que cela s'observe quelquefois sur les aphthes ulcérés de la
bouche. Quelques points circonscrits de la membrane muqueuse peuvent s'ulcérer et se gangréner, sans qu'une inflammation franche ait précédé cette ulcération qui commence toujours, ainsi que le fait remarquer M. J. Cloquet,
de la manière suivante : Une ligne noirâtre se manifeste ;
autour d'elle la membrane muqueuse se change en une
pulpe grisâtre et diffluente. Les escarres qui se forment alors
venant à tomber, il en résulte un ulcère à bords coupés à
pic, et dont le fond peut se détruire au point de causer
une perforation complète. Cet accident est alors fort grave,
car il peut donner lieu à un épanchement de matières intestinales dans l'abdomen ; cependant il s'établit alors des
adhérences très-promptes entre les intestins, ce qui s'oppose quelquefois à cet épanchement (1). Je n'ai pas eu l'oc-

(1) *Nouveau Journal de Médecine*, rédigé par MM. Béclard, Cloquet, etc.,
tome 1er, janv. 1818, p. 29 et 107.

casion d'observer cette espèce d'ulcérations gangréneuses
chez des enfans à la mamelle; cependant M. J. Cloquet l'a
particulièrement rencontrée chez des enfans en bas âge.

Quant à la gangrène produite par un excès d'inflammation, et qui occupe une étendue plus ou moins grande des
intestins, elle peut quelquefois s'observer chez des enfans
fort jeunes. J'en citerai ici un exemple d'autant plus remarquable, qu'il a été fourni par un enfant naissant, et que
l'on a observé pendant la vie tous les symptômes qui appartiennent à la dysenterie.

50ᵉ OBSERVATION.

Entérite, gangrène du colon. — Caroline Jossey, âgée de
neuf jours, petite et faible, entre à l'infirmerie le 7 novembre. Elle présente une rougeur générale des tégumens et un
gonflement œdémateux des membres; la chaleur de la peau
est naturelle; le cri ne présente aucune altération; le pouls
est régulier, et bat quatre-vingt-douze fois par minute.
L'enfant est pris d'une diarrhée verte très-abondante. On
remarque une rougeur intense aux environs de l'anus. Le
ventre est aussi un peu ballonné. Le 12, aux matières vertes du dévoiement se mêlent des stries de sang, et quelquefois des matières noirâtres et poisseuses; l'état général est
toujours le même. (*Riz édulcoré, lavement d'amidon, lait
coupé.*) Le 13, les membres ne sont plus autant gonflés, la
figure est pâle, les commissures des lèvres tirées en dehors,
le front profondément ridé, surtout aux environs de la racine
du nez; le pouls est d'une faiblesse et d'une petitesse extrêmes; la diarrhée verdâtre et sanguinolente continue avec
la même abondance; une écume blanchâtre découle de la
bouche. Le 14, l'enfant rend une grande quantité de sang
par les selles; sa figure est maigre, livide et tout-à-fait décomposée; il vomit les boissons qu'on lui fait prendre, et,

outre cela , des mucosités filantes et spumeuses. Ses membres sont froids et livides, son ventre contracté; les battemens de son cœur extrêmement lents; enfin, il meurt le soir en rendant encore par l'anus une grande quantité de sang noirâtre et liquide.

On trouve, à l'ouverture du cadavre, qui est faite le lendemain, de nombreuses sugillations au dos et sur les fesses; une couche de mucosités jaunâtres sur la langue, une congestion très-forte de l'œsophage, une rougeur pointillée de l'estomac. Le duodénum est dans l'état sain; à la fin de l'iléon existe une rougeur intense avec tuméfaction et friabilité du tissu muqueux, et exhalation sanguinolente à sa surface. La membrane muqueuse du cœcum et du colon est remarquable par son épaississement et sa rougeur intense; elle est couverte de sang dans toute son étendue. Quand ce liquide est enlevé, la membrane offre un aspect rugueux et saignant; sa surface est sillonnée de rides nombreuses entre lesquelles se trouvent des lignes profondes excoriées et noires , comme si elles avaient été brûlées avec de l'acide nitrique. Outre ces sillons noirâtres, on trouve encore dans différens points du colon un grand nombre de taches ou ecchymoses de même aspect. La membrane muqueuse est tellement molle au niveau de ces points, qu'elle tombe en bouillie dès qu'on la gratte avec l'ongle. Cet état est surtout remarquable au rectum, où se trouve acumulée une grande quantité de sang mélangé avec des débris membraniformes et noirs comme les escarres dont il vient d'être question. Cet intestin répand une odeur de gangrène très-évidente.

Le foie est gorgé de sang; les poumons sont sains; les ouvertures fœtales oblitérées; le cerveau très-injecté.

L'entéro-colite ne pouvait être portée à un plus haut degré que chez l'enfant dont on vient de lire l'observation. La gangrène du gros intestin était sans doute le résultat de son inflammation et de l'afflux considérable du sang qui s'y est fait; la prostration générale et l'hémorrhagie intestinale étaient ici les seuls caractères particuliers de cette entérite qui, du reste, a présenté les symptômes ordinaires de l'inflammation des intestins.

Nous avons passé en revue toutes les variétés de l'inflammation des intestins chez les nouveau-nés; nous avons signalé autant que possible les symptômes propres à chacune de ces variétés, il s'agit maintenant d'étudier les phlegmasies de la membrane muqueuse sous le rapport de leur siége.

On a distingué dès la plus haute antiquité les maladies de l'intestin grêle de celles du gros intestin. Celse a fait remarquer que cette distinction avait été faite long-temps avant lui par Dioclès : « *Dioclès Carystius tenuioris intestini morbum* χορδαψὰν, *plenioris* ειλεόν *nominavit. A plerisque video nunc illum priorem* ειλεον *hunc* κωλικον *nominari* (1). » En divisant donc aujourd'hui les maladies du tube intestinal en deux sections, nous ne ferions que suivre une méthode qu'appuie l'expérience et l'autorité des auteurs les plus anciens.

Mais ici se présente une question fort importante : Est-il facile de distinguer pendant la vie, chez les jeunes enfans, l'inflammation de l'intestin grêle de celle du gros intestin? Nous répondrons par des faits.

Je ferai d'abord remarquer qu'il m'a toujours été impossible d'établir chez les enfans à la mamelle une distinction bien tranchée entre l'inflammation du duodénum et celle du reste de l'intestin grêle; je désignerai donc sous le terme général d'entérite ou d'iléite, l'inflammation de tout l'intestin grêle, et j'appellerai colite celle du gros intestin.

Sur quatre-vingts cas d'inflammation du tube intestinal,

____

(1) *De re medicâ*, lib. 4, cap. 1, sect. 6.

J'ai observé avec soin trente cas d'entéro-colite, trente-six cas d'entérite et quatorze cas de colite.

Sur les trente cas d'entéro-colite, il y a eu vingt fois du dévoiement de matières jaunâtres et quelquefois vertes; chez les dix autres enfans le dévoiement n'a pas été observé. Chez tous, on a remarqué le ballonnement du ventre, qui était plus ou moins douloureux à la compression. Chez douze de ces enfans il y a eu vomissement de matières jaunâtres, bien qu'il n'y eut pas de gastrite. Chez tous, le pourtour de l'anus offrait une rougeur érythémateuse plus ou moins intense, causée sans doute par l'abondance et le contact des déjections alvines. La langue a très-souvent été rouge et sèche; la peau très-chaude et très-aride; mais le pouls s'est rarement élevé jusqu'au degré qui indique ordinairement la fièvre : souvent même ses battemens étaient faibles et ralentis.

Sur les trente-six cas où l'intestin grêle seul était enflammé, quelle que fût du reste la variété de l'inflammation, il y a eu vingt fois des vomissemens, soit de boissons, soit de matières intestinales; et, parmi vingt cas de vomissemens, l'inflammation avait pour siége la région iléo-cœcale et même la valvule de Bauhin chez quinze enfans : de sorte qu'il serait possible que l'obstruction résultant de la tuméfaction de cette valvule, fût une cause de l'interruption du cours des matières intestinales, et, par suite, des vomissemens. Toujours le ventre a été ballonné, sinon dans le début de la maladie, du moins pendant son cours. Il y a eu vingt-cinq fois du dévoiement de matières jaunes et souvent d'un vert analogue à celui du méconium; la langue a presque toujours été rouge; la peau chaude; le pouls peu agité, si ce n'est sur deux enfans assez avancés en âge, et dont l'un avait une inflammation très-intense des follicules mucipares. J'ai également observé une rougeur assez vive des environs de l'anus chez tous.

Enfin, dans les quatorze cas de colite, il y a toujours eu dévoiement; le ballonnement du ventre a été en général moins considérable; je n'ai vu que six fois les enfans vomir, et j'ai très-souvent observé une agitation plus grande et une sécheresse très-remarquable des tégumens, qui ordinairement étaient froids et livides. Le pouls n'a pas offert plus d'élévation que dans les cas qui précèdent.

Les quatre-vingts enfans qui font le sujet de cette analyse, étaient pour la plupart âgés d'un jour à six mois, quelques-uns avaient de six mois à un an.

Il résulte de ce calcul, qu'il est fort difficile de diagnostiquer, chez les enfans à la mamelle, l'inflammation du tube intestinal; que cependant il semblerait que les signes propres à l'entérite ou l'iléite, seraient le ballonnement rapide et considérable du ventre, le dévoiement accompagné de vomissement, tandis que, dans la colite, le dévoiement seul sans ballonnement du ventre est plus fréquent.

La complication de la gastrite et de l'entérite, ou la gastro-entérite, est extrêmement commune chez les nouveau-nés; la prédominance des symptômes propres à la gastrite, et qui ont été décrits précédemment, pourra seule permettre de supposer que cette complication existe.

Dans l'impossibilité où nous nous trouvons de tracer avec exactitude la série de symptômes propres à l'inflammation de chacun des points du tube digestif, contentons-nous de présenter le tableau analytique des causes, des symptômes et de la marche ordinaire de l'inflammation de la membrane muqueuse des intestins en général.

Causes. — L'injection du tube intestinal à l'époque de la naissance, la facilité avec laquelle cet appareil s'injecte, et devient même le siége de congestions considérables dès que le moindre trouble survient dans le cours du sang à travers les vaisseaux thoraciques ou abdominaux; l'ingestion d'ali-mens trop excitans, trop nutritifs ou trop difficiles à digérer, et, enfin, l'activité fonctionnelle dont jouit dès la naissance l'appareil digestif, appareil dont l'exercice est de la plus haute importance chez l'enfant qui a essentiellement besoin de se nourrir, et de fournir aux divers organes les élémens de la nutrition la plus active, telles sont les causes nombreuses de l'inflammation des voies digestives chez l'enfant naissant. L'activité de ces diverses causes morbides explique aisément la fréquence des maladies de l'appareil digestif chez l'enfant qui vient de naître. De toutes les affections auxquelles il est sujet, ce sont, en effet, les plus nombreuses et les plus funestes; aussi devons-nous toujours apporter le plus grand soin à diriger et à surveiller le mode d'alimentation auquel sont soumis les enfans à la mamelle.

Les maladies du tube digestif n'offrent pas toujours dès leur début un caractère inflammatoire bien tranché; ce ne sont très-souvent, dans le principe, que de simples congestions passives; mais le séjour du sang dans le tissu de la membrane muqueuse en provoque réellement l'inflammation, ainsi que cela s'observe chez les vieillards ou les individus affectés de maladies du cœur et des gros vaisseaux.

Symptômes. — Les symptômes des maladies des voies digestives, chez les enfans naissans, sont presque toujours locaux; ils ne donnent lieu aux symptômes de réaction qu'on observe en pareil cas chez les adultes, qu'à mesure que l'enfant avance en âge. Aussi devons-nous surtout diriger notre attention vers le trouble survenu dans les fonctions digestives, lorsque nous voulons diagnostiquer les maladies des intestins.

Le vomissement est très-fréquent dans l'entérite, mais il a cela de particulier d'offrir presque toujours des matières jaunâtres et écumeuses, et de ne pas survenir immédiatement après l'ingestion des boissons. La diarrhée a presque toujours lieu; elle est verte ou jaunâtre, et rarement elle n'est que séreuse. Dans ce dernier cas, elle est presque toujours due à une augmentation de sécrétion causée par une activité fonctionnelle et un développement morbide survenu dans l'appareil folliculeux des intestins. Le ballonnement et la tension du ventre, sa douleur à la pression, sont encore des signes remarquables et presque constans de l'entérite. Joignez à cela l. ougeur et la sécheresse de la langue, la chaleur des tégumens, qui, vers la fin de la maladie, deviennent, au contraire, froids et glacés; enfin, l'érythème de l'anus et de la peau environnante : tels sont les symptômes les plus ordinaires de la gastro-entérite, de l'entérite et de l'entéro-colite.

Pendant que ces symptômes se succèdent, et que la maladie qui les détermine fait des progrès, l'enfant tombe dans un marasme complet, les tégumens prennent un aspect terreux et blafard, les saillies osseuses se dessinent beaucoup plus qu'elles n'ont coutume de le faire à cet âge; les boules graisseuses des joues disparaissent; les joues sont creuses, et les orbites enfoncés comme chez les vieillards ; la figure prend même un aspect de vieillesse qui ne s'observe pas chez les adultes : cela vient sans doute de l'absence des dents qui, chez l'enfant comme chez le vieillard, donne à leur physionomie décharnée une expression que n'ont pas les adultes chez qui persistent encore les deux arcades dentaires. Enfin, l'on voit se dessiner sur le visage plusieurs traits particuliers que nous devons ici chercher à comparer à ceux que M. Jadelot a signalés pour les enfans plus âgés.

M. Jadelot appelle trait nasal, celui qui se dessine en dehors des ailes du nez et embrasse le contour de l'orbiculaire des lèvres, et trait génal, celui qui s'étend de la commissure des lèvres et se perd vers la partie inférieure du visage; il les regarde l'un et l'autre comme étant un symptôme des affections abdominales. Chez les très-jeunes enfans, quoique ces signes ne s'observent pas avec une aussi grande exactitude, on remarque cependant à peu près la même chose. En effet, la commissure des lèvres, comme je l'ai souvent indiqué dans les observations qui précèdent, est tirée en dehors; il en résulte un pli de la peau plus ou moins saillant, qui se dessine en dehors de l'orbiculaire des lèvres; il se forme aussi un autre pli fort analogue au trait génal, qui se dirige de la lèvre inférieure vers le menton; mais ce trait s'observe bien plus rarement que le précédent. D'autres plis, qui sont constans dans les maladies abdominales, et qui même s'observent dans toutes les circonstances où l'enfant éprouve de violentes douleurs, se remarquent à la racine du nez et au front. La peau de cette partie offre, dans les maladies abdominales chez les plus jeunes enfans, un aspect froncé ou chagriné très-caractéristique, et qu'il ne faut pas négliger. J'ai toujours été frappé de la coïncidence de ces rides irrégulières, dessinées à la peau du front, avec l'existence d'une inflammation des voies digestives. L'ensemble de tous ces traits donne à la physionomie de l'enfant l'expression que l'on désigne vulgairement sous le nom de *face grippée*. Or, cette expression de la physionomie est toujours l'indice d'une phlegmasie intestinale ou gastro-intestinale très-violente.

Traitement. — Les bases générales du traitement de l'entérite et de la gastro-entérite, doivent être fondées sur les considérations auxquelles nous venons de nous livrer dans cet article. Nous avons vu qu'une congestion sanguine abdominale était souvent la cause première des phlegmasies du tube intestinal : lors donc que l'on est appelé à combattre une entérite dès son début, il ne faut pas négliger d'appliquer à l'anus une ou deux sangsues, surtout si l'enfant offre des signes de pléthore sanguine. L'abstinence du sein est très-nécessaire, et l'on substituera à l'allaitement l'usage de boissons mucilagineuses et adoucissantes, telles que la décoction de guimauve sucrée, l'eau de gruau coupée avec le lait, la décoction d'orge édulcorée, etc. Si l'enfant paraissait souffrir beaucoup, si son dévoiement était fort abondant, on pourrait administrer des lavemens faits avec la décoction d'amidon, auxquels on ajouterait quatre, six ou huit gouttes de laudanum. Il faut donner avec réserve les préparations opiacées aux enfans, car elles agissent sur eux d'une manière beaucoup plus active que chez les adultes; il semblerait même que chez eux la propriété absorbante du rectum est portée au plus haut degré. J'ai vu plusieurs enfans, âgés de huit à douze jours, être presque narcotisés par l'administration de six gouttes de laudanum dans un lavement. Trois à quatre onces de liquide suffisent pour faire un demi-lavement chez les jeunes enfans. Une plus grande quantité distend outre mesure leur intestin, et les contraint de rendre le liquide avant qu'ils se soient ressentis de ses propriétés médicamenteuses. On doit surtout ne pas négliger d'appliquer des cataplasmes sur le ventre des enfans affectés d'entérite. Ils se trouvent fort bien aussi de l'usage des bains émolliens; rien n'est plus propre à calmer leurs cris et leurs douleurs. On les voit se tranquilliser, et même s'assoupir et sommeiller aussitôt qu'on les plonge dans un bain. On ne saurait donc trop en recommander l'usage. On doit surtout régler avec le plus grand soin les heures et la quantité de l'allaitement.

Avant de terminer ce que j'avais à dire sur les phlegmasies de la membrane muqueuse gastro-intestinale, il me reste un point à éclaircir. Les tranchées que les enfans éprouvent plus ou moins long-temps après leur naissance doivent-elles être traitées comme une inflammation des voies digestives ?

Je crois que ces tranchées ou coliques peuvent provenir de plusieurs causes différentes. Je considérerai comme telles : 1° la difficulté des premières évacuations alvines. La rétention du méconium, par exemple, peut déterminer chez l'enfant des douleurs analogues à celles que nous éprouvons lorsqu'après une constipation longue et opiniâtre nous ne pouvons aller à la garde-robe. C'est ce que nous avons vu chez les enfans qui sont nés avec une imperforation de l'anus. Il faudrait donc, dans ce cas, chercher à provoquer l'évacuation de cette matière, en administrant à l'enfant des lavemens avec l'huile d'olive ou l'huile de ricin. Deux gros de cette huile, par exemple, suffiront dans deux onces d'eau tiède. On pourrait aussi introduire dans l'anus un suppositoire de savon. C'est alors, et seulement alors, qu'il convient de donner aux enfans une ou deux cuillerées à café de sirop de rhubarbe ou de chicorée. 2° J'ai ouvert un assez bon nombre d'enfans qui avaient eu des coliques ou tranchées après leur naissance, et chez lesquels j'ai presque toujours trouvé, ou bien une congestion considérable du tube intestinal, ou plus souvent encore une inflammation; de sorte que, dans ce cas, les douleurs abdominales, l'agitation et les cris qu'elles causaient, étaient probablement le résultat de la phlegmasie des intestins. 3° Les tranchées peuvent être causées par un iléus ou même une péritonite; d'où il suit qu'il est impossible d'établir d'une manière générale un traitement pour les coliques des nouveau-nés, parce que la cause qui les détermine peut varier à l'infini.

Toutefois il paraîtrait que les enfans seraient sujets à certains spasmes des intestins, dont les auteurs ont assez vaguement parlé dans leurs ouvrages. Il est fâcheux que la plupart du temps ils n'aient pas accompagné leurs descriptions de l'ouverture des cadavres : cependant nous allons tâcher d'examiner ce que l'on doit entendre par ce mot.

Art. 3. — Spasmes des intestins.

Après la naissance, les intestins deviennent quelquefois le siége d'une grande irritabilité, et sont atteints de névroses ou spasmes, par suite desquels les fonctions digestives sont tout à coup troublées; il survient aussi parfois des convulsions générales ou des mouvemens spasmodiques des membres et de la face; souvent il est impossible de reconnaître la cause de cet accident, qui cesse assez promptement pour reparaître ensuite avec une nouvelle intensité à une époque plus ou moins éloignée de l'apparition des premiers symptômes. Ces symptômes sont les suivans : le ventre se ballonne, l'enfant jette des cris aigus, sa figure se contracte, ses membres se roidissent, le ventre est excessivement douloureux au toucher, les garde-robes sont suspendues, il survient quelquefois des vomissemens. J'ai vu des enfans être saisis par ces coliques nerveuses pendant qu'ils tétaient : ils quittaient brusquement le sein, jetaient des cris violens, leur ventre se ballonnait tout à coup, et leur agitation ne cessait qu'au moment où des gaz s'échappaient en abondance par l'anus.

M. Jos. Parrish, l'un des médecins de l'hôpital de Pensylvanie, à Philadelphie, a publié dans le Journal médico-chirurgical de cette ville, un article intéressant sur ce sujet (1). Il est probable, dit ce médecin, que cette affection spasmodique a pour siége les intestins, et particulièrement leurs fibres musculaires. Les enfans éprouvent en général un grand soulagement de l'expulsion des gaz que le tube intestinal contenait au point de donner lieu à une véritable tympanite. Dans un cas que j'ai observé en 1821, dit M. Parrish, et où la mort m'a mis à même de rechercher la cause de la maladie, j'ai fait les remarques suivantes :

« Le sujet de cette observation était un enfant de 5 mois environ. Les convulsions débutèrent tout à coup, durèrent peu de temps, et, aussitôt qu'elles furent passées, l'enfant reprit parfaitement sa connaissance et sa gaîté habituelles. Il y eut d'abord quelques jours d'intervalle entre les convulsions, mais elles ne tardèrent pas à devenir plus fréquentes; et dans leurs intervalles même, l'enfant éprouvait quelques convulsions partielles. On appliqua deux fois des sangsues à

______

(1) On infantile convulsions arising, from spasm of the intestines. (*The north american medical and physical journal, jannuary* 1827.)

la tête et des vésicatoires derrière les oreilles. On obtint un soulagement momentané, malgré lequel l'enfant mourut. A l'ouverture du cadavre, on trouva plus de la moitié des intestins grêles irrégulièrement contractés; dans quelques endroits le diamètre de l'intestin était réduit à celui d'une plume d'oie; dans d'autres, on aurait dit qu'il avait été serré et oblitéré au moyen d'une ligature. L'épiploon était pelotonné sur l'arc du colon; les autres organes de l'abdomen ne présentaient pas la moindre lésion. Le cerveau n'a pas été ouvert. »

Il est évident qu'il y avait eu chez cet enfant des contractions spasmodiques du tube intestinal; mais il est fâcheux que le cerveau n'ait pas été ouvert, parce qu'on aurait pu y trouver la cause de l'affection spasmodique des intestins, qui peut-être n'avaient été que secondairement affectés.

Le développement des gaz dans les intestins donne très-souvent lieu chez les enfans à des accidens à peu près semblables à ceux que nous venons de signaler : ce qui prouve que telle en est la cause, c'est que ces accidens cessent aussitôt que l'expulsion des gaz a lieu.

On doit, dans le traitement de cette maladie, considérer deux choses : l'excitation nerveuse, qui la produit, et les accidens qui surviennent consécutivement du côté des fonctions digestives. Il est évident que ce spasme des intestins est dû à une irritation de l'appareil cérébral ou cérébro-spinal qu'il faut combattre avant tout; on y parviendra en appliquant deux ou quatre sangsues sur la région mastoïdienne, ou bien en faisant à l'enfant une saignée de bras ou du pied. Il faudra préférer l'application des sangsues à la saignée générale, si l'irritation cérébrale paraissait due à une accumulation de sang vers la tête, et si la faiblesse extrême du sujet s'opposait à l'émission sanguine générale. Il faut surtout employer en même temps les bains tièdes, car ce sont d'excellens anti-spasmodiques.

Parmi les médicamens anti-spasmodiques, on a conseillé l'assa-fœtida donné dans une émulsion ou en lavement; on peut seconder l'effet de ce médicament, en y ajoutant du laudanum : deux à cinq grains d'assa-fœtida avec deux ou trois gouttes de laudanum suffiront pour un lavement. M. Parrish recommande de frictionner en même temps la région rachidienne avec un liniment composé d'une cuillerée à café d'huile d'ambre et de laudanum, sur une cuillerée à soupe d'huile simple et d'eau-de-vie. Ce médecin considère l'irritation des gencives, provoquée par la dentition, comme une des causes de ces affections spasmodiques. Il recommande en conséquence de faire attention à l'état dans lequel se trouvent les mâchoires, pour inciser, scarifier les gencives ou calmer l'irritation de la bouche. Mais convenons que, si la dentition, et l'irritation des gencives qui en résulte, sont la cause prédisposante de ce spasme intestinal, elles ne le provoquent du moins qu'après avoir irrité sympathiquement l'encéphale, et conséquemment l'irritation du système nerveux doit avant tout fixer notre attention.

Il ne faut pas oublier non plus de faire cesser la constipation, et de favoriser le dégagement des gaz intestinaux. Quelques légers laxatifs, l'introduction d'un suppositoire de savon dans le rectum, rempliront aisément le premier but. M. Parrish est parvenu à faire sortir les gaz contenus dans les intestins, en introduisant dans le rectum une seringue vide, à l'aide de laquelle il attirait l'air en retirant le piston. On peut se contenter de l'introduction d'un tube de gomme élastique, par lequel l'air s'échappe pendant que l'on comprime doucement le ventre de l'enfant. Je m'arrête peu sur cette affection, parce qu'elle me paraît devoir rentrer dans le domaine des maladies du système nerveux, dont il sera traité plus tard.

Art. 4. — Ramollissement blanc de la membrane muqueuse
gastro-intestinale.

Je n'ai pas voulu parler de cette altération de tissu immédiatement après l'inflammation, parce que je ne vois pas qu'elle en soit le résultat.

Nous avons déjà vu que, par suite d'une mauvaise alimentation, les enfans tombaient quelquefois dans un état de pâleur, de marasme et d'étiolement, auquel ils pouvaient succomber. On trouve, en ouvrant les cadavres de ces enfans, la membrane muqueuse pâle et décolorée, comme le sont les tégumens externes. Or, cet état de la membrane interne du tube digestif est le premier degré du ramollissement blanc des intestins, ramollissement qu'il ne faut pas confondre avec celui que détermine l'afflux du sang dans la membrane muqueuse par suite de l'inflammation qui s'y développe.

Le ramollissement présente donc deux degrés : celui où la membrane n'est encore que décolorée; déjà le tissu muqueux n'offre plus le degré de consistance qui lui est propre; il s'enlève avec la plus grande facilité quand on le gratte, mais ses lambeaux sont encore membraniformes; malgré cela, on les écrase avec la plus grande facilité. Dans ce cas, la membrane muqueuse offre encore çà et là des taches ou marbrures rougeâtres, qui sont les dernières traces de sa coloration normale, ou des rougeurs accidentelles dont elle était le siége. C'est, en effet, ce que nous allons voir dans l'observation suivante.

51ᵉ OBSERVATION.

Fanny Bombardy, âgée de dix jours, entre à l'infirmerie le 16 novembre. Elle est forte, vermeille, et présente un endurcissement du tissu cellulaire des membres supérieurs et inférieurs. Du 16 au 20, l'œdème des membres disparaît, mais il survient des vomissemens et une diarrhée abondante. Quelques points de muguet se manifestent sur les bords de la langue. Le 25, le muguet a disparu; la diarrhée continue : l'enfant rend continuellement par les selles des matières d'un jaune clair et écumeuses. Elle pâlit et commence à maigrir. Le 30, progrès rapides de l'amaigrissement, décoloration générale des tégumens, qui sont d'une pâleur chlorotique très-remarquable. L'enfant n'a jamais de fièvre; son cri est faible, sa peau souvent glacée, surtout aux membres. Du 1er au 6 novembre, tous les symptômes que nous venons d'énumérer prennent plus d'intensité; la diarrhée est toujours abondante; les vomissemens ne cessent pas; enfin, l'enfant épuisé, faible et d'une pâleur extrême, succombe le 8, après avoir vomi une grande quantité de matières vertes et jaunâtres.

Autopsie cadavérique. — Décoloration générale des tégumens, quelques sugillations violacées au dos et aux fesses. La base de la langue présente une ecchymose violacée, large comme une pièce de dix sous; l'œsophage est pâle dans toute sa longueur; l'estomac présente le même aspect; mais on trouve en outre, près du pylore, quatre excoriations longues de trois lignes, très-superficielles, et pâles comme le reste de la membrane. La membrane muqueuse de l'intestin grêle offre, dans toute son étendue, une décoloration très-marquée; elle est en même temps si friable, qu'il suffit de la gratter légèrement pour en enlever de petits lambeaux qui s'écrasent et se réduisent en bouillie avec la plus grande facilité. Il existe dans la région iléo-cœcale des plaques folliculeuses qui partagent la pâleur du reste de l'intestin, et l'on trouve en outre, dans cette région, quelques marbrures rougeâtres, qui se terminent à leurs bords par une teinte pâle, et qui semblent être les traces de la coloration que devait avoir ce tube intestinal avant la décoloration qui s'en est emparée.

Le foie est volumineux et gorgé dè sang; la vésicule biliaire est très-distendue par une grande quantité de bile d'un vert porracé; les poumons sont gorgés de sang; les ouvertures fœtales sont oblitérées; le cerveau est très-injecté.

Il est fort remarquable que les gros troncs veineux abdominaux aient conservé beaucoup de sang chez cet enfant, tandis que la membrane muqueuse était entièrement décolorée. Le ramollissement de la membrane muqueuse digestive est survenu ici chez un enfant qui, sans doute, était affecté primitivement d'une gastro-entérite; mais cette gastro-entérite ayant suspendu les fonctions digestives, a causé le marasme, la pâleur, et par suite le ramollissement du tube digestif par l'effet du défaut d'alimentation. Si ce ramollissement était le résultat nécessaire de l'inflammation, il n'y aurait jamais de ramollissement sans inflammation; or, nous allons voir le contraire. Le sujet de l'observation suivante s'est trouvé dans des conditions tout-à-fait analogues à celles qui amènent ordinairement l'étiolement et le marasme des enfans mal nourris, et dont nous avons déjà parlé à l'occasion de l'indigestion intestinale.

52ᵉ OBSERVATION.

Louise Massan, âgée d'un mois, a été nourrie depuis sa naissance à l'hospice des Enfans-Trouvés; elle est pâle, maigre et chétive, comme tous les enfans qui sont entre les mains des nourrices de l'hospice. Elle vomit souvent, et quelquefois il lui survient une diarrhée verte qui cesse spontanément au bout de deux ou trois jours. Cette petite fille entre à l'infirmerie le 26 février. Elle est maigre, pâle et très-tranquille; sa peau est d'une blancheur si grande, qu'on la dirait transparente; de petites veines bleuâtres se dessinent à sa surface dans différentes régions du corps. Elle n'a jamais de fièvre, respire bien et crie très-peu. (*Riz édulc.*, *lait coupé*.) Cet enfant reste à l'infirmerie jusqu'au premier avril, sans présenter d'autre symptôme que ceux que je viens d'indiquer; pendant ce temps, elle tombe dans un marasme complet, et sa peau prend pour ainsi dire l'aspect de la cire. Elle s'éteint le 1er avril. On trouve, à l'ouverture du cadavre, son ventre excessivement distendu par des gaz; les intestins sont si minces et si transparens, qu'on voit à travers leurs parois les matières qu'ils contiennent. L'estomac, l'intestin grêle et le gros intestin, offrent dans toute leur étendue une pâleur vraiment chlorotique, et la membrane muqueuse est tellement molle, qu'il suffit de la toucher pour la réduire en une bouillie qui ressemble plutôt à du mucus qu'à une membrane. Le foie, la rate, les poumons, le cœur et le cerveau, sont très-sains; tous ces organes sont exsangues.

Cet enfant a sans doute été réduit au marasme et à la faiblesse extrême que nous avons observés, par l'alimentation insuffisante et vicieuse à laquelle il a été soumis, et dont les effets ont été secondés par un séjour prolongé dans l'infirmerie, où se trouvaient en même temps un assez grand nombre de malades, et où il respirait un air insalubre. Le ramollissement n'a donc point dans ce cas succédé à une inflammation; il a été longuement amené par une cause opposée. Quelquefois ce ramollissement, au lieu d'être général, n'existe que dans quelques points isolés du tube intestinal. On le rencontre non-seulement après la naissance, mais encore chez des enfans qui meurent en naissant, ainsi que j'ai eu plusieurs fois occasion de l'observer. Il semble toujours succéder à l'absence du sang dans le tissu muqueux; c'est sans doute ce qui a porté M. Denis à le considérer comme le résultat d'une sorte de *retrait du sang*, ainsi qu'il l'appelle (1). Mais ici l'absence du fluide san-

(1) Denis, *loc. cit.*, p. 96.

guin n'est point la cause directe du ramollissement; elle est elle-même, comme la pâleur et le ramollissement, un effet du défaut d'alimentation; d'ailleurs il n'y a pas, à proprement dire, retrait de sang, car, où ce fluide se retirerait-il? Lorsque les enfans meurent dans l'état que nous venons de décrire, on trouve tous les organes exsangues, les tégumens externes surtout en sont privés : il y a donc plutôt diminution, altération, suspension de l'hématose, à l'exécution de laquelle ne concourent plus ni les boissons indigestes que prend le malade, ni l'air malsain qu'il respire ; de sorte que la source de la vie s'épuise insensiblement, si je puis me servir de cette expression, et l'enfant périt de faiblesse et de faim. C'est donc avec raison que je regarde le ramollissement blanc dont il s'agit ici, comme un degré avancé de cette décoloration des intestins que j'ai signalée en faisant l'histoire de l'indigestion intestinale , dont la cause gît surtout dans l'allaitement insuffisant ou vicieux auquel les enfans se trouvent exposés dans les hospices. Ce ramollissement me semble avoir de l'analogie avec celui qui se développe généralement et localement dans le tube intestinal des phthisiques, et sur la nature duquel MM. Louis et Andral ont fait d'intéressantes recherches.

Parmi les symptômes qui appartiennent à cette sorte de ramollissement, nous signalerons surtout la décoloration générale des tégumens et l'aspect étiolé des enfans, dont la peau ressemble assez à celle des filles chlorotiques. Les autres symptômes, tels que la diarrhée, le ballonnement du ventre, etc., étant communs à d'autres affections intestinales, nous ne pouvons tirer aucune conséquence utile de leur examen pour diagnostiquer le ramollissement, à moins toutefois que nous ne remontions à la nature des causes qui les ont déterminés, et qui les entretiennent.

On doit regarder le ramollissement des intestins comme

une désorganisation tout-à-fait incurable. Il faudrait pour ainsi dire une régénération de la membrane muqueuse, et cela est impossible. Il faut donc s'efforcer de remédier aux premiers effets du défaut d'alimentation que nous avons déjà signalés, et recourir aux moyens propres à rétablir le mauvais état des fonctions digestives, avant que les acci- dens qui en résultent n'aient amené la membrane muqueuse à l'état de désorganisation que nous venons de décrire.

Art. 5. — **Examen raisonné des principaux symptômes des maladies des voies digestives.**

J'ai passé en revue toutes les lésions qui surviennent dans les différens organes de l'appareil digestif, et je me suis efforcé de faire ressortir les symptômes propres à chacune d'elles, et qui peuvent nous les faire reconnaître pendant la vie. La plupart des auteurs qui ont écrit sur les maladies des enfans, ont été plus systématiques, et ont pris les symp- tômes et les groupes de symptômes pour base de leurs divi- sions, sans avoir égard aux lésions anatomiques. Je veux, dans un examen rapide, apprécier la valeur de ces symp- tômes, et les rapprocher des lésions anatomiques dont ils sont l'effet.

Vomissemens. — Plusieurs causes peuvent produire le vo- missement : telles sont l'indigestion stomacale et intesti- nale causée probablement par les mauvaises qualités du lait, l'œsophagite, la gastrite, l'entérite ayant surtout pour siége la région iléo-cœcale, l'interruption du cours des ma- tières fécales par une invagination ou le spasme des intes- tins, enfin le ramollissement de la membrane muqueuse. Ce symptôme ne doit donc jamais être considéré sans re- monter à la cause qui peut le déterminer. Il faut pour cela tenir compte des considérations et des faits que nous avons précédemment développés. Il est certainement impossible de tirer aucune conséquence pratique de l'observation de ce symptôme pris isolément, et, pour en faire l'histoire clinique, il est absolument nécessaire de passer en revue toutes les maladies du tube digestif, car il peut prendre part, comme nous l'avons vu, à chacune d'elles. Cette manière de considérer et d'apprécier le vomissement chez les enfans à la mamelle, me semble beaucoup plus philosophique que d'imaginer et d'établir *à priori* les causes et les signes de ce phénomène morbide, ainsi que l'ont fait beaucoup d'auteurs.

Diarrhée. — La diarrhée n'est pas un signe constant d'entérite; elle peut être produite par une véritable indigestion intestinale, par un état d'irritation et une augmentation de sécrétion de l'appareil folliculeux, par une colite, par une entérite. Elle varie sous le rapport de la couleur et de la consistance des matières; la diarrhée jaune, écumeuse et fluide est très-souvent accompagnée d'inflammation; la diarrhée blanche et muqueuse est souvent produite par une augmentation de sécrétion des follicules mucipares; la diarrhée mélangée de flocons verdâtres a souvent lieu sans inflammation.

Rougeurs des environs de l'anus. — Elle existe dans presque tous les cas où il y a diarrhée, qu'il y ait ou non inflammation des intestins.

Tension du ventre. — On l'observe très-ordinairement dans l'entérite, et alors elle est accompagnée de douleur à l'abdomen. La distension des intestins par des gaz, quand il survient un spasme des intestins, produit le même phénomène; mais elle est intermittente, et cesse avec la douleur quand les gaz s'échappent, tandis qu'elle est continue lorsqu'il y a inflammation. La tension du ventre, lorsqu'il y a ramollissement de la membrane muqueuse, est ordinairement sans douleur, et existe en même temps qu'un état général d'étiolement et de pâleur.

Coliques. — Elles peuvent être spasmodiques, ou bien le

résultat d'une inflammation, d'une invagination, d'une imperforation de l'anus, de la distension des gaz pendant l'inflammation, ou lorsque cet état pathologique n'existant plus, les alimens ne sont pas digérés, et séjournent dans les intestins sans être digérés. C'est ce que les auteurs ont désigné sous le nom de flatulence.

Choléra. — Le choléra ne s'observe pas généralement dans nos climats; c'est une maladie qui attaque particulièrement les enfans dans les États-Unis; comme je n'ai observé que quelques cas analogues à cette affection, j'emprunterai au docteur Dewees les principaux détails dans lesquels je vais entrer (1).

La maladie commence par des vomissemens, des selles copieuses, une grande agitation cérébrale et une soif ardente. Le pouls est petit, serré et fréquent. Les selles varient beaucoup; elles sont jaunes, brunes, liquides ou quelquefois épaisses; il s'y mêle parfois du sang, et presque toujours elles répandent une odeur d'une putridité repoussante. L'irritabilité du tube digestif est quelquefois portée à un tel point, que les boissons et les alimens passent et sont rendus sans être altérés, comme dans la lientérie. La peau du front est tendue; les yeux caves, les ailes du nez retirées; les lèvres ridées; le ventre se tuméfie; les pieds sont œdémateux; il survient souvent des aphthes. Cet état peut durer quelques semaines, et lorsque la mort survient, tous les symptômes redoublent d'intensité. On voit quelquefois sur la poitrine une éruption d'une immense quantité de vésicules. On voit souvent les enfans porter leurs doigts dans leur bouche, comme pour en arracher quelque chose. Le peuple croit qu'alors un ver s'attache au gosier de l'enfant.

Les recherches cadavériques ont fait voir que les lésions anatomiques qui existent dans cette maladie sont les sui-

(1) *A Treatise on the physical and medical treatment of Children, by W. P. Dewees. M. D.* 2e édit. Philadelphie, 1826, p. 395.

vantes : on trouve une congestion cérébrale; les organes thoraciques sont ordinairement dans l'état sain, mais le tube intestinal est presque toujours malade; l'estomac et l'intestin grêle présentent très-souvent de larges taches d'un rouge livide que l'on rencontre surtout au duodénum vers le pylore; souvent on trouve la tunique muqueuse tellement épaissie, que le calibre de l'intestin en est rétréci. Les gros intestins sont rarement affectés, à moins que la maladie n'ait offert des symptômes de dysenterie. Le foie est très-souvent volumineux et plein de sang, et la vésicule biliaire contient une bile abondante et d'un vert foncé. Les autres organes de l'abdomen sont ordinairement sains.

Il est évident que tous les symptômes tracés par M. Dewees avec beaucoup de vérité, sont ceux d'une gastro-entérite violente compliquée d'hémorrhagie, ainsi que nous en avons rapporté plusieurs exemples. (V. les obs. 41 et 50.) Ainsi, quoique le choléra des enfans soit rare dans nos contrées, il n'en existe pas moins quelquefois, surtout dans les hôpitaux, où sont exposés des enfans nés au milieu de la plus affreuse misère, et à peine protégés par quelques haillons contre les intempéries de l'air.

M. Dewees a donné de longs détails sur le traitement de cette maladie, qui, à ce qu'il paraît, moissonne un grand nombre d'enfans en Amérique. Rien n'est plus irritant que sa méthode; il s'attache trop, ce me semble, à combattre la prostration et l'espèce de putridité de ces petits malades. C'est ainsi qu'il conseille d'abord de faire vomir, et ensuite de faire boire, surtout aux plus jeunes enfans, une cuillerée de café très-fort sans sucre et sans lait tous les quarts d'heure. J'ai vu, dit-il, réussir ce moyen comme par enchantement. Si l'estomac, ajoute-t-il n'est pas calmé par l'administration du café, je m'empresse de faire prendre le calomel, que je ne réunis jamais à l'opium. J'emploie ordinairement la préparation suivante :

Calomel. . . . . gr. iij.
Sucre. . . . . gr. vj.

Divisez en douze parties.

Il faut administrer cette poudre jusqu'à ce que les selles soient devenues moins abondantes et moins verdâtres, ou moins brunes. Lorsque les évacuations alvines sont modérées, on peut administrer des lavemens avec une dose de laudanum proportionnée à l'âge du malade. Joignez à cela l'administration de la rhubarbe et des poudres absorbantes, l'application de vésicatoires aux membres, les frictions sèches avec la laine, etc. Ce traitement tonique réussit peut-être chez des enfans nés sous un climat différent du nôtre; mais, lorsqu'on considère la nature des lésions anatomiques qui causent les symptômes dont l'ensemble constitue le choléra des enfans, on doit craindre de l'employer. Toutefois, il faut avouer que ce traitement n'a pas encore un fort grand succès en Amérique, puisque la maladie contre laquelle on le dirige continue de faire des ravages effrayans dans ce pays. En effet, M. Parrish, que j'ai déjà cité, commence un mémoire qu'il a publié en 1826, par ce passage remarquable : « La grande mortalité du choléra des enfans rend cette maladie vraiment digne de l'attention des médecins; on connaît trop les ravages qu'elle exerce sur la population de nos grandes villes. Aucune maladie ne contribue davantage à grossir nos registres de mortalité, et c'est pour nos contrées un fléau non moins redoutable que la phthisie (1). »

Si, dès le principe de la maladie, les médecins américains suivaient un traitement moins inflammatoire, peut-être auraient-ils moins à gémir sur les ravages de cette gastro-entérite.

M. Dewees conseille, comme traitement prophylactique, d'éloigner les enfans des lieux où se déclare la maladie, et

(1) *Remarks on the prophylactic treatment of cholera infantum.* (The north american medical and physical journal, july 1826.)

de les conduire à la campagne. Le docteur Rush s'est fort bien trouvé de cette précaution de nourrir les enfans avec du lait, de leur couvrir la peau de vêtemens de flanelle, d'éviter de leur faire manger des fruits; et il avait soin de ne les nourrir qu'avec des farineux, tels que le riz, l'arrow-root, le biscuit, etc. Quelque temps après l'apparition des dents, il faisait donner aux enfans une nourriture animale, pour tonifier l'appareil digestif.

M. Parrish, dans le mémoire que j'ai cité, insiste aussi beaucoup sur la nécessité d'une alimentation tonique et excitante, comme moyen prophylactique contre le choléra. Il est parvenu à élever de cette manière l'enfant d'une dame dont huit enfans avaient déjà succombé au choléra. Dès sa première enfance, il l'accoutuma à une nourriture très-fortifiante; on lui faisait boire tous les jours quelques cuillerées de thé de gingembre (*ginger tea*); plus tard, du jus de viande. La nourrice, pendant l'été, prenait des alimens très-nutritifs; on avait soin surtout de ne pas lui faire manger de fruits ni de légumes. La seconde année, on fit prendre à l'enfant des mets préparés avec des substances animales, des poissons, du beefstheak, du thé, du vin de Porto, etc.; enfin, il passa l'époque de la dentition sans éprouver les atteintes d'une maladie dont l'idée seule inspirait à la mère les plus grandes inquiétudes.

Je ne sais quel praticien serait tenté, dans le même but, d'adopter en France une pareille méthode d'alimentation pour les enfans; je ne sache pas qu'on eût à s'en louer.

Symptômes de réaction des maladies intestinales. — Un fait très-remarquable, et sur lequel nous nous sommes souvent appesanti dans le tableau que nous avons fait des maladies de l'appareil digestif, c'est que le plus souvent il n'existe pas chez les jeunes enfans de symptômes de réaction aussi tranchés que chez les adultes. La chaleur de la peau est seulement augmentée, et nous en avons vu succomber un grand nombre aux lésions les plus profondes et les plus graves, sans qu'ils présentassent de fièvre, la faiblesse du pouls étant plutôt un symptôme de réaction que l'accélération de la circulation, comme cela s'observe chez les adultes. Ainsi donc, l'âge apporte ici une modification importante et majeure aux affections du tube digestif.

Je termine le trop long chapitre de ces maladies, par une réflexion digne de fixer l'attention des médecins qui s'occupent de physiologie pathologique, c'est que l'appareil digestif, offrant à l'époque de la naissance un état de formation et de développement très-avancé, et remplissant dèslors des fonctions fort actives, est en même temps le siége du plus grand nombre de maladies chez les enfans; c'est, en effet, par le tube digestif qu'il en périt le plus, c'est là qu'est le plus souvent le siége des maladies qui altèrent leur santé, et s'opposent au libre développement de leur constitution. Nous verrons la confirmation de cette remarque dans le tableau que nous ferons, à la fin de cet ouvrage, de la fréquence des maladies suivant les appareils.

Je n'ai pas parlé des vers intestinaux, parce que les enfans à la mamelle n'en ont presque jamais.

CHAPITRE III.

MALADIES DES DÉPENDANCES DU CANAL INTESTINAL.

Le foie, la rate et le pancréas doivent être regardés comme des dépendances du tube intestinal; il convient donc d'étudier ici leurs maladies.

PREMIÈRE SECTION.

DÉVELOPPEMENT ET VICES DE CONFORMATION DU FOIE.

Le foie commence à se développer de bonne heure; Walter a constaté que, dans l'embryon de trois semaines, son poids était la moitié de celui de tout le reste du corps; et chez le fœtus à terme, il est par rapport au corps dans la proportion de 1 : 18 ou de 1 : 20 (1). Il remplit, chez le fœtus et l'enfant naissant, presque le tiers de la cavité abdominale, car il descend jusque vers la crête de l'os des îles. Ainsi, pendant la vie intrà-utérine, le foie offre de bonne heure un développement assez prononcé pour qu'il soit considéré comme un des organes importans de l'abdomen; il remplit, en effet, des fonctions fort essentielles sous le rapport de la circulation fœtale; peut-être même en remplit-il aussi sous le rapport de la nutrition, car il serait fort possible que le produit de sa sécrétion concourût en quelque sorte à alimenter le fœtus. Je ne m'arrêterai point à développer cette idée, que l'on ne peut encore regarder que comme une simple conjecture.

Vices de conformation. — Le foie n'est complètement absent que dans le cas d'acéphalie complète; il n'occupe pas toujours, chez l'enfant naissant, la place qui lui est naturellement assignée; on peut le trouver hors de l'abdomen, dans le cas d'imperfection de la paroi abdominale, et même dans la cavité thoracique, lorsqu'une portion du diaphragme vient à manquer. Le foie présente aussi des scissions profondes et quelques altérations de forme peu importantes.

L'absence de la vésicule biliaire, lorsque ses canaux existent, est possible, et même elle n'entraîne pas d'accidens; mais je ne sache pas qu'on ait vu naître des enfans avec une absence complète des voies biliaires.

En un mot, les enfans apportent rarement en naissant des vices de conformation du foie, qui, comme la plupart de ceux que nous avons passés en revue, altèrent la santé ou compromettent la vie des nouveau-nés.

(1) Meckel, *Anat. gén.*

DEUXIÈME SECTION.

MALADIES DU FOIE.

Les médecins anglais attachent la plus grande importance aux maladies du foie chez les enfans comme chez les adultes ; ils attribuent au trouble des fonctions de cet organe la plupart des désordres digestifs ; c'est surtout dans les qualités de la bile que le foie verse dans les intestins, qu'ils font résider la cause d'un grand nombre de maladies. Pour avoir des données fixes sur ce sujet, j'ai examiné avec soin le foie d'un certain nombre d'enfans ; j'ai tenu compte des qualités physiques de leur bile, et des symptômes qu'ils avaient offerts pendant la vie, et je n'ai rien vu dans l'ensemble de ces lésions et de ces symptômes, qui pût expliquer et motiver l'idée des pathologistes anglais sur l'influence que doivent exercer les affections du foie sur la santé des enfans. Avant d'exposer les résultats généraux de ces recherches, je dirai deux mots des maladies du foie développées avant la naissance.

Maladies congénitales du foie. — Le foie est fréquemment le siége de congestions sanguines pendant la vie intrà-utérine. Souvent même cet organe est d'un rougé noirâtre très-prononcé. J'ai trouvé aussi deux fois le tissu du foie considérablement ramolli, et répandant une odeur prononcée d'hydrogène sulfuré. Ces deux enfans étaient arrivés à terme, leur constitution était assez forte, et l'état extérieur de leur corps n'offrait aucun dépérissement.

J'ai trouvé dans le foie d'un enfant naissant de petites granulations tuberculeuses ; il en existait également dans la rate et dans les poumons. Il en sera question en parlant des tubercules pulmonaires. Quant à la quantité et aux qualités physiques de la bile chez les enfans, rien n'est plus variable, et je ne puis fournir à cet égard aucune donnée

fixe et générale. En un mot, les congestions passives du foie
sont réellement la lésion la plus fréquente de cet organe
chez les nouveau-nés ; et cela se conçoit aisément, puisque
la circulation hépatique est sous la dépendance directe de
la circulation générale , et doit par conséquent se ressentir
promptement des désordres qui surviennent dans les fonctions de l'appareil circulatoire.

Maladies développées après la naissance. — Pour bien apprécier les altérations du foie, il faut d'abord connaître ses
variétés d'aspect dans l'état sain. Chez presque tous les
nouveau-nés, le foie est à l'extérieur d'un rouge-brun très-
foncé , il est toujours gorgé de sang ; ce liquide coule en
gouttelettes abondantes lorsqu'on incise l'organe, et ce sang
est presque toujours noir et fluide ; la vésicule biliaire, allongée, peu volumineuse, est remplie d'une bile visqueuse
d'un vert porracé. A mesure que l'enfant avance en âge ,
l'engorgement sanguin du foie est moindre, la bile devient
un peu plus abondante , et la vésicule biliaire se distend
davantage. La consistance du tissu du foie est toujours telle
qu'il se coupe nettement, et ne se déchire qu'après un
certain effort de traction.

Congestion.—Le moindre obstacle à la circulation donne
lieu aux congestions passives du foie. Ces congestions sont
fort communes chez les enfans naissans ; elles varient considérablement, sous le rapport de la quantité du sang
accumulé dans le tissu de l'organe; il s'y trouve quelquefois en assez grande abondance pour donner lieu à une sorte
d'exsudation sanguine à la surface du foie, dont la face
convexe est dans ce cas teinte et humectée par une couche
de sang répandu ou exhalé en nappe. J'ai vu même, chez
plusieurs enfans, un épanchement de sang dans l'abdomen
résulter de cette turgescence. Les symptômes que présentent les enfans affectés de congestions hépatiques ne peuvent en rien dévoiler l'existence de la maladie; ils sont les

mêmes que ceux de la congestion pulmonaire. Dans l'asphyxie des nouveau-nés, par exemple, rien n'est plus commun que de trouver le foie considérablement gorgé d'un sang noir et fluide; les gros vaisseaux abdominaux, et tout l'appareil circulatoire en général, en contiennent également. La congestion hépatique provient alors d'une sorte de reflux du fluide sanguin vers les organes abdominaux, parmi lesquels le foie, en raison de sa grande vascularité, est singulièrement disposé à s'injecter et à s'engorger.

Les congestions du foie semblent quelquefois altérer le produit de sa sécrétion; chez quelques enfans dont le foie était très-injecté, j'ai trouvé la vésicule biliaire distendue et pleine d'une bile épaisse, d'un vert noirâtre, et souvent même sanguinolente. J'ai trouvé une fois chez un enfant, au lieu de bile, du sang noirâtre et un peu filant. On eût dit que le foie, altéré dans sa texture, n'avait pu faire subir au sang qu'il reçoit pour la sécrétion biliaire, la modification vitale ou physiologique que ce fluide doit éprouver pour être transformé en bile.

Le traitement des congestions hépatiques doit être celui des congestions intestinales et thoraciques, puisque cet état s'observe en même temps dans ces trois appareils, que semblent lier étroitement entre eux les divers rameaux du même tronc circulatoire.

Inflammations. — Je ne crois pas que l'inflammation d'aucun organe soit plus difficile à constater que celle du foie; ses altérations de couleur et de texture sont si nombreuses et si variables, qu'on ne sait le plus souvent à quelle cause les rapporter, et, sans parler ici des nuances innombrables qu'offre la coloration du foie chez les adultes, je pourrais citer un grand nombre de variétés de couleur que présente le foie chez les enfans. Comme je ne possède aucun fait positif sur les caractères anatomiques et sur les symptômes de l'hépatite chez les enfans à la mamelle, je m'abstiendrai d'être le stérile copiste des auteurs ; et, pour suppléer au défaut de données propres à tracer l'histoire des inflammations du foie, je me bornerai à exposer les résultats généraux des recherches que j'ai faites sur les divers aspects du foie, considérés dans tous leurs rapports avec la quantité et les qualités de la bile, et les symptômes présentés par l'enfant du côté de l'appareil digestif.

Examens des divers états du foie, considérés dans leurs rapports avec les qualités de la bile. — J'ai fait ces recherches sur cinquante enfans des deux sexes, âgés de 1 jour à 6 et 8 mois.

Sur douze enfans, dont le foie présentait tous les caractères apparens de l'état sain, sans être injecté ni infiltré d'une plus grande quantité de sang qu'à l'ordinaire, j'ai trouvé la bile décolorée et un peu visqueuse chez deux ; abondante, incolore et claire comme de la sérosité chez trois ; d'un beau vert et peu abondante chez un ; noirâtre et très-abondante chez deux ; peu abondante et d'un beau jaune clair chez deux ; d'un vert jaunâtre et très-visqueuse chez deux.

On voit déjà, d'après ce premier relevé, que, bien que le foie présente les caractères de l'état sain, la couleur et la consistance de la bile sont extrêmement variables. Mais poursuivons notre analyse.

Le foie était très-gorgé de sang chez vingt-huit enfans ; la bile était d'un vert foncé et médiocrement abondante chez dix d'entre eux ; chez huit autres elle se trouvait d'un vert très-pâle et comme décolorée ; mélangée de sang chez deux ; épaisse, jaune et comme concrétée chez trois ; peu abondante et d'un jaune d'ocre chez quatre ; remplacée dans la vésicule par un fluide blanc et filant comme des mucosités chez un seul.

Ainsi, la congestion sanguine du foie ne cause pas une altération de sécrétion toujours identique, du moins en apparence, puisque nous voyons ici la quantité et la qualité de la bile varier beaucoup chez des enfans dont le foie se trouvait dans le même état pathologique. Il nous reste maintenant dix enfans à examiner : leur foie a présenté plusieurs nuances d'aspects différens, et les caractères de leur bile n'ont pas été moins variables. Sur trois, le foie était exsangue et très-pâle; la bile très-pâle chez l'un, très-foncée en couleur chez le second, d'un vert noirâtre et mêlée de sang chez le troisième. Ici, chose remarquable, nous trouvons la bile d'un vert foncé chez un enfant dont le foie était exsangue et décoloré, tandis que, chez quelques-uns de ceux dont le foie se trouvait gorgé de sang, la bile, au contraire, était claire et incolore.

Chez le quatrième des dix enfans dont il s'agit, le foie était friable, comme granuleux quand on le déchirait, et sa substance, qui paraissait infiltrée d'une sérosité jaunâtre, avait elle-même la couleur d'un beau jaune d'ocre. La bile, très-abondante, était verte et légèrement visqueuse. Chez le cinquième, le foie avait l'aspect d'un rose tendre; la bile était jaune et rare. Chez le sixième et le septième, le foie, très-volumineux, était pâle et gras; la bile était incolore chez l'un, et d'un jaune verdâtre chez l'autre. Chez le huitième, le foie était grisâtre à l'extérieur; cette coloration n'existait qu'à la surface; car, en l'incisant, on trouvait sa substance d'un brun rouge très-foncé; il était également très-friable, et se déchirait avec la plus grande facilité. La bile était verte et très-filante; la vésicule biliaire était elle-même tapissée à l'intérieur par des mucosités fort épaisses. Chez le neuvième, le foie offrait une couleur ardoisée à l'extérieur et verdâtre à l'intérieur; il était ferme, et se coupait par tranches nettes; la bile était naturelle. Enfin, chez le dixième, le foie était réduit en une bouillie rougeâtre, et répandait, quand on l'écrasait, une odeur

manifeste d'hydrogène sulfuré. La bile était très-abondante
et d'une couleur vert foncé; il s'y mêlait aussi une grande
quantité de sang, qui, au lieu de se mélanger avec la bile,
s'en séparait par grumeaux et filamens distincts.

Il résulte de ces recherches, que les aspects du foie sont
très-variables, que ceux de la bile ne le sont pas moins, et
qu'il est vraiment impossible d'établir entre l'état de la bile
encore contenue dans ses réservoirs, et l'état normal et pathologique du foie, des rapports tels qu'on puisse rien conclure de général. Les qualités de la bile doivent varier suivant une foule de modifications survenues dans l'action
sécrétante de nos organes, modifications que nous ne pourrons jamais saisir, tant que le voile qui nous dérobe encore
la manière dont s'exercent les sécrétions au sein de nos organes ne sera pas déchiré. Ainsi donc je suis réduit, en
voulant remonter aux causes et à la nature des maladies du
foie chez les enfans, à avouer mon ignorance et mon inca-
pacité; toutefois je trouve l'occasion de signaler une lacune
à remplir, et c'est sans doute un dédommagement à mes
peines, car c'est encore servir la science que de montrer
l'erreur, et d'apprendre à l'éviter.

Je ne me suis pas borné à ces premières recherches sur la
cause et la nature des maladies du foie; j'ai tenté d'autres
observations analytiques, pour voir jusqu'à quel point les
auteurs ont raison d'attribuer à des affections du foie les
diarrhées de matières jaunes et vertes qu'ont les enfans.

*Examen de l'état du foie et des qualités de la bile par rap-
port aux déjections intestinales.* — Sur quarante-huit enfans
morts d'entérite ou de gastro-entérite, j'ai vu vingt fois une
diarrhée de matières jaunes fort abondante, et vingt-six fois
une diarrhée également abondante de matières très-vertes.
Voici dans quel état étaient le foie et la bile chez ces enfans:
quinze d'entre eux avaient le foie à peine injecté, et sur ces

quinze cas, la bile était peu abondante et très-claire chez quatre individus; elle était d'un vert foncé, poisseuse et très-abondante chez trois; enfin, dans les autres cas, elle ne présentait rien de remarquable. Chez vingt-cinq enfans, le foie était gorgé de sang, ainsi que cela s'observe d'ailleurs fréquemment à cette époque de la vie; la bile offrait sur chacun d'eux des caractères différens : elle variait depuis la couleur jaune pâle jusqu'au vert le plus foncé; un d'eux, au lieu de bile, a offert une assez grande quantité de sang noirâtre dans la vésicule biliaire.

Quant aux huit enfans qui complètent le nombre de ceux sur lesquels j'ai dirigé ces recherches, le foie présentait des nuances jaunâtres, vertes, brunes et ardoisées; la bile était fluide et claire chez les uns, tandis qu'elle était épaisse et verte chez les autres.

Ainsi donc, bien que les quarante-huit enfans qui fixent ici notre attention, aient tous offert le dévoiement ou des vomissemens de matières jaunes et vertes, leur foie a présenté des aspects très-différens : quelquefois il était sain , souvent injecté, et parfois il présentait des caractères anatomiques que l'état actuel de nos connaissances ne nous permet pas encore de rapporter à quelque classe de maladie dont la nature soit évidemment démontrée. Que conclure de ces faits ? quelle théorie établir sur ces bases incertaines ? Faut il, à l'exemple de la plupart des pathologistes anglais, attribuer gratuitement au foie ce désordre des fonctions digestives ? Faut-il regarder ces évacuations jaunes et vertes comme une altération de la sécrétion biliaire ? Je laisse à d'autres auteurs, que des recherches ultérieures viendront éclairer, le soin de résoudre ces questions, et, pour moi, quitte à renoncer à mes idées quand des faits concluans les auront combattues, je crois que les déjections jaunes et vertes, quelle que soit d'ailleurs la cause de leur coloration, sont le symptôme le plus probable d'une entérite, affection qu'il faut avant tout chercher à guérir, pour guérir la diarrhée qui n'en est que l'effet.

Telle n'est pas sans doute l'opinion de M. Dewees, lorsqu'il dit dans son ouvrage, à l'article *Diarrhée :* « Dans la diarrhée bilieuse, les matières du dévoiement sont vertes ou d'un jaune intense, et les intestins sont irrités par cet afflux de bile viciée ou non. Cette maladie règne fréquemment sur les enfans, dans nos climats, durant l'été ou à l'approche de cette saison. Chacun connaît, en effet, l'influence de la chaleur sur les fonctions du foie ; il est d'observation générale que, dans un temps chaud, les évacuations chez les adultes se font avec plus de rapidité ; souvent même les matières fécales sont teintes de bile ; l'urine présente aussi cette couleur, et, lorsque cette maladie survient chez les enfans, nous l'appelons *le mal d'été* (the summer complaint). »

Aucune période de l'enfance ne met à l'abri de cette affection, dit M. Dewees, qui a vu des évacuations bilieuses excessives chez des enfans de dix jours.

Ainsi, les médecins américains, considérant la diarrhée jaune abondante qui survient pendant l'été chez les enfans, comme un indice d'un afflux de bile irritante dans les intestins, conseillent d'abord d'évacuer le tube intestinal, en employant surtout les médicamens doués d'une action spéciale sur le foie : tel est le calomel donné souvent à petites doses. M. Dewees a recours au laudanum pour calmer, durant la nuit, l'irritation intestinale ; il en donne une demi-goutte pour un enfant au-dessous de dix jours, une goutte pour les enfans d'un mois, une goutte et demie ou deux gouttes pour ceux de un mois à trois mois, et quatre pour ceux de neuf à dix-huit mois. Si la fièvre s'unit au dévoiement, il conseille d'avoir recours aux bains et au tartrite antimonié de potasse, qu'il faut faire boire à l'enfant à la dose d'un dixième, d'un vingtième ou d'un vingt-quatrième de grain étendu d'eau. M. Burns recommande en outre de nourrir l'enfant avec du bœuf, de l'arrow-root, des bouillies et du vin blanc (1).

Ainsi donc, pendant que l'ouverture des cadavres nous démontre ici que la diarrhée jaune ou verte est presque toujours accompagnée d'une entérite, les médecins américains, sans tenir compte de cet état du canal alimentaire, conseillent des purgatifs, des vomitifs et des excitans: Peut-être faut-il attribuer en partie à ces méthodes peu physiologiques, les ravages que font en général les maladies inflammatoires dans ces climats. Pourquoi ne pas chercher à s'assurer s'il y a réellement dans cette maladie un afflux de bile dans les intestins? pourquoi ne pas tâcher de démontrer, par des recherches anatomiques, que le foie, sous l'influence de la chaleur, s'irrite, et cesse de remplir ses fonctions d'une manière normale; au lieu d'établir, sans motifs et sans faits évidens, que la bile neutralise les acides formés dans l'estomac, et que, lorsque ces acides sont très-abondans et se mêlent avec le fluide bilieux de manière à ne pouvoir être neutralisés, leur mélange donne une couleur verte aux évacuations alvines? de là une foule d'accidens consécutifs rapportés à ces acides, sortes de poison dont il faut délivrer au plus tôt les voies alimentaires (2).

Ces idées, transmises d'époque en époque avec un respect dont on ne se rend compte qu'en songeant avec quel aveuglement les hommes aiment parfois à courir au devant des préjugés et des vieilleries, ne pouvant soutenir l'examen analytique des faits anatomiques dont la médecine s'éclaire tous les jours, tomberont dans l'oubli qui ensevelit déjà tant d'erreurs médicales. Si, en les renversant, nous ne pouvons élever à leur place d'autres théories, peu importe, le doute et l'incertitude valent mieux encore que l'erreur;

(1) Dewees, *loc. cit.*, p. 364.
(2) *Idem*, p. 367.

car, au lieu de nous bercer par de faciles explications, ils nous tourmentent par le besoin de la vérité qui nous manque, et nous forcent ainsi à recourir à des tentatives nouvelles pour la découvrir.

Je me résume, en disant que rien n'est plus difficile que de diagnostiquer l'inflammation du foie, et d'en constater l'existence par l'ouverture des cadavres chez les enfans à la mamelle (1); que la diarrhée jaune et verdâtre existe presque toujours avec une inflammation des intestins; qu'il n'est pas prouvé qu'elle soit le résultat d'une maladie du foie; qu'il vaut mieux, dans le doute, voir en cela les symptômes d'une entérite, et traiter l'enfant en conséquence, plutôt que d'imaginer que cette diarrhée résulte de l'afflux dans le canal intestinal, d'une bile irritante qu'il est besoin d'expulser par des purgatifs.

Plusieurs auteurs ont parlé des abcès du foie chez les nouveau-nés affectés d'ictère (2). Mais, ainsi que l'a déjà fait remarquer M. Denis, de nombreuses autopsies n'ont pas confirmé l'existence réelle de cette lésion. Il est encore un autre fait signalé par les auteurs, c'est la concomitance des maladies du duodénum et du foie. M. Cruveilhier a observé que, chez les enfans qui étaient affectés d'un ramollissement du duodénum, il y avait en même temps une pâleur morbide du foie. M. Denis partage cette opinion, mais ici il s'agit de s'entendre sur la nature du ramollissement. Je dirai d'abord que j'ai trouvé le foie dans des états très-variables sur des enfans affectés de duodénite. Quelques-uns des enfans qui font l'objet des observations énumérées plus haut, avaient, comme je l'ai dit, une phlegmasie du duodénum; eh bien! on doit se rappeler quelles variétés d'aspect a présentées le foie. Quant au ramollissement, je ne

____

(1) Cette distinction n'est pas beaucoup plus facile chez les adultes. Voyez Andral, *Clinique médic.*, t. 4.

(2) Baumes, *Ictère des enfans de naissance.* Paris, 1806.

suis pas de l'avis de MM. Cruveilhier et Denis, s'ils veulent parler du ramollissement inflammatoire, de celui qui succède à une inflammation plus ou moins intense de la membrane muqueuse intestinale ; mais s'il s'agit du ramollissement blanc, c'est une chose bien différente : tous les organes, toutes les parties du corps de l'enfant sont alors étiolés et pour ainsi dire exsangues ; il n'est pas étonnant que le foie lui-même soit décoloré.

Je ne parle pas ici de l'ictère des nouveau-nés, parce que je ne le considère pas comme une affection symptomatique du foie. Je me réserve de démontrer plus tard la vérité de cette opinion.

La vésicule biliaire m'a paru très-rarement malade, je n'ai pas eu souvent l'occasion d'observer ses vices de conformation ; M. Denis dit avoir rencontré trois fois son absence. Elle est quelquefois très-peu développée, et réduite à une petite poche globuleuse ; ordinairement ses parois sont teintes en vert par la bile, et sa face interne est enduite d'une couche plus ou moins épaisse de mucosités ; sa paroi est, dans quelques cas, mince et transparente ; on voit se dessiner à sa surface des ramifications vasculaires plus ou moins nombreuses. J'ai trouvé une fois, sur le cadavre d'un enfant dont je n'avais pas recueilli l'observation, cette vésicule évidemment enflammée ; sa face interne offrait une rougeur très-vive, et l'épaisseur de sa paroi était considérablement augmentée. Il est assez fréquent d'y trouver une rougeur pointillée très-fine, que l'on ne peut guère apercevoir qu'après avoir enlevé la bile qui colore ordinairement la vésicule.

Les altérations pathologiques des canaux biliaires, telles que leur rétrécissement, leur oblitération ou leur inflammation, surviennent plutôt chez les adultes et les vieillards que chez les jeunes enfans.

Quant aux maladies de la rate et du pancréas, qui sont

aussi des dépendances du tube intestinal, je n'ai rien à dire ici de particulier. Les congestions de la première sont ce que l'on observe le plus souvent chez les nouveau-nés. J'ai cité un exemple de sa rupture par suite d'un semblable état pathologique.

Le pancréas offre chez les enfans naissans un développement assez avancé; je ne doute pas qu'il ne concoure à l'exécution des fonctions digestives, et ne verse le produit de sa sécrétion en plus ou moins grande abondance dans le canal alimentaire chez les enfans; mais je n'ai pu constater si l'absence ou la surabondance de cette sécrétion pouvait troubler en quelque chose les fonctions du tube intestinal. Il serait curieux, par exemple, de constater si, dans la diarrhée muqueuse ou séreuse des enfans, la sécrétion du pancréas ne s'unit pas à celle de l'appareil folliculeux intestinal, pour constituer l'abondance et la liquidité des selles.

CHAPITRE IV.

MALADIES DE L'APPAREIL URINAIRE.

Art. 1er. — Développement.

Cet appareil comprend les capsules surrénales, les reins, les uretères, la vessie, l'ouraque et l'urètre.

A deux mois, les capsules surrénales commencent à être distinctes chez l'embryon; elles sont même alors plus volumineuses et plus pesantes que les reins; mais peu à peu leur volume diminue, et les reins, au contraire, deviennent plus volumineux, de sorte qu'à la naissance, les reins sont trois fois plus volumineux que les capsules. Elles contiennent dans le principe un fluide visqueux qui les remplit presque en totalité; mais ce fluide étant peu à peu résorbé, ne laisse plus qu'une couche épaisse et brunâtre accolée à la paroi

interne de la capsule comme le serait le dépôt d'un fluide
épais; lors donc qu'on examine les capsules surrénales chez
les nouveau-nés, on trouve toujours dans leur intérieur la
substance mollasse et brunâtre dont je parle; cette substance, que j'ai très-souvent examinée, offre une grande variété d'aspects : tantôt sa couleur est celle du chocolat;
tantôt, au contraire, elle ressemble à de la substance cérébrale mélangée de sang. Plusieurs fois je l'ai trouvée tellement molle, blanche et diffluente, qu'on aurait pu la prendre
pour du pus. Cette substance ne fond pas en fusant, ne
graisse pas le papier de soie, et paraîtrait plutôt être de la
fibrine analogue à celle du sang, qu'un fluides éreux, muqueux ou adipeux. Il faut se garder de la prendre pour le
résultat d'une sécrétion morbide ou désorganisation de
tissu. L'aspect extérieur des capsules surrénales est d'un
jaune rougeâtre ou d'un brun fauve; elles sont ordinairement un peu rugueuses et comme ridées; leur consistance
est si fragile qu'on les déchire avec la plus grande facilité.
Il ne faudrait donc pas prendre cette consistance pour un
ramollissement morbide. Je pense avec Meckel qu'elles
n'ont pas de cavité; du moins ce n'est qu'une cavité possible que remplit la matière semi-fluide déposée dans l'intérieur de ces capsules.

Les reins, qui n'apparaissent qu'après les capsules surrénales, c'est-à-dire, entre deux à trois mois, sont d'abord
composés d'un nombre plus ou moins considérable de lobules creux qui communiquent assez largement entre eux, et
qui sont agglomérés par un tissu lâche et assez facile à
séparer. Ces lobules, se rapprochant plus intimement, se
confondent pour ainsi dire les uns dans les autres, et deviennent moins nombreux; leur ouverture de communication est moins large, et bientôt ils n'offrent plus qu'un pertuis assez étroit, qui s'ouvre dans un réservoir commun, le
bassinet. Pendant que s'opère cette union plus intime des

lobules du rein, la substance corticale se forme peu à peu ; elle est assez prononcée à 6 mois. Il est à remarquer que ces lobules sécrètent à leur intérieur, de très-bonne heure, un fluide blanc et séreux qui les distend, mais qui s'en trouve expulsé à mesure que la substance corticale venant à se former, l'épaisseur de la paroi du lobule augmente, et sa cavité diminue ; alors il est très-probable que ce fluide, toujours sécrété, découle dans le bassinet, et de là dans l'uretère et la vessie.

La vessie existe de très-bonne heure ; elle se présente déjà sous forme d'une petite poche assez distincte, lorsque les reins sont à peine ébauchés. Elle n'est alors, en quelque sorte, que la continuation de l'ouraque, qui, dès le principe de l'évolution embryonaire, se continue large et distincte vers le cordon ombilical, pour diminuer ensuite progressivement, et s'oblitérer à un tel point, que des anatomistes, qui ne l'ont sans doute observée qu'à l'époque de la naissance, ont nié la disposition canaliforme de ce conduit.

Les uretères et l'urètre, qui sont les dépendances des différens organes creux que nous venons d'examiner, se forment aussitôt que ces organes et ces canaux s'élargissent, ce qui a lieu à mesure que l'enfant prend de l'accroissement.

Vices de conformation. — Les vices de conformation de l'appareil urinaire se présentent assez fréquemment chez les nouveau-nés. Comme cet appareil se compose de plusieurs parties étroitement liées entre elles par leurs rapports anatomiques et par leurs fonctions, il arrive souvent que le vice de conformation d'une de ces parties entraîne aussi la difformité de celle qui lui est congénère. C'est ainsi que les reins sont souvent le siége de déviations organiques qui résultent d'un vice de conformation dans les uretères, la vessie ou l'urètre. Nous en citerons plus bas un exemple. Toutefois ces vices de conformation s'expliquent très-bien par la disposition primitive des parties constituantes de l'organe.

J'ai dit que les reins étaient primitivement composés de plusieurs lobules, à la face interne desquels est sécrété un fluide qui s'écoule par les uretères dans la vessie; mais si l'uretère offre une interruption ou une oblitération de son canal, alors ce fluide séjourne dans le lobule, le distend, l'entretient à l'état vésiculeux, s'oppose au libre développement de la substance corticale, et, au lieu d'un rein, on trouve à l'ouverture du cadavre une masse plus ou moins grosse de vésicules transparentes, irrégulièrement agglomérées les unes avec les autres, communiquant plus ou moins directement avec le bassinet, et constituant une véritable hydropisie enkystée chez les nouveau-nés. C'est, en effet, ce que va prouver l'observation suivante.

53ᵉ OBSERVATION.

Vice de conformation du rein, oblitération de l'uretère. — Jules Martin, âgé de 4 jours, entre le 23 février à l'infirmerie. Il est fort; ses tégumens sont très-colorés; il porte à la région lombaire une tumeur arrondie, molle au toucher, offrant à son centre une excoriation rougeâtre, et à sa circonférence un bourrelet dur, rouge et inégal. L'enfant reste à l'infirmerie pendant un mois; durant ce temps, il maigrit, et s'étiole insensiblement; il a le dévoiement et des vomissemens abondans : son cri est toujours faible et sa circulation très-lente; enfin il meurt le 21 mars. On trouve, à l'ouverture du cadavre, un épanchement considérable de sérosité dans les ventricules latéraux, le long du rachis, et dans la tumeur qui existait à la région lombaire, au niveau d'un écartement des apophyses épineuses des dernières vertèbres lombaires et des premières sacrées. L'appareil digestif n'offrait rien de remarquable, mais l'appareil urinaire présentait la disposition suivante :

Le rein gauche consistait en une masse grosse comme

un œuf d'oie, de lobules semi-transparens, irrégulièrement
agglomérés, et qui formaient autant de petits kystes pleins
d'un fluide blanc et inodore. Ces kystes communiquaient
tous entre eux ; les plus voisins du bassinet s'ouvraient dans
ce réservoir, qui lui-même était rempli d'un fluide semblable au précédent. Le rein n'offrait aucune trace de sa texture naturelle ; cependant, vers sa scissure, on remarquait
une couche de tissu cellulaire assez épaisse et comme con-
densée. C'était dans ce tissu que venaient se terminer, en
s'oblitérant, la veine et l'artère rénales. J'ai recherché vainement la connexion de l'uretère avec le bassinet ; celui-ci
formait un véritable cul-de-sac sans débouché. L'uretère
était bien développé près de la vessie, où il s'ouvrait comme
à l'ordinaire, mais en remontant vers le rein on le voyait
dégénérer en deux petits cordons très-minces, bifurqués
et nullement perforés, et près du bassinet ces filamens se
multipliaient et s'appliquaient au rein en forme de patte d'oie.

Le rein droit était plus développé qu'à l'ordinaire ; la vessie, très-peu dilatée, contenait de l'urine trouble, dans laquelle se trouvaient une grande quantité de petits graviers
fins comme du sable ; les poumons étaient un peu gorgés de
sang ; les ouvertures fœtales étaient oblitérées.

Cette hydropisie enkystée du rein était surtout remarquable par sa coexistence avec l'oblitération et l'imperforation
de l'uretère. Cette observation offre un double vice de conformation de l'appareil urinaire, mais l'un semble être le résultat de l'autre ; je crois, en effet, que l'hydropisie du rein
a été l'effet du séjour obligé du fluide qui ne trouvait d'issue
ni par le bassinet ni par l'uretère. Nous devons aussi remarquer la présence des graviers dans l'urine.

Lorsqu'il existe un obstacle au cours de l'urine dans un
autre point des voies urinaires, on conçoit que les parties
qui se trouvent au-dessus de l'oblitération devront offrir
une dilatation analogue à celle dont il vient d'être question.

C'est, en effet, ce que semble prouver l'observation suivante :

54ᵉ OBSERVATION.

En disséquant le cadavre d'un enfant mâle mort-né, que M. Delpech, médecin à Paris, avait remis à M. Baron, le 10 juin 1826, je remarquai ce qui suit : La tête était un peu volumineuse; les membres étaient très-maigres; les tégumens flasques et un peu violacés; le ventre, excessivement ballonné, formait une tumeur arrondie très-saillante, et présentait une sorte de cône arrondi, dont l'ombilic était le sommet. L'implantation du cordon ombilical était très-large. En palpant cette tumeur, on y sentait évidemment un fluide. Le cadavre offrait du reste tous les caractères de celui d'un enfant né à terme.

On trouva, en ouvrant l'abdomen, une vaste poche qui remplissait toute cette cavité, les circonvolutions intestinales étant refoulées en arrière et en haut. Sur les parties latérales et un peu antérieures de cette poche, se trouvaient appliquées et étalées les vésicules séminales, dont le conduit séminifère, très-allongé et très-mince, se rendait à la partie inférieure et latérale du kyste où se trouvaient les testicules. Enfin, près du sommet de ce prétendu kyste, et directement entre les deux vésicules séminales, le rectum, très-gros, et distendu par une grande quantité de méconium, venait s'appliquer, et adhérait solidement en s'oblitérant, à la paroi de cette poche volumineuse, qu'on reconnut être la vessie énormément distendue par un fluide blanc, inodore, qui ne verdissait pas le papier de tournesol, et dans lequel flottaient des mucosités blanches et filantes comme celles des catarrhes vésicaux; la paroi interne de cette vessie était blanche et tapissée d'une couche du mucus adhérent. L'orifice interne de l'urètre n'existait pas; en sondant le canal, je pus faire passer le mandrin d'une sonde de femme jusqu'à un demi-pouce seulement, et je reconnus, par la dissection, que ce canal, se rétrécissant graduellement à partir du sommet de la verge, allait en s'oblitérant, et finissait par ne plus consister qu'en un filament allongé, étroit et perdu pour ainsi dire dans le tissu cellulaire du périnée. Je n'ai pas pu reconnaître la prostate, à moins qu'on n'ait voulu prendre pour cet organe une sorte de tissu rougeâtre appliqué sur la vessie, derrière l'insertion du rectum. Les uretères s'ouvraient parfaitement bien dans la vessie; leur diamètre était large, et ils se rendaient en s'élargissant insensiblement jusqu'au rein, qui, de chaque côté, était à peu près gros comme un œuf de poule, et offrait la même structure lobuleuse que dans le cas précédent. Cependant, les lobules étaient moins gros, moins transparens, et se trouvaient en partie recouverts de substance corticale, mais les calices et le bassinet étaient beaucoup plus larges et plus distendus qu'ils n'ont coutume de l'être. Un fluide blanc et inodore remplissait les lobules vésiculeux qui communiquaient tous ensemble, et s'ouvraient dans le bassinet; l'ouraque ne consistait qu'en un très-petit conduit oblitéré.

Il n'y avait pas d'anus, et le rectum, examiné à l'intérieur, offrait un cul-de-sac complet et bien adhérent à la vessie. Les autres organes ne présentaient rien de remarquable.

Ainsi donc, chez cet enfant, l'oblitération de l'urètre semblait avoir causé l'hydropisie de la vessie, et celle-ci l'hydropisie des reins, dont le développement normal avait été entravé ou même suspendu. La vessie, en se distendant, et en acquérant le volume considérable qu'elle a présenté, semble avoir subi une sorte de mouvement de bascule d'arrière en avant, et de bas en haut, de sorte que son bas-fond se trouvait être son sommet, et, entraînant dans ce mouvement toutes les parties qui lui sont adhérentes inférieurement, elle les avait pour ainsi dire extraites du bassin; de là les vésicules séminales et le rectum situés et adhérens à sa partie supérieure; de là l'ouverture des uretères à ses parties latérales et antérieures. Ainsi, plusieurs infirmités sont résultées d'un premier vice de conformation, auquel ont en quelque sorte pris part, non-seulement les parties d'un même appareil, mais encore les organes qui n'avaient avec ces parties que des rapports de contiguité.

Cette observation, ainsi que la précédente, pourrait servir à prouver que les excrétions du fœtus, au moins celles des voies urinaires, sont, dans l'état normal, rejetées hors du corps, et probablement déposées dans les eaux de l'amnios, puisque, lorsqu'il survient un obstacle au cours de ce fluide, il reflue dans ses réservoirs, et les distend outre mesure, ainsi que cela s'observe chez les adultes qui sont affectés de rétrécissement de l'urètre ou de paralysie de la vessie. Cette remarque peut trouver sa place dans l'histoire de l'embryologie.

Les voies urinaires peuvent encore offrir d'autres vices de conformation, car, ainsi que l'a dit Meckel, l'appareil urinaire est un de ceux qui présentent le plus d'anomalies. Les reins sont quelquefois absens, ou bien il en existe un seul, qui, pour l'ordinaire, occupe la ligne médiane, et se trouve appliqué sur la colonne vertébrale. Ils sont plus ou moins volumineux; leurs lobules sont quelquefois profondément séparés; leur situation varie; différentes causes peuvent les faire changer de situation; c'est ainsi qu'ils sont entraînés en bas ou fortement refoulés vers le diaphragme, par suite des adhérences vicieuses qu'ils peuvent contracter avec les parties qui les environnent.

L'absence, l'imperfection, l'occlusion ou la pluralité des uretères, ont été signalées dans les observations qui précèdent.

Outre la distension et le déplacement de la vessie, cet organe présente quelquefois un vice de conformation, dont Chaussier, Duncan, et beaucoup d'auteurs, ont rapporté des exemples. Je veux parler de son extro-version. La paroi antérieure manque ; il existe en même-temps une division de la paroi abdominale ou un écartement des os du pubis au niveau de la vessie, de sorte que cet organe présente en dehors de l'abdomen la face interne de sa paroi postérieure, qui est rougeâtre et mamelonnée, et où se voient souvent les orifices des uretères par où l'urine vient sourdre continuellement. Ce vice de conformation se rencontre non-seulement chez les enfans mâles, ainsi que Duncan l'avait pensé (1), mais encore chez les enfans du sexe féminin.

On a vu, dit Meckel, la bifurcation de la vessie ou sa formation en plusieurs sacs adossés (2). Ces différens vices de conformation sont d'autant plus dangereux chez l'enfant naissant, qu'ils apportent un obstacle plus insurmontable au cours de l'urine.

L'urètre peut offrir une oblitération plus ou moins complète, ou bien un simple rétrécissement de son canal. L'orifice de celui-ci peut se rencontrer dans un point quelconque de la partie inférieure de la verge, au lieu de venir s'ouvrir au gland. Ce vice de conformation a reçu le nom d'hypospadias. Dans ce cas, le gland est presque toujours difforme ; il est comme avorté et recourbé en bas, de sorte que le jet de l'urine tombe ordinairement entre les jambes, au lieu d'être lancé en avant.

Lorsque, chez un enfant naissant, l'urètre est imperforé, il faut s'empresser de pratiquer une ouverture artificielle, soit à l'extrémité de la verge, si le canal se rend jusque là, soit à un point quelconque de la verge, car il faudrait mieux établir un hypospadias que d'abandonner l'enfant à la mort

---

(1) *Med. and surgical journal*, 1805. Edimburgh.

(2) S. A. Ehrlich, *chirurgische Beobachtungen*, t. 2, p. 123.

qui doit résulter de la suspension du cours de l'urine. On reconnaîtra l'existence et la longueur du canal, au sentiment de fluctuation qu'on éprouvera en promenant les doigts à la partie inférieure de la verge. Si le ventre était distendu par le développement de la vessie, et s'il était impossible d'ouvrir l'urètre, on devrait tenter la ponction de la vessie, soit au-dessus du pubis, soit par le rectum. Ce dernier moyen conviendrait peut-être mieux : il réussirait à prolonger les jours de l'enfant, surtout s'il s'établissait et s'entretenait une communication entre la vessie et le rectum, parce que l'urine pourrait avoir une issue par cet organe. Dans tous les cas, ces moyens curatifs n'auraient sans doute qu'une efficacité temporaire, et n'empêcheraient pas que l'enfant ne succombât tôt ou tard à cette fâcheuse infirmité.

MALADIES DE L'APPAREIL URINAIRE.

Il est probable que, pendant la vie intrà-utérine, les reins et la vessie peuvent s'enflammer, mais il est difficile, surtout pour les reins, de constater cette inflammation chez les nouveau-nés ; en effet, les reins peuvent être plus ou moins colorés, suivant l'absence ou l'abondance du sang dans leur tissu. J'ai souvent remarqué à leur surface, chez des enfans naissans, des ecchymoses plus ou moins larges dues à un épanchement de sang au-dessous de leur membrane propre ; on voit aussi quelquefois des rougeurs pointillées dans l'épaisseur de la substance mamelonnée, et ces points rouges sont quelquefois assez larges pour être regardés comme de véritables pétéchies.

Il est une altération de couleur fort remarquable, et qui s'observe chez les enfans ictériques ; on voit s'étendre en rayonnant, du sommet à la base du mamelon, des stries d'un jaune éclatant, qui sont dues sans doute à la coloration de la sérosité qui se trouve entre les fibres de la substance mamelonnée. Ces stries colorées affectent une direction très-régulière ; elles ne doivent pas être regardées comme le résultat d'une altération particulière du tissu du rein, mais bien comme un effet de la cause éloignée qui détermine l'ictère. J'ai vu une fois la substance corticale séparée par une ligne jaune analogue à celle dont je viens de parler, de la substance mamelonnée. Celle-ci se trouvait comme enveloppée par cette ligne festonnée.

J'ai trouvé plusieurs fois, chez des enfans naissans, les reins tellement mous, qu'ils se déchiraient ou tombaient en bouillie au moindre effort de traction opéré sur eux.

Il paraît que la néphrite calculeuse peut se développer même pendant la vie intrà-utérine ; tel était, en effet, le cas de l'enfant qui fait le sujet de l'avant-dernière observation, et dans la vessie duquel nous avons trouvé une quantité assez considérable de graviers. M. Denis a souvent trouvé, dit-il, des graviers dans les conduits urinaires et dans l'urine des nouveau-nés. J'en ai également assez fréquemment trouvé ; mais jamais de calculs proprement dits ; cependant je pense que cela ne serait pas impossible.

La vessie, chez les nouveau-nés, est ordinairement petite et contractée ; elle ne s'élève guère au-dessus du niveau du détroit supérieur du bassin ; sa face interne est ordinairement remarquable par son aspect blanc satiné ; bien différente en cela des autres organes abdominaux, qui presque toujours sont plus ou moins injectés à l'époque de la naissance. J'y ai trouvé une seule fois des pétéchies ; mais il en existait en même temps dans d'autres parties du corps.

Après la naissance, les reins et la vessie s'enflamment quelquefois ; cependant il faut convenir que les phlegmasies de ces organes sont beaucoup plus rares chez l'enfant à la mamelle que celles des autres organes.

Les symptômes que Willan et Underwood ont attribués à l'ischurie rénale chez les enfans, me paraissent dus à une véritable néphrite, c'est du moins ce que l'on peut conclure de l'ensemble des symptômes qu'ils ont tracés, et du succès du traitement qu'ils ont employé. Si les enfans mouraient, comme le dit Underwood, sans faire entendre la moindre plainte, et sans éprouver de malaise, cela tenait sans doute à ce que, chez eux, les inflammations les plus graves sont souvent sourdes, et ne donnent pas lieu à des symptômes de réaction bien prononcés.

Lorsque la suspension des urines provient d'une affection des reins qui n'exercent plus leur sécrétion, quoique l'enfant n'urine pas, sa vessie ne se distend pas, de sorte que ce liquide n'est réellement pas sécrété en aussi grande abondance que dans l'état naturel.

Je ne puis tracer avec exactitude les symptômes de la cystite chez les enfans à la mamelle, parce que je n'ai pu les observer avec assez de soin, soit qu'ils fussent peu tranchés sur les jeunes sujets soumis à mon observation, soit qu'ils fussent masqués par d'autres symptômes ; mais j'ai trouvé souvent la vessie enflammée, en faisant des ouvertures de cadavres d'enfans plus ou moins âgés. Cette inflammation était caractérisée par une rougeur intense, une tuméfaction très-prononcée de la membrane interne que je déchirais, et que j'enlevais par lambeaux avec la plus grande facilité. J'ai surtout remarqué, sur trois enfans âgés, l'un de 15 jours, l'autre de 2 mois, et le troisième de 4, dont la vessie était distendue par une grande quantité d'urine, une inflammation très-vive du col de la vessie, qui était rouge et très-gonflé ; de sorte que j'ai été porté à croire que ces enfans avaient, pendant leur vie, été atteints d'une cystite, et, par suite, d'une rétention d'urine à laquelle ils avaient succombé. Il faut donc apporter le plus grand soin à étudier les causes de la rétention d'urine chez les enfans, afin d'y remédier d'une manière convenable. Il faudra tâcher de distinguer la rétention d'urine causée par la cystite, de celle que peut produire la paralysie de la vessie ayant pour cause l'existence d'une affection aiguë ou chronique de l'appareil cérébro-spinal.

Il paraît, d'après les remarques et les observations de Morton, que les enfans même peuvent être affectés de diabétès sucré, maladie caractérisée, dit-il, par un amaigrissement rapide, une diarrhée abondante, une soif ardente et l'abondance des urines, qui, comme chez les adultes, ont une saveur sucrée.

Le catarrhe vésical est fort rare chez les enfans à la mamelle; il devient plus fréquent chez les enfans plus avancés en âge, soit qu'il soit idiopathique, soit qu'il ait pour cause la présence d'un calcul dans la vessie.

Le traitement de ces diverses affections est facile à saisir; ainsi la cystite aiguë, que l'on pourrait jusqu'à un certain point reconnaître par la tension douloureuse de l'hypogastre et la suspension de l'urine, serait avantageusement combattue par l'application d'une ou de deux sangsues au périnée, l'usage des bains tièdes et des cataplasmes émolliens sur le ventre. Il faudrait avoir recours à l'introduction d'une sonde, puis à l'emploi des moyens propres à combattre l'affection cérébrale, dont la paralysie de la vessie peut être l'effet; et enfin, si l'on rencontrait le diabétès observé par Morton, il faudrait se servir des moyens auxquels eut recours ce célèbre praticien. Le traitement que suivit Morton pour un enfant qu'il parvint à guérir, consista en une diète lactée à laquelle l'enfant fut tenu strictement dès le principe de la maladie; la seule boisson qu'on lui permettait pour étancher la soif dont il était sans cesse dévoré, était un mélange de miel avec l'eau ferrugineuse d'Islington (1).

Les nouveau-nés sont quelquefois affectés d'une rétention d'urine qui ne provient ni de l'inflammation ni de la para-

____

(1) Underwood, traduit par E. de Salle, p. 768.

lysie de la vessie; ils sont quelquefois deux ou plusieurs jours avant de rendre pour la première fois leur urine. Il faut, dans ce cas; lorsqu'on s'est bien assuré si l'ouverture naturelle existe, mettre l'enfant dans un bain tiède, et lui appliquer sur le ventre un cataplasme, ou bien, comme le conseille Underwood, une vessie à demi-pleine d'eau tiède.

Lorsque les enfans sont affectés de gravelle ou de calculs urinaires, il sera fort difficile de les traiter convenablement; comment, en effet, soumettre au régime végétal très-aqueux conseillé par M. Magendie, des enfans que le lait seul peut nourrir? Cette affection est sans doute fort grave pour cet âge, et l'on ne peut chercher à en détruire la cause qu'à mesure que l'âge permet de sevrer les enfans, de varier, de modifier et de choisir leurs alimens. Toutefois on devra défendre à la nourrice de l'enfant de faire usage d'alimens gras et azotés, et lui recommander, au contraire, un régime végétal.

CHAPITRE V.

DE LA PÉRITONITE.

L'INFLAMMATION du péritoine est plus commune qu'on ne le pense chez les enfans naissans, et non-seulement elle se développe après la naissance, sous l'influence des causes excitantes auxquelles sont soumis les enfans, mais encore elle peut avoir lieu pendant le séjour de l'enfant dans l'utérus, ainsi que j'en rapporterai des exemples.

Péritonite congénitale. — J'ai observé sur le cadavre de deux enfans morts, l'un dix-huit heures, l'autre vingt-quatre heures après la naissance, des adhérences anciennes et très-solides entre les différentes circonvolutions intestinales; et, chez l'un d'eux, la face antérieure ou convexe du foie adhérait par quatre filamens très-solides, quoique très-fins, à la paroi antérieure de l'abdomen. Certes, on ne peut s'empêcher de considérer ces adhérences accidentelles comme le résultat d'une péritonite qui s'était développée pendant la vie intrà-utérine, et qui avait parcouru ses périodes avant la naissance. L'un de ces enfans était maigre, petit et très-pâle; mais l'autre offrait l'embonpoint ordinaire aux nouveau-nés.

On a vu plus souvent la péritonite aiguë chez les enfans qui paraissaient avoir apporté cette maladie en naissant. M. Dugès, dans sa dissertation sur les maladies des enfans, où se trouve un chapitre fort intéressant consacré à l'histoire de la péritonite chez les nouveau-nés, a rapporté l'observation d'un enfant qui naquit le 9 février 1821, à la Maternité, étant au terme de sept mois et demi, bien conformé, long d'environ seize pouces, et pesant trois livres et demie. Il était généralement œdémateux; son ventre était tendu, et, quoiqu'il eût respiré, crié et vécu pendant trois heures, il n'avait cependant pas rendu de méconium, cependant il avait reçu et rendu un lavement d'eau tiède. L'ouverture du cadavre fut faite le lendemain en présence du professeur Chaussier. « On trouve, dit M. Dugès, tous les viscères de l'abdomen agglutinés par l'albumine jaune et concrète. Fausses membranes minces sur le foie, la rate, la vessie, etc. Épiploon adhérent aux intestins; ceux-ci accolés en paquet, sont jaunâtres, durs, épais; leur tissu paraît mêlé d'albumine concrète; ils contiennent un mucus jaune et écumeux, etc. »

Cet enfant était un premier-né; sa mère, âgée de 22 ans, était bien portante; elle était seulement sujette aux engelures, et avait quelquefois des boutons dartreux sur les mains (1).

____

(1) *Recherches sur les maladies les plus importantes et les moins connues des enfans nouveau-nés.* Paris, 1821.

J'ai trouvé une péritonite au même degré chez trois enfans morts peu de temps après la naissance, et qui tous
étaient frais et vigoureux. Je ne les avais point observés pendant leur vie, et l'autopsie cadavérique seule m'a dévoilé la
la cause de leur mort. Chez l'un d'eux, l'épanchement séro-purulent était très-abondant; les circonvolutions intestinales étaient fort rouges à l'extérieur, et commençaient
déjà à contracter ensemble des adhérences.

Nous pouvons croire que les adhérences récentes du péritoine, dans le cas cité par M. le docteur Dugès, et dans
ces dernières observations, étaient l'indice d'une phlegmasie aiguë développée, soit dans les derniers jours de la
grossesse, soit pendant l'accouchement; il n'en est pas de
même de la péritonite chronique accompagnée de ces adhérences anciennes et solides dont j'ai parlé, et qui avait parcouru ses périodes dans l'utérus. Mais alors, quelles peuvent être les causes excitantes d'une pareille inflammation?
Il faut donc qu'elles soient transmises de la mère à l'enfant;
autrement, comment les concevoir?

Péritonite développée après la naissance. — Dès que les
enfans sont soumis comme nous aux causes stimulantes qui
nous environnent, leur influence plus ou moins active peut
bien causer l'irritation et l'inflammation de leurs organes,
qui ne sont pas moins sensibles que les nôtres. On a moins
lieu de s'étonner de l'existence de la péritonite chez les
jeunes enfans.

Elle se montre, soit à l'état aigu, soit à l'état chronique:
j'en rapporterai des exemples.

55e OBSERVATION.

Péritonite aiguë. — Alexis Sonnecourt, âgé de quatorze
jours, entre le 13 février à l'infirmerie. Cet enfant est assez
fort; mais depuis deux jours il a pâli; il vomit tout ce qu'on
lui fait boire; ses membres inférieurs sont infiltrés; son *fà-*

cies est douloureux. L'enfant est continuellement agité; son ventre est ballonné, et forme la pointe vers le nombril; il est dur et fort douloureux au toucher, car, aussitôt qu'on le comprime, l'enfant jette un cri, devient rouge, et respire avec la plus grande difficulté. La poitrine résonne dans toute son étendue; la peau est sèche et brûlante; on ne peut trouver le pouls au poignet, et les battemens du cœur, au stéthoscope, sont profonds et obscurs; le cri est petit, faible, aigu, et à peine entendu; il n'y a pas d'évacuations alvines. (*Diète, eau sucrée, cataplasme sur le ventre, bain.*) L'enfant meurt dans la nuit du 13 au 14. Ouvert le lendemain, on trouve la bouche, l'œsophage et l'estomac sains. Les intestins sont distendus par une grande quantité de gaz; le péritoine n'offre aucune rougeur dans les différens points de sa surface; mais il existe des adhérences récentes, et cependant assez solides, entre les circonvolutions intestinales, une couche pseudo-membraneuse assez épaisse sur le mésentère, et à peu près deux onces d'un liquide séro-purulent épanché dans la cavité abdominale. L'appareil circulatoire et le cerveau sont sains.

Parmi les symptômes de cette péritonite, nous avons particulièrement remarqué le ballonnement douloureux du ventre, l'absence du dévoiement, la petitesse extrême du pouls et l'expression douloureuse de la physionomie. Les lésions anatomiques étaient ici d'une nature trop évidente pour qu'on pût douter de l'existence de la péritonite.

56ᵉ OBSERVATION.

Péritonite chronique. — Joséphine Perrine, âgée de dix mois, assez grande, mais maigre et pâle, avait déjà deux dents incisives sorties à la mâchoire inférieure, lorsqu'elle fut prise tout à coup d'une dyspnée assez intense. Cette enfant, ordinairement gaie, était devenue morose et criarde depuis quelque temps. Elle entra donc à l'infirmerie le 22 janvier 1826. Son ventre était ballonné; sa respiration, un peu difficile, s'entendait mal à la partie supérieure du côté droit de la poitrine; sa langue était sèche, son pouls petit, sa peau brûlante; elle avait un dévoiement assez abondant de matières vertes et muqueuses. (*Orge et sirop de gomme, catapl. sur le ventre, lait coupé.*) Le 23, sa diarrhée devint plus claire et moins verte; le 24, mêmes symptômes généraux, pas de fièvre, tension du ventre, *facies* douloureux, front ridé; le 26, déglutition difficile, efforts de vomissemens quand on fait boire l'enfant, cri faible, quelquefois voilé. L'isthme du gosier présente une rougeur assez vive. Mort le 27 au matin.

Autopsie cadavérique. — Demi-marasme, pâleur générale des tégumens; on trouve près de deux onces de sérosité jaune et trouble épanchée dans l'abdomen. Il existe des adhérences nombreuses et très-solides entre le colon transverse et la grande courbure de l'estomac. Quelques circonvolutions de l'intestin grêle sont également adhérentes, mais d'une manière moins solide. La membrane muqueuse de l'estomac est d'un rose pâle; celle de l'intestin grêle est parsemée de stries rouges, et de nombreuses vergetures ardoisées existaient le long du colon. Les os maxillaires supérieur et inférieur étaient si mous et si spongieux, qu'on les coupait aussi facilement qu'un cartilage; les gencives n'étaient point enflammées; le cerveau contenait une assez grande quantité de sérosité citrine dans ses ventricules latéraux; la substance cérébrale était très-injectée; le poumon droit était engorgé.

Il me semble qu'il était assez difficile de diagnostiquer ici cette péritonite, qui, en raison de son état chronique, offrait des caractères moins tranchés, et qui d'ailleurs était masquée par l'inflammation intestinale qui la compliquait. La dyspnée était peut-être le résultat de l'épanchement assez abondant, qui, dans le bas-ventre, devait gêner les mouvemens du diaphragme, surtout quand on comprimait la cavité abdominale avec la main, ou par les langes de l'enfant, car les poumons n'ont pas offert de lésions assez graves pour expliquer les accidens qu'a présentés l'enfant du côté de la respiration.

M. Dugès regarde la constipation comme une des causes de la péritonite chez les enfans. Il cite à l'appui de son opinion quelques faits assez concluans. Mais, outre que la constipation est souvent l'effet plutôt que la cause de l'inflammation du péritoine, puisqu'elle ne survient qu'après le début de cette phlegmasie, on peut se demander comment il arrive que l'enfant soit affecté de péritonite dans le sein de sa mère, alors que la constipation n'est point sans doute, comme après la naissance, un accident résultant du trouble des fonctions digestives. Je crois, en effet, que l'oblitération du rectum ou l'étranglement interne des intestins, peuvent produire la péritonite, ainsi que M. Legouais et M. Dugès en ont vu des exemples; mais aussi ces accidens surviennent quelquefois sans enflammer la péritonite, comme on a pu le voir dans les observations que j'ai rapportées.

Convenons donc qu'il est difficile d'expliquer les causes de la péritonite chez les enfans à la mamelle. Une circonstance remarquable, c'est que les enfans affectés de péritonite, et observés par M. Dugès, n'étaient pas nés de mères atteintes de la péritonite puerpérale.

Les symptômes propres à la péritonite sont la tension du ventre, qui s'élève en pointe vers l'ombilic, l'agitation, la douleur indiquée par la face grippée et les cris sans cesse réitérés de l'enfant, les vomissemens, les éructations, la constipation; enfin, l'affaissement général, la petitesse du pouls, le marasme et la décomposition des traits; tel est l'ensemble des caractères et des symptômes de la péritonite, qui, du reste, exige de la part du médecin l'attention la plus grande et le tact le plus fin pour être distinguée des phlegmasies du tube intestinal, avec lesquelles elle peut se compliquer et se confondre.

On peut distinguer la péritonite de la pleurésie, par la sonoréité de la poitrine. La dyspnée, comme nous venons de le voir dans l'avant-dernière observation, n'indique pas toujours une affection des poumons, et elle peut être le résultat du météorisme du ventre et de la gêne qu'éprouvent les mouvemens du diaphragme ; enfin, les douleurs abdominales de la péritonite étant constantes, différeront de celles que cause le spasme et la distension gazeuse des intestins, en ce que, dans ce dernier cas, les coliques sont presque toujours rémittentes, et cessent avec l'évacuation des gaz. Le pronostic de la péritonite des enfans est toujours grave.

Traitement. — Il faut commencer par suspendre l'allaitement, appliquer sur le ventre une ou deux sangsues, non loin de l'ombilic, placer l'enfant dans un bain de guimauve, mettre sur le ventre des cataplasmes de farine de lin, sur lesquels on peut mettre de l'huile d'amandes douces et de l'huile de camomille, ainsi que M. Chaussier le recommande (1). On pourra administrer à l'enfant deux à trois grains de calomel, quelques cuillerées à café de sirop de chicorée, ou lui faire prendre des demi-lavemens avec deux gros d'huile de ricin ou de miel mercurial, afin de provoquer des selles, et établir un point de dérivation sur le tube intestinal ; mais il ne faut avoir recours à ces derniers moyens qu'après avoir combattu l'acuité des symptômes inflammatoires, et s'être assuré qu'il n'y a pas d'entérite.

Dans la convalescence, on reviendra peu à peu à l'usage d'un régime tonique approprié à l'âge du malade. On ne lui rendra le sein de sa nourrice qu'après l'avoir nourri quelque temps avec le lait de vache ou de chèvre coupé

(1) Dugès, *loc. cit.*, p. 42.

avec la décoction de gruau. Il ne faudra pas négliger non plus de tenir toujours chauds les pieds de l'enfant, et de le couvrir de flanelle immédiatement appliquée sur la peau ; l'espèce d'irritation permanente que l'on opère alors sur la peau, convient très-bien dans la convalescence des plegmasies abdominales.

CHAPITRE VI.

DE L'HYDROPISIE ASCITE.

Il n'est pas rare de trouver dans l'abdomen des enfans que des phlegmasies chroniques font périr lentement, une quantité plus ou moins grande de sérosité d'une couleur citrine non floconneuse, et que n'accompagne aucune lésion ou production morbide capables de révéler une phlegmasie actuelle du péritoine. Cet épanchement varie pour la quantité depuis une demi-once jusqu'à trois et quatre onces. Les enfans sur lesquels on l'observe sont ordinairement pâles, maigres et d'une faiblesse extrême ; les membres inférieurs sont presque toujours œdémateux, et les voies digestives, quelquefois enflammées, sont ordinairement décolorées ou ramollies. Cette maladie, plus fréquente après la première année, s'observe cependant quelquefois chez de très-jeunes enfans. On a vu même des enfans naissans affectés d'une véritable hydropisie. On en trouve un exemple dans l'ancien journal de médecine, chirurgie et pharmacie du professeur Roux.

Une femme de Charleville, âgée de trente ans, étant tombée de sa hauteur à plat sur le ventre, pendant qu'elle était enceinte, sentit, en se relevant, l'effet que produit une commotion générale vers la région lombaire et hypogastrique ; elle fut aussitôt affectée de strangurie. Un mois après, les douleurs de l'accouchement se firent sentir ; mais l'accouchement était fort difficile en raison du volume considérable de la vessie. On fut donc obligé d'y pratiquer la ponction. Il sortit six pintes de liquide par la canule, et quatre par les voies naturelles; elle accoucha d'un enfant mort. En l'ouvrant, on trouva à peu près une pinte d'eau tant dans l'abdomen que dans la poitrine et les autres parties du corps. Le tissu cellulaire était le siége d'une infiltration générale. Toutes les parties de l'enfant, tant internes qu'externes, étaient bien constituées, et l'on ne voyait nulle part de disposition à la mortification (1).

Cette observation est intéressante, non-seulement en ce qu'elle nous offre un exemple d'hydropisie congénitale, mais encore sous le rapport de la liaison intime que nous pouvons observer entre la strangurie, le séjour d'une grande quantité d'urine dans la vessie de la mère, et l'hydropisie de l'enfant (2).

(1) *Journal de Médecine chirurg. et pharm.*, par A. Roux, t. 17, p. 180.

(2) Le docteur Ollivier (d'Angers) a rapporté l'observation d'une espèce d'hydropisie congénitale, dont il n'existe pas jusqu'à présent d'autre exemple. La sérosité était contenue dans la cavité de l'épiploon gastro-colique. Voici les détails de ce fait, qui est consigné dans les *Archiv. gén. de méd.*, tome 8, page 383 et suiv.

« Une femme, dont la santé avait été constamment bonne, accoucha, au huitième mois de sa grossesse, d'un enfant mort, mais bien conformé, ayant tous les caractères d'un fœtus dont le développement a été régulier. Je fus frappé du volume énorme de l'abdomen, dont les parois lisses et amincies laissaient apercevoir le fluide transparent qui les distendait. A l'incision des tégumens, il s'écoula quelques cuillerées de sérosité jaune et transparente; le péritoine était blanchâtre et sans aucune trace d'injection. La cavité du bas-ventre était remplie en totalité par une tumeur transparente, formée par le grand épiploon, dont les feuillets étaient écartés par un liquide séreux, jaunâtre, limpide, contenu dans leur plicature, et au milieu duquel nageaient deux gros flocons albumineux. La surface de la tumeur était inégalement bosselée par l'effet des vaisseaux qui rampent dans l'épaisseur de ce feuillet séreux, et qui formaient ainsi plusieurs brides irrégulières moins extensibles. Il existait une légère opacité du feuillet postérieur de l'épiploon; le reste de cette membrane avait sa transparence habituelle. L'hyatus de Winslow était assez largement

On devra, pour traiter rationnellement l'hydropisie ascite des nouveau - nés, remonter à la cause qui peut l'avoir produite, et qui semble l'entretenir, afin de l'attaquer directement.

CHAPITRE VII.

HERNIES DE L'ABDOMEN.

LES hernies congénitales de l'abdomen peuvent se faire par les ouvertures ou les différens anneaux qu'offrent naturellement les parois abdominales; ou bien elles sont le résultat de l'imperfection de cette paroi, dont les parties constituantes ont laissé entre elles des espaces plus ou moins larges à travers lesquels s'échappent les organes que renferme l'abdomen.

Hernie ombilicale. — Nous avons vu que, dans le principe de la vie embryonnaire, le tube intestinal se trouvait situé presqu'en totalité dans la base du cordon ombilical, qui, en s'épanouissant, formait la partie antérieure de la paroi de l'abdomen : à mesure que l'enfant avance en âge, cette base se retire, les circonvolutions intestinales rentrent dans la cavité qui doit désormais les contenir, un anneau aponévrotique circonscrit et resserre la base du cordon, qui ne contient plus chez l'enfant naissant que l'ouraque et les vaisseaux ombilicaux. Mais, s'il arrive que la base du cordon reste large, et continue de loger quelque circonvolution intestinale, il en résulte, au niveau de l'ombilic, une sorte de poche ou sac arrondi et quelquefois conoïde, dont

ouvert, et je présume que la petite quantité d'eau que renfermait la cavité du péritoine s'était écoulée par cette ouverture. Tous les organes de l'abdomen n'offraient d'ailleurs aucune espèce d'altération. »

Les détails qui précèdent ne tendent-ils pas à prouver que cette hydropisie était le résultat d'une épiploïte, sans que le reste du péritoine eût participé à cette inflammation circonscrite?

le sommet correspond à l'implantation du cordon, et la base au contour de l'anneau aponévrotique dont j'ai parlé, et qui est alors plus large qu'il ne doit l'être dans l'état naturel; la peau, le tissu cellulaire plus ou moins condensé, et, enfin, le péritoine, forment la triple paroi de ce sac herniaire où se logent ordinairement une ou plusieurs circonvolutions de l'intestin grêle. Lorsque l'enfant offre, dès le moment de la naissance, cette infirmité, il faut avoir soin, en liant le cordon, de ne pas comprendre dans la ligature l'intestin qui fait hernie; mais le plus souvent ce n'est qu'au bout de quelques jours qu'on voit apparaître la hernie, parce que les intestins sont repoussés vers l'ombilic, franchissent l'anneau, et viennent faire saillie à l'ombilic lorsqu'ils sont distendus par les alimens qu'ils reçoivent, et foulés en bas par les contractions du diaphragme pendant la respiration et les cris. Ainsi, bien que la hernie n'ait pas été très-apparente à l'instant de la naissance, elle n'en est pas moins congénitale, parce que la disposition des parties qui la constituent existait à la naissance. D'autres fois la hernie se montre toute formée aussitôt que l'enfant vient au monde.

Dans l'un ou l'autre cas il faut remédier à cette infirmité. Deux moyens ont été conseillés : la ligature et la compression.

La ligature employée autrefois, puisqu'elle se trouve décrite dans Celse, a été renouvelée par Desault. Ce célèbre chirurgien liait la base de la tumeur, qui, comprimée et resserrée par la ligature, devenait le siége d'une inflammation adhésive par laquelle s'oblitérait l'ouverture ombilicale, et s'opérait l'adhérence des bords du sac péritonéal (1). Cette méthode, plus heureuse en apparence et au moment de son application que dans ses résultats, a été combattue par les

____

(1) Bichat, *OEuvres chirurgicales* de Desault, t. 2, p. 315.

chirurgiens plus modernes, qui l'ont abandonnée, et qui ont démontré qu'un grand nombre d'enfans qu'avait opérés Desault, avaient eu des récidives, de sorte que ce célèbre chirurgien regardait comme radicale une guérison qui n'était que momentanée (1).

La compression est donc le moyen le plus généralement suivi aujourd'hui. Ses succès sont plus lents, mais plus durables; on l'opère en appliquant à demeure sur l'ombilic un bandage approprié, ou bien l'on peut se contenter, chez les enfans fort jeunes, de mettre sur l'ombilic, quand le cordon est tombé, des compresses graduées que l'on maintient avec un bandage de corps. Je crois qu'il conviendrait d'appliquer, en pareil cas, pour maintenir la compression, une ceinture élastique; à mesure que l'enfant avance en âge, l'anneau ombilical se rétrécit, ou les intestins acquièrent trop de volume pour le franchir.

Hernie inguinale congénitale. — Les testicules, en sortant de l'abdomen du fœtus pour traverser l'anneau inguinal, poussent avec eux le péritoine qui leur sert d'enveloppe, d'abord partielle, puis générale, et qui se referme ensuite au-dessus de l'organe pour former de cette manière un sac sans ouverture ne communiquant plus dans l'abdomen. Mais, si, au lieu de se refermer, ce sac reste, comme dans le principe, librement ouvert, alors une anse intestinale ou une portion d'épiploon peut s'y engager, de là, la hernie inguinale congénitale dans laquelle l'intestin se trouve en contact avec le testicule, et quelquefois même adhère avec lui.

Cette hernie n'existe pas toujours à l'époque de la naissance; souvent elle ne se manifeste que plus tard par suite des efforts que fait l'enfant lorsqu'il crie ou respire avec peine; mais il faut toujours, pour qu'elle ait lieu, que l'enfant apporte en naissant la disposition particulière que

____

(1) Richerand, *Nosographie chirurgicale*, t. 2, p. 455.

nous venons de décrire, entre le testicule, sa tunique vaginale et la communication plus ou moins libre de celle-ci avec l'abdomen. Cette communication peut exister sans que la hernie se fasse, ainsi que Hesselbach en a vu un exemple (1).

Souvent aussi il arrive que le testicule, à l'époque de la naissance, n'est pas encore descendu dans le scrotum; il n'est encore qu'au niveau de l'anneau, qu'il commence à franchir ou qu'il vient de franchir, et forme là une tumeur arrondie et un peu dure, qu'il faut éviter de prendre pour une hernie. On ne peut avoir la conviction certaine qu'il existe une hernie inguinale chez un enfant, que lorsque le testicule est descendu dans le scrotum. Encore faut-il éviter de prendre une anse intestinale pour le testicule, et *vice versâ*. Il paraît que cette méprise est possible, puisque Pott a vu, chez de très-jeunes enfans, une portion d'intestin ou d'épiploon descendue au fond du sac, tandis que le testicule était encore à l'anneau et même dans l'abdomen (2).

Toutes les hernies qui surviennent chez les enfans en bas âge ne sont pas congénitales, car M. Lawrence a vu survenir une hernie inguinale ordinaire, et qui s'est étranglée chez un enfant de quatorze mois (3); je ne puis entrer dans tous les détails anatomiques que comporterait l'histoire de la hernie inguinale congénitale; je renvoie pour cela aux ouvrages spécialement consacrés à ce sujet (4).

Lorsqu'un enfant naît avec une hernie inguinale, ou lorsqu'il s'en développe une quelque temps après la naissance,

---

(1) *Méd. chir.*, Zeitung, 1819, p. 110.

(2) Samuël Cooper, *Dictionnaire de chirurgie pratique*. Paris, 1826, 2 vol. in-8°.

(3) Lawrence, *on ruptures*, ed. 3, p. 65.

(4) C'est ici l'occasion de rappeler la note qui accompagne l'article relatif aux *causes et à l'expression* du cri. Il est certain que les cris continuels favorisent le développement des hernies chez l'enfant naissant.

il faut d'abord la réduire, appliquer chez les très-jeunes enfans un bandage provisoire peu compressif, et que l'on changera souvent pour éviter l'irritation de la peau dans un point qui peut être continuellement sali par les matières alvines, et, enfin, laisser un bandage à demeure aussitôt que l'âge et la propreté de l'enfant le permettront. Il ne faut, dans tous les cas, jamais établir de compression sur l'anneau avant de s'être assuré positivement que le testicule est dans le scrotum, et avant d'avoir fait refluer dans l'abdomen le liquide plus ou moins abondant que le sac renferme quelquefois.

Si la hernie s'enflammait, ce dont on peut s'assurer à sa tuméfaction et à la douleur dont elle devient le siége, il faut combattre ces accidens par l'application de quelques sangsues, les cataplasmes et les bains.

D'après ce que je viens de dire de la formation de la hernie inguinale que cause évidemment la descente du testicule dans le scrotum, on pourrait conclure que la hernie inguinale congénitale ne s'observe que chez les garçons; cependant, j'ai vu une fois une hernie inguinale congénitale chez une petite fille. Avant d'expliquer comment s'est faite cette hernie extraordinaire, je vais d'abord rapporter l'observation :

57ᵉ OBSERVATION.

Hernie inguinale congénitale formée par l'ovaire. — Joséphine Romer, âgée de 17 jours, entre le 12 septembre à l'infirmerie. Elle est forte, et paraît douée d'une bonne constitution; son ventre est légèrement tendu; il existe à la région inguinale gauche une tumeur arrondie, grosse comme une aveline, un peu dure au toucher, ne pouvant rentrer dans l'abdomen par le taxis, ne diminuant pas par la pression, et n'augmentant pas pendant les cris de l'enfant. Elle se dirigeait obliquement vers la grande lèvre du même côté, mais n'arrivait pas encore jusqu'à elle. En considérant la situation de cette tumeur, on pouvait être porté à croire qu'elle était formée par une hernie inguinale congénitale, mais le sexe de l'enfant ne nous permettait pas d'admettre cette supposition. Nous laissâmes donc notre jugement dans la suspension que commande le doute, lorsqu'au bout de vingt-six jours, la mort de l'enfant, causée par une pneumonie, nous permit de nous éclairer, par la dissection, sur la nature et la cause de cette tumeur.

Le cadavre était réduit au demi-marasme; il y avait une injection très-marquée du tube intestinal, une inflammation légère des follicules du gros intestin, et une hépatisation très-prononcée du poumon droit à son lobe inférieur et à son bord postérieur.

La tumeur herniaire était formée par l'ovaire gauche descendu par le canal et l'anneau inguinal, qui étaient beaucoup plus larges qu'ils n'ont coutume de l'être chez les petites filles. La matrice, attirée par son ligament rond et par l'ovaire qui faisait hernie, était déviée de sa position naturelle, et s'inclinait vers le côté gauche de la vessie. Le rein gauche, au lieu de se trouver sur le même plan que celui du côté opposé, était tiré en bas par le tissu cellulaire qui l'enveloppe et par un repli du péritoine, qui avait des connexions intimes avec l'orifice du sac; l'artère et la veine rénales avaient cédé à ce tiraillement, et s'étaient allongées et rétrécies en même temps; enfin, l'ovaire et le pavillon de la trompe, un peu rouges et un peu tuméfiés, étaient logés librement au fond du sac formé par un prolongement du péritoine avec la cavité duquel il communiquait. Il n'y avait point de circonvolutions intestinales adhérentes aux parties voisines, et l'ovaire du côté opposé était dans sa situation habituelle (1).

(1) Consultez l'Atlas, pl. 10.

En examinant avec soin le ligament rond de l'utérus, du côté où existait la hernie, j'ai vu qu'il était beaucoup plus court que celui du côté opposé, et qu'il se terminait dans l'épaisseur de la grande lèvre par une expansion aponévrotique, au lieu de s'y perdre en filamens déliés, comme cela s'observe le plus ordinairement; de sorte qu'il paraîtrait que ce ligament, plus court et plus solidement fixé aux grandes lèvres que cela ne s'observe toujours, aurait d'abord causé la déviation de la matrice, et par suite l'entraînement de l'ovaire à travers l'anneau inguinal. Il est donc résulté de cette adhérence vicieuse, que toutes les parties extensibles et mobiles du côté gauche de l'abdomen, qui avaient des connexions de continuité ou de contiguïté avec les parties herniées, ont elles-mêmes été tiraillées du côté de la hernie, parce qu'elles n'ont pu s'écarter les unes des autres, ni suivre le mouvement d'ampliation de l'abdomen pendant le développement de l'enfant dans l'utérus. Je reviendrai sur ce sujet, en parlant des maladies des organes génitaux.

J'ai dit que d'autres hernies abdominales pouvaient résulter d'un défaut de développement de la paroi de cette cavité. C'est surtout près de l'ombilic et sur la ligne médiane du ventre qu'on les observe. La peau de l'ombilic manque quelquefois, et la base du cordon seul forme l'extérieur du sac renfermant les intestins sortis par une ouverture située à l'ombilic. Souvent il arrive que la pellicule est si mince, qu'on aperçoit à travers son tissu les intestins qui font hernie. M. Hey, dans un cas semblable, a eu recours, pour guérir cette infirmité, au moyen suivant : ayant réduit les intestins, il confia à un aide le soin de comprimer le cordon assez près de l'abdomen pour empêcher les intestins de rentrer dans le sac herniaire. « J'adaptai, dit-il, du dyachylon sur du cuir coupé en morceaux circulaires, et placés l'un sur l'autre en forme de cône. Je plaçai cette pelotte sur l'ombilic, après avoir rapproché et mis en contact la peau des deux bords de l'ouverture, et avoir fait avancer un peu l'une des lèvres sur l'autre. Je plaçai ensuite un bandage de corps en toile autour de l'abdomen de l'enfant, et j'appliquai sur l'ombilic une pelotte circulaire épaisse et piquée. Ce bandage, que l'on changeait de temps en temps, contint parfaitement les viscères dans l'abdomen. Environ huit jours après la naissance, le cordon ombilical se sépara, et, quinze jours après cette époque, l'anneau ombilical était tellement rétréci, qu'on put lever l'appareil sans craindre que les viscères pussent faire hernie. Je jugeai cependant convenable de continuer l'usage du bandage (1). »

Une imperfection plus grande encore de la paroi abdominale peut donner lieu à un déplacement considérable des viscères contenus dans cette cavité. Mellet a rapporté, dans le journal de Vandermonde, l'observation d'une femme qui mit facilement au monde un enfant sur lequel on trouva une issue, hors du bas-ventre, des intestins et de tout le mésentère échappé par une ouverture ronde, large environ d'un pouce et demi, située sur la région ombilicale à deux lignes du nombril.

La petitesse de cette ouverture, le volume considérable que ces parties présentaient par le gonflement de l'intestin et de l'estomac, joints à la faiblesse où se trouvait l'enfant, ne permirent point de tenter aucun moyen pour en faire la réduction. L'enfant fut soutenu avec de l'eau sucrée et du vin; et, quoique les intestins fussent pour ainsi dire étranglés par cette petite ouverture, la liqueur n'a pas laissé que de passer et de parvenir jusque dans le rectum, puisque, quelques heures après avoir rendu son méconium, l'enfant fit d'autres espèces de matières liquides qui approchaient de la couleur du vin. L'enfant étant mort deux heures après, on examina le lendemain la disposition des parties, qui, sortant

(1) *Diction. de chirurg. pratiq.*, par Samuel Cooper, trad. franç., p. 632.

par l'ouverture indiquée, tombaient jusque sur les cuisses de l'enfant. On reconnut l'estomac tout entier, les intestins grêles, le colon, dont l'extrémité qui va se terminer avec le rectum, passait par l'ouverture pour rentrer dans l'abdomen, le mésentère, le rein gauche, la glande surrénale du même côté et la rate. Tous ces viscères, situés à l'extérieur du bas-ventre, n'étaient enveloppés d'aucune membrane; le péritoine et l'épiploon manquaient entièrement. Il n'y avait dans la capacité du bas-ventre que le foie qui était prodigieusement gros, le rein droit occupait sa place naturelle; l'uretère gauche était beaucoup plus long que le droit, et il n'y avait point de pancréas (1).

Je crois que l'on pourrait tenter, en pareil cas, de débrider un peu l'ouverture du bas-ventre, et d'y faire rentrer avec précaution les viscères qui en seraient sortis. L'application d'un bandage armé d'une pelotte légèrement compressive, seconderait probablement ensuite l'oblitération de cette ouverture.

Ce serait sans doute ici le lieu de parler de ces tumeurs accidentelles renfermant des débris d'autres fœtus, et qu'on a vu quelquefois se développer sur différens points de la cavité abdominale; mais ce sujet m'entraînerait dans des détails que ne comportent pas les limites que j'ai prescrites à cet ouvrage (2).

(1) *Observation sur un enfant venu au monde avec toutes les parties flottantes hors du bas-ventre*, par M. Mellet, maître en chirurgie et accoucheur à Châlons-sur-Saône. *Journal de med. chir. et pharm.*, mai 1756.

(2) Consultez : Dupuytren, *Rapport fait à la Société de la Faculté*, Bulletins de cette Société, n° 1, p. 4. — Ad. Lachaise, *de la duplicité monstrueuse par inclusion*, Paris, 1825. — C.-P. Ollivier, *Mémoire sur la monstruosité par inclusion*, Archives générales de médecine, t. 15 et 17. — Isid. Geoffroy St-Hilaire, *Hist. des anomalies de l'organisation chez l'homme, chez l'homme et les animaux*, 1832, in-8°, fig. — Serres, *Recherches d'anatomie transcendante et pathologique ; théorie des formations et des formations organiques appliquée à l'anatomie de la duplicité monstrueuse.* Paris, 1832, in-4°, Atlas.

CHUTE DU RECTUM.

La chute du rectum consiste dans le dédoublement pour ainsi dire de la membrane interne de cet intestin. Comme cette membrane est molle, et n'adhère aux autres membranes que par un tissu cellulaire très-lâche, elle vient faire saillie à l'extérieur, et former à l'anus un bourrelet épais, rouge et quelquefois sanguinolent, toutes les fois qu'une cause quelconque tend à la pousser en dehors. Tels sont la constipation ou les cris réitérés des enfans débiles, ou de ceux qui, après une constipation opiniâtre, rendent tout-à-coup une grande quantité de matières fécales plus ou moins dures. Elle peut encore être produite par l'abondance des selles après un purgatif.

Je ne sais sur quelles raisons Underwood s'est fondé pour dire que cet accident était symptomatique de la présence de vers ou de saburres dans les intestins. Il n'y a réellement aucun rapport entre ces maladies.

Il faut, aussitôt que la chute du rectum a lieu, s'empresser de faire rentrer le bourrelet formé par la membrane muqueuse; on y parvient en repoussant avec les doigts enduits de cérat ou d'huile la membrane muqueuse de bas en haut, avec la précaution de faire rentrer la circonférence du bourrelet la première. Il faut maintenir la tumeur réduite avec des compresses imbibées d'eau froide, que l'on retient avec un bandage en T. Si cette infirmité persiste, il faut, à mesure que l'enfant avance en âge, tâcher de prévoir l'instant où il ira à la garde-robe, pour soutenir avec les doigts la circonférence de l'anus pendant les efforts de la défécation. Les poudres aromatiques, les lotions astringentes, ajoutent peu, je crois, à l'action des moyens mécaniques qu'il convient d'employer en pareil cas pour soutenir le rectum.

CHAPITRE VIII.

MALADIES DE L'APPAREIL RESPIRATOIRE.

Je comprends dans l'appareil respiratoire, les fosses nasales, le larynx, la trachée-artère et les poumons.

PREMIÈRE SECTION.

MALADIES DU NEZ ET DES FOSSES NASALES.

On s'étonnera peut-être de voir que je place ici les fosses nasales parmi les organes de l'appareil de la respiration. Chez l'homme, le nez et les fosses nasales ne sont qu'une partie accessoire, et non immédiatement dépendante, de l'appareil respiratoire; elles sont particulièrement destinées à l'olfaction. Chez quelques animaux même, et notamment chez les poissons, les fosses nasales sont tout-à-fait isolées des voies de la respiration; mais il n'en est pas de même de l'enfant naissant : il respire très-peu par la bouche, qui est presque toujours fermée, et, pendant qu'il tète, il a essentiellement besoin que l'air pénètre par les fosses nasales, puisque la cavité buccale, appliquée sur le mamelon, se remplit de lait continuellement. D'ailleurs, il lui serait impossible, sans cela, de prolonger la succion plus long-temps. L'importance des fonctions que remplissent les fosses nasales, comme organe dépendant de l'appareil de la respiration, est, du reste, démontrée par la gravité des maladies qui s'y développent. Ainsi donc, il vaut encore mieux considérer les fosses nasales comme organe de la respiration que comme organe de l'olfaction chez l'enfant qui ne jouit pas encore du sens de l'odorat. Ces considérations suffiront sans doute pour motiver la place que nous assignons ici à l'histoire des maladies du nez et des fosses nasales.

Développement et vices de conformation. — Dans les premiers temps de la vie intrà-utérine, le nez n'existe pas encore ; les fosses nasales, qui, dans le principe, communiquent avec la bouche, s'en séparent peu à peu par le rapprochement et la réunion des deux parties latérales de la voûte palatine. A 6 semaines ou deux mois, deux petits pertuis situés l'un à côté de l'autre, apparaissent au-dessus de la bouche ; ils sont le commencement de l'ouverture des narines ; bientôt deux légères saillies s'élèvent au-dessus de ces ouvertures, les circonscrivent surtout en dehors, et offrent ainsi les premiers rudimens des ailes du nez qui peu à peu s'élève, et se dessine d'une manière assez informe, car, pendant tout le temps de la vie intrà-utérine, il reste très-petit, obtus et comme écrasé. Pendant que se sont opérés ces progrès de l'évolution nasale, les fosses de ce nom se sont agrandies, surtout en hauteur ; elles se sont également un peu écartées au niveau du plancher, mais elles sont toujours restées très-étroites à la partie supérieure. Les sinus et les cornets se sont formés, tout en ne laissant entre eux que des espaces fort étroits ; la membrane muqueuse qui les tapisse est épaisse et fort rouge dans les derniers temps de la vie fœtale, et même elle présente encore ces caractères à l'époque de la naissance. Les sinus frontaux et maxillaires n'existent pas encore ; ils ne se forment qu'à une époque plus avancée de la vie.

Nous avons vu que les lobes du nez n'existaient pas primitivement ; leur développement peut être entravé ou suspendu par une cause quelconque, et l'enfant naître, soit avec une absence complète du nez, soit avec un écrasement considérable de cet organe qui conserve toute la vie les traces de cette forme primitive ; mais l'absence complète dépend ordinairement de l'absence de l'ethmoïde ; les deux yeux, confondus en un seul, sont logés dans une cavité orbitaire commune située à la place du nez. M. de Larue a donné, dans le journal de Vandermonde, l'observation d'un monstre cyclope qui présenta les particularités suivantes : la grosseur de la tête de ce monstre, dit-il, était proportionnée à celle de son corps ; son front était fort large, et s'étendait jusqu'aux trois quarts de la face ; on ne voyait aucune trace de nez ; il y avait seulement une ouverture ovale posée horizontalement à l'endroit où devait être la pointe du nez, six lignes au-dessus du rebord alvéolaire supérieur. Le cerveau ni le cervelet ne présentaient rien d'extraordinaire ; on ne trouva point de nerf olfactif ; quoique les couches de ce nerf existassent il n'y avait point d'os ethmoïde ; le coronal remplaçait la lame criblée, ainsi que l'apophyse *crista galli* (1).

Souvent on trouve à la place du nez une sorte de prolongement informe produit sans doute par les débris de la peau qui devrait recouvrir l'éminence nasale. Quelques auteurs se sont plu à faire, à l'occasion de cette difformité, les comparaisons les plus dégoûtantes. Le nez peut se prolonger d'une manière considérable, et former une véritable trompe qui descend au-devant de la bouche. J'ai vu un exemple de cette difformité, recueilli par M. le docteur Garnier, d'Angers. Sans être ainsi prolongée, l'éminence nasale, au lieu d'être courte et déprimée, comme cela s'observe chez les enfans naissans, offre, au contraire, déjà des formes prononcées, et presque semblables à celles que revêt le nez des adultes ; ce développement prématuré doit être regardé comme une sorte de difformité. J'ai vu, chez un enfant naissant, le nez avoir la disposition de celui qu'on appelle aquilin. Enfin, on possède des exemples de nez bifides (2), ou qui, sans l'être complètement, portaient d'une

(1) *Observation sur un monstre cyclope*, par M. de Larue, chirurgien et démonstrateur d'anatomie à Rennes. Journal de méd. chir. et pharm., tome 7, p. 278.

(2) L'écartement complet des deux moitiés du nez peut être aussi déter-

manière plus marquée qu'à l'ordinaire la trace de la ligne médiane qui sépare les deux parties latérales et symétriques de cet organe (1).

Maladies développées après la naissance. — Chez l'enfant naissant, la membrane pituitaire est toujours très-rouge et très-engorgée; elle est également d'une grande irritabilité, car souvent on voit des enfans qui viennent de naître, éternuer presqu'aussitôt qu'ils sont en contact avec l'air. Cette membrane sécrète aussi de bonne heure des mucosités abondantes; elles découlent presque continuellement du nez chez certains enfans. Ainsi donc, la congestion sanguine,

miné par le développement de tumeurs dans les fosses nasales, tumeurs dont l'origine date des premiers temps de la formation de l'embryon. Le docteur Rosata Dimidry en a rapporté un exemple fort remarquable, que nous placerons ici.

Le 7 septembre 1830, une jeune paysanne de la commune de Vaglie, canton de Brindisi, dans la province de Lecce, accoucha d'une fille qui présentait un prolongement charnu volumineux, s'étendant du nez au devant et au-dessous de la bouche. Un examen attentif fit reconnaître au docteur Dimidry que le nez de cet enfant était bifide, divisé jusqu'à sa base, de sorte que les deux moitiés écartées, continues avec les joues, formaient un écartement duquel sortait une tumeur du volume d'un œuf d'oie, adhérente à toute la circonférence de l'ouverture nasale et à la lèvre supérieure au-devant de laquelle elle descendait; et devenant libre ensuite, elle se prolongeait jusqu'au-dessous de la lèvre inférieure, fermant ainsi presque complètement l'ouverture de la bouche. De la partie supérieure de cette production anormale naissait un prolongement mamelonné, et un semblable se remarquait à sa partie inférieure, contiguë à la lèvre inférieure.

Le docteur Dimidry, reconnaissant que cette tumeur s'opposait immédiatement à la respiration par l'occlusion complète des narines, et presque complète de l'ouverture buccale, et redoutant qu'il n'en résultât une asphyxie promptement mortelle, se décida à l'enlever d'un seul coup avec l'instrument tranchant. La dissection de cette tumeur fit voir qu'elle était recouverte par un prolongement cutané, et que son tissu avait l'aspect granulé des corps glanduleux.

Malgré tous les moyens employés pour nourrir l'enfant, on ne put y parvenir qu'incomplètement, et il mourut quatre jours après l'opération. (*Annali di med. et chir. di Napoli*, septembre 1830.)

(1) Victor Laroche, *Dissert. inaug.*, p. 50.

la rougeur, l'irritabilité et l'abondance de sécrétion de la membrane pituitaire, chez les enfans naissans, démontrent la grande disposition de cette membrane à s'enflammer, et expliquent la fréquence du coryza chez les nouveau-nés. Déjà cette maladie a fixé l'attention des pathologistes (1). Je vais tâcher d'en tracer ici l'histoire avec exactitude.

Le coryza des nouveau-nés peut être simple, ou compliqué de la formation plus ou moins rapide d'une concrétion membraniforme dans toute l'étendue des fosses nasales.

Coryza simple. — L'action du froid, l'air humide, le refroidissement des extrémités baignées par l'urine des enfans qu'on néglige de changer souvent, l'exposition à la chaleur d'un feu trop vif, et surtout à la lumière et au calorique des rayons solaires, sont des causes très-ordinaires de coryza chez les enfans. Lorsqu'au retour du printemps, on s'empresse de promener les enfans au soleil, on les voit presqu'aussitôt éternuer et s'enrhumer; la promptitude avec laquelle l'insolation agit sur la membrane pituitaire est d'autant plus grande, qu'à la fin de l'hiver on est en général moins accoutumé à l'impression du soleil; c'est peut-être par cette raison que le peuple regarde le soleil du mois de mai comme très-malfaisant. Quoi qu'il en soit, aussitôt que la membrane pituitaire des enfans est enflammée, ils en présentent aussitôt les symptômes, dont voici le début et la marche :

L'éternuement fréquent est le premier signe du coryza. Bientôt des mucosités, d'abord filantes et claires, puis jaunes, verdâtres et enfin puriformes, s'écoulent des narines. L'enfant, qui dort presque toujours la bouche fermée, ne peut alors dormir sans la tenir ouverte; sa respiration est bruyante, et l'on peut reconnaître, au lieu d'un râle, un bruit de sifflement qui se passe dans les fosses nasales. Ce

____

(1) Rayer, *Essai sur le coryza des nouveau-nés.*

bruit se prononce davantage, et la difficulté de la respiration est plus grande à mesure que les mucosités nasales deviennent plus épaisses et plus abondantes. Elles s'opposent
au passage de l'air, en se desséchant à l'orifice externe des
narines qu'elles bouchent plus ou moins complètement ;
alors l'agitation, les cris et la physionomie de l'enfant, expriment sa douleur et la gêne excessive qu'il éprouve. Si
dans ce moment on lui donne le sein, son état d'anxiété et
de suffocation redouble ; il abandonne aussitôt le mamelon,
parce qu'il ne peut exercer la succion, puisqu'il ne respire
plus que par la bouche, et que celle-ci se trouve alors remplie par le mamelon et par le lait qui s'en écoule ; de sorte
que, se trouvant continuellement agité par le besoin de la
faim et l'impossibilité de la satisfaire, il tombe bientôt épuisé
de fatigue, de douleur et d'inanition, et ne tarde pas à périr
avant même d'être arrivé à un degré de marasme avancé.
La marche des symptômes est quelquefois très-rapide ; en
trois ou quatre jours un jeune enfant peut périr d'un coryza. Cette maladie doit donc être toujours considérée
comme grave chez les enfans. D'un autre côté, le coryza
n'a pas constamment des suites aussi funestes ; le danger de
la maladie est toujours subordonné au degré de tuméfaction de la membrane pituitaire, à l'abondance, et surtout
à la consistance des mucosités sécrétées par la membrane
enflammée. Lors donc que l'inflammation est légère, les
mucosités nasales ne sont que filantes, claires et plus abondantes que dans l'état naturel, d'où il suit que la gêne de la
respiration n'est que médiocre. En général, le coryza ne
présente pas de danger tant que l'enfant peut téter : le danger commence avec la difficulté de la respiration et de la
succion ; et le coryza, toutes choses égales d'ailleurs, est
d'autant plus dangereux que l'enfant est plus jeune.

Coryza avec concrétion pelliculeuse. — L'inflammation de
la membrane pituitaire, chez les enfans, donne quelquefois

lieu à la formation de concrétions pseudo-membraneuses qui, au milieu des mucosités, tapissent toute la surface des fosses nasales. Sur quarante enfans affectés d'un coryza plus ou moins intense, et traités à l'infirmerie de médecine des Enfans-Trouvés, cinq ont présenté des fausses membranes qui s'arrêtaient sur les limites du larynx, tapissaient les sinus et les cornets, et adhéraient d'une manière plus ou moins intime à la membrane pituitaire, qui était d'un rouge vif, épaisse et très-friable. La formation de ces fausses membranes avait été précédée de tous les symptômes propres au coryza; elles étaient baignées dans des mucosités épaisses, au milieu desquelles flottaient ou des débris ou des rudimens pseudo-membraneux. Ces enfans avaient promptement succombé à leur maladie, et chez l'un d'eux seulement il fut possible de diagnostiquer la présence de la concrétion membraniforme dans les fosses nasales, car les autres n'ont présenté que les signes ordinaires d'une inflammation très-intense de ces parties. Voici l'histoire de ce cas remarquable.

58ᵉ OBSERVATION.

Coryza avec concrétion pseudo-membraneuse. — Marie Éseril, âgée de 6 jours, entre à l'infirmerie le 18 mai; elle est petite, ses tégumens sont vermeils, son pouls est naturel, son ventre un peu tendu; elle a des déjections verdâtres très-abondantes. (*Riz, sirop gomm., catapl. émoll. sur le ventre, lait coupé.*) Même état jusqu'au 21; alors on s'aperçoit que l'enfant éternue souvent, et qu'il avale difficilement le lait qu'on lui fait boire à la cuillère; la face est pâle, les membres ne sont plus œdémateux; il survient une légère ophthalmie et des vomissemens très-fréquens de lait non digéré. Vers le soir, il survient un écoulement abondant de mucosités filantes par les narines. Les 22 et 23, même état. Le 24, la respiration est beaucoup plus difficile; l'enfant sommeille la bouche ouverte ; son front ridé dans divers sens, les ailes du nez tirées en dehors, l'agitation, l'anxiété, exprimées par des cris fréquens, mais que la faiblesse de l'enfant ne lui permet pas de prolonger long-temps, tout porte à croire qu'il existe un obstacle au libre passage de l'air dans quelque point des voies aériennes. (*Même traitement.*) Le 25, infiltration et pâleur de la face, continuation de la diarrhée et des vomissemens, respiration nasale très-bruyante, et accompagnée, lorsque l'enfant crie, d'une sorte de ronflement saccadé qui termine le mouvement d'inspiration. M. Baron pense que le coryza, qui jusqu'alors avait donné lieu à une sécrétion très-abondante de mucosités, est maintenant compliqué de la formation d'une concrétion membraniforme. Cet état dure jusqu'au 29 ; l'enfant tombe dans le marasme ; la respiration nasale est moins bruyante, mais les mucosités, puriformes et verdâtres, s'écoulent du nez en plus grande quantité. Le 31, le bruit nasal se reproduit ; des vomissemens de matières muqueuses très-abondantes surviennent à chaque instant ; l'enfant, pouvant à peine respirer, et réduit au plus grand état de faiblesse, expire le soir.

On trouve, à l'ouverture du cadavre, la bouche saine, l'estomac dans un état d'intégrité parfaite, les deux tiers de l'intestin grêle sains ; mais il existe dans la région iléo-cœcale une très-large plaque rouge avec tuméfaction et friabilité du tissu muqueux ; la valvule de Bauhin est tellement rouge et tuméfiée, qu'on ne peut faire passer de l'intestin grêle dans le gros intestin que le mandrin d'une sonde de femme ; le gros intestin est dans un état parfaitement sain ; le foie est pâle. En ouvrant les fosses nasales on trouve une concrétion pseudo-membraneuse blanchâtre, et un peu salie par du sang exhalé à sa surface. Elle commence à la partie supérieure de la glotte, et, au lieu de s'étendre dans la trachée-artère, remonte vers les sinus et les cornets du nez, qu'elle revêt en s'y appliquant solidement. La membrane muqueuse est, au-dessous d'elle, très-tuméfiée et d'un rouge vif; elle est même saignante dans certains endroits. Le poumon droit est gorgé de sang à son bord postérieur; le cerveau est sain.

Il est évident que cet enfant a succombé à un coryza qui, d'abord simple et accompagné seulement d'une augmentation de sécrétion très-abondante, s'est à la fin compliqué de la formation d'une concrétion pelliculeuse, et que cette pellicule, en obstruant le passage de l'air, a donné lieu à tous les accidens que nous avons observés. Il est probable que les vomissemens abondans étaient dus à l'obstruction de la valvule de Bauhin, puisqu'il n'y avait ni œsophagite ni gastrite.

Le coryza peut prendre un caractère chronique, et entraîner la mort du malade, par suite de la désorganisation que produit l'inflammation qui le détermine. C'est, en effet, ce que va prouver l'observation suivante.

59ᵉ OBSERVATION.

Coryza chronique, ramollissement inflammatoire de la membrane pituitaire. — Paul Galon, âgé de 17 mois, sevré depuis quelque temps, entre à l'infirmerie le 21 août; il est pâle, quoique assez fort; sa peau est chaude, le pouls naturel, la respiration nasale d'une extrême difficulté, les conjonctives légèrement injectées. (*Mauve gommée, pédiluve, lait coupé.*) Pendant tout le mois de mars il ne présente d'autres symptômes qu'un suintement muqueux très-abondant par le nez, la respiration nasale très-bruyante et très-difficile, et une grande tendance à l'assoupissement; son pouls est généralement lent et petit, cependant il devient parfois plus fréquent vers le soir. (*Vésic. à la nuque après quatre sangs. à la région mastoïdienne.*) Cette médication causa un peu d'amélioration dans la position de l'enfant, qui respira mieux et fut moins assoupi. Le 3 avril, retour de l'assoupissement, pouls fréquent, mais petit, pâleur générale, peau sèche, ventre tendu, respiration difficile, écoulement muqueux abondant par les narines, vomissemens. (*Quatre sangsues à l'épigastre, cataplasme sur le ventre, diète.*) Le 4 avril, la peau est moins chaude, la bouche est toujours sèche, il n'y a plus de vomissemens, et le pouls est moins fréquent. Le 6 avril, disparition complète des symptômes gastriques, écoulement abondant de mucosités nasales, passage de l'air par les fosses nasales difficile et bruyant, gonflement œdémateux de la lèvre supérieure. Depuis cette époque jusqu'au 15, le même état continue; l'enfant ne dépérit pas, son nez et sa lèvre supérieure sont continuellement humectés par l'écoulement de mucosités qui toujours sont blanches et filantes comme du blanc d'œuf. Pendant tout le mois de mai, l'enfant reste à peu près dans le même état sans trop dépérir; mais, le 2 juin, il survient une urticaire accompagnée d'un peu de fièvre, et qui se dissipe au bout de deux jours. (*Eau d'orge gommée, lait coupé, diète.*) Bientôt une légère amélioration survient, mais le coryza persiste, et c'est pour cela seul que l'enfant reste à l'infirmerie. Le reste du mois de juin et le commencement de juillet se passent sans rien offrir de remarquable; mais, dans la nuit du 15 au 16 juillet, la respiration est difficile; il survient de la fièvre, et des mucosités très-abondantes s'écoulent par le nez et par la bouche. (*Eau de mauve édulcorée, looch, diète.*) L'état d'épuisement de l'enfant ne permet plus les évacuations sanguines. Le 20 juillet, mêmes symptômes, pâleur générale, fièvre hectique caractérisée par la petitesse et la fréquence du pouls, avec une chaleur mordicante à la peau; il y a chaque soir une exacerbation fébrile; le marasme fait de rapides progrès; pourtant il n'y a ni diarrhée ni vomissemens, quoique cependant le ventre soit tendu; les mucosités nasales sont toujours fort épaisses et fort abondantes. (*Looch avec un grain de kermès, vésicatoire entre les deux épaules.*) Il survient peu d'amélioration, l'enfant s'épuise, et maigrit de jour en jour; sa respiration est bruyante; cependant la poitrine, qui, dans le cours de la maladie, a été percutée plusieurs fois, n'a jamais rendu de son mat. Le 10 août, une forte oppression survient; elle augmente par accès, et ne cesse que lorsqu'il s'est écoulé par le nez des mucosités très-épaisses dont l'éternuement accélère la sortie. Le 15, les mucosités nasales ont cessé de couler; l'enfant éprouve un peu de mieux; il est d'une maigreur extrême, cependant il n'a ni dévoiement ni diarrhée. Des boissons émollientes, des loochs simples et du lait coupé, forment son traitement, et l'on a soin de ne lui prescrire que de légers alimens; mais la sœur de la salle, croyant mieux rétablir ses forces, lui faisait prendre en secret des bouillons et des soupes grasses. Le 21 août au matin, pendant qu'il était agité et criait beaucoup, une fille de service, croyant voir dans ses cris l'expression de la faim, le leva, et le fit manger; il ne tarda pas à éprouver une suffocation très-grande, et mourut entre ses bras.

On trouva, à l'ouverture du cadavre, qui fut faite le lendemain, la bouche saine, l'œsophage pâle, l'estomac très-distendu, et rempli d'une panade épaisse; la membrane muqueuse de cet organe était très-molle et rougeâtre; les ganglions mésentériques étaient tuméfiés et rouges; la membrane muqueuse du duodénum parsemée de stries rouges; l'intestin grêle sain, mais très-dilaté par des gaz; les poumons étaient sains : il y avait des adhérences celluleuses entre les deux plèvres. Les deux ventricules latéraux du cerveau contenaient une sérosité très-abondante; la membrane muqueuse des fosses nasales était très-rouge, tuméfiée, et d'une si grande mollesse, qu'il suffisait de l'effleurer avec l'ongle pour la réduire en une bouillie rougeâtre et sanguinolente; le larynx et les bronches étaient sains.

J'ai tracé avec détail le journal de la maladie de cet enfant, parce qu'il m'a paru intéressant de rapporter toutes les circonstances de la marche de ce coryza chronique, à la fin duquel la membrane pituitaire a éprouvé la désorganisation que l'inflammation long-temps prolongée cause ordinairement sur les membranes muqueuses. Nous avons dû remarquer aussi les complications cérébrale et gastro-intestinale, l'état de marasme auquel est arrivé notre malade, et le funeste résultat de l'abus de régime commis par les personnes qui, chargées de soigner l'enfant, étaient imbues du préjugé qui porte les gens du monde à donner aux malades, et surtout aux enfans, beaucoup d'alimens pour les fortifier.

Les complications les plus ordinaires du coryza, chez les enfans, sont les affections cérébrales. Le voisinage de l'inflammation détermine vers le cerveau une irritation plus ou moins forte de laquelle résulte une hydrocéphale aiguë, comme nous venons de le voir dans le cas précédent, ou des accidens non moins funestes; de sorte qu'il n'est pas rare de voir les enfans éprouver, pendant le coryza, de l'assoupissement, de la prostration, quelquefois même des convulsions, signes évidens d'irritation cérébrale.

Le traitement qui convient à cette maladie doit varier suivant les âges; chez les enfans fort jeunes et qui tètent encore, il faut suspendre l'allaitement maternel, parce que l'action de téter est pour eux très-pénible, qu'elle augmente la difficulté de la respiration, et peut accroître la gravité des accidens généraux qui accompagnent l'inflammation des fosses nasales. D'ailleurs les enfans, dans ce cas, tètent si mal, que la quantité du lait qu'ils prennent est toujours insuffisante pour les nourrir, de sorte qu'ils sont exposés à périr de langueur et de faim. On tâchera donc de les faire boire avec précaution, en leur versant dans la bouche quelques cuillerées de lait de vache ou de chèvre coupé avec de l'eau de gruau. Si la déglutition était trop difficile, il faudrait avoir recours aux lavemens nutritifs. Il n'est pas avantageux de diriger, vers les fosses nasales des jeunes enfans, la vapeur de quelque décoction émolliente, car les voies aériennes sont si étroites, que le gonflement momentané que cause l'impression de la vapeur humide, ne fait qu'accroître la difficulté de la respiration. L'éloignement des causes qui ont pu déterminer le coryza, des boissons légèrement laxatives, telles que le jus de pruneaux sucré, ou même l'administration d'un sel purgatif, et notamment du calomel à la dose de deux à quatre grains, pour établir un point de dérivation sur le tube intestinal; enfin, l'application d'un vésicatoire, soit à la nuque, soit sur l'un des bras, tels seront les principaux moyens à employer dans le traitement du coryza des jeunes enfans. S'il survenait une complication cérébrale, il faudrait la combattre par des moyens appropriés. Enfin, si, après avoir combattu méthodiquement l'inflammation, on voyait se former une concrétion folliculeuse dans les fosses nasales, il faudrait bien, dans un cas de cette urgence, avoir recours à quelques-uns des moyens extraordinaires qui ont été conseillés pour le croup. On pourrait, par exemple, insuffler doucement dans les narines, de la poudre très-fine de calomel, ou bien un mélange de sucre ou d'alun pulvérisés finement. L'introduction de ces poudres dans le nez sera moins dangereuse que dans la trachée-artère. Mais surtout qu'on ait soin, aussitôt que l'on s'aperçoit de la difficulté que l'enfant éprouve à téter, de suspendre l'allaitement maternel, parce qu'il devient la cause d'accidens dont la succession toujours renouvelée produit à la longue les plus fâcheux résultats, soit à l'égard de la nutrition de l'enfant, soit sous le rapport des congestions pulmonaire et cérébrale.

SECTION DEUXIÈME.

MALADIES DU LARYNX ET DE LA TRACHÉE-ARTÈRE.

Développement et vices de conformation. — Pendant la vie fœtale, le larynx et la trachée-artère n'offrent point une série de phénomènes progressifs qu'on puisse observer, et suivre de manière à tracer avec exactitude les diverses périodes de leur formation. Leur existence et leur perfectionnement n'étant point aussi importans pendant la vie intrà-utérine que celle du tube intestinal, des reins, de la vessie, etc., ils ne présentent pas, comme ces organes, des degrés de formation bien appréciables; et dès leur première apparition, qui a lieu vers deux à trois mois de conception, on distingue déjà un canal renflé à sa partie supérieure, et divisé inférieurement de manière à ce qu'on reconnaisse évidemment les traces du larynx et de la trachée-artère; on voit même à trois et quatre mois des lignes transversales qui indiquent les anneaux cartilagineux de la trachée. A six et sept mois, il est facile de distinguer les unes des autres les saillies et les enfoncemens qui constituent les ventricules et les cordes de la glotte. La membrane muqueuse qui recouvre ces parties est ordinairement d'une couleur rose foncé; cette coloration est moins vive dans la trachée, où la membrane interne offre souvent des plis longitudinaux, sorte de disposition propre à permettre l'ampliation de ce canal lorsque plus tard l'air viendra le distendre. Il est très-commun d'y trouver aussi des mucosités très-claires et très-filantes qui tapissent et lubréfient les parois de la trachée. A l'époque de la naissance, les cartilages, les os et les muscles du larynx, sont parfaitement bien développés, quoique petits et très-flexibles, et les cartilages de la trachée-artère, parfaitement bien distincts les uns des autres, sont mous et comme imprégnés de sang; aussi trouve-t-on très-souvent des stries rouges transversales qui correspondent, chez l'enfant naissant, aux cartilages de la trachée, et qu'il ne faut pas prendre pour des stries inflammatoires.

Les vices de conformation du larynx et de la trachée-artère sont bien moins communs que ceux de beaucoup d'autres organes; leur absence complète peut avoir lieu dans le cas d'acéphalie. Le larynx peut être d'une petitesse extrême, ou seulement fort rétréci, comme j'en ai cité un exemple à l'article des *Vices de conformation de la langue*; on a vu l'absence ou l'imperfection de l'épiglotte et de quelques-uns des cartilages du larynx. J'ai observé, chez un enfant naissant, un défaut de symétrie très-marqué entre les deux parties latérales du larynx. Tous ces vices de conformation sont peu importans à une époque où les fonctions de cet organe sont pour ainsi dire nulles sous le rapport de la phonation, mais elles peuvent par la suite nuire à l'exercice de la parole et du chant; les divisions de la trachée-artère peuvent offrir une différence très-grande de volume et d'étendue, et cela correspond ordinairement à une différence semblable entre le volume des deux poumons.

Maladies du larynx et de la trachée artère développées avant ou pendant la naissance. — Je n'ai pas vu de trace évidente d'inflammation développée pendant la vie intrà-utérine, mais j'ai rencontré souvent une congestion sanguine très-considérable, même sur des avortons qui étaient nés avant terme; plusieurs fois cette congestion, attestée par la rougeur violacée de la membrane muqueuse laryngo-trachéale, était accompagnée d'une exhalation sanguinolente qui se prolongeait jusque dans les bronches, de sorte qu'il était probable qu'elle était le résultat d'un afflux du sang vers ces parties, soit dans les derniers temps de la vie intrà-utérine, soit pendant l'acte de l'accouchement.

Il est un état du larynx et de la trachée, qui, sans devoir être rapporté à une lésion quelconque de la membrane muqueuse laryngo-trachéale, n'en mérite pas moins de fixer l'attention des médecins, et surtout des accoucheurs ; je veux parler de l'abondance des mucosités, qui, chez quelques enfans naissans, obstruent le larynx et la trachée-artère au point de gêner l'établissement de la respiration. Cet état est ordinairement accompagné d'une altération particulière du cri, qui est voilé et presque toujours incomplet. La reprise ne se fait entendre que par moment ; elle est ordinairement rauque et saccadée, quand elle n'est pas étouffée. Il est probable que ces mucosités s'étaient accumulées dans le larynx et la trachée avant la naissance. Les petits accidens auxquels elles donnent lieu durent peu de temps ; quelques efforts d'inspiration et d'expiration suffisent pour rendre au cri son développement et sa liberté. L'accoucheur peut d'ailleurs faciliter la sortie de ces mucosités, avec le doigt ou les barbes d'une plume qu'il introduit à l'entrée du larynx, où ordinairement elles sont adhérentes. J'ai vu quelquefois à la face interne de la trachée de fœtus morts, de petites pétéchies violacées que je ne savais à quelle cause attribuer.

Maladies développées après la naissance. — Trois sortes de maladies peuvent affecter le larynx des enfans à la mamelle : les congestions, l'inflammation, l'œdème.

Congestions. — Chez les enfans naissans, le larynx est presque toujours injecté ; cette injection persiste encore quelque temps, puis elle cesse peu à peu, et finit par disparaître. Chez les enfans de deux à quatre mois, la membrane muqueuse du larynx est ordinairement d'un rose pâle, et sa couleur diffère moins de celle de la trachée-artère qu'elle ne le faisait dans le principe. Pendant la vie, le larynx s'injecte avec assez de facilité ; on le trouve plus ou moins rouge dans presque tous les cas où la mort arrive par asphyxie. J'ai observé plusieurs fois des ecchymoses dans le tissu cellulaire qui environne le larynx, de sorte qu'on eût pu croire que des violences extérieures avaient été exercées sur l'enfant, dans le but de l'étrangler. On trouve aussi quelquefois, dans ces cas de congestions laryngiennes, du sang exhalé en plus ou moins grande quantité à la surface du larynx et de la trachée; ce sang est même quelquefois expectoré par l'enfant, à l'époque de la mort, en assez grande abondance. Cet état s'observe particulièrement chez les enfans dont le tissu cellulaire est œdémateux ou dur, et qui présentent en même temps une pléthore sanguine générale très-prononcée.

Inflammation. — L'angine laryngienne est assez commune chez les enfans à la mamelle, mais il est à remarquer qu'elle s'observe bien moins souvent qu'à un âge plus avancé. L'angine est simplement érythémateuse, ou bien elle se complique de la formation d'une concrétion pelliculeuse.

L'angine érythémateuse varie beaucoup sous le rapport de son intensité; simple coloration rose, sans altération de texture, on la voit quelquefois s'accompagner de tuméfaction, de ramollissement et d'ulcération du tissu muqueux.

Les causes de l'angine sont quelquefois difficiles à saisir; cependant on peut considérer comme telles l'impression d'un air froid et humide, l'action d'un vent contre lequel on a promené l'enfant, l'humidité de ses pieds, et surtout des cris prolongés; enfin, l'existence antérieure d'une phlegmasie qui occupait un autre point de la membrane muqueuse respiratoire, telle que celle des fosses nasales et de la trachée.

Presque toujours cette inflammation, même dans son moindre degré, est accompagnée d'une sécrétion abondante de mucosités qui, d'abord claires et filantes, ne tardent pas à s'épaissir et à devenir d'une couleur jaunâtre. La respiration de l'enfant est gênée; son cri est sensiblement altéré. Cette altération consiste plutôt dans son timbre que dans sa forme; les deux parties qui le constituent existent bien, mais elles sont voilées. Lorsque l'inflammation du larynx est plus intense, l'altération du cri se prononce davantage; souvent alors le cri est sourd, ou ne se fait plus entendre, tandis que la reprise est au contraire aiguë et dominante. Cette modification particulière du cri des enfans, est, comme je l'ai dit au commencement de cet ouvrage, un signe assez positif que l'inflammation existe vers la partie supérieure des voies aériennes, tandis que l'absence complète de la reprise indique que la lésion règne dans les rameaux bronchiques ou dans le tissu des poumons. Cette règle, malgré les objections qu'elle peut subir, est fort importante à retenir.

Il est rare que l'angine laryngienne existe seule; elle succède souvent à un coryza, et s'accompagne bientôt d'une inflammation de la trachée-artère et des bronches; aussi ne voyons-nous souvent survenir, chez les jeunes enfans, l'inflammation du larynx qu'après celle des fosses nasales. La marche des symptômes de l'angine est ordinairement rapide, et quelquefois très-obscure à son début; mais aussitôt que l'inflammation devient un peu intense, l'altération qu'elle détermine dans le timbre et la forme du cri, ne permet plus à un praticien exercé de méconnaître son existence; d'ailleurs on peut, jusqu'à un certain point, s'en assurer par la vue, car l'inflammation s'étend souvent jusqu'au voile du palais; et alors, en faisant ouvrir la bouche de l'enfant, et en abaissant la base de la langue, on distingue parfaitement bien au fond de la bouche une rougeur érythémateuse qui s'étend jusqu'au larynx.

L'angine laryngienne est rarement accompagnée de vomissemens, comme dans l'inflammation du pharynx et de l'œsophage; cependant ordinairement l'enfant tète mal, et, s'il prend du lait en trop grande abondance, il arrive parfois qu'au moment de la déglutition, la douleur causée par le mouvement du pharynx, lui fait lâcher le mamelon, lui arrache un cri subit qui détermine le flot du liquide introduit dans l'œsophage à refluer vers la bouche; alors il en pénètre quelquefois dans le larynx, ce qui donne lieu à une toux subite et suffocante qui peut mettre en danger les jours de l'enfant. Ce mouvement de régurgitation, ainsi que la toux et la suffocation qui s'ensuivent, doivent fixer notre attention. Chez trois enfans qui, lorsqu'ils tétaient, éprouvaient presque toujours cette toux suffocante en avalant, je n'ai trouvé qu'une congestion pulmonaire et une angine très-intense, cause probable de ces accidens.

L'abondance des mucosités qui s'accumulent dans le larynx, donne lieu aussi à des symptômes à peu près semblables; ils surviennent surtout pendant que l'enfant dort; il s'éveille alors en sursaut, éprouve de la toux, fait des efforts pour crier, et n'y parvient qu'après avoir rendu, par des efforts assez pénibles, les mucosités qui obstruaient le passage de l'air à travers la glotte. Je ferai ici une remarque générale relative aux inflammations du larynx chez les jeunes enfans : c'est que ce canal étant fort étroit, la moindre tuméfaction qui résulte de l'inflammation cause la suffocation, et par suite un état de spasme et d'anxiété pendant lequel l'enfant semble éprouver un malaise qu'atteste très-bien l'expression de sa physionomie. En effet, celle-ci devient violette, surtout autour des ailes du nez et de la bouche; les narines se dilatent avec peine, la bouche reste béante, et, à chaque mouvement d'inspiration, une sorte de contraction spasmodique de toutes les parties du corps accompagne la dilatation des parois thoraciques; cet état de spasme s'observe chez les enfans les plus jeunes. C'est sans doute à l'ensemble des symptômes dont je parle, que les auteurs ont donné le nom d'angine suffocante. Je puis assurer qu'elle s'observe assez souvent chez les enfans, et que j'ai presque toujours trouvé sur ceux qui étaient morts de cette maladie, une très-grande abondance de mucosités fort épaisses, qui, s'étant agglomérées dans la cavité du larynx, en avaient causé l'obstruction, et avaient pour ainsi dire asphyxié l'enfant. L'observation suivante va nous offrir quelque chose d'analogue.

60e OBSERVATION.

Auguste Borlet, âgé de 13 jours, entre le 22 mai à l'infirmerie. Cet enfant est fort, mais un peu pâle. Il a depuis deux jours des vomissemens assez abondans; la langue est rouge à la pointe; le pouls n'offre rien de remarquable. (*Riz édulcoré, lavement émollient, lait coupé.*) Du 22 jusqu'au 26, il ne se présente rien de remarquable; mais, à cette époque, il lui survient un coryza accompagné d'une sécrétion abondante de mucosités nasales et d'un léger gonflement du nez; les paupières sont aussi un peu tuméfiées. Le coryza ne tarde pas à se dissiper, et l'enfant se trouve dans un état assez satisfaisant jusqu'au 10 juin. Alors la respiration devient gênée; la face est par moment violacée, et, lorsque l'enfant s'éveille, son cri reste voilé pendant quelques momens; il ne s'éclaircit qu'après quelques efforts de respiration; cependant, quoique les deux parties se fassent entendre, elles ont toujours quelque chose de voilé qui n'est pas naturel. (*Tis. pect. éd.*, *looch, catapl.*, *sinap. aux pieds, diète.*) Le 15, l'enfant pâlit et maigrit; il éprouve par moment une suffocation très-prononcée; quelques efforts de toux et de vomissemens déterminent la sortie par la bouche de mucosités abondantes, épaisses et très-filantes; le pouls bat 58 à 60 fois; la peau est toujours brûlante; les mains sont souvent violettes; il n'y a ni diarrhée ni vomissemens. Le 18, le cri est encore voilé; les mouvemens de la respiration sont rapides et courts; la poitrine rend un son mat à la partie postérieure; une suffocation imminente survient très-souvent lorsqu'on fait boire l'enfant. Le 20, il est si faible, si abattu, qu'on ne peut plus observer chez lui aucun symptôme ; il s'éteint graduellement , maigrit chaque jour de plus en plus , et meurt enfin le 23.

Autopsie cadavérique. — Injection de la base de la langue, rougeur intense , tuméfaction et ramollissement de la membrane muqueuse du larynx, dont les parois sont tapissées par des mucosités collantes, épaisses , et presque membraniformes. La trachée-artère et les bronches sont d'un rouge violacé ; les poumons sont très-engorgés à leur bord postérieur. Quatorze plaques folliculeuses sont enflammées dans l'iléon ; le colon est parsemé de stries brunes très-nombreuses ; le cerveau se trouve parfaitement sain.

Nous avons vu , chez cet enfant, se prolonger avec l'inflammation du larynx les accidens qui l'accompagnent ordinairement, et nous ne pouvons douter que la suffocation imminente qui survenait de temps en temps ne fût due à la présence des mucosités épaisses qui s'accumulaient dans le larynx , et à l'étroitesse de celui-ci par suite de la tuméfaction inflammatoire de ses parois. Ne perdons pas de vue non plus que cette angine a succédé à un coryza , ce qui, comme je l'ai déjà dit , arrive très-souvent chez les enfans.

L'angine laryngienne n'existe pas toujours seule ; elle survient souvent dans le cours d'une autre maladie , et principalement de la scarlatine et de la variole. Les caractères anatomiques de l'inflammation ne se bornent pas alors à la rougeur érythémateuse ; ils sont quelquefois analogues à la phlegmasie cutanée dont l'angine est un symptôme concomitant. On a vu plusieurs fois, en effet, des pustules semblables à celles de la variole se développer au pharynx et dans la trachée ; dans ce cas, les symptômes de l'angine sont les mêmes que ceux que je viens de décrire, à moins que la phlegmasie ne se complique de la formation d'une concrétion pelliculeuse, et alors l'enfant présente des symptômes que nous signalerons tout à l'heure en faisant l'histoire du croup.

L'angine laryngienne chez les jeunes enfans peut se terminer par résolution au bout de quelques jours, passer à l'état chronique, ainsi que nous l'avons vu chez le sujet de l'observation précédente, ou enfin causer promptement la mort de l'enfant, qui périt quelquefois asphyxié dès le début de la maladie. Il faut donc surveiller avec soin cette maladie dès le principe, pour la traiter et la combattre avant qu'elle ait eu le temps de faire de trop grands progrès.

Après la disparition des symptômes inflammatoires, le cri reste quelquefois voilé. Cela tient à l'altération de tissu que l'inflammation avait produite, et qui nuit à la pureté du son produit par l'air dans le larynx. J'ai souvent observé chez des adultes qui avaient eu la petite-vérole dès leur plus tendre enfance, une voix voilée ou enrouée; cela provenait sans doute de ce que la phlegmasie s'était propagée jusqu'au larynx, dont elle avait altéré ou modifié la texture.

Traitement. — Lorsqu'on s'aperçoit des premiers signes de l'angine chez un enfant à la mamelle, il faut faire en sorte qu'il ne prenne pas trop de lait à la fois, et surtout qu'il ne tète pas avec trop d'avidité. Il faut donc lui donner le sein souvent, mais très-peu long-temps à la fois. Si l'angine est trop intense et la déglutition douloureuse, il faut suspendre tout-à-fait l'allaitement, tenir le cou chaud au moyen d'une cravate doublée de laine ou d'un cataplasme léger; appliquer deux, trois ou quatre sangsues, suivant l'âge et la force de l'enfant, au-dessus de la clavicule, et par conséquent à une certaine distance du siége de l'inflammation. Il faut éviter de trop serrer les langes, car la difficulté de la respiration est déjà assez grande en raison de la tuméfaction du larynx, sans qu'on doive ajouter encore à la gêne qui en résulte par la compression du thorax. Des cataplasmes chauds aux pieds suffisent quelquefois pour y déterminer une légère rubéfaction; la farine de moutarde dépasse souvent chez les jeunes enfans le degré d'irritation qu'on veut obtenir, et cause promptement des ampoules qui s'ulcèrent, et guérissent difficilement. Si le tube intestinal est sain, et surtout si l'enfant est constipé, on peut lui administrer deux ou trois grains de calomel, une demionce de manne dans deux onces de lait, ou enfin un lavement avec une demi-once d'huile de ricin délayée dans de l'eau tiède à l'aide d'un demi-jaune d'œuf. S'il survenait une complication cérébrale, on appliquerait une ou deux sangsues derrière chaque oreille, et l'on insisterait sur l'emploi des dérivatifs qui viennent d'être indiqués.

Lorsque l'angine passe à l'état chronique, on peut avoir recours, après avoir essayé les moyens ci-dessus énumérés, à l'application d'un vésicatoire à la nuque, ou bien à quelques frictions faites sur les parties latérales du cou avec un liniment ammoniacal ou la pommade stibiée. On fera bien, après la disparition de la maladie, de tenir le cou de l'enfant enveloppé pendant quelque temps d'une fourrure de lapin, d'une peau de cygne ou d'un morceau de flanelle, afin de le soustraire au danger d'une récidive qui peut-être serait plus funeste que la première maladie.

§ II. *De l'angine avec altération de sécrétion, ou croup.* — Le croup consiste dans une inflammation du larynx et de la trachée-artère compliquée de la formation rapide d'une concrétion pelliculeuse qui s'étend sur les parois du larynx, et se propage même, dans certains cas, jusqu'à la trachée-artère et les bronches.

Les causes éloignées du croup paraissent être les mêmes que celles de l'angine laryngienne et du catarrhe bronchique; mais il est difficile d'expliquer positivement la cause directe de la formation de la fausse membrane qui survient dans cette angine. C'est presque toujours au milieu d'une épidémie de catarrhes ou de coqueluches, que le croup exerce ses ravages; il précède ou remplace l'une ou l'autre de ces phlegmasies; il les complique même quelquefois.

M. Bretonneau a vainement essayé dans ces derniers temps de rompre la liaison qui existe entre les affections catarrhales et le croup, et de combattre les opinions émises depuis un demi-siècle par Ev. Home, Rosen, Michaelis; soutenues par Jurine, M. Double, Vieusseux, Royer-Collard, MM. Blaud, Valentin, Bricheteau et Desruelles (1). Les médecins qui, avec M. Bretonneau, se sont déclarés contre les opinions des auteurs que je viens de citer, se sont efforcés de prouver qu'il y avait quelque chose de spécifique dans la nature du croup; mais on peut, sans admettre la *spécificité* de la maladie, expliquer jusqu'à un certain point la formation de la fausse membrane qui la caractérise. Je suis déjà entré, à ce sujet, dans de longs détails que renferme un mémoire inséré dans les Archives générales de médecine du mois de décembre 1826. Voici, en résumé, les raisons d'après lesquelles j'ai cru pouvoir expliquer en quoi consiste la nature particulière du croup.

1° Il n'y a pour ainsi dire qu'un degré du moins au plus entre la sécrétion des mucosités épaisses, filantes et tenaces dont se couvrent les membranes muqueuses enflammées, et la pellicule du croup. 2° La pellicule du croup offre à peu près les mêmes élémens chimiques que ces mucosités, où domine surtout la fibrine. Déjà nous avons vu la même analogie entre les mucosités des affections catarrhales et l'excrétion pelliculeuse du muguet; de sorte que les mucosités puriformes du catarrhe, la fausse membrane du croup, l'excrétion du muguet, ne semblent être que des altérations identiques de la même sécrétion, et ne varient que sous le rapport de leur forme et des parties qu'elles occupent. 3° Avant de se couvrir de pellicules, les membranes muqueuses sont toujours très-enflammées, rouges, gorgées de sang; le tissu cellulaire sous-jacent prend part lui-même à

(1) *Traité théorique et pratique du croup*, 2ᵉ édit. Paris, 1824. in-8º.

cette injection , et, lorsque la membrane enflammée est en
même temps le siége d'une exhalation sanguine, on voit
souvent cette exhalation accompagnée ou suivie de concrétions pelliculeuses, d'où l'on serait porté à conclure que le
croup est une phlegmasie catarrhale, mais que le sang destiné à la sécrétion des mucosités, se trouvant, dans le cas
dont il s'agit, concentré en plus grande abondance ou rendu
plastique par l'inflammation , transmet aux mucosités celle
de ses parties qui se concrète le plus vite, c'est-à-dire, la
fibrine ; de là les stries, les pellicules, les plaques blanchâtres dont se revêtent les membranes muqueuses affectées du
muguet ou du croup.

Les enfans à la mamelle sont bien moins sujets au croup
que ceux d'un âge plus avancé. C'est particulièrement depuis 2 ans jusqu'à 8 et 10 ans, que cette maladie fait des
ravages. Cependant les jeunes enfans sont très-sujets aux
phlegmasies pelliculeuses des différentes autres membranes
muqueuses, telles que celles de la bouche, de l'œsophage
et des fosses nasales, tandis que le contraire a lieu chez les
enfans plus âgés. De sorte que l'âge et les modifications organiques qui s'ensuivent , et que nous pouvons plutôt saisir
par leurs effets que par leurs apparences physiques, semblent apporter ici une différence que nous devons noter,
quoique nous ne puissions l'expliquer. Mais, d'un autre côté,
la facilité et la promptitude avec laquelle surviennent des
symptômes de suffocation, lorsque la moindre phlegmasie
se manifeste dans les voies aériennes des jeunes enfans,
rend chez eux l'angine trachéale et laryngienne presqu'aussi
dangereuse que le croup ; d'où il suit que nous devons toujours surveiller avec la plus grande attention le développement et la marche des symptômes d'inflammation laryngo-
trachéale chez les nouveau-nés.

D'après ce que je viens de dire de la plus grande fréquence du croup à un âge plus avancé que celui des enfans

qui font l'objet de cet ouvrage, je ne dois pas entrer dans l'histoire détaillée de cette maladie, sur laquelle de nombreuses monographies ont été publiées (1); je me contenterai donc de tracer succinctement la marche des symptômes et le traitement de la maladie.

Symptômes du croup. — Lorsqu'il se forme une pellicule à la surface enflammée du larynx, le cri est altéré; la reprise seule se fait entendre; elle est aiguë, saccadée comme le cri d'un jeune coq, parfois même elle est étouffée ou très-voilée. Le cri proprement dit ne se fait plus entendre, ou ne revient que par moment pour cesser encore ou rester profondément altéré. La toux, qui survient par quintes, cause à l'enfant la plus grande anxiété; il fait des efforts d'inspiration très-pénibles, et c'est surtout alors que la reprise offre le caractère particulier que je viens de décrire. La gêne de la respiration est à peu près constante, mais, en outre, elle est sujette à des exacerbations et à des rémissions très-prononcées. A ces symptômes, dont le début et le retour sont presque toujours brusques, s'ajoutent la douleur du larynx, que les enfans à la mamelle ne peuvent accuser, mais qu'ils indiquent en portant continuellement la main vers cette partie, comme pour en arracher quelque chose, et qui augmente lorsqu'un accès de toux ou de suffocation va commencer; les hémorrhagies nasales, qui sont très-rares chez les jeunes enfans, et elles consistent plutôt en une expansion sanguine qu'en une véritable hémorrhagie; enfin, la somnolence, qui est un des symptômes con-

---

(1) Consultez : Home, *Inquiry into the nature and cure of the croup.* Edimb. 1778. — Michaelis, *De anginâ poliposâ seu membranaceâ,* in-12. Argentorati, 1778. — Royer-Collard, *Rapp. sur les Mémoires de Vicusseux, Jurine, Albers de Bremen, Caillau, Double.* — Desruelles, *Traité du croup.* — Blaud, *Nouvelles recherches sur la laryngo-trachéite.* — Bretonneau, *De la diphthérite.* — Bricheteau, *Précis analytique du croup.* Pour l'historique de la maladie, consultez l'excellent ouvrage de M. Valentin.

comitans du croup le plus fréquent et le plus grave, car il indique une congestion cérébrale, ou même une hydrocéphale aiguë, lésion qu'on trouve très-communément sur les cadavres des enfans qui succombent au croup. Dans les vomissemens, dans l'expectoration, l'enfant rejette quelquefois des fragmens plus ou moins larges de la pellicule, et se trouve alors soulagé jusqu'à ce qu'une concrétion nouvelle, obstruant encore les voies aériennes, fasse renaître l'angoisse et le sentiment de strangulation auquel le malade ne cesse d'être en proie que pendant de courts instans. La mort vient presque toujours terminer tout à coup cette affreuse maladie, contre laquelle les ressources de l'art demeurent trop souvent impuissantes.

Traitement. — Deux sortes d'accidens bien distincts se présentent à combattre dans le croup : l'inflammation, qui est la cause première de tous les autres symptômes; et la suffocation, soit mécanique, soit spasmodique, que détermine la pellicule de la trachée-artère et du larynx.

Les évacuations sanguines, locales et générales, les ventouses sèches et scarifiées, les boissons adoucissantes, l'application sur le cou de topiques émolliens, les dérivatifs sur la peau et le tube intestinal, tous les moyens en un mot que nous avons indiqués contre l'angine laryngo-trachéale ordinaire, devront être employés au début du croup.

Quant aux accidens de suffocation, il faut remarquer qu'ils proviennent non-seulement de l'embarras mécanique causé par la pellicule membraniforme, mais encore d'une sorte de spasme du larynx que tous les auteurs ont fait remarquer. Ainsi donc, en même temps qu'on essaie d'expulser par quelques vomitifs la pellicule des voies aériennes, il faut administrer à l'enfant quelques anti-spasmodiques, tels que des demi-lavemens avec huit à dix grains d'assa-fœtida, quelques gouttes de teinture de castoréum, des frictions sur le cou avec un liniment d'huile de camomille camphrée, ou mieux encore, avec un mélange d'eau et d'éther. Il est surtout un moyen qu'il ne faut pas négliger, et sur lequel M. Guersent insiste avec beaucoup de raison (1), je veux parler des bains tièdes à 25 degrés ou plus. Rien n'est plus propre à calmer l'agitation de l'enfant; on doit donc l'y maintenir le plus long-temps et le plus souvent possible, mais il faut avoir soin de couvrir le bain, pour que la vapeur qui s'en élève ne vienne pas déterminer vers la tête un afflux de sang qui serait très-nuisible. Il est presque toujours nécessaire d'appliquer deux ou trois sangsues vers la région mastoïdienne, pour combattre les symptômes de méningite ou d'hydrocéphalie qu'on observe quelquefois chez les enfans affectés du croup. Enfin, il est bon de recourir après tout à l'application de vésicatoires aux jambes ou aux cuisses, ou de pratiquer, sur les parties inférieures du cou, des frictions avec un liniment ammoniacal ou la pommade stibiée. J'ai sauvé du croup un enfant de quinze mois, en appliquant sur lui, pendant trois jours, les différens moyens que je viens de conseiller : après avoir pratiqué des saignées locales, baigné l'enfant, et l'avoir purgé avec six grains de calomel, j'ai eu recours au sirop d'ipécacuanha, dont l'administration a été promptement suivie d'une expectoration abondante, et de vomissemens parmi lesquels se trouvaient des lambeaux membraniformes. Au bout de trois jours d'un traitement suivi avec la plus grande constance, l'enfant a cessé de présenter les symptômes du croup, mais son cri est toujours resté voilé.

Des observations ultérieures m'ont prouvé les effets avantageux du calomélas administré à doses répétées dès le début. J'ai reconnu que ce médicament agit en augmentant et en modifiant la sécrétion des membranes muqueuses qui, de la sorte, se trouvaient dénudées de la pellicule formée à

____

(1) Article *Croup* du *Dict. de méd.*, en 21 vol.

leur surface. Mais une circonstance qui doit nous frapper, et sur laquelle repose en grande partie l'utilité de ce médicament, c'est que, chez les jeunes enfans qui n'expectorent pas, et qui avalent tout ce qui se présente à l'arrière-bou-bouche, le mercure doux agit non-seulement en détachant la pellicule, mais en provoquant son expulsion par les garde-robes.

Il arrive souvent que la pellicule n'est pas rendue sous forme de tube avec les matières fécales; on en trouve seulement des débris qui résultent ou de la division de ces fausses membranes par l'action du sel mercuriel, ou de l'espèce de trituration qu'elle peut éprouver en traversant les organes de la digestion.

Je n'ai jamais employé le calomélas qu'à la dose de 18 à 20 grains dans 24 heures, et j'ai trouvé qu'elle suffisait pour obtenir le résultat qu'on doit en attendre. J'ai soin de donner en même temps des lavemens purgatifs, parce qu'il est prouvé que si le malade est constipé pendant qu'il est soumis au traitement mercuriel, il court plus de risques d'éprouver la salivation et les autres accidens du mercure. Ce sel provoque ordinairement des garde-robes vertes, très-liquides et très-abondantes; il donne peu de coliques, et n'augmente en aucune manière l'intensité des symptômes généraux qui accompagnent le croup. M. Guersent l'incorpore souvent au miel; mais j'ai remarqué que la consistance du miel rendait quelquefois la déglutition lente, surtout chez les enfans dont le larynx et le pharynx sont obstrués par des mucosités abondantes. Le séjour de ce corps onctueux, au niveau des voies aériennes, contribue encore à rendre la respiration plus suffocante. Voici la formule de la potion dans laquelle je l'administre :

℞ Gomme adragant . . . . 10 grains.
   Eau distillée. . . . . 2 onces.
   Proto-chlorure de mercure . 10 grains.

Sirop de chicorée. . . . . . ⎫
Sirop d'ipécacuanha . . . . ⎬ *ana,* une demi-once.
Eau de fleurs d'oranger. . . 　1 gros.

On agite le mélange chaque fois qu'on l'administre, et l'on en donne une cuillerée à café chaque demi-heure.

Toutefois, je n'ai recours à cet agent thérapeutique que de concert avec les moyens antiphlogistiques directs, tels que l'application de sangsues en nombre relatif, au niveau du larynx et de la trachée-artère, et l'usage de boissons et de topiques émolliens.

En résumé, je crois pouvoir conclure : 1° qu'il n'est pas dangereux d'employer le proto-chlorure de mercure à la dose de 18 à 20 grains dans 24 heures, chez les enfans atteints du croup; 2° que ce médicament seconde puissamment l'effet des évacuations sanguines : tandis que celles-ci combattent l'inflammation, le sel mercuriel en expulse le produit au dehors de l'économie ; 3° qu'en supposant même qu'il y eût quelque danger dans l'administration de ce médicament, il vaudrait mieux en courir le danger, que d'abandonner l'enfant à celui d'un plus grand encore auquel l'expose le mal effrayant dont il est atteint. Dans tous les cas, on court beaucoup moins de risques à faire usage du proto-chlorure de mercure obtenu par la sublimation à travers la vapeur d'eau (1).

Faut-il, comme l'a conseillé M. Bretonneau, ouvrir la trachée-artère, et y promener un pinceau saupoudré de calomel ou d'alun, pour détruire et faire tomber la pellicule membraniforme? L'expérience ne me paraît point encore avoir assez confirmé l'efficacité de ce moyen, pour l'établir en principe, et l'on ne peut être autorisé à s'en servir qu'après avoir épuisé les moyens rationnels, et lors-

(1) Voyez mon *Mémoire sur l'emploi du calomélas dans le traitement du croup et des angines pelliculeuses.* (*Archiv. gén. de méd.* Tom. **XX**, année 1829.)

qu'on est enfin forcé d'user des médicamens extraordinaires, dont Hippocrate ne permet l'emploi que dans les circonstances désespérées. Pour moi, je n'oublierai jamais qu'ayant été appelé auprès d'une petite fille qui se trouvait au troisième jour du croup, j'eus d'abord recours au traitement antiphlogistique le plus énergique; mes efforts étaient inutiles, et l'enfant approchait d'heure en heure de sa fin, lorsque son père, qui n'était pas étranger à l'art de guérir, me força pour ainsi dire, dans son désespoir, d'avoir recours aux nouveaux moyens qu'on avait récemment conseillés contre le croup. Je recourbai une tige de baleine; je l'armai d'un plumasseau que j'imbibai d'une solution concentrée d'alun; j'en introduisis dans le larynx et la trachée; mais aussitôt l'enfant, qui était assez calme, fut pris des plus violentes convulsions, et périt entre mes bras en moins de cinq minutes. Quoiqu'il était évident que cet enfant dût périr, cet accident a fait sur mon esprit une telle impression, que j'ai juré de ne jamais essayer d'introduire quelque médicament dans la trachée irritée et enflammée d'un enfant.

Les frictions faites avec l'onguent mercuriel, sur les parties latérales du cou, ou le calomel donné jusqu'à ce qu'on obtienne une salivation abondante, ont aussi été employées avec quelque succès. Ces moyens ont, dans certains cas, provoqué la disparition de la fausse membrane, ou bien en ont supendu la reproduction.

Comme le croup règne ordinairement épidémiquement, il faudra prendre la précaution d'éloigner les enfans que la maladie n'aurait pas encore atteints, des lieux où elle exerce ses ravages.

§ III. *Angine œdémateuse.* — On trouve assez souvent, en faisant l'autopsie cadavérique d'enfans qui, pendant leur vie, avaient présenté quelques symptômes d'angine, au lieu d'une inflammation bien caractérisée, une tuméfaction œdémateuse plus ou moins considérable des parois du larynx. Les signes extérieurs de cette affection ne sont pas très-reconnaissables; il y a, comme dans l'angine inflammatoire, une altération du cri plus ou moins profonde, mais les autres symptômes sont d'autant moins faciles que cet œdème survient en général chez les enfans très-faibles, presque mourans, et qui, par conséquent, ne présentent pas un développement assez marqué de leurs fonctions, pour que les troubles qui y surviennent soient appréciables. Cependant, j'ai cru remarquer que plusieurs enfans affectés d'œdème de la glotte, avaient en même temps le tissu cellulaire des diverses parties du corps œdémateux, et que leur cri, fort irrégulier, presque toujours voilé et incomplet, était saccadé comme le bêlement d'une chèvre; c'est à cette modification du cri que j'ai donné le nom de *cri chevrotant*. J'ai vu ce phénomène particulier se reproduire sur trois enfans affectés d'œdème de la glotte. Je vais en citer ici un exemple.

61ᵉ OBSERVATION.

François Delau, âgé de deux jours, enfant très-fort, mais ayant les tégumens livides, ainsi que les jambes et les pieds œdémateux, entre le 13 octobre à l'infirmerie; son cri est pénible, étouffé et comme déchiré ou saccadé; il ressemble au son qui provient de l'action de *racler* un archet sur une corde de violon. Ses membres sont froids; son pouls lent, petit et obscur. Le 14, un ictère général se manifeste sur le corps; mêmes symptômes que la veille. (*Eau sucrée, lait coupé.*) La difficulté extrême de la respiration et l'état de congestion générale dans lequel se trouve l'enfant, engagent M. Baron à faire appliquer une sangsue sous chaque aisselle. La congestion des tégumens diminue, mais la face seule reste d'un rouge violacé fort intense; l'état du cri est toujours le même. Le 16, une ecchymose violacée se manifeste tout à coup à la joue droite, et s'étend jusqu'à la lèvre supérieure, qui devient le siége d'un gonflement œdémateux considérable. Le cri de l'enfant est tout-à-fait voilé; les battemens de son pouls sont si lents et si obscurs, qu'il est impossible de les compter. Il rend par la bouche et par le nez des mucosités écumeuses, épaisses et sanguinolentes. Enfin, il expire dans la nuit.

Autopsie cadavérique. — La bouche est saine, mais la glotte offre un gonflement œdémateux considérable; les parois latérales du larynx sont épaisses, blanchâtres, et tellement tuméfiées, qu'elles se touchent presque. En les piquant avec la pointe d'un scalpel, il n'en sort pas d'eau; la sérosité est pour ainsi dire prise en gelée dans le tissu cellulaire sous-muqueux. Il y avait une congestion très-marquée au bord postérieur de chaque poumon. Les autres organes du corps ne présentaient rien de notable; on remarquait seulement que le foie était très-gorgé de sang, et la bile abondante et noirâtre.

Il y avait ici une coïncidence digne de remarque, entre l'œdème des membres, de la face et de la glotte; un rapport non moins intime existait aussi entre l'état de la circulation et l'infiltration séreuse dont nous parlons; de sorte qu'en rapprochant ces différens phénomènes les uns des autres, en tenant compte surtout de l'altération particulière du cri chez un enfant dont les parties extérieures étaient œdémateuses, on pouvait être porté à conclure à l'existence de l'espèce d'angine dont nous traçons l'histoire. Ce n'est que sur des considérations semblables, ce n'est qu'en groupant ensemble les différens phénomènes physiologiques qu'un enfant présente à l'observation, qu'il est possible d'en tirer, en pareil cas, une conclusion probable, sinon positive, car il serait impossible d'arriver à ce degré de certitude d'après un symptôme isolé.

J'ai vu l'angine œdémateuse sur des enfans plus âgés, et

qui, après avoir été réduits au marasme, s'infiltraient dans les derniers instans de leur vie, et présentaient en même temps un œdème des différentes parties du corps. Chez quelques-uns d'entre eux, le cri était voilé, faible et incomplet, mais il n'a jamais présenté, dans son timbre, cette modification particulière que nous venons d'observer chez l'enfant qui fait le sujet de l'observation précédente. Il semble que le cri chevrotant soit plus rare et plus difficile à observer à mesure que les enfans avancent en âge.

Le traitement de cette affection ne doit pas être dirigé vers le siége du mal même; nous avons vu que l'angine œdémateuse de l'enfant dont l'observation a été rapportée ci-dessus, était accompagnée d'une congestion pulmonaire et d'une lenteur extrême de la circulation. Il faudrait donc s'attacher à combattre l'une et l'autre par des moyens appropriés, et qui seront indiqués plus bas. L'effet cessera quand la cause aura été directement attaquée. Il est beaucoup plus difficile de traiter et de guérir l'œdème de la glotte, qui survient chez les enfans émaciés et épuisés par quelque affection chronique, parce qu'alors l'œdème n'a pas toujours pour cause bien évidente l'embarras de la circulation, ou la stase du sang au sein des organes circulatoires et respiratoires. Il faudra, dans ce cas, provoquer la résolution de l'œdème, à l'aide de frictions sèches ou aromatiques, dont l'effet sera d'ailleurs secondé par l'influence d'un régime d'hygiène et de diététique convenables à la position de l'enfant.

Je ne puis conseiller de faire pénétrer dans les voies aériennes quelques vapeurs aromatiques, car l'étroitesse du larynx et de la trachée-artère, ainsi que la grande disposition des jeunes enfans au spasme de ces organes, contr'indiquent naturellement l'emploi de ces moyens, qui, même chez les adultes, ne produisent que des effets incertains ou peu marqués.

Je ne m'arrête point à décrire en particulier les maladies de la trachée-artère, l'histoire de ses symptômes se trouve comprise dans celle des maladies du larynx ou des bronches; et d'ailleurs il est fort difficile de diagnostiquer, chez les jeunes enfans, les différences de siége des maladies du larynx et de la trachée.

TROISIÈME SECTION.

MALADIES DE LA PORTION THORACIQUE DE L'APPAREIL RESPIRATOIRE.

Je comprendrai dans cette section, les maladies des poumons, des bronches et des plèvres.

Développement et vices de conformation. — Je ne puis me dispenser de parler ici du développement de la cavité pectorale, car si elle prend une part active aux fonctions de la respiration, par la mobilité dont elle jouit, et comme sa dilatation et son resserrement alternatifs secondent puissamment la dilatation des poumons, ses vices de conformation doivent avoir une certaine influence sur l'acte respiratoire. Je suivrai donc ensemble le développement du thorax et des poumons.

Dans les premiers temps de l'existence, la poitrine n'offre qu'une cavité très-resserrée; ses parois sont d'abord fort minces; elles ne consistent qu'en une pellicule très-flexible, au centre de laquelle se dessinent de bonne heure des demi-cercles blanchâtres, qui plus tard devront former les côtes. A mesure que l'enfant avance en âge, et que les poumons se développent, la poitrine devient plus spacieuse; sa cavité se développe, surtout par en bas, car, dans le principe, l'abdomen lui seul formait presque tout le volume du torse de l'embryon. Enfin, sur les parois latérales et supérieures, se dessinent de petites éminences arrondies et peu saillantes, qui constituent les rudimens des bras. Les deux parties latérales de la poitrine ne se portent pas l'une vers l'autre pour compléter la cavité thoracique, qui, dans le principe, serait ouverte; le thorax est toujours fermé, à moins d'un vice particulier de conformation. A l'époque de la naissance, la poitrine a acquis des dimensions assez grandes; cependant elle conserve encore, par rapport à l'abdomen, beaucoup moins de capacité qu'à un âge plus avancé, et surtout que chez l'adulte.

Pendant que la cavité pectorale a acquis en largeur et en hauteur les dimensions qui peu à peu l'amènent à ce qu'elle doit être dans l'état normal chez les enfans naissans, les poumons eux-mêmes ont parcouru les différens degrés de leur évolution.

Ce n'est guère que vers la sixième semaine que les poumons paraissent; ils sont plus bas que le cœur, et l'on dit en général qu'ils sont moins volumineux que lui. J'ai pu les observer chez un embryon de six semaines environ, que j'ai disséqué avec M. A. Danyau, interne des hôpitaux. Le cœur avait la forme d'un globule arrondi, de la grosseur d'un grain de millet; et les poumons, au lieu d'être plus petits, étaient accolés à ses parties latérales, sous forme de deux vésicules transparentes, flasques, plus volumineuses que le cœur, et creuses à l'intérieur, ce dont on pouvait se convaincre en les examinant à la loupe. Ces petits organes, étroitement pressés ensemble, s'appuyaient sur une membrane très-mince qui séparait la poitrine de l'abdomen, et qui représentait évidemment le diaphragme. Les poumons ont d'abord une surface unie et blanchâtre; mais, à mesure que l'enfant avance en âge, quelques échancrures indiquant la séparation des lobes, puis des lignes qui marquent la division des lobules, se dessinent à la surface externe des poumons; alors ils sont pleins et solides, leurs veines, leurs artères et leurs rameaux bronchiques, prennent de l'accroissement; leur volume augmente en même temps que la cavité pectorale prend de l'accroissement, leur couleur devient rosée, et, à l'époque de la naissance, ils présentent des caractères anatomiques sur lesquels nous devons nous arrêter un instant.

Depuis 7 mois jusqu'à 9, les poumons ont à peu près la forme qu'ils auront par la suite; mais leur couleur est différente; elle varie même suivant les enfans, car ils sont plus ou moins pâles, plus ou moins colorés, selon l'état pléthorique ou exsangue du sujet. Quelques poumons offrent à leur surface des taches rouges d'une forme lichenoïde, et qui doivent devenir probablement plus tard les taches ardoisées qu'on remarque à la surface des poumons chez les adultes. D'autres sont, au contraire, blanchâtres ou d'un rose tendre; leur couleur ressemble beaucoup à celle des poumons de bœuf ou de veau. J'ai trouvé deux fois chez les adultes cette pâleur des poumons avec absence complète de pigmentum à leur surface. Cette sorte de leucopathie des poumons serait-elle donc l'effet d'une altération de couleur primitive et congénitale du tissu pulmonaire? Je suis très-porté à le croire.

Pendant la vie intrà-utérine, les poumons remplissent en entier la cavité pectorale, contre les parois de laquelle ils sont pressés à tel point qu'ils reçoivent quelquefois l'empreinte des côtes, qui sont toujours plus saillantes dans l'intérieur du thorax chez l'enfant que chez l'adulte. J'insiste ici sur ces dépressions du poumon chez quelques enfans, afin qu'on ne les prenne pas pour l'effet ou le signe d'un état pathologique. J'ai vu la même disposition chez quelques adultes; il serait donc possible que, formées pendant la vie intrà-utérine, ces scissures du poumon persistassent jusqu'à un âge avancé. S'il en est ainsi, il ne faut pas plus les considérer chez les adultes que chez les enfans, comme l'effet d'une tuméfaction accidentelle de l'organe; et si la saillie des côtes chez les adultes n'est pas assez marquée pour rendre compte de ces dépressions ou coches au bord postérieur des poumons, il est moins difficile de se rendre compte de ce phénomène en admettant qu'il s'est opéré à une époque de la vie où les côtes étaient plus saillantes, et qu'il s'est maintenu toujours avec la même apparence, malgré les progrès de l'âge. J'ai entendu le professeur Laennec élever de grands doutes sur la possibilité de ces dépressions pulmonaires au niveau des côtes, parce que, disait-il, celles-ci n'étaient pas assez saillantes pour produire un tel effet : mais l'explication que j'en donne doit dissiper tous les doutes à cet égard, et suffit pour faire connaître la cause de ces scissures, que l'auteur de l'auscultation médiate se plaisait, dans ses cours, à regarder comme chimériques.

Quand on ouvre le thorax d'un enfant qui n'a pas respiré, on est frappé de l'analogie du thymus et des deux poumons; il semblerait que le thymus fût un troisième poumon dans lequel aucun rameau bronchique ne viendrait s'ouvrir. Je note cette ressemblance, parce qu'après la naissance, le thymus, conservant encore le même aspect, peut servir de point de comparaison, et guider dans l'examen qu'on se propose de faire du tissu des poumons, modifié ou non par la respiration. Le tissu du poumon que l'air n'a pas pénétré est flasque et rougeâtre comme le tissu de la rate, car, malgré la présence du canal artériel, qui permet au sang lancé par le cœur de passer directement dans l'aorte, une certaine quantité de ce fluide pénètre cependant dans les poumons, soit par un reflux mécanique, soit que ce sang serve à la nutrition de l'organe; de sorte que les artères et les veines pulmonaires sont très-souvent pleines de sang à une distance assez grande dans le tissu des poumons. Les bronches, ordinairement d'un rose pâle, sont quelquefois teintes par une légère exsudation sanguine.

Après la naissance, le tissu des poumons, pénétré par l'air que l'enfant a respiré, devient plus léger, crépitant, mais toujours il présente plus de sang que le poumon des adultes, toutes choses égales d'ailleurs. Je ferai même remarquer un phénomène important à noter, c'est que, chez presque tous les jeunes enfans, on trouve une congestion sanguine très-marquée au bord postérieur des poumons, et surtout du poumon droit (1). Mais il est évident que cette congestion sanguine est un véritable phénomène mécanique et cadavérique, et je suis porté à croire que la fréquence de cette congestion à droite provient de ce qu'à l'hospice des Enfans-Trouvés, les sœurs, que guident en cela des préjugés vulgaires, apportent un soin particulier à coucher tous les enfans sur le côté droit. Les bronches, malgré cette congestion du tissu des poumons, ne sont pas toujours rouges, elles se distinguent même par leur blancheur, qui contraste d'une manière tranchée avec la rougeur du parenchyme pulmonaire. Après avoir exposé rapidement le développement et les principaux caractères des poumons dans l'état sain, disons quelques mots des vices de conformation de ces organes et du thorax.

Les poumons, ou un poumon, ainsi que la trachée-artère et l'une ou l'autre des deux bronches, peuvent manquer, soit en totalité, soit en partie, chez les acéphales. Otto, au rapport de Meckel, a observé l'occlusion de la trachée-artère avec l'absence du crâne. La petitesse extrême d'un ou des deux poumons peut provenir, ou de l'étroitesse de la cavité pectorale, ou bien de l'introduction des viscères abominaux dans la poitrine, par suite d'un vice de conformation du diaphragme. Les poumons qui présentent, l'un, deux lobes, l'autre, trois, séparés par des scissures assez profondes, peuvent offrir une masse unique sans division, ou bien des divisions inverses de celles qui existent dans l'état normal, ou, enfin, des scissures plus ou moins

____

(1) Le professeur Chaussier a noté depuis long-temps ce phénomène.

nombreuses. L'inversion du poumon droit à gauche, et *vice versâ*, s'observe ordinairement avec l'inversion du cœur. Enfin, les poumons peuvent ne pas être contenus dans la poitrine, lorsque les parois de cette cavité sont restées incomplètes par suite d'un vice primitif de conformation. Haller dit que ce vice de conformation des parois pectorales est plus rare qu'aux parois de l'abdomen; cependant il ajoute : « *Sunt tamen etiam exempla in quibus sternum costœque imperfectœ cor emiserunt, ut nudum appareret, quale in pullo est, qui primos dies incubationis experitur* (1). » Cet illustre écrivain cite, à l'appui de ce qu'il avance, des cas rapportés par Burner, Bianchi, Fracassini, etc.

Parmi ces vices de conformation, ceux de la cavité pectorale, qui peuvent s'opposer à l'expansion libre des poumons, dans l'acte de la respiration, doivent causer, chez les nouveau-nés, des accidens plus ou moins graves; on conçoit que, lorsqu'il existe une hernie diaphragmatique congénitale, l'estomac, l'épiploon ou les intestins introduits dans la poitrine, doivent gêner considérablement la dilatation des poumons, et donner lieu à différens symptômes. Il n'est pas nécessaire qu'un vice de conformation aussi considérable existe dans la cavité thoracique, pour causer un trouble marqué dans les fonctions de l'appareil respiratoire; une simple déformation donne lieu quelquefois à des symptômes qu'on pourrait croire être le résultat d'une lésion des bronches, de la plèvre et des poumons. Ces symptômes peuvent être peu apparens à l'époque de la naissance, mais à mesure que l'enfant avance en âge, que les fonctions de la respiration se développent, et nécessitent une ampliation plus étendue des parois pectorales, celles-ci, trop étroites ou déprimées, s'opposent à la dilatation des poumons, et causent des accidens que l'on serait

____

(1) *Opera minora.* — *De monstris.*, chap. V. (*Situs mutatus.*)

porté à attribuer à quelque lésion des poumons ou des bronches, si l'autopsie cadavérique n'en démontrait l'intégrité.

62ᵉ OBSERVATION.

Vices de conformation du thorax, dyspnée. —André Alpin, âgé de dix mois, entre à l'infirmerie le 14 août. Cet enfant est pâle et maigre; sa poitrine offre latéralement une dépression considérable; ses membres sont longs, et ses articulations fort grosses; il existe un commencement de gibbosité à la région dorsale de la colonne vertébrale; le ventre est habituellement très-volumineux. Cet enfant est atteint, depuis trois mois au moins, d'une toux continuelle et d'une dyspnée, qui augmente quand on le couche sur le dos ou qu'on l'agite en le promenant. Son sommeil est souvent interrompu par un étouffement subit, qui cesse presque aussitôt qu'on le lève ou qu'on lui élève le thorax; la chaleur de la peau est très-élevée et mordicante, le pouls est petit, filiforme et fréquent; la percussion ne rend qu'un son douteux. (*Eau de mauve gommée, looch, lait coupé.*) Le 16, même état général, cri pénible et court. Le 17, agitation, teinte violacée du visage, cri plaintif, *facies* douloureux, pouls très-précipité, chaleur mordicante et très-fébrile. (*Quatre sangsues à la base de la poitrine, sinapisme aux pieds, mauve gommée, diète.*) Les jours suivans, l'enfant présente à peu près le même état; il ne paraît pas avoir éprouvé un grand soulagement de l'application des sangsues : il pâlit, s'agite moins, respire toujours avec difficulté, et meurt enfin le 25 août.

On trouve, à l'ouverture du cadavre, l'œsophage sain, une coloration brune de la membrane muqueuse de l'estomac, qui est contracté et ridé, d'abondantes mucosités dans l'intestin grêle, dont la membrane interne est épaisse, molle et décolorée; des plexus folliculeux tuméfiés et un

peu rouges au tiers inférieur de l'iléon, une éruption folliculeuse dans le colon. Les poumons et les bronches sont
parfaitement sains; mais ils sont étroitement comprimés
par les parois de la poitrine, dont le diamètre transversal
est fort petit. Les ouvertures fœtales sont oblitérées; la substance cérébrale est saine; cependant il y a une assez
grande quantité de sérosité dans les ventricules latéraux.

Ainsi, la dyspnée et la toux qui l'accompagnait, ont été
chez cet enfant l'effet du peu de développement qu'avait la
cavité thoracique; car il n'existait ni catarrhe bronchique
ni pneumonie, bien qu'on ait soupçonné l'existence de cette
maladie, puisque le malade a été traité en conséquence.

M. le baron Dupuytren vient de publier, sur ce sujet, un
mémoire fort intéressant, dans le tome 5ᵉ du *Répertoire général d'Anatomie*. Il a souvent observé, chez ces enfans,
un gonflement des amygdales qu'il a même été obligé de
réséquer.

§ Iᵉʳ. MALADIES DE LA PLÈVRE, DES POUMONS ET DES BRONCHES
AVANT LA NAISSANCE.

Les maladies de la plèvre, des poumons et des bronches,
peuvent se diviser en celles qui surviennent pendant la vie
intrà-utérine, et en celles qui se manifestent après la naissance.

Pleurésie et pneumonie congénitales. — L'inflammation de
la plèvre et des poumons est possible avant la naissance.
Quelques accoucheurs, parmi lesquels nous citerons Mauriceau, en ont déjà rapporté des exemples. J'ai eu moi-
même assez souvent l'occasion de constater ce fait. Chez
trois enfans morts le premier jour de leur naissance, j'ai
trouvé une altération d'un des poumons assez avancée pour
me faire croire que la maladie avait commencé dans le sein
de la mère. Chez deux surtout, le poumon gauche était

fortement hépatisé à sa base : et si cette altération de tissu n'existait pas pendant la vie intrà-utérine, il est très-proba-bable qu'elle s'était développée pendant ou immédiatement après l'accouchement. Toujours est-il qu'elle a entravé l'é-tablissement de la respiration, et que par conséquent elle a causé la mort de ces nouveau-nés. L'observation suivante est intéressante sous ce rapport.

63ᵉ OBSERVATION.

Pneumonie congénitale. — Larché, né dans la nuit, est déposé, le 27 janvier 1826, au matin, à la crèche de l'hos-pice des Enfans-Trouvés. On le fait aussitôt passer à l'infir-merie, en raison de sa faiblesse extrême; il était petit, pâle, maigre; ses traits tirés; sa figure devenait violette par momens; sa respiration était lente, difficile, et les bat-temens du cœur fort obscurs; la poitrine rendait, dans presque toute son étendue, un son mat à la percussion. Il resta pendant trois jours dans l'état que je viens de décrire, sans offrir d'autres symptômes particuliers; il mourut le 30 janvier.

On trouva, à l'autopsie cadavérique, l'appareil digestif sain; le gros intestin était encore rempli de méconium; le poumon gauche était crépitant et un peu gorgé de sang; le droit était hépatisé dans la plus grande partie de son éten-due. Il existait à la base un point plus gros qu'une forte noix, où le tissu pulmonaire était réduit en une bouillie rougeâtre et pultacée; les bronches qui s'y rendaient avaient leur mem-brane interne épaisse et rouge; elles renfermaient des mu-cosités épaisses, puriformes, très-collantes et mélangées de stries de sang. Le cœur était gorgé de sang; le canal artériel était libre; le trou de Botal commençait à s'oblitérer; le crâne n'a pas été ouvert.

Il est évident que cette désorganisation avancée du poumon était l'effet d'une pneumonie qui existait lors de la naissance de l'enfant. Son état de marasme, sa faiblesse extrême, la difficulté de la respiration, étaient le résultat de cette pneumonie congénitale, dont les progrès, et la marche toujours croissante, sont venus entraver et suspendre les premiers phénomènes de la vie.

Une simple congestion pulmonaire peut se faire chez l'enfant pendant qu'il séjourne encore dans l'utérus, et donner lieu, lorsqu'il vient au monde, à des accidens d'autant plus graves, que le séjour de ce liquide dans les cellules pulmonaires s'oppose à l'introduction de l'air, et, par conséquent, à l'établissement de la respiration.

La pleurésie peut également se développer avant la naissance; en voici une preuve irrécusable.

64ᵉ OBSERVATION.

Pleurésie congénitale. — Henriette Sauvage, âgée de deux jours, entre à l'infirmerie le 4 octobre. Elle est pâle, très-maigre, et ne respire qu'avec peine; son pouls est d'une irrégularité remarquable, le *facies* est dans certains momens profondément altéré; la poitrine rend un son mat au côté gauche, et l'on entend à peine l'air pénétrer à la partie supérieure de la poitrine lorsqu'on y applique le stéthoscope. (*Eau d'orge gommée, looch, abstinence du sein.*) Le 5, l'enfant présente le même état, et meurt le 6. On trouve, à l'ouverture du corps, les feuillets costal et pulmonaire de la plèvre gauche pointillés, d'un rouge obscur. Cette membrane, surtout dans sa partie qui revêt les côtes, offre presque l'épaisseur d'un liard, et il existe entre elle et les poumons, des adhérences celluleuses aussi solidement organisées que celles qu'on trouve chez les adultes huit ou dix ans après une pleurésie. La plèvre offre, dans son épaisseur, de petites granulations très nombreuses, et dans cet endroit il se trouve des adhérences plus récentes que les précédentes, car elles n'ont encore que la consistance albumineuse. Le tissu du poumon de ce côté est fortement engoué. Les ouvertures fœtales sont libres, le cerveau ne présente rien de remarquable. On trouve, dans la région iléo-cœcale, quinze plexus folliculeux très-saillans et très-bruns.

Ainsi, cet enfant a apporté en naissant une pleurésie chronique qui, sans doute, était la cause de la faiblesse extrême pour laquelle on aurait pu être porté à lui administrer des toniques, tandis que les premiers soins dont il avait besoin étaient de tâcher de combattre la phlegmasie qui a si promptement terminé sa vie.

Les faits que je viens de rapporter, tout en prouvant qu'il est possible qu'un enfant naisse avec une pneumonie ou une pleurésie congénitale, doivent éveiller notre attention sur la précaution qu'il faut prendre dans la recherche des causes de la faiblesse de naissance, afin d'administrer au nouveau-né les soins qui conviennent le mieux à son état.

§ II. MALADIES DES POUMONS ET DE LA PLÈVRE, DÉVELOPPÉES PENDANT OU APRÈS L'ACCOUCHEMENT.

Si le trouble des fonctions d'un organe constitue une maladie, il doit en être de même de la difficulté ou de l'impossibilité de l'établissement de ses fonctions. Ce n'est pas seulement lorsqu'une lésion anatomique ou une cause physique appréciable pour nos sens, suspend l'exercice physiologique d'un organe, que l'art doit venir en quelque sorte au secours de la nature : il suffit qu'il s'élève un obstacle quelconque au développement de la vie dans les différentes parties dont notre corps se compose, pour que nous ayons besoin, à l'aide des divers moyens que la science met à notre disposition, d'écarter les causes prochaines ou éloignées qui s'opposent au libre développement de nos fonctions.

Les poumons du nouveau-né, qui, pendant la vie intrà-utérine, n'ont fait encore que de s'organiser d'une manière convenable à recevoir dans leurs cellules l'air et le sang qui doit les parcourir au début de la vie indépendante, nous offrent à l'époque de la naissance des phénomènes dignes d'attention. Le plus souvent ils remplissent soudainement et sans entraves leurs nouvelles fonctions; d'autres fois la respiration ne s'établit pas, et l'air n'arrive nullement dans les cellules pulmonaires. M. Capuron a fait remarquer avec beaucoup de raison, que l'on désignait vaguement sous le terme général d'asphyxie des nouveau-nés, plusieurs états différens de l'appareil circulatoire et respiratoire, qui s'opposent à l'établissement de la vie chez l'enfant naissant (1). Je désignerai donc l'état des nouveau-nés, dont il s'agit ici, sous le nom d'*établissement incomplet de la respiration.*

Les expériences de Haller, et celles faites depuis par Béclard (2), ont démontré que l'enfant, pendant son séjour dans l'utérus, exerçait au milieu des eaux de l'amnios des mouvemens d'inspiration et d'expiration; l'introduction de l'air doit rester, comme on le pense bien, étrangère à ce premier acte de l'appareil respiratoire. Il est même possible que ces mouvemens continuent après la naissance avec trop peu d'énergie pour que l'air pénètre dans les poumons, soit que les cellules de cet organe ne se dilatent pas, soit que les bronches se trouvent interceptées par des mucosités plus ou moins épaisses qui adhèrent à leurs parois. Cependant l'enfant peut vivre dans cet état quelques heures ou quelques jours; et si l'on examine les poumons après qu'il a succombé, on n'y trouve pas la moindre trace d'air.

J'ai eu l'occasion d'observer six enfans qui avaient vécu plus ou moins long-temps sans que l'air eût pénétré dans

(1) Capuron, *Traité des maladies des enfans*, page 14.
(2) *Dissertation inaugurale.*

leurs poumons en assez grande quantité pour que leur vie se prolongeât. Ils étaient tous remarquables par une faiblesse extrême, la lenteur de leurs mouvemens, l'altération particulière du cri, qui ne consistait qu'en une sorte de hoquet aigu et saccadé. Trois jumeaux ayant été apportés à l'hospice des Enfans-Trouvés, le 21 octobre 1826, le plus petit, qui était du sexe féminin, me frappa par la lenteur de ses mouvemens, l'état d'affaissement dans lequel il se trouvait, et la nature particulière de son cri, qui ne consistait qu'en une reprise aiguë entrecoupée et pénible. La poitrine s'élevait et s'abaissait assez régulièrement, mais elle rendait à la percussion un son mat dans toute son étendue, et l'application du stéthoscope ne faisait nullement entendre la respiration. Le cœur battait 50 fois par minute. On fit boire à l'enfant quelques cuillerées d'eau sucrée; on le tint chaudement; on lui fit sur la poitrine quelques frictions sèches, cependant, malgré ces soins, il s'éteignit huit heures après sa naissance.

L'autopsie cadavérique ayant été faite le lendemain, on trouva le cordon ombilical encore mou; la trachée-artère ayant été liée au-dessus du larynx, on plongea dans l'eau le cœur et les poumons. Il se précipitèrent sur-le-champ au fond du vase, cependant leur tissu n'était pas engorgé, le droit seulement offrait à son bord postérieur une légère congestion. Chaque lobe des poumons fut séparé et plongé dans l'eau; ils se précipitèrent ensemble avec une égale vitesse. Le cœur était plein de sang, les ouvertures fœtales étaient encore libres.

Ainsi, la respiration ne s'est pas établie chez cet enfant, ou du moins l'air n'a pénétré que dans les premiers rameaux bronchiques, de sorte qu'il a dû succomber, non pas à une asphyxie, mais au défaut de l'établissement de la respiration.

Il n'est pas ordinaire de rencontrer une absence d'air aussi complète chez les enfans qui, comme celui dont il vient d'être question, vivent pendant quelque temps pour ainsi dire de la vie embryonnaire, soit que leur sang conserve le principe vivifiant qu'il avait reçu de la mère, soit que l'oxigène de l'air absorbé par la peau ou les membranes muqueuses, pénètre dans le torrent de la circulation, soit enfin que cet élément de la vie ne soit pas encore à cette époque d'une aussi grande importance qu'il le sera plus tard. On trouve souvent une grande partie des poumons non pénétrés par l'air, chez des enfans qui, loin d'offrir la congestion sanguine générale qu'on remarque dans la véritable asphyxie, présentent, au contraire, une pâleur et une faiblesse extrêmes. C'est cet état qui mérite réellement le nom de faiblesse de naissance, et qu'il faut se garder de combattre par des saignées.

On doit placer l'enfant de manière à ce que la bouche et le nez ne soient pas couverts, et le mettre dans un lieu où circule un air libre et frais. On pratique sur les parties latérales du thorax des frictions sèches ou aromatiques; on aura soin de ne serrer nullement avec les langes le thorax ou l'abdomen de l'enfant, et de le nourrir à la cuillère au lieu de le faire téter, car, la succion doit être difficile tant que la respiration n'est pas complètement établie.

L'asphyxie proprement dite des nouveau-nés, coexiste toujours avec une congestion plus ou moins considérable du cœur et des gros vaisseaux; l'air pénètre bien quelquefois dans les poumons, à l'époque de la naissance, mais la congestion sanguine qui survient aussitôt, l'en expulse ou l'empêche d'y pénétrer en assez grande quantité pour que la vie s'établisse pleinement. Il existe, comme on sait, entre la circulation et la respiration, une relation intime et réciproque qui se remarque toute la vie, mais les effets en sont surtout sensibles à l'époque de la naissance. Quelques enfans naissent dans un tel état de pléthore sanguine, que tous les organes, et surtout le cœur, le foie et les poumons, sont le siége d'une congestion considérable, et cette congestion augmentant dans les poumons par suite de l'agitation, des cris, et peut-être de l'air trop chaud que les enfans peuvent respirer dans les chambres étroites chauffées par des poêles, ne manque pas de suspendre la respiration, et de produire une véritable asphyxie. La figure de l'enfant est ordinairement alors violacée, son pouls à peine sensible, son cri tout-à-fait étouffé. Beaucoup d'enfans naissent dans cet état; ils font d'abord quelques mouvemens d'inspiration et d'expiration, jettent plusieurs cris, et restent asphyxiés. D'autres naissent inanimés, et ne respirent nullement, et ici l'air ne peut pénétrer dans les poumons, parce que les cellules de l'organe sont complètement remplies de sang. Cet état de turgescence provient le plus souvent de la difficulté et de la longueur de l'accouchement, et le premier moyen propre à y remédier, qui se présente naturellement, est de laisser saigner autant que possible le cordon ombilical; l'utilité de cette précaution est si apparente et si facile à concevoir, qu'elle est devenue d'une pratique journalière, de sorte qu'il est à peine besoin de la conseiller ici. Seulement je blâmerai l'habitude où l'on est de chercher, en pareil cas, à provoquer les cris de l'enfant, dans le but d'exciter le jeu des parois du thorax et des poumons; car, on ne sait pas que, pendant les cris, les mouvemens du cœur se précipitent, et que le sang peut arriver en plus grande affluence vers les poumons. Il convient beaucoup mieux, ce me semble, si cet état persiste, d'appliquer une ou deux sangsues à chaque aisselle, et de pratiquer ensuite avec précaution sur le thorax des frictions sèches ou aromatiques. Si les bains toniques sont convenables, c'est plutôt dans le cas qui précède que dans la véritable asphyxie; sachons donc distinguer les unes des autres, les diverses causes qui peuvent s'opposer à l'établissement de la respiration chez les nouveau-nés, et n'employons qu'avec discernement les moyens propres à combattre les accidens qui en résultent.

Il ne faut jamais négliger de s'assurer si l'accumulation de mucosités dans le larynx et les bronches, ne serait point l'obstacle qui s'oppose à l'établissement de la respiration, pour les extraire avec le doigt ou les barbes d'une plume, et rétablir ainsi la liberté des voies aériennes.

Tels sont, en général, les accidens qui surviennent du côté des poumons pendant l'accouchement; nous allons maintenant étudier les maladies dont les poumons, les bronches et la plèvre, peuvent devenir le siége après la naissance.

ART. 1er. — Congestions et apoplexie pulmonaires.

Les poumons deviennent souvent le siége, après la naissance, de congestions assez considérables, qui donnent lieu à des accidens plus ou moins graves, suivant les enfans. Les caractères anatomiques de ces congestions varient depuis une simple infiltration sanguine jusqu'à l'engouement pulmonaire. Il est difficile quelquefois d'établir la ligne de démarcation qui sépare l'effet d'une congestion, de celui que produit une inflammation dans le tissu des poumons. Voici cependant à peu près les caractères anatomiques de la congestion ou de l'engouement pulmonaire chez les nouveau-nés.

Pour ne pas confondre le tissu pulmonaire, où l'air n'a pas pénétré, avec celui qui est engoué ou hépatisé, il faut se rappeler que j'ai fait remarquer qu'il existait une ressemblance assez frappante entre le thymus et les poumons d'un enfant qui n'avait pas respiré. On pourra donc avoir recours à cette comparaison, pour s'assurer de l'état dans lequel se trouve le tissu des poumons d'un enfant dont on fait l'autopsie cadavérique, et qu'on suppose n'avoir pas respiré.

34

L'engouement est plus fréquent au bord postérieur que dans toute autre partie des poumons, et, à l'hospice des Enfans-Trouvés, on le trouve bien plus souvent au poumon droit qu'au poumon gauche. Le tissu de l'organe conserve sa texture et sa solidité; il est seulement infiltré d'une grande quantité de sang; il se décolore aisément lorsqu'on le met à dégorger dans l'eau; il arrive quelquefois, mais non constamment, que les bronches, au milieu du tissu engorgé ou engoué, sont rouges et tapissées par une exsudation sanguinolente. L'engouement pulmonaire est presque toujours accompagné d'une congestion sanguine du cœur et des gros vaisseaux, circonstance dont il est important de tenir compte lorsqu'il s'agit de distinguer l'engouement de l'hépatisation des poumons.

Les causes de l'engouement des poumons se rapportent presque toujours à quelque trouble survenu dans le cours du sang à travers le cœur et les gros vaisseaux. L'engouement du poumon persiste quelquefois long-temps après la naissance, et semble être le résultat éloigné de la stase et de la surabondance du sang dans le cœur et les poumons pendant l'accouchement.

Les symptômes de l'engouement pulmonaire chez les enfans, sont, pour l'ordinaire, fort obscurs, et par conséquent difficiles à observer; cependant nous signalerons les suivans : La respiration est gênée, les parois du thorax se développent mal, la figure est violacée, la coloration générale du sujet indique la pléthore sanguine dont tous les organes sont le siége; le cri est toujours obscur, pénible et très-court; enfin, la percussion rend un son mat, surtout si, au lieu de frapper sur la partie antérieure de la poitrine, on a soin de développer l'enfant, de le soutenir et de le suspendre en quelque sorte, en le tenant la partie antérieure de la poitrine appliquée sur une main, tandis qu'on frappe à petits coups sur le dos et les parties latérales du thorax avec l'indicateur ou le doigt médius de l'autre main. M. Baron exerce de cette manière la percussion avec la plus grande habileté; l'habitude qu'il a acquise de distinguer les différens degrés de matité ou de sonoréité de la poitrine, le conduisent souvent à porter un diagnostic très-juste sur les maladies du thorax chez les enfans les plus jeunes. On ne saurait donc trop conseiller aux praticiens de s'exercer à ce genre d'investigation, qui, dans les premiers jours de la vie, est d'une application beaucoup plus utile que l'auscultation immédiate, surtout lorsqu'il existe un simple engouement pulmonaire.

Le traitement de l'engouement pulmonaire étant le même que celui de la pneumonie, dont le plus souvent il n'est qu'un premier degré, nous renvoyons à la fin de l'histoire de la pneumonie les détails que nous avons à donner sur ce sujet.

L'engouement ou la congestion pulmonaire peut causer plusieurs sortes d'affections ou de lésions dans le tissu des poumons, mais surtout l'apoplexie pulmonaire.

De l'apoplexie pulmonaire. — Elle est plus commune chez les nouveau-nés que chez les adultes et les vieillards; la fréquence des congestions du poumon, à cette époque de la vie, explique très-bien la fréquence de la maladie qui nous occupe. Elle consiste en un épanchement de sang circonscrit au milieu du tissu des poumons; cet épanchement survient lentement ou tout à coup, suivant l'abondance avec laquelle se fait l'afflux du sang vers l'organe, et l'intensité de la cause qui détermine cet afflux sanguin. Cette maladie, signalée pour la première fois par Laennec, a depuis été observée par M. Gendrin et par M. Bouillaud, qui a publié à ce sujet des observations intéressantes (1). J'ai plusieurs

____

(1) *Observations pour servir à l'histoire de l'Apoplexie pulmonaire*, par J. Bouillaud (Archives générales de médecine, novembre 1826).

fois rencontré cette maladie chez les enfans nouveau-nés, et M. Denis en a également parlé dans son ouvrage. Je vais en donner ici quelques exemples :

65ᵉ OBSERVATION.

Françoise Rédon, âgée de 3 jours, entre à l'infirmerie le 20 avril, pour un dévoiement accompagné d'un ictère assez intense répandu sur toutes les parties du corps. Le 26 avril, l'enfant, devenu très-faible, rend par l'anus des matières vertes très-abondantes. Le 28, il vomit ses boissons, son cri est étouffé, sa poitrine n'est sonore qu'à droite. Le 3 mai, même état général, cri tout-à-fait étouffé, *facies* bouffi, disparition complète de l'ictère, mort dans la nuit du 3 au 4. On trouve à la membrane interne de la glotte, une rougeur fort intense, avec une légère exsudation pelliculaire. Le poumon droit est crépitant, le gauche l'est à sa circonférence ; mais on trouve au centre de son tissu, trois petits épanchemens sanguins bien circonscrits ; le sang qui les compose est pris en masse ; le tissu pulmonaire est dur et comme hépatisé à leur circonférence.

66ᵉ OBSERVATION.

Auguste Bonnet, âgé de 2 jours, n'a cessé de crier depuis sa naissance ; il est faible, petit et ictérique ; la température de son corps est très-basse ; il éprouve par moment une suffocation si prononcée qu'on croit qu'il va périr ; sa figure devient alors violette et bouffie ; son cri est presque tout étouffé ; les battemens de son cœur sont tumultueux et fort irréguliers ; la respiration ne s'entend qu'à la partie supérieure de la poitrine, et la percussion rend un son mat dans presque tous les points du thorax ; le même état persiste jusqu'au 3 octobre, et l'enfant meurt en vomissant des matières spumeuses et sanguinolentes.

Autopsie cadavérique. — Congestion considérable de la base de la langue et des corps thyroïdes ; même état de l'œsophage ; injection très-prononcée de tout le tube intestinal, que tapissent à l'intérieur des mucosités très-épaisses ; le foie est gorgé de sang ; la bile est claire et peu abondante ; le poumon gauche est crépitant, quoiqu'il soit infiltré d'une assez grande quantité de sang ; le droit offre à l'extérieur un aspect noirâtre ; plongé dans l'eau, il gagne précipitamment le fond du vase, et, lorsqu'on l'incise, on trouve dans son tissu une grande quantité de sang épanché par grumeaux disséminés, et séparés par des intervalles où le tissu du poumon ne crépite pas, et ne paraît pas par conséquent s'être laissé pénétrer par l'air ; le trou Botal est oblitéré, le canal artériel est encore ouvert ; les bronches sont pleines de mucosités sanguinolentes, qui remontent jusque vers la trachée-artère et le larynx ; il y a un peu de sérosité dans les ventricules du cerveau, dont la pulpe est jaune et un peu molle.

Il est évident que, dans les deux cas qui précèdent, la suffocation, l'état général des enfans, l'altération du cri, le gonflement et la coloration violacée du visage, et, enfin, la mort, ont été causés par ces épanchemens sanguins dans le tissu des poumons que l'air devait difficilement pénétrer. Chez un troisième enfant, âgé de 10 jours, et qui présenta absolument les mêmes symptômes que ceux qui précèdent, j'ai trouvé une lésion plus avancée du tissu pulmonaire, car le poumon droit offrait à son centre deux larges foyers de sang noirâtre et très-liquide, autour desquels le tissu du poumon commençait à se ramollir ; les ouvertures fœtales étaient encore libres, et les cavités droites du cœur plus dilatées que les gauches ; le cerveau était considérablement engorgé de sang.

Ainsi, nous devons conclure des faits qui précèdent, que l'apoplexie pulmonaire peut succéder à la congestion des poumons, ou bien l'accompagner ; qu'elle a pour symptôme prédominant la difficulté de la respiration , l'étouffement du cri, la suffocation de l'enfant ; que la percussion indique l'absence de l'air dans le poumon , qui est le siége de l'apoplexie , et que quelquefois une expulsion de mucosités sanguinolentes a lieu.

La première indication qui se présente à remplir, est de soustraire du sang ; on y parvient d'une manière assez directe pour le poumon , en appliquant une ou deux sangsues sous chaque aisselle ; les plexus veineux sous-cutanés qui se trouvent dans cette région, communiquent avec les vaisseaux de la cavité thoracique , et se prêtent ainsi à l'évacuation sanguine dont on a subitement besoin. Il est de la plus grande importance de ne pas emmailloter un enfant, soit naissant, soit plus âgé, qui présente les symptômes que nous venons d'assigner à l'apoplexie pulmonaire, car, en gênant la dilatation du thorax, on augmente le danger de la congestion. Quant aux autres moyens à suivre , et qui doivent seconder l'effet de l'évacuation sanguine , ils se trouveront indiqués dans l'exposition du traitement de la pneumonie.

Art. 2. — Pneumonie.

La pneumonie des enfans à la mamelle présente réellement des caractères qui lui sont propres , et qui la rendent différente de la pneumonie des adultes. Au lieu de survenir d'une manière idiopathique, et par suite de l'irritation qui se développe dans le tissu pulmonaire sous l'influence des causes atmosphériques qui souvent provoquent chez nous cette maladie, la pneumonie des jeunes enfans est évidemment le résultat de la stase du sang dans les poumons. Ce sang fait alors, en quelque sorte, l'office de corps étranger ; il concourt lui-même à altérer le tissu du poumon avec lequel il se mêle, s'organise, s'identifie de manière à former ce qu'on appelle l'hépatisation du poumon. Ce qui prouve ce que j'avance, c'est que la pneumonie succède presque toujours à la congestion ou à l'engouement pulmonaire, et, comme cet engouement est plus fréquent au poumon droit qu'au poumon gauche, et même au bord postérieur des poumons que dans tout autre point de l'organe, la pneumonie se présente aussi beaucoup plus fréquemment au poumon droit qu'au poumon gauche, du moins chez les enfans que j'ai observés à l'hospice des Enfans-Trouvés, et qui sont couchés sur le côté droit. Ainsi donc, l'inflammation du poumon, qui détermine son hépatisation, provient, chez les enfans, presque toujours d'une cause mécanique ou physique, tandis qu'il n'en est pas ainsi chez les adultes. Aussi, l'inflammation du poumon est-elle ordinairement très-circonscrite; elle se trouve presque toujours bornée au point primitivement engorgé, et la plèvre, qui, dans la plupart des cas, s'enflamme en même temps que le poumon à un âge plus avancé, reste étrangère à la pneumonie, chez les jeunes enfans.

L'inflammation, une fois développée, peut donner lieu à différentes altérations de tissu, dont les nuances et les degrés varient depuis l'hépatisation simple jusqu'à la désorganisation la plus avancée. Commençons par rapporter des faits.

67ᵉ OBSERVATION.

Émilie Tavenne, âgée de 5 jours, entre le 20 septembre à l'infirmerie; elle est petite, faible, et ses tégumens sont très-rouges; elle est prise d'une diarrhée de matières vertes très-abondantes; son cri est faible, quelquefois même il est à peine entendu. (*Eau de riz gommée, lavement d'amidon, lait coupé.*) Le 22, on remarque que la face est livide, et qu'elle exprime la douleur; les ailes du nez sont tirées en dehors, un cercle violacé les environne; le cri, pénible, est presque toujours voilé; la poitrine rend un son mat au côté droit, où la respiration ne s'entend nullement. (*Eau de mauve gommée, looch, pédiluve sinapisé.*) Le 23, on ne remarque aucune réaction fébrile; les membres sont froids et œdématèux; les battemens du cœur sont tellement obscurs, qu'il est impossible de les compter. L'enfant meurt le 24. On trouve, à l'ouverture du cadavre, une rougeur striée à l'estomac et au commencement de l'intestin grêle, et quinze plexus folliculeux, rouges et légèrement tuméfiés au dernier tiers de l'iléon. Le poumon gauche offre un commencement d'hépatisation à son lobe supérieur; le poumon droit est hépatisé dans toute son étendue; ses fragmens se coupent nettement, ne présentent aucunement la texture celluleuse, et se précipitent rapidement au fond de l'eau; la plèvre est parfaitement saine; les ouvertures fœtales sont oblitérées; les bronches sont rouges et remplies de sang, le cerveau et les méninges sont très-injectés.

Nous n'avons vu chez cet enfant aucun symptôme de réaction; mais, par compensation, les symptômes locaux étaient on ne peut mieux tranchés. C'est donc vers ces derniers que le médecin doit diriger son attention, afin de déduire de leur examen le diagnostic de la maladie. Nous allons voir, dans l'observation suivante, dont le sujet est beaucoup plus âgé, l'ensemble des symptômes présenter un nouveau caractère, ce que nous pourrons expliquer par les modifications que l'âge apporte à l'organisme.

68ᵉ OBSERVATION.

Joséphine Oudon, âgée de 7 mois, était entrée le 8 juin à l'infirmerie, pour une inflammation gastro-intestinale développée cinq jours après que l'enfant avait été vacciné, et qui avait cédé à l'application de trois sangsues à l'épigastre, à la diète du sein, aux bains et à l'administration des boissons adoucissantes. Elle était en pleine convalescence de cette maladie, lorsque, le 22 juin, elle fut prise tout à coup d'une toux fréquente et sèche, accompagnée d'une anxiété et d'une agitation que semblaient exprimer les cris et l'insomnie de la malade. Il survint en même temps une rougeur intense à la pommette gauche; la peau était brûlante; le pouls très-fréquent; la respiration pénible, sans aucun râle; le cri, habituellement voilé, s'étouffe tout-à-fait quand l'enfant a beaucoup crié; la figure change de couleur à chaque instant, elle se grippe, et paraît se tuméfier, et devenir violette quand l'enfant commence à crier. (*Trois sangsues sur les parties latérales et supérieures de la poitrine, eau d'orge gommée, looch.*) Les sangsues coulent abondamment, et déterminent une syncope. Le 28, il se fait un suintement sanguinolent à l'œil gauche. Le 1er juillet au soir, il survient beaucoup de fièvre et d'agitation; elle est accompagnée d'une petite toux sans expectoration; il n'y a pas de râle; la poitrine est mate à gauche. Depuis cette époque jusqu'au 10 juillet, les mêmes symptômes persistent; l'enfant dépérit graduellement; le pouls est filiforme, et toujours très-fréquent; la face se couvre de taches pétéchiales qui restent pendant plusieurs jours. Le même état continue jusqu'au 18, époque de la mort.

Autopsie cadavérique. — Extérieur : Marasme et pâleur générale; l'estomac est décoloré sans être ramolli; six plexus folliculeux, d'un rouge très-intense, se trouvent à la fin de l'iléon, qui est en même temps le siége, dans une étendue de huit pouces, d'une injection capilliforme très-prononcée; le poumon droit est hépatisé à son bord postérieur, et le gauche l'est en outre dans toute l'étendue de son lobe inférieur. Il se coupe nettement; ses fragmens, qui ne sont nullement celluleux, et qui s'écrasent entre les doigts sans rendre de sang par expression, tombent comme une pierre au fond de l'eau. Les ramifications bronchiques

sont remplies de mucosités écumeuses et légèrement rouges; la trachée-artère est saine; le cœur et le cerveau ne
présentent rien de remarquable.

Nous avons vu chez cet enfant, non-seulement les symptômes locaux de la pneumonie, mais encore ceux que détermine ordinairement la réaction fébrile, occasionés par
les phlegmasies des principaux viscères. La toux, qui nous
manquait précédemment, est venue s'ajouter aux autres
symptômes; mais, comme dans le cas précédent, l'expectoration a manqué; c'est qu'elle est impossible ou trop difficile chez les enfans en bas âge; ils vomissent plutôt qu'ils
n'expectorent; encore ce phénomène est-il presque toujours l'effet de la secousse produite par le diaphragme sur
l'estomac, dans la violence de la toux. Quoi qu'il en soit,
l'examen des organes nous a fait reconnaître une pneumonie
simple, sans complication de pleurésie, ce qui, je le répète,
est fort commun chez les jeunes enfans.

Les abcès du poumon, déterminés par la pneumonie,
sont rares chez les adultes, où la suppuration ne s'observe
pas ordinairement recueillie en un foyer circonscrit, mais
bien disséminée ou infiltrée dans le tissu de l'organe; les
abcès du poumon sont également rares chez les enfans; cependant il est possible d'en rencontrer, ainsi que le démontrent les deux exemples suivans :

69ᵉ OBSERVATION.

Théophile Champion, âgé de 3 mois, était déjà entré
deux fois à l'hôpital depuis sa naissance : la première fois,
pour un œdème des membres; la seconde, pour une entérite avec diarrhée verte, compliquée d'une toux grasse,
comme le disent les nourrices. Mais ces accidens avaient
paru céder aux moyens les plus simples; il se trouvait donc
confié aux soins et à l'allaitement des nourrices sédentaires,

lorsque, le 2 mars, il entre une troisième fois à l'infirmerie. Il était pâle, maigre et chétif. Quoiqu'il n'eût plus de dévoiement, son ventre était ballonné, mais sans douleur. L'enfant avait une toux continuelle ; sa respiration était bruyante ; la poitrine résonnait mal partout, quoiqu'elle n'offrît nulle part de matité bien prononcée. (*Eau d'orge édulcorée, looch, lait coupé.*) Le 10 mars, il paraît beaucoup mieux, ou du moins sa respiration est plus libre ; mais il tousse toujours, quoiqu'il n'ait jamais de fièvre ; d'après ce mieux apparent, la sœur prend sur elle de le rendre à la nourrice ; mais, dans la nuit même, la toux redouble ; il survient de la suffocation, et les cris de l'enfant, qui, par moment, s'entendent à peine, expriment l'anxiété et la douleur. Il rentre donc à l'infirmerie, le 11 au matin ; sa toux est fréquente et sèche, sa figure violacée ; les ailes du nez tirées en dehors ; elles sont environnées d'un cercle bleuâtre, qui se remarque également à la racine du nez ; le cri est pénible et plaintif ; le côté gauche de la poitrine rend un son mat, et la respiration ne s'y entend nullement ; les membres sont froids ; le pouls est petit et irrégulier. (*Looch, lait coupé, sinapisme aux pieds.*) Le 13, les yeux sont caves ; la respiration presque toujours précipitée, et les autres symptômes continuent. Même état jusqu'au 16 ; mort vers le soir.

Autopsie cadavérique. — L'estomac offre un ramollissement blanc dans toute son étendue ; il présente même, près du cardia, quelques érosions superficielles. Le même état existe à peu près dans toute l'étendue du tube intestinal que tapissent des matières d'un jaune porracé. Le foie est sain, mais sa vésicule est distendue par une bile visqueuse et noire.

On trouve à la base du poumon gauche, un foyer puriforme large comme une aveline, contenant du pus blanc, bien lié et sans odeur ; la face interne de ce foyer est unie et rouge, mais elle n'offre pas de kyste évident. Il ne s'y ouvre aucun rameau bronchique apparent; cependant les bronches voisines renferment des mucosités puriformes; le tissu du poumon est fortement hépatisé dans une étendue d'un demi-pouce aux environs. Le poumon droit est sain, les ouvertures fœtales sont oblitérées, le cerveau est sain, mais ses méninges sont injectées.

Tout porte à croire que cet enfant avait depuis long-temps une pneumonie attestée par des symptômes assez latens, il est vrai, mais qui cependant étaient de nature à fixer l'attention du médecin; les sœurs, qui n'observaient, dans cet enfant, que sa pâleur et sa faiblesse, se sont efforcées de le soustraire aux investigations et aux soins du médecin, ausssitôt qu'elles ont cru voir une amélioration qui ne pouvait tromper que des gens inhabiles, comme elles, à l'art d'observer les maladies. Aussi, l'inflammation des poumons a-t-elle fait lentement, mais continuellement, assez de progrès pour arriver au point de causer la suppuration de l'organe. Cette observation prouve combien il est nécessaire de se mettre en garde contre ces phlegmasies latentes, qui, chez les enfans, bien plus souvent encore que chez les adultes, peuvent produire les lésions les plus graves, presque à l'insu du médecin le plus éclairé.

J'ai trouvé sur le cadavre d'un enfant de vingt jours, mort sans avoir offert les symptômes bien évidens de la pneumonie, le poumon droit hépatisé dans presque toute son étendue, et l'on voyait en outre à la base de ce poumon, ainsi qu'à son lobe moyen, trois saillies blanchâtres, molles et élastiques, qui, lorsqu'on les ouvrit, laissèrent dégorger de l'air, et s'affaissèrent aussitôt. Elles étaient formées par un kyste très-mince, renfermant du pus blanc, inodore, épais et un peu filant. La face interne de ces petits kystes était rouge et granulée; elle se confondait en dehors avec le tissu des poumons. Les bronches ne s'y ouvraient pas; elles étaient enflammées, et laissaient suinter par la pression des gouttelettes de pus semblable à celui dont je viens de parler. Les autres organes ne présentaient rien de bien remarquable.

Il est évident que cette suppuration des bronches et cet abcès du poumon, étaient le résultat d'une phlegmasie latente dont les symptômes m'ont échappé, parce que je n'ai pas apporté assez d'attention à observer cet enfant.

L'inflammation du poumon peut non-seulement produire son hépatisation et sa suppuration, mais encore son ramollissement, désorganisation que l'on voit également survenir sous l'influence de l'inflammation dans d'autres organes.

70ᵉ OBSERVATION.

Rony fut exposé naissant, le 7 février, à l'hospice des Enfans-Trouvés. Il fut aussitôt donné à une nourrice, dont il prit le sein avec avidité; bientôt il cessa de téter, parce que, disait la sœur de service, il étouffait à chaque instant; sa figure devenait violette; il s'efforçait de crier, et ne le pouvait pas. On le nourrit à la cuillère; son état ne s'améliora pas; il vomissait presque toujours, avait un cri étouffé, et rendait des selles naturelles. Il mourut le 11ᵉ jour. Comme il ne fut pas transporté à l'infirmerie, je ne pus l'observer attentivement, et ce fut la sœur qui me communiqua les renseignemens qui précèdent : je trouvai, à l'ouverture du cadavre, un commencement de décoloration de la membrane muqueuse intestinale; le cœur, le foie et les gros vaisseaux gorgés de sang; le poumon gauche considérablement gorgé de sang à son bord postérieur, qui se trouvait dans un état voisin d'hépatisation, et réduit en une bouillie rougeâtre, et diffluente dans tout le reste de son étendue. Cette bouillie ne répandait aucunement l'odeur d'hydrogène sulfuré, et se délayait sous un courant d'eau, en présentant des grumeaux grisâtres et pulpeux, qui semblaient être le produit de la désorganisation du poumon. Les bronches étaient un peu rouges dans leurs rameaux les plus fins ; elles étaient saines et blanches près de leurs premières divisions. Le poumon droit était simplement engorgé.

Cette désorganisation du tissu me paraît être le résultat d'une pneumonie qui, peut-être, avait succédé à une congestion passive, comme cela s'observe souvent chez les nouveau-nés. Quoi qu'il en soit, elle doit nous convaincre de l'importance qu'il faut mettre à observer les symptômes de pneumonie chez les enfans les plus jeunes, puisque cette maladie peut avoir, même à cet âge, des résultats fâcheux.

Avant de tracer le tableau général des symptômes de la pneumonie, étudions encore cette maladie compliquée de pleurésie.

§ II. *De la pleuro-pneumonie.* — J'ai déjà dit qu'elle était plus rare chez les enfans que chez les adultes. C'est principalement chez les enfans qui commencent à avancer en âge, qu'on la rencontre, et alors la pleuro-pneumonie n'est pas l'effet d'une congestion pulmonaire, comme la pneumonie simple des nouveau-nés, mais bien le résultat de l'action directe ou éloignée que nous rapportons à la constitution atmosphérique ou à d'autres causes extérieures.

71ᵉ OBSERVATION.

Pleuro-pneumonie. — Honoré Lucet, âgé de 5 mois, entre à l'infirmerie le 5. Il y était déjà venu le mois précédent, pour une entérite dont il avait été guéri. Il était néanmoins resté pâle et maigre. Le 5 mai, il présenta une tension considérable de l'abdomen, et des vomissemens de toutes les boissons ; sa respiration était gênée, mais son cri ne présentait aucune altération ; il était seulement épuisé par sa fréquence. Le 6, la figure prit une expression douloureuse ; le cri était étouffé par moment, et la face, habituellement pâle, devenait livide ; les vomissemens n'avaient pas cessé. Le 7, il survient une très-grande agitation ; les membres se roidissent, et restent dans cet état de spasme ; le cri de l'enfant se fait à peine entendre ; la poitrine rend un son mat au côté droit, et résonne bien au côté gauche ; le pouls est lent le matin, mais le soir il s'élève jusqu'à battre 140 fois ; une sueur générale survient, et les membres qui, pendant tout le jour étaient restés contractés, se distendent, et reprennent leur mobilité. (*Looch, lait coupé, quatre sangsues au côté gauche de la poitrine.*) Le 8 et le 9, il y a une légère amélioration, car les cris et l'agitation de l'enfant sont moins grands ; mais, le 10 mai, tous les accidens précités recommencent, et la figure, grippée et bouffie, porte l'expresion de la plus vive douleur. Il survient, le 11 mai, une couche de muguet sur les parois buccales, et, le 12, l'enfant expire.

Autopsie cadavérique. — Ramollissement blanc de toute la membrane muqueuse intestinale, rougeur de la glotte, état sain de la trachée-artère, poumon droit hépatisé dans toute son étendue ; il existe entre la plèvre costale et pulmonaire de ce côté, des adhérences qui commencent à offrir une certaine résistance ; il n'y a qu'une très-petite quantité de fluide séro-purulent épanché dans la cavité thoracique ; le sommet du poumon droit est d'une couleur grise ardoisée ; il offre à son centre un ramollissement rougeâtre, et les bronches seules du lobe renferment des mucosités puriformes ; le cerveau est sain, et se coupe par tranches nettes et fermes ; la moelle épinière ni les méninges n'offrent de lésions appréciables.

Cet enfant, à cela près de la douleur excessive qu'il paraissait éprouver, et dont la contraction spasmodique des membres était peut-être un effet secondaire, n'a présenté d'autres symptômes que ceux de la pneumonie simple ; aussi me paraît-il fort difficile de distinguer la pneumonie de la pleuro-pneumonie chez les jeunes enfans. Dans tous les cas, cette distinction n'est pas très-utile, puisque le traitement de l'une convient parfaitement bien à l'autre.

Nous pouvons maintenant récapituler les signes et les symptômes propres à nous dévoiler l'existence de la pneumonie et de la pleuro-pneumonie chez les enfans à la mamelle.

La respiration. — Elle est gênée, courte, pénible, et ne s'entend pas à l'auscultation dans le point du poumon ou dans le poumon qui est hépatisé ; la poitrine rend également un son mat à la percussion ; la respiration est parfois suffocante ; il n'y a pas toujours de râle.

Le cri. — Il est incomplet, presque toujours étouffé ; redevient clair par moment, pour reprendre ensuite l'altération propre à son timbre dans le cas dont il s'agit. La reprise existe ordinairement, et c'est plus particulièrement le cri proprement dit qui manque, ou qui ne se fait pas entendre comme dans l'état naturel.

La toux existe quelquefois, mais cela n'est pas constant ; aussi ne doit-on y apporter qu'une attention secondaire.

L'expectoration est nulle, et ne peut ici, comme chez les adultes, nous éclairer sur la nature, le siége et les degrés de la phlegmasie pulmonaire. Il en est de même de la douleur ou point de côté. Les vomissemens sanguinolens sont rares.

Le facies. — Dans les maladies de poitrine, l'expression particulière du visage consiste dans le tiraillement en dehors des ailes du nez, que l'enfant semble dilater avec effort, et surtout dans un cercle bleuâtre qui se dessine en dehors du nez et de la commissure des lèvres, et qui semble être le résultat de la gêne qu'éprouve alors la circulation générale ou capillaire. Il y a moins souvent des rides au front que dans les affections abdominales. Cependant le trait nasal et le trait génal se dessinent assez souvent; la face devient quelquefois œdémateuse, surtout à la fin de la maladie.

Réaction fébrile. — Nulle ou presque nulle chez les très-jeunes enfans, elle se montre, en général, à mesure que l'enfant avance en âge; le pouls est souvent petit et obscur; la peau froide et livide, et les membres œdémateux.

État général. — Comme la pneumonie se développe très-souvent après la congestion pulmonaire, et que celle-ci a lieu principalement chez les enfans forts et pléthoriques, l'enfant affecté d'une pneumonie aiguë est souvent très-coloré, bouffi ou œdémateux. Si la pneumonie dure quelque temps, il offre alors l'état de marasme, qui est commun aux phlegmasies chroniques en général.

Tels sont les signes généraux de la pneumonie chez les enfans à la mamelle. On sent bien qu'ils sont susceptibles d'offrir, suivant les enfans, et surtout suivant leur âge, une foule de modifications que le praticien ne peut saisir qu'au berceau des malades.

Traitement. — Il faut avant tout éviter d'emmailloter les enfans qui sont affectés de congestions pulmonaires ou de pneumonie. Dès qu'il existe des signes de congestion sanguine, il ne faut pas balancer à appliquer sous chaque aisselle, ou bien à la base de la poitrine, deux, quatre ou six sangsues, suivant la force des enfans. On évitera de mettre les enfans dans le bain, parce que la chaleur et la pression du liquide augmenteraient l'afflux du sang vers le thorax, et accroîtraient la gêne de la respiration. L'enfant sera mis à la diète du sein pendant 24 ou 48 heures; on lui fera boire pendant ce temps quelques cuillerées de looch, de lait coupé ou de lait d'amandes. Si la pneumonie persiste, on aura recours, après les évacuations sanguines, à l'application de ventouses sèches sur le thorax, ou d'un vésicatoire volant ou stationnaire, soit à la poitrine, soit sur le bras. Les dérivatifs aux extrémités ou sur le tube intestinal pourront être essayés dans le but de diminuer la suffocation. Enfin, si la douleur trop violente détermine des cris et une agitation continuelle, il sera avantageux d'administrer un demi-gros ou un gros de sirop diacode dans deux onces de looch blanc. Les recherches cadavériques nous ont démontré que, chez les enfans fort jeunes, la pneumonie était presque toujours le résultat d'une congestion sanguine; qu'elle était purement locale, et que souvent les bronches ne prenaient pas part à l'inflammation. Par conséquent, il ne servirait à rien d'administrer d'une manière banale aux enfans pneumoniques le sirop d'ipécacuanha, le kermès, ou même la scille, dans le but de provoquer l'expulsion des mucosités. Ne sait-on pas d'ailleurs que, chez les nouveau-nés, l'expectoration ne se fait pas? Ce serait donc, en supposant que ces médicamens excitassent les bronches, causer à l'enfant le tourment d'un besoin qu'il ne pourrait satisfaire. Mais, à un âge plus avancé, et lorsqu'il existe des symptômes de bronchite, on peut administrer, dans la dernière période de la maladie, un demi-grain de kermès dans deux ou trois onces de looch, que l'on fait prendre par cuillerée à café. M. Dugès, qui a donné d'excellens préceptes sur le traitement de la pneumonie, dit s'être fort bien trouvé de l'administration d'une potion faite avec une once de sirop de gomme et d'eau de fleurs d'oranger, mélangés avec deux gros d'oxymel scillitique et deux cuillerées d'eau. Gardons-nous d'imiter la méthode routinière d'administrer du sirop d'ipécacuanha à tous les enfans qui toussent, sans s'informer de la cause et de la nature de la toux, ainsi que des symptômes locaux ou généraux que l'enfant présente en même temps. Ne perdons pas de vue, dans l'administration des médicamens en général, qu'il ne faut jamais combattre les symptômes, sans songer à la nature, au siége et aux modifications des lésions diverses qui peuvent les produire.

Si l'enfant reste débile après la pneumonie, s'il éprouve long-temps des accidens qui semblent dus à un reste d'irritation fixé sur les organes thoraciques, il faut l'élever au milieu des soins les plus assidus, lui couvrir la peau de flanelle, éloigner de lui toutes les causes capables d'exciter de nouveau l'appareil respiratoire, telles que les cris trop fréquens, l'exposition de l'enfant à un air froid ou un vent violent, les promenades et le séjour dans les lieux humides, comme dans les vallées ou au bord des fleuves, etc. Ne perdons pas de vue qu'il se trouve à une époque de la vie où ies divers organes sont susceptibles, en se développant, de contracter certaines modifications qui les disposent à des idiosyncrasies dont l'influence peut ensuite se faire ressentir pendant la vie toute entière. Combien ne voit-on pas d'enfans naître avec les apparences d'une santé florissante, devenir pour toujours faibles et maladifs par suite des affections qui, en les attaquant dès leur premier âge, laissent après elles des modifications organiques ou vitales que le temps efface à peine, et que, chez quelques individus, il ne détruit jamais! Loin de moi l'idée de vouloir ici sacrifier à de ridicules préjugés; mais, sans admettre ces restes de variole, de coqueluche, de fluxion de poitrine auxquels le vulgaire attribue mille fléaux, ne conçoit-on pas qu'il soit possible qu'un poumon hépatisé, que des bronches qui ont suppuré, conservent long-temps, sinon toujours, les traces de la modification pathologique survenue dans leur tissu, et ne deviennent par là moins aptes à remplir librement et largement leurs fonctions? C'est peut-être à des pneumonies développées pendant la vie intrà-utérine ou après la naissance, qu'il faut attribuer ces *respirations courtes*, ces *voix voilées*, ces *asthmes*, ces *toux idiopathiques*, dont certains individus sont affectés toute leur vie, et qu'ils disent avoir depuis leur bas âge. Cette supposition paraîtra moins étrange, si l'on songe à quelles lésions nombreuses nos organes se trouvent exposés depuis le premier instant de leur formation jusqu'à l'époque où le temps amène leur décadence.

Art. 3. — Bronchite ou catarrhe bronchique.

L'inflammation des bronches peut avoir lieu, sans produire aucun symptôme bien apparent, chez les nouveau-nés; j'ai trouvé quatre fois les dernières ramifications bronchiques très-rouges, et remplies de mucosités très-épaisses, sur le cadavre d'enfans morts huit ou dix jours après la naissance, et qui n'avaient offert ni râle ni toux pendant leur vie. Chez deux de ces enfans, il y avait une pneumonie avec engouement pulmonaire; chez les deux autres, le poumon était sain, et ils avaient succombé à une phlegmasie intestinale. Mais la bronchite n'est pas toujours aussi latente; le plus souvent il est aisé de la reconnaître, et ses symptômes sont d'autant plus faciles à diagnostiquer, que l'enfant est moins voisin de la naissance. Nous allons voir, chez un enfant de quinze jours, les symptômes d'une bronchite aiguë se présenter avec les caractères les mieux tracés.

72ᵉ OBSERVATION.

Bronchite aiguë. — Michel Colot, âgé de quinze jours, d'une forte constitution, n'avait pas jusqu'alors été malade. Le 22 novembre, il est pris d'une toux violente accompagnée d'un râle que l'on entend fort bien sans le secours de l'auscultation. La respiration est fréquente et suspirieuse; cependant, la poitrine est sonore partout; la peau est brûlante; le pouls est petit et très-fréquent; il se développe un érythème à la partie postérieure des cuisses. (*Eau de mauve gommée, looch pectoral, lait coupé.*) Le 26, même état; la face est pâle et œdémateuse; l'enfant ne dort pas, et crie beaucoup. Toutes les fois qu'il tousse, il reste comme suffoqué pendant quelques minutes. Le 28, la respiration s'en-

tend mieux à droite qu'à gauche, où la percussion donne
un peu de matité. On continue le même traitement. Le 29,
les tégumens de la face et du tronc sont devenus livides; le
râle muqueux est très-prononcé; la toux, qui est très-fréquente, est toujours accompagnée d'une suffocation imminente; l'enfant éprouve beaucoup d'agitation; il survient
une diarrhée abondante; son ventre est souple, sa peau
d'une chaleur mordicante; le pouls petit, mais d'une vitesse extrême; enfin, le malade meurt dans la nuit du 29
au 30.

On trouve, à l'autopsie cadavérique, la bouche et l'œsophage pâles; l'estomac contracté, ridé et strié de rouge; le
poumon gauche infiltré de sang; tous ses rameaux bronchiques sont à l'intérieur très-rouges et très-tuméfiés; ils se
trouvent remplis de mucosités épaisses, filantes et rougeâtres; le poumon droit est également engoué; ses bronches,
comme celles du poumon gauche, sont rouges et remplies
de mucosités jaunâtres épaisses et très-filantes; le cœur
est sain; les ouvertures fœtales sont encore libres; le cerveau est assez ferme; tous les tissus en général sont gorgés
d'un sang fluide et bleuâtre.

Lorsque la bronchite survient consécutivement à une
pneumonie, ce sont principalement les plus petites divisions
des bronches qui sont enflammées. Il arrive même que ni
les premières divisions bronchiques, ni la trachée-artère, ne
prennent part cette inflammation. Quel que soit le siége de
la phlegmasie bronchique, elle s'accompagne quelquefois
d'accidens fort graves qui sont dus à la difficulté que l'air
éprouve à pénétrer dans les poumons. J'ai vu, chez plusieurs enfans, le catarrhe bronchique donner lieu à tous les
symptômes que les auteurs rapportent au catarrhe suffocant,
et que M. Gardien dit être le résultat assez ordinaire d'une
infiltration séreuse dans le tissu pulmonaire (1). La suffoca-

(1) Gardien, *Traité des Maladies des Enfans*, t. 4, pag. 302.

tion peut, ce me semble, être l'effet de plusieurs modifications des phlegmasies des voies aériennes, sa cause ne peut
être toujours la même; il suffit, pour qu'elle ait lieu, que le
résultat de la phlegmasie apporte un obstacle au passage de
l'air, pour produire tous les accidens de la suffocation. Nous
avons déjà vu plusieurs fois survenir ce phénomène morbide,
et nous le signalerons sans doute encore dans d'autres occasions.

Le catarrhe bronchique peut passer à l'état chronique,
et donner lieu à une sécrétion long-temps continuée de mucosités dans les bronches et la trachée. Il est souvent, chez
les enfans, symptomatique d'une phlegmasie du tissu pulmonaire. Quelquefois même il est accompagné de tubercules situés dans les poumons ou à la racine des bronches ;
dans tous les cas, il donne lieu à une série d'accidens qui
lui sont propres, et qui servent à le faire reconnaître. Tels
sont, chez les enfans qui atteignent dix mois et un an, la toux
continuelle, l'oppression, la respiration très-précipitée et
très-bruyante, un râle muqueux bien prononcé, la fièvre,
la chaleur continuelle de la peau, la pâleur et la bouffissure
du visage. A ces symptômes se joint très-souvent une inflammation plus ou moins intense du tube digestif, dont la
membrane muqueuse se désorganise, se décolore, et même
parfois se ramollit. J'ai trouvé, chez plusieurs enfans qui
avaient succombé à des catarrhes chroniques, la membrane
muqueuse de la trachée-artère et des premières divisions
bronchiques, parsemée de stries rouges, tandis que les rameaux bronchiques présentaient une rougeur uniforme très-
intense, et se trouvaient remplis de mucosités épaisses et
adhérentes.

Le catarrhe bronchique aigu, chez les nouveau-nés, peut
être de très-courte durée; on le voit survenir sans cause
appréciable, et disparaître spontanément au bout de quelques jours. Il n'a très-souvent d'autre symptôme que le

râle muqueux ou même la respiration bruyante, courte et très-fréquente, sans râle bien caractérisé. Le catarrhe bronchique des enfans plus âgés, est, en général, plus tenace, et détermine toujours de la toux ; quelques enfans le conservent des années entières, de sorte qu'ils passent la période de l'allaitement sans en être délivrés, et sans que cela porte une atteinte profonde à leur santé ; en général, on peut ne concevoir aucune inquiétude sur le catarrhe bronchique des enfans, lorsqu'ils n'offrent pas trop de marasme, qu'ils ne dépérissent pas, et qu'ils conservent l'appétit, la gaîté et la vivacité propres à leur âge. La terminaison la plus ordinaire de la phlegmasie des bronches, est la résolution ; j'ai trouvé une seule fois, sur le cadavre d'un enfant que je n'avais pas observé pendant la vie, un œdème bien caractérisé des bronches ; chez un autre, une exhalation sanguine très-abondante ; l'un et l'autre étaient âgés de cinq jours.

Le traitement que j'ai indiqué pour la pneumonie, convient aussi pour la bronchite, qui souvent s'accompagne de l'inflammation du poumon. Cependant, il faut peut-être insister davantage ici sur l'emploi des vésicatoires entre les épaules ou sur les bras, surtout lorsque l'inflammation devient chronique. On pourrait essayer aussi, dans ce cas, le baume de copahu administré à la dose de quelques grains par jour, ou à plus forte dose, si l'âge des enfans le comporte. M. La Roche, médecin de Philadelphie, paraît avoir retiré un résultat assez avantageux de l'emploi de ce médicament. Il a publié sur ce sujet un mémoire, qui, bien que renfermant des faits intéressans, laisse encore à désirer que l'expérience vienne confirmer l'efficacité de ce moyen (1). M. Thorn a fait un extrait résineux de copahu, qui est privé de l'huile essentielle dans laquelle réside le goût et l'odeur désagréables de ce médicament, et qui en possède néan-

(1) Laroche, *On capaiba balsam in chronic bronchitis* (the north american medical and surgical journal, n. VI, p. 54).

moins ; suivant lui, les propriétés. M. Thyrrel s'est servi de cet extrait avec succès contre la gonorrhée, à l'hôpital Saint-Thomas (1). Je crois donc qu'on pourrait tenter de l'employer à la place du baume de copahu, si l'on voulait l'administrer aux enfans atteints d'une bronchite chronique, que des moyens rationnels n'auraient pu guérir.

Art. 4. — Pleurésie.

La pleurésie est beaucoup plus commune qu'on ne pourrait le croire chez les nouveau-nés ; elle se développe souvent sans que le poumon participe à son inflammation. J'ai vu plusieurs enfans y succomber presque en naissant.

73ᵉ OBSERVATION.

Pleurésie aiguë. — Averan, âgé de 2 jours, est exposé aux Enfans-Trouvés le 14 novembre ; il est fort et vermeil ; son cri est plein et complet ; il s'agite continuellement, et ne cesse de crier ; sa figure devient violette ; elle est continuellement grippée ; l'enfant, dans la nuit du 14 au 15, ne goûte pas un instant de sommeil, et semble souffrir davantage lorsqu'il est au lit. Le 15 au matin, le même état continue ; la poitrine, percutée, rend un son mat dans tous ses points ; le soir, l'enfant tombe épuisé de fatigue, semble s'assoupir, et meurt. Ouvert le lendemain, on trouve le tube digestif sain ; les deux cavités de la poitrine renferment une grande quantité de sérosité d'un beau jaune, au milieu de laquelle se trouvent quelques flocons albumineux ; il n'y a pas encore d'adhérence entre les plèvres ; les deux poumons flottent sur l'eau, le gauche est seulement un peu engoué à son bord postérieur ; les ouvertures fœtales sont encore libres ; les méninges et le cerveau sont sains.

(1) *London med. chir. Review*, april 1827.

Ainsi, la grande agitation de cet enfant était due sans doute au développement de la pleurésie, et ses douleurs, que le décubitus sur le dos rendait encore plus grandes, provenaient de l'épanchement de sérosité citrine dans la cavité pectorale. Les signes de la pleurésie sont ici bien peu tranchés, aussi n'ai-je cité cet exemple que pour démontrer que l'agitation, les cris, l'insomnie et la mort des nouveau-nés, pouvaient être dus quelquefois à une pleurésie aiguë. Nous remarquerons cependant, comme un des signes propres à cette maladie, la matité de la poitrine, quoique le cri de l'enfant ne soit pas altéré. Cela doit porter à croire que si la maladie existe dans le thorax, les poumons ne doivent probablement pas en être le siége, puisque l'air pénètre assez dans leur tissu pour que le cri soit à l'état normal.

Nous allons voir, dans les observations suivantes, la pleurésie se dessiner d'une manière plus reconnaissable et plus vraie.

74ᵉ OBSERVATION.

Pleurésie. — Victoire Redan, dix jours, enfant fort, vermeil, et présentant toutes les apparences de la santé, a été vaccinée deux jours après sa naissance; les boutons sont très-petits, la pustule est à peine prononcée, et l'on ne distingue pas autour d'elle de cercle inflammatoire. Elle est prise, depuis deux jours, d'une diarrhée jaune très-abondante. Déposée à l'infirmerie le 30 octobre au soir, sa figure, qui jusqu'alors avait été vermeille, est pâle, ridée, surtout en dehors de l'angle externe des yeux et au front; elle crie peu, mais son cri est plaintif et comme mourant; le pouls est très-petit, et n'offre rien d'extraordinaire sous le rapport de sa fréquence. Le 1ᵉʳ novembre, même expression de la physionomie, extrémités froides, chaleur très-intense du tronc, matité très-prononcée au côté droit de la poitrine; le cri est fatigué et peu soutenu, sans être voilé; lorsque l'enfant est développé, et qu'on l'examine pendant qu'il respire, on voit que la poitrine se dilate avec peine, et que les mouvemens du diaphragme et des parois abdominales sont très-développés. (*Looch gomm. éd.*) Le 4 novembre, vomissemens abondans, cri pénible, froid des membres, pâleur de la face, lividité des ailes du nez, qui semblent se dilater avec peine; la bouche reste entr'ouverte, ou s'ouvre et se ferme alternativement pendant les mouvemens de la respiration; la respiration ne s'entend au cylindre dans aucun point de la poitrine, cependant la matité n'est pas très-prononcée, surtout au sommet du thorax. (*Deux sangsues sur les parties latérales de la poitrine, looch.*) Le 5, affaissement général, pâleur extrême, mort le soir

On trouve une congestion passive de la base de la langue et de l'œsophage, où se rencontrent quelques points de muguet, ramollissement de la membrane muqueuse de l'intestin grêle.

Les poumons sont un peu rouges, et sont injectés d'une quantité considérable de sérosité spumeuse, qui s'écoule de toutes parts lorsqu'on les incise. Le poumon droit offre un premier degré d'hépatisation à son bord postérieur; la plèvre, des deux côtés, est çà et là le siége d'un pointillé rouge très-fin; il y a environ deux cuillerées à café de sérosité floconneuse épanchée dans chaque cavité thoracique, et la base des deux poumons adhère au diaphragme par de légers filamens albuminiformes d'une très-faible consistance, et d'une couleur citrine comme le fluide épanché. Le cerveau est sain, mais ses ventricules sont remplis de sérosité.

Nous remarquerons encore ici l'agitation et l'expression douloureuse de la physionomie de l'enfant, la difficulté de la respiration, l'anxiété qu'elle déterminait, la matité toujours croissante de la poitrine, quoique le cri ne devînt pas de plus en plus altéré à mesure que la maladie faisait des progrès; la lividité et le froid des extrémités, tandis que la chaleur du tronc était très-élevée. Je m'abstiendrai de parler des caractères du pouls, qui, dans cette maladie, comme dans presque toutes celles des nouveau-nés, ne présente que des caractères incertains, et peu utiles sous le rapport du diagnostic. Toutefois, malgré le soin que je prends à faire ressortir ces symptômes, je dois convenir qu'ils n'offrent rien d'assez précis pour nous conduire directement au diagnostic de la pleurésie, mais que du moins ils sont propres à faire naître dans notre esprit de grandes probabilités à cet égard; et c'est souvent tout ce que nous pouvons obtenir au lit des malades, lorsqu'il s'agit de déterminer le siége et la nature de leurs affections.

Pleurésie chronique. — La pleurésie peut passer à l'état chronique, même chez les enfans les plus jeunes, et donner lieu aux altérations de tissu que l'on observe en pareil cas chez les adultes. Une petite fille de trois mois, qui, depuis sa naissance, n'avait cessé d'être malade, chétive, criarde et pâle, et qui pour cela était venue plusieurs fois à l'infirmerie, où elle n'avait offert que des symptômes vagues, succomba enfin le 18 avril 1826. Elle était arrivée insensiblement au plus haut degré de marasme, et n'avait offert du dévoiement que dans ses derniers jours; elle n'avait jamais de fièvre, et, quoique sa respiration fût courte, le timbre de son cri ne présentait pourtant aucune altération, de sorte que les sœurs disaient que cet enfant *se mourait de langueur*. J'ai trouvé, à l'ouverture du cadavre, l'intestin grêle rouge, tuméfié, et rempli d'une grande quantité de sang noirâtre pris en caillot; le gros intestin était sain. Il existait en outre une pleurésie fort intense au côté gauche. La plèvre costale et pulmonaire était tapissée par une couche de lymphe plastique qui avait au moins une ligne et demie d'épaisseur. Lorsqu'on enlevait cette couche, on trouvait au-dessous la plèvre comme rugueuse et fort injectée, tandis qu'au-dessous le tissu du poumon était très-crépitant et parfaitement sain. En faisant une coupe transversale au poumon, on distinguait à la circonférence de l'organe une ligne rouge bien tranchée, qui indiquait la séparation entre la plèvre enflammée et le tissu pulmonaire sain. Le cœur et les gros vaisseaux étaient exsangues, les ouvertures fœtales oblitérées; le cerveau, très-sain, contenait un peu de sérosité dans les ventricules.

Nous voyons, d'après ce qui précède, que l'état de langueur et d'amaigrissement était causé par cette pleurésie latente dont les progrès ont insensiblement amené la mort de cet enfant. Ainsi, toutes les fois que nous verrons un enfant languissant, maigre et flétri, recherchons avec soin si cet état ne résulterait pas de quelque lésion organique latente; ne restons point dans une sécurité qui nous laisserait tranquilles spectateurs d'une maladie dont nous aurions pu, peut-être, prévenir l'issue malheureuse, si nous avions recherché avec une scrupuleuse attention quels pouvaient en être la cause, le siége et la nature.

En général, il n'est pas très-facile de diagnostiquer la pleurésie chez les jeunes enfans; nous pourrons cependant soupçonner qu'elle existe, lorsque nous observerons beaucoup d'anxiété, d'agitation, de difficulté à respirer, une dilatation pénible des parois du thorax, des contractions rapides et plus prononcées du diaphragme et des muscles abdominaux; et, au milieu de tous ces symptômes, l'intégrité du cri, qui n'offre d'autre altération que celle de la fatigue et de l'épuisement. La percussion et l'auscultation ne procurent, dans le cas dont il s'agit, que des renseignemens fort incértains; cependant, si l'on n'entendait la respiration dans aucun point du thorax, bien que le cri fût complet et libre, on pourrait croire qu'il existe un épanchement sans hépatisation, et que probablement l'enfant est affecté d'une pleurésie; mais combien cette conclusion serait incertaine ! Je persiste donc à dire que le diagnostic de la pleurésie, chez les enfans à la mamelle, est toujours difficile, et qu'il est très-facile de confondre cette phlegmasie avec la pneumonie. Heureusement que cette erreur n'est pas très-préjudiciable au malade, parce que le traitement de l'une de ces maladies convient parfaitement bien à l'autre.

Le traitement de la pleurésie différera peu de celui de la pneumonie; on s'empressera cependant d'appliquer quatre, six ou huit sangsues disséminées sur les parois du thorax, de couvrir la poitrine d'un large cataplasme, et d'établir, sur les jambes ou les bras, des dérivatifs à l'aide des vésicatoires volans ou de sinapismes. Après les évacuations sanguines, on peut essayer l'application de quelques ventouses sèches, ou d'un vésicatoire sur les parois du thorax; et, si la maladie passe à l'état chronique, il me paraîtrait fort utile de faire porter à l'enfant, quelque jeune qu'il fût, une camisolle de flanelle appliquée directement sur la peau.

De l'œdème des poumons. — Cette maladie consiste en une infiltration séreuse plus ou moins abondante du tissu pulmonaire; il est rare qu'elle soit primitive, elle est le plus souvent consécutive à une pneumonie ou pleurésie chroniques; elle survient quelquefois à la fin de ces phlegmasies, dont elle peut être considérée comme une terminaison fâcheuse. J'ai trouvé plusieurs fois les poumons œdémateux, dans le cas d'œdème ou d'endurcissement du tissu cellulaire; ils étaient alors dans un état analogue à celui de toutes les autres parties du corps.

Quelle que soit la cause de l'œdème des poumons, il donne lieu à des accidens fort graves, et surtout à une gêne très-marquée de la respiration; j'ai cependant trouvé très-souvent une assez grande quantité de sérosité dans les poumons d'enfans qui n'avaient présenté aucun symptôme particulier du côté de la poitrine; il est donc probable que cet œdème a lieu quelquefois au moment de l'agonie; c'est peut-être même un phénomène cadavérique. Cependant il paraît que l'œdème des poumons peut survenir sans être causé par quelque lésion antécédente, et donner lieu à une série de symptômes que M. Gardien a décrits avec soin, et parmi lesquels on remarque surtout la toux, la difficulté extrême de la respiration et la suffocation imminente. Lorsque les enfans que j'ai pu observer ont présenté des symptômes analogues à ceux que M. Gardien a signalés comme l'effet de l'œdème, j'ai bien trouvé plusieurs fois le poumon infiltré de sérosité, mais il y avait toujours en même temps une pneumonie, une pleurésie ou une bronchite, de sorte que je ne pouvais attribuer à la présence seule de la sérosité les accidens dont je viens de parler.

Quoi qu'il en soit, je pense que s'il était possible, chez les jeunes enfans, de distinguer l'œdème des poumons, de la pneumonie ou de la pleurésie, l'application d'un vésicatoire sur les membres ou sur le thorax conviendrait mieux que les évacuations sanguines. Quelques purgatifs, et l'oxymel scillitique administré à la dose d'une demi-once dans quatre onces de véhicule, me sembleraient également indiqués.

Art. 5. — De la coqueluche.

Je présenterai, avec le plus de concision possible, le résumé des recherches et des opinions publiées sur la coqueluche depuis son apparition en Europe. Je tâcherai d'apprécier ces opinions à leur juste valeur; je ferai voir ce qu'elles offrent de positif, et j'en tirerai les conséquences pratiques et thérapeutiques qui découleront naturellement de cette discussion.

La coqueluche est caractérisée par une toux suffocante revenant par périodes, accompagnée d'une excrétion de mucosités bronchiques très-abondantes, et toujours compliquée de vomissemens muqueux, causés sans doute par une irritation de l'estomac, dont la membrane interne semble

prendre part au catarrhe des bronches. Pendant les accès
de toux, les malades éprouvent tous les accidens qui résultent naturellement d'une suffocation imminente, tels que la
congestion de la face, l'injection de la conjonctive, le lar-
moiement, et l'état spasmodique général que provoque la
difficulté de respirer. La toux a quelque chose de rauque et
de retentissant qui lui est particulier. Je ne m'arrêterai point
à apprécier la valeur des termes par lesquels les Français,
les Allemands et les Anglais désignent cette maladie. Ils sont
tous l'indication des symptômes, plutôt que de la nature de
cette affection (1).

Les causes de cette inflammation catarrhale sont, comme
celles de toutes les maladies épidémiques, difficiles à saisir.
La seule remarque positive qu'on puisse faire, c'est que la
coqueluche n'est réellement pas contagieuse, mais bien épidémique, distinction sur laquelle M. Gardien a insisté avec
beaucoup de raison. Elle règne très-souvent en même temps
que de simples catarrhes, les remplace, les complique ou
les modifie, en leur donnant quelques-uns des caractères qui
lui sont propres. On l'a vu survenir avant une épidémie de
croup, ou bien cette dernière maladie se développer au milieu d'une épidémie de coqueluche; de sorte que les causes
qui ordinairement donnent naissance au catarrhe simple, au
croup, à la coqueluche, semblent se lier par des rapports
et des analogies dont le caractère nous échappe, mais dont
il nous est permis d'observer les effets simultanés ou successifs. Pendant que j'étais à l'hospice des Enfans-Trouvés, j'ai
vu, chez une nourrice qui demeurait auprès de la barrière
d'Enfer, trois enfans âgés de 10 à 18 mois, être atteints,

(1) Le mot *coqueluche*, en France, vient, dit-on, de ce que l'on couvrait autrefois d'un capuchon la tête des malades. Les mots allemands
keichusten, *stickhusten*, et l'expression anglaise *hooping cough*, signifient
toux convulsive; on l'appelle encore en Allemand, *blauer hausten*, toux
bleue.

dans l'espace de trois mois, de la rougeole avec une angine légère, d'un catarrhe bronchique simple, qui prit bientôt les caractères les plus évidens de la coqueluche, et, enfin, du croup, qui survint successivement chez les trois enfans, et les moissonna dans huit jours.

Il nous est difficile de connaître bien positivement la nature intime de la coqueluche, mais nous pouvons saisir quelques-uns de ses principaux caractères. Ainsi, il est évident que c'est un catarrhe bronchique. Il suffit de l'examen le plus superficiel des symptômes de la maladie, pour acquérir cette notion. Mais ce catarrhe a quelque chose de particulier; la toux qu'il détermine est toujours suffocante, convulsive, et ne revient que par accès. Cette complication nerveuse est donc à noter; ici commence la spécificité, nous l'observons, mais nous ne pouvons l'expliquer sans courir le risque de nous égarer dans de futiles hypothèses; cependant je ferai une remarque relativement à cette complication nerveuse, c'est que, chez les enfans et même chez les adultes, les affections du larynx, de la trachée-artère, et même des bronches, donnent lieu très-souvent et très-promptement à une irritation spasmodique locale ou générale, caractérisée par le spasme de l'organe malade ou par des convulsions générales plus ou moins graves. L'amygdalite, l'angine simple, le croup, un corps étranger dans la trachée-artère, les tumeurs qui gênent et compriment la trachée ou les bronches, donnent lieu à une toux plus ou moins suffocante, très-remarquable par ses rémissions, et qui, dans certains cas, imite la toux de la coqueluche d'une manière frappante. Ainsi donc, tout en admettant la spécificité du catarrhe dans la coqueluche, et en faisant remarquer que cette spécificité consiste surtout dans une complication nerveuse, nous ne pouvons nous dispenser d'avouer que, dans beaucoup d'autres occasions, les maladies du même organe offrent également une complication nerveuse bien évidente, d'où il suivrait que, si c'est en cela que consiste la spécificité de la coqueluche, le siége du mal et la lésion physiologique qui existe entre lui et le système nerveux, pourraient bien concourir en quelque chose à déterminer cette spécificité. La même maladie, sur deux points différens de l'économie, offre souvent des caractères variés; des maladies différentes ayant le même siége, offrent quelques caractères analogues : donc le siége du mal entre pour quelque chose dans la spécificité des maladies en général, et doit être pris en considération dans celle de la coqueluche en particulier.

Il est encore un autre caractère de la coqueluche, que l'on considère comme lui étant propre, c'est la coexistence des vomissemens muqueux que la toux détermine. Cette coexistence s'explique aisément par le rapport d'organisation entre la membrane muqueuse des bronches et celle de l'estomac, et les efforts de la toux rendent naturellement compte de la fréquence des vomissemens.

Je n'ai point la prétention de croire que j'ai expliqué, par les raisons qui précèdent, la spécificité de la coqueluche; j'ai eu seulement en vue de laisser entrevoir *une des causes possibles* de cette spécificité. Je pense donc qu'il nous reste encore des efforts à faire pour dévoiler la nature intime de la maladie; déjà des observateurs fort éclairés ont exercé sur ce point leur esprit d'investigation; tels ont été Rosen, Cullen, Schœfer, Hufeland, Mathaï, John, Authenrieth, Baumes. Tous ont reconnu, à l'ouverture des cadavres, l'existence d'un catarrhe bronchique sans lésion particulière des bronches. Cette opinion a surtout été soutenue par le docteur Whatt de Glascow (1), Albers de Bremen, Marcus (2),

(1) *Treatise on the nature history and treatmen of chincough including a variety of cases and dissections by Rob. Whatt.* Glascow , 1818.

(2) *Traité de la coqueluche, ou bronchite épidémique, son diagnostic, sa nature et son traitement,* trad. de l'Allemand, par E.-L. Jacques. Paris, 1821, in-8°.

Desruelles (1) et Ad. Henke, qui, dans son savant ouvrage, paraît, en faisant ressortir ces opinions, très-disposé à les partager (2).

Hufeland a pensé que la huitième paire de nerfs pouvait jouer un certain rôle dans la production de cette maladie, et qu'elle était peut-être la cause de la double irritation catarrhale que les bronches et l'estomac nous offrent alors (3). Cette opinion, renouvelée par M. Breschet, qui a trouvé sur deux individus morts de catarrhe accompagné de la toux suffocante, les nerfs pneumo-gastriques rouges à l'extérieur et jaunes à l'intérieur, n'a pu être confirmée par les recherches assidues de M. Guersent, et j'ai, pour mon compte, toujours disséqué les nerfs pneumo-gastriques chez les enfans morts de la coqueluche, sans y avoir jamais trouvé de lésion appréciable, de sorte que cette idée n'est encore rien moins que démontrée.

Enfin, Authenrieth, d'après le succès qu'il a obtenu de sa méthode de traitement, semble conclure que la coqueluche est due à une accumulation de lymphe vers les bronches, et qu'on détruit cette cause en déterminant à l'extérieur la formation de pustules qui renferment cette lymphe (4).

Les ouvertures de cadavres n'ont jamais rien présenté de constant, si ce n'est le catarrhe bronchique porté à un degré plus ou moins avancé, et presque toujours accompagné d'une quantité considérable de mucosités accumulées dans les bronches, qui quelquefois sont dilatées d'une manière sensible, et présentent une rougeur plus ou moins vive.

(1) *Traité de la coqueluche;* ouvrage couronné par la Société médico-pratique. Paris, 1827, in-8°.

(2) *Handbuch, der kinderkrankheiten.* Francfort, 1821, 2 vol. in-8°, t. II, pag. 192.

(3) *System der praktische heilkunde.* Jena, 1818 — 1828, 4 vol. in-8°.

(4) *Versuche für die praktische heilkunde.* Tubingue, 1808, in-8°.

Parmi les lésions concomitantes du catarrhe, on a trouvé assez souvent l'inflammation des ganglions lymphatiques voisins des bronches, et la dilatation de la terminaison des rameaux bronchiques, signalée pour la première fois par Laennec. Je l'ai vue une fois sur un enfant de 15 mois, et qui présentait à l'extrémité des dernières bronches, des espèces de petites vésicules remplies d'un pus crémeux et inodore. La dilatation inégale et la crevasse des bronches a également été rencontrée chez quelques enfans; il en est de même de l'emphysème; enfin, on a vu cette maladie compliquée de pneumonie, de pleurésie, de tubercules pulmonaires, d'entérite chronique, de mésentérite, de méningite, d'hydrocéphalie; mais, en considérant la variété de ces nombreuses complications, ne voit-on pas aussitôt que les unes sont le résultat assez ordinaire de toute affection pulmonaire de longue durée, les autres l'effet accidentel d'idiosyncrasies particulières? Pourquoi donc irions-nous chercher parmi les complications si variables de la coqueluche, les lésions propres à nous en faire connaître le siége et la nature, tandis qu'il existe une lésion principale, toujours constante, toujours identique, à laquelle il est plus naturel d'accorder la prérogative d'être au moins une des principales causes de la coqueluche. Je sens combien la nature de la discussion dans laquelle je viens d'entrer est propre à nous entraîner dans le champ des suppositions; je m'arrête donc où finissent les probabilités, et je me hâte de tracer la marche des symptômes et le traitement de la maladie.

Tous les auteurs, depuis Rosen, ont reconnu différentes périodes dans la maladie, et M. Guersent, dans son excellent article *Coqueluche* du Dictionnaire de médecine, les a tracées avec beaucoup de soin. Je conviens que le développement de cette maladie présente plusieurs degrés; mais, malgré l'attention que j'ai mise à les observer, je les ai trouvés si variables sous le rapport de leur durée, et même de leurs caractères, que je crois qu'il est impossible d'assigner à chaque période des limites et des signes constans.

La coqueluche débute toujours par un catarrhe bronchique simple; et même, dans une épidémie de coqueluche, on a vu des enfans n'avoir qu'un catarrhe, qui se terminait au bout de quelques jours ou quelques semaines, sans jamais présenter les caractères de la coqueluche, tandis que les autres enfans, vivant sous la même influence atmosphérique, présentaient cette maladie avec tous les traits qui lui sont propres. Les uns n'avaient-ils qu'une *fausse coqueluche*, tandis que les autres en avaient une *vraie?* Il serait déplacé de renouveler à cet égard ce qu'on a dit du croup. Il est plus raisonnable de penser que la même maladie a existé chez ces enfans à des degrés différens, et qu'elle a varié chez eux du moins au plus. Lorsque la toux augmente, ainsi que l'irritation des bronches, la figure devient bouffie, les yeux s'injectent, la respiration s'accélère, l'expectoration est d'abord rare, limpide, filante et comme séreuse; enfin, le cri et la voix prennent un timbre particulier, et facile à reconnaître pour les praticiens exercés. J'ai vu chez plusieurs enfans le catarrhe bronchique se borner là, et rester long-temps à ce degré de simplicité. J'ai vu particulièrement chez une petite fille de deux mois, qui se trouvait à l'infirmerie des Enfans-Trouvés, la toux férine, accompagnée de suffocation et d'expectoration abondante, ne durer que 48 heures. On avait pronostiqué que la coqueluche allait se développer, et durer plus ou moins long-temps chez cet enfant; il n'en fut rien, tout se passa rapidement, sans même qu'on eût fait de médication active; et, quoique l'enfant fût resté encore assez long-temps à l'infirmerie, il n'a plus présenté aucun symptôme de catarrhe suffocant.

Lorsque la coqueluche s'accroît, la poitrine devient le siège de douleurs qui se fixent surtout vers le sternum; les quintes de toux reviennent par accès très-rapprochés, et augmentent de fréquence et d'intensité le soir et la nuit ; elles sont presque toujours précédées d'un râle muqueux qui s'accroît à mesure que la quinte approche, et, lorsqu'elle est enfin survenue, la suffocation, la douleur, l'étranglement, causent la plus vive anxiété au malade, qui saisit tout ce qui se présente sous sa main, s'y cramponne, fait de violens efforts d'inspiration accompagnés d'un cri aigu, de sifflemens et d'inspirations pénibles, étouffées et incomplètes ; pendant ce temps, la figure devient violette et tuméfiée, les jugulaires se sont remplies de sang, le cou semble se dilater avec un effort pénible, les membres se roidissent spasmodiquement ; l'enfant, étourdi, effrayé même de ses propres angoisses, perd quelquefois connaissance, et semble frappé de mort par la suspension momentanée de sa respiration. Très-souvent aucun râle ne se fait plus entendre pendant ces quintes de toux ; il est même remarquable que plus la toux est sèche, et plus elle est pénible et suffocante ; elle le devient réellement moins lorsque les mucosités abondent dans la trachée. Tous ces efforts déterminent ordinairement des vomissemens par lesquels l'enfant rend non-seulement ce qu'il a mangé, mais encore des mucosités abondantes. Enfin, lorsque la toux cesse, l'enfant revient peu à peu de son anxiété, reste affaissé pendant quelques minutes, accuse, s'il est assez âgé, une douleur au front et au sternum ; son cri ou sa voix sont faibles et épuisés ; mais cet état de fatigue est de courte durée, car bientôt sa gaîté revient, et il reprend aussitôt les jeux de son âge, jusqu'à ce qu'un nouvel accès de toux vienne l'accabler de nouveau.

La coqueluche dure plus ou moins long-temps à l'état aigu, et telle que je viens de la décrire ; elle est souvent accompagnée de fièvre, surtout dans le commencement ; mais peu à peu ce symptôme de réaction devient moins intense, ou ne se présente plus. Il n'en est pas de même lorsque la maladie se complique d'une pneumonie, d'une pleurésie ou d'une hydrocéphalie. Lorsque la coqueluche survient chez les enfans tuberculeux, elle peut hâter le travail de désorganisation que déterminent les tubercules, et se terminer ainsi par une phthisie du larynx ou des poumons.

Au bout de quelques semaines ou de quelques mois, les symptômes diminuent d'intensité, l'expectoration est plus abondante et les mucosités plus épaisses; la toux devient moins fatigante, moins intense et moins fréquente; enfin, disparaît avec la maladie tout le cortége des accidens dont elle était la cause.

Le prognostic de la coqueluche est d'autant plus grave, que ses complications sont plus dangereuses et les enfans plus jeunes. M. Guersent a fait remarquer avec raison, que, chez les enfans à la mamelle, elle se compliquait très-souvent de congestions cérébrales; aussi, dès que cette maladie se développe chez eux, cette complication ne tarde-t-elle pas à les faire périr. On conçoit aisément tout le danger que peuvent entraîner la pneumonie, la pleurésie, le ramollissement des tubercules, le pneumato-thorax, et autres complications possibles de la coqueluche.

Traitement. — Deux indications principales se présentent dans le traitement de la coqueluche : il faut combattre l'inflammation catarrhale, et modérer ou éloigner les effets de la complication nerveuse qui s'y ajoute. Il faut, au début de la maladie, avoir recours aux émissions sanguines locales ou générales, aux boissons adoucissantes, aux dérivatifs sur le tube digestif; traiter, en un mot, la maladie par une méthode purement et rigoureusement antiphlogistique, durant la période inflammatoire; comme l'irritation bronchique donne promptement lieu, chez les jeunes enfans, à des congestions pulmonaires ou encéphaliques, il ne sera pas inutile d'appliquer quelques sangsues au cou ou sur les parties latérales du thorax, dès que les moindres symptômes

annonceront l'irritation de ces organes. Il paraît, dit M. Dewees (1) , que telle était la méthode de traitement de Willis,
ainsi que celle de tous les praticiens de son époque, et notamment de Sydenham , d'Astruc , de Home , etc. Les succès que ces praticiens célèbres paraissent en avoir obtenus,
doivent nous engager à les imiter. Je ne crois pas qu'il soit
rationnel d'administrer en même temps des vomitifs dans
le but de débarrasser l'estomac des mucosités qui le sur-
chargent. Si l'on administre le kermès et la scille , ce doit
être plutôt comme expectorans qu'à la dose vomitive ; ainsi
un demi-grain de kermès dans un looch de deux onces pour
un enfant de huit mois à un an, suffiront pour provoquer
une expectoration plus abondante. N'oublions pas que les
enfans fort jeunes n'expectorent pas , et que ce serait les
fatiguer en vain , que de leur faire prendre de pareils médicamens. Les médecins anglais assurent que le calomélas,
donné à la dose de quelques grains tous les deux ou trois
jours, accélère, et rend plus irrégulière et plus courte la
marche de la coqueluche. Je conçois, en effet, sans vouloir
partager leur prédilection pour ce médicament, qu'il peut
très-bien, en entretenant la liberté du ventre, combattre
avantageusement l'inflammation catarrhale des bronches.

Lorsqu'on s'est bien assuré que les premiers symptômes
inflammatoires sont modérés, et que l'irritation nerveuse
des bronches est la seule cause des accidens qui existent,
hâtons-nous de chercher à la combattre , et ne restons pas
dans une inaction qui deviendrait funeste au malade , et que
pourrait nous commander la croyance très-mal fondée qu'il
est nécessaire que la coqueluche parcoure régulièrement
ses périodes; sachons qu'il n'est pas plus dangereux d'arrêter les progrès de ce mal, que de couper les accès d'une

(1) *A treatise on the physical and medical treatment of childrin.* London ,
1826. in-8°.

fièvre intermittente, et que la marche de l'une ne doit pas plus être respectée que celle de l'autre.

Nous pouvons donc avoir recours, dans la période dont il s'agit, aux narcotiques et aux anti-spasmodiques ; tels seront les potions adoucissantes, auxquelles on ajoutera un quart ou un demi-grain d'extrait gommeux d'opium, ou mieux encore un ou deux gros de sirop diacode. L'assa-fœtida, donné en lavemens, a réussi entre les mains de quelques praticiens ; mais son efficacité n'est pas encore suffisamment démontrée. Cullen, considérant les retours périodiques des accès de toux, employait le quinquina, mais son exemple n'a pas été suivi. Il paraît qu'on aurait obtenu quelque avantage du sulfate de quinine donné à petites doses : cependant il est à remarquer que la rémittence des accès est fort irrégulière, que par conséquent on ne peut en prévoir le retour, et qu'on s'expose à administrer le médicament à l'instant même où la toux va recommencer, ce qui sans doute nuirait à l'efficacité du remède. La ciguë, la jusquiame et la belladone, n'ont pas été oubliées parmi les narcotiques essayés contre la coqueluche. La poudre de belladone, ou son extrait gommeux administré à la dose de un quart ou un demi-grain dans un véhicule, produit d'assez bons effets, mais ses résultats sont fort inconstans. Le sédatif que M. Guersent emploie avec le plus d'avantage, est un mélange par parties égales d'oxyde de zinc, de belladone et de ciguë, en commençant par un quart de grain de ces substances, qu'on donne trois fois par jour, et en augmentant successivement, suivant l'effet qu'éprouve le malade. Il a également administré avec le plus grand succès l'oxyde de zinc seul, à la dose d'un grain d'heure en heure, chez un enfant de six semaines, dont on avait inutilement essayé d'arrêter les quintes de toux (1).

Enfin, on doit employer les dérivatifs sur la peau, lorsque

(1) Guersent, article *Coqueluche* du *Dict. de méd.*, t. VI, p. 20.

la maladie n'offre plus aucun signe d'une imflammation franche. Les vésicatoires entre les épaules, les frictions ammoniacales camphrées sur les bras ou les parties latérales de la poitrine, peuvent être de quelque utilité. Sans partager le but dans lequel Authenrieth a recommandé les frictions faites avec sa pommade, on peut y avoir recours comme simple moyen dérivatif; on frottera donc l'épigastre ou le thorax des enfans, avec une pommade composée d'une partie et demie d'émétique sur huit parties d'axonge; mais il faut se garder de frotter plusieurs fois sur les boutons déjà développés, quoi qu'en ait dit Autenrieth, car alors il survient quelquefois des ulcérations qui causent de la fièvre, et qui dépassent le degré d'inflammation qu'on veut obtenir. M. Dewees se sert d'une pommade composée d'un demi-gros d'émétique, de quinze gouttes d'huile essentielle de lavande ou de citron, et d'une once de cérat simple.

L'état de faiblesse dans lequel se trouvent les enfans lorsque la coqueluche est enfin passée, exige des soins hygiéniques long-temps prolongés. Avant de les soumettre aux toniques, tels que le sirop ou vin de quinquina, il faut les habituer graduellement à une nourriture de plus en plus fortifiante, telle que les bouillons de poule, de veau, de bœuf, les gelées de viande, les légumes féculens, et ne les habituer que progressivement à prendre des vins médicinaux ou généreux, comme le conseillent la plupart des auteurs. Le lait de chèvre pur ou coupé, une bonne nourrice, le séjour à la campagne, surtout dans le printemps et l'été, conviendront parfaitement bien dans la convalescence des enfans à la mamelle.

Ce serait peut-être ici le lieu de parler des névroses de la respiration, telles que le hoquet, le spasme de la glotte, etc.; mais, comme nous ne possédons que des données fort incertaines sur ces affections, je ne crois pas devoir leur consacrer un chapitre où je n'aurais rien à dire qui n'ait été mille fois écrit. Il est d'ailleurs à remarquer que le spasme de la glotte n'est souvent qu'un symptôme de différentes maladies inflammatoires que j'ai déjà signalées.

Je terminerai l'histoire des maladies du thorax, par faire observer que l'application du stéthoscope et la percussion, ne sont point aussi inutiles ni aussi nuisibles chez les enfans, que M. Denis le dit dans son ouvrage (pag. 336), ainsi que M. Guersent, à l'article *Enfant* du Dict. de Méd. Nous avons pu voir, dans ce chapitre, de quel secours pouvaient être ces moyens d'investigation.

CHAPITRE IX.

MALADIES DE L'APPAREIL CIRCULATOIRE.

Développement et vices de conformation. — Le cœur ne commence à paraître que lorsque déjà quelques gros vaisseaux sont formés ; la veine-porte existe ordinairement avant lui. Il ne paraît être, dans le principe, qu'un renflement de cette veine ; plus tard, ce renflement, courbé en demi-cercle, présente trois dilatations et deux resserremens ; les dilatations sont l'oreillette, le ventricule gauche et le commencement de l'aorte; ils disparaissent peu à peu par le rapprochement des cavités. Telles sont du moins les premières apparences du cœur et des vaisseaux observés chez le poulet, par Haller, et sur le cœur du fœtus humain, par d'autres expérimentateurs. A mesure que le cœur se développe, les diverses parties qui le composent prennent peu à peu la forme et les dimensions qu'elles doivent avoir naturellement. Sabatier et Wolff ont vu la cloison qui sépare les deux oreillettes, se former peu à peu, en laissant cependant, à l'époque de la naissance, une ouverture de communication par laquelle le sang passe des cavités droites dans les cavités gauches; et il paraît que la cloison qui divise les deux ventricules est formée par une espèce de prolongement qui part de la base du ventricule gauche, et se porte vers le sommet. M. Meckel a fait des observations intéressantes sur les dimensions respectives des cavités du cœur pendant sa formation; d'abord le ventricule gauche est le plus volumineux, plus tard il est égal au droit, et plus tard encore celui-ci devient à son tour plus large et plus grand. Les oreillettes surpassent d'autant plus les ventricules en volume, que l'embryon est plus jeune, car, à l'époque de la naissance, le contraire a lieu.

L'aorte existe seule jusqu'à la septième semaine, mais bientôt elle présente deux divisions, dont l'une est l'artère pulmonaire. Cette dernière offre, à 4 et 5 mois, des branches qui vont aux poumons, et qui ne sont pas plus volumineuses que le canal artériel. Toutes les parties de l'appareil circulatoire se développent ensuite successivement, et acquièrent les dimensions, les divisions et les rapports que chacun de ces vaisseaux doit avoir pendant le reste de la vie (1).

Pendant que le cœur parcourt ainsi ses diverses périodes de formation, il peut éprouver des arrêts de développement qui causent, à l'époque de la naissance ou long-temps après, des accidens plus ou moins graves. Je ne m'arrêterai point à décrire tous les vices de conformation que le cœur est susceptible d'éprouver, car ils sont infiniment nombreux. La plupart d'ailleurs ne se développent qu'à mesure que l'enfant avance en âge, ou ne sont que la persistance de la disposition particulière du cœur chez les nouveau-nés; de sorte que ne donnant lieu à aucun symptôme pendant la première enfance, ils ne manifestent leur existence par des signes extérieurs qu'à une époque plus avancée de la vie, et ne constituent pas une des maladies du premier âge. Je dois ici me borner à signaler les principaux vices de conformation du cœur.

On ne peut observer l'absence complète du cœur que

(1) Ph. Béclard, *Embryologie*, p. 84.

dans les cas d'acéphalie. Il n'est pas non plus très-commun
de ne trouver qu'un cœur unique, c'est-à-dire, privé exactement d'une de ses moitiés latérales, et n'offrant par conséquent qu'un ventricule et qu'une cavité. J'en puiserai
un exemple d'autant plus intéressant, que la description
de la monstruosité est accompagnée de l'historique des
symptômes présentés par l'enfant durant sa vie. Cette
observation a été communiquée au journal des sciences
médicales de Philadelphie, par M. Mauran, médecin de la
Providence.

75ᵉ OBSERVATION.

Le 19 mars 1827, je fus appelé par M. A. B. pour examiner son enfant, dont la mère venait d'accoucher naturellement. Cet enfant, quoique petit, paraissait sain; il
respirait assez bien, mais aussitôt qu'on le changeait de
position pour le laver et l'habiller, il éprouvait la plus
grande difficulté à crier et à respirer, et il devenait sur-le-
champ pourpre et livide. Le repos calmait ces accidens, que
la moindre agitation faisait revenir. Je fus encore appelé
dix jours après pour une prétendue pneumonie dont on
croyait l'enfant affecté; sa respiration était douloureuse et
difficile; il avait un peu de fièvre et une toux légère. La
nourrice m'apprit que ces accidens, qui revenaient par accès, étaient toujours déterminés par une sorte de mouvement spasmodique de la poitrine. Sa respiration était entrecoupée et son cri plaintif; cet état durait quelques minutes,
au bout desquelles l'enfant devenait livide, au point de présenter la couleur que dépeint si bien l'expression de *puer
puralens*. En inclinant l'enfant sur le giron de la nourrice,
la respiration se rétablit, et la coloration disparut. Je tins
le ventre libre par de doux laxatifs, et je fis prendre une
boisson pectorale et légèrement anti-spasmodique. Malgré
le soin que l'on prit d'éloigner de l'enfant tout ce qui pou-

vait exciter l'appareil respiratoire, les accidens précités se reproduisirent à des intervalles assez rapprochés, et le malade périt enfin dans un de ces accès de suffocation.

L'ouverture du cadavre ayant été faite 15 heures après la mort, on trouve un commencement de marasme, les viscères abdominaux dans l'état sain, les poumons pâles et extraordinairement affaissés. Le cœur n'offrait que deux divisions, dont l'une était formée par l'oreillette très-développée, située à gauche, et remplie d'un sang noirâtre et fluide. En injectant le cœur par la veine-cave ascendante, je fus surpris de voir les deux parties de l'organe et même les artères coronaires se dilater. Le ventricule étant ouvert par une section verticale dirigée du sommet de l'organe vers l'insertion de l'aorte, ou s'aperçut qu'il n'y avait évidemment qu'une oreillette et un ventricule communiquant par une large ouverture à la circonférence de laquelle existait une valvule tricuspide. Le ventricule, observé en place, avait la forme d'un triangle dont la base s'inclinait légèrement à gauche, et dont l'angle supérieur donnait naissance à l'aorte, qui, du reste, présentait ses divisions ordinaires. L'artère pulmonaire, naissant du ventricule par un tronc commun avec l'aorte au côté gauche, passait en arrière, fournissait ses branches accoutumées, et le canal artériel s'ouvrait dans l'aorte descendante, tandis qu'il était oblitéré à son insertion au ventricule, où il formait un véritable cul-de-sac; l'oreillette offrait une adhérence large avec le côté gauche du ventricule, et présentait antérieurement deux espèces d'appendices dont les parois étaient épaisses et susceptibles de se distendre. La paroi de cette oreillette était plus épaisse qu'à l'ordinaire, et présentait de nombreuses et fortes colonnes charnues (1).

<hr>

(1) *Account of a malformation of the human heart;* by J. Mauran, M. D. of Providence (the American journal of the medical sciences Number 10).

Il est évident que, chez cet enfant, le sang ne pouvait être oxygéné en assez grande quantité pour l'entretien de la vie ; cependant la nature semblait avoir préparé le moyen suivant pour suppléer l'absence d'une des cavités du cœur ; en effet, dit M. Mauran, le sang, arrivé dans le ventricule, était poussé vers l'aorte comme à l'ordinaire ; mais, au lieu d'arriver aux poumons par l'artère pulmonaire qui était oblitérée près du cœur, la petite circulation s'effectuait indirectement par un mouvement rétrograde à travers le canal artériel, dont l'ouverture avait persisté près de l'aorte, et de là dans les branches pulmonaires, pour retourner ensuite au ventricule, qui servait de réservoir commun au sang des poumons et à celui de la veine cave inférieure.

Au lieu de rencontrer une absence aussi complète d'une des parties latérales du cœur, on ne trouve quelquefois qu'une scission profonde entre les deux ventricules, dont l'un, beaucoup plus petit que l'autre, semble avoir été arrêté dans son développement. La pluralité du cœur, suivant Meckel, est excessivement rare dans les cas où il n'y a pas duplicité fœtale. Le développement des oreillettes est considérable chez quelques enfans. J'ai vu chez une petite fille morte quelques jours après sa naissance, un prolongement en pointe, d'un pouce environ, de l'oreillette droite ; elle tombait flottante dans le péricarde au-devant du cœur. L'excès de volume du cœur peut être dû à un vice de conformation.

L'étroitesse des orifices auriculo-ventriculaires ou vasculaires, s'observe à peine à l'époque de la naissance ; mais, à mesure que l'enfant avance en âge, les dimensions de l'orifice ne suivant point les progrès du développement du cœur, il en résulte alors un trouble plus ou moins prononcé dans les fonctions de l'appareil circulatoire ; de là, plusieurs affections désignées par les auteurs sous le terme général d'asthme. Enfin, nous devons signaler, parmi les vices de conformation du cœur, l'insertion irrégulière de ses gros vaisseaux, la transposition de l'organe à droite au lieu d'être à gauche de la cavité pectorale, déviation moins rare qu'on ne pourrait le croire, et dont M. Baron a présenté plusieurs exemples à l'Académie royale de Médecine. Il est encore une foule d'aberrations organiques offertes par les principaux organes de la circulation, chez l'enfant naissant, mais qu'il serait trop long d'énumérer ici. La plupart des déviations organiques que je viens de signaler ont pour symptômes, à l'époque de la naissance, le défaut d'hématose, la suffocation, l'irrégularité des battemens du cœur, les congestions cérébrales et pulmonaires, et très-souvent la mort.

Aussitôt après la naissance, l'appareil circulatoire éprouve des changemens de la plus grande importance, non-seulement dans son organisation, mais encore dans ses fonctions; on est généralement porté à attribuer à ces changemens plusieurs accidens propres aux enfans naissans; mais, pour savoir exactement jusqu'à quel point on a raison de voir, dans les modifications que l'appareil circulatoire est obligé de recevoir à cette époque, la cause de plusieurs symptômes morbides chez les nouveau-nés, il me paraît de la plus grande utilité de suivre avec soin la marche de ces changemens organiques et fonctionnels, pour bien apprécier l'influence qu'ils peuvent avoir sur la santé des enfans. Je diviserai donc ce chapitre en deux articles : l'un aura pour but l'étude de l'établissement de la circulation, l'autre celle des maladies de l'appareil circulatoire.

ART. 1ᵉʳ. — De l'établissement de la circulation indépendante.

J'ai observé avec le plus grand soin les changemens qui surviennent dans le cœur, le canal artériel, le canal veineux et les artères ombilicales, pendant les premiers jours de la vie extrà-utérine. Je vais exposer ici le résultat de ces recherches. Je passerai successivement en revue : 1° l'époque à laquelle les ouvertures fœtales sont oblitérées; 2° leur mode d'oblitération; 3° j'exposerai les conséquences physiologiques et pathologiques qui découleront naturellement de ces recherches.

§ 1er. ÉPOQUE DE L'OBLITÉRATION DES OUVERTURES FŒTALES.

Enfans d'un jour. — Sur 19 enfans d'un jour, il y en avait 14 chez lesquels le trou Botal était complètement ouvert, deux chez lesquels il commençait à s'oblitérer, et sur deux autres, enfin, il était tout-à-fait fermé, et il n'y passait plus de sang.

Parmi ces mêmes enfans, le canal artériel était libre et plein de sang sur 13; il commençait à s'oblitérer chez 4, et chez les derniers il était complètement oblitéré. Je ferai observer que ce dernier enfant était un de ceux chez lesquels il y avait une occlusion complète du trou Botal. L'autre enfant, qui se trouvait dans le même cas, avait son canal artériel encore ouvert.

Quant aux artères ombilicales, elles étaient toutes libres encore près de leur insertion aux artères iliaques; leur calibre était rétréci par l'effet de l'épaississement remarquable de leurs parois. Chez tous ces enfans, la veine ombilicale et le canal veineux étaient libres, et celui-ci se trouvait le plus ordinairement gorgé de sang.

Il résulte, de ce premier examen, que le trou Botal et le canal artériel sont encore libres le premier jour de la naissance dans la plupart des cas, bien que cependant ces ouvertures puissent être oblitérées dès cette époque.

Enfans de deux jours. — Sur 22 enfans de deux jours, il y en avait 15 dont le trou Botal était très-libre, 3 dont il était presque oblitéré, et 4 qui présentaient cette ouverture entièrement fermée. Chez les mêmes enfans, j'ai trouvé 13 fois le canal artériel encore libre, 6 fois dans un commencement d'oblitération, et 3 fois totalement oblitéré. Chez tous, les artères ombilicales étaient oblitérées dans une étendue plus ou moins grande, mais la veine ombilicale et le canal veineux, quoique vides et aplatis, se laissaient cependant pénétrer par un stylet assez gros. Ces faits sont propres à démontrer que le plus ordinairement le trou Botal et le canal artériel ne sont point encore oblitérés deux jours après la naissance, bien que l'enfant soit obligé de vivre de la vie indépendante; quant aux artères ombilicales, devenues désormais inutiles, elles ont déjà, dès cette époque, subi la modification qui doit résulter de leur défaut d'action.

Enfans de trois jours. — J'ai soumis au même examen les cadavres de 22 enfans de trois jours. 14 d'entre eux ont offert le trou Botal encore libre; chez 5, il commençait à s'oblitérer, et il l'était complètement chez les trois derniers.

Le canal artériel était également libre chez 15 enfans, il commençait à s'oblitérer chez 5, et l'oblitération était complète chez 2 seulement. Ces 2 sujets présentaient en même temps une oblitération du trou Botal. Les vaisseaux ombilicaux et le canal veineux étaient vides et même oblitérés sur tous ces sujets. Or, il est évident que ces vaisseaux s'oblitèrent avant que le trou Botal et le canal artériel aient éprouvé une occlusion complète, et l'on peut encore dire qu'à trois jours le canal artériel et le trou Botal ne sont pas généralement oblitérés.

Enfans de quatre jours. — J'ai trouvé, chez 27 enfans de quatre jours, 17 fois le trou Botal encore ouvert. Sur ces 17 cas, il y en avait 6 où cette ouverture était très-large, et se trouvait distendue par une grande quantité de sang. Sur les 11 autres individus, le trou Botal était simplement libre. Chez les 27 enfans dont il s'agit, cette ouverture commençait à s'oblitérer sur 8 individus, et elle l'était complètement chez les deux autres.

Le canal artériel était encore ouvert chez 17 enfans; il commençait à s'oblitérer, et même n'offrait plus qu'un pertuis fort étroit chez 7 d'entre eux; enfin, son oblitération était complète chez trois sujets; les artères ombilicales étaient chez presque tous oblitérées près de l'ombilic, mais susceptibles de se dilater encore près de leur insertion aux iliaques. La veine ombilicale et le canal veineux, complètement vides, se trouvaient considérablement rétrécis.

Enfans de cinq jours. — Vingt-neuf enfans de cinq jours ont été soumis au même examen que les précédens : 13 m'ont présenté le trou Botal encore ouvert; mais cette ouverture n'existait pas au même degré chez tous ces enfans. Elle était largement dilatée chez quatre individus, et chez les dix autres, son diamètre était médiocre.

Cette ouverture fœtale était presque complètement oblitérée chez 10 individus, et sur 6 autres, elle l'était assez pour ne plus établir aucune communication entre les deux oreillettes.

J'ai trouvé chez ces 29 enfans le canal artériel 15 fois ouvert. Sur ces 15 cas, il y en avait dix où le canal était largement ouvert. L'oblitération était très-avancée sur les cinq autres sujets; cette oblitération était presque complète, ou du moins le calibre de ce canal ne consistait plus qu'en un pertuis étroit chez 7 enfans; enfin, sur 7 autres l'oblitération était complète. Quant aux vaisseaux ombilicaux, leur oblitération était complète chez tous les sujets.

Jusqu'à présent nous avons vu que les ouvertures fœtales étaient encore libres chez un assez grand nombre d'enfans, même cinq jours après leur naissance. Aucun de ces enfans n'a présenté de symptômes particuliers, et qui parussent avoir pour siége l'appareil circulatoire. Nous allons voir ce nombre diminuer chez les sujets plus âgés que ceux qui ont fait jusqu'à présent l'objet de nos recherches.

Enfans de huit jours. — Je n'ai pas trouvé entre les enfans de 6 et de 7 jours, et ceux dont nous venons d'observer les ouvertures fœtales, de différences très-tranchées; mais il n'en est pas de même des enfans de 8 jours. En effet, sur 20 sujets morts à cet âge, je n'ai plus trouvé que 5 fois le trou Botal encore libre. Il était incomplètement fermé chez 4 individus, et son occlusion était complète sur 11.

Sur ces 20 enfans, il n'y en avait que 3 dont le canal artériel ne fût pas encore oblitéré; un d'entre eux a présenté un anévrysme de ce canal, qui, par suite de sa dilatation anévrysmale, avait un volume égal à celui d'une noisette; sa paroi offrait à l'intérieur une couche assez épaisse, ayant une consistance fibrineuse et une couleur jaunâtre; elle était tout-à-fait analogue aux couches fibreuses qui tapissent l'intérieur des poches anévrysmales.

Sur ces 20 individus, j'ai trouvé 6 fois le canal artériel presque complètement oblitéré; enfin, son oblitération était complète chez 11 d'entre eux. Les vaisseaux ombilicaux étaient complètement oblitérés chez presque tous; je dis chez presque tous, parce que je n'ai observé ni les artères ni la veine ombilicale sur 5 d'entre eux.

On voit, d'après ce dernier examen, qu'à 8 jours, les ouvertures fœtales sont assez ordinairement oblitérées, mais que cependant on peut les trouver libres encore même à cet âge; j'ajouterai qu'à 12, qu'à 15 jours, et même à 3 semaines, on peut trouver le trou Botal ou le canal artériel encore ouvert, sans que l'enfant en éprouve, pendant la vie, des accidens particuliers; car, je le répète, j'ai choisi, pour faire ces recherches, des enfans qui pour la plupart étaient morts d'affections auxquelles l'appareil respiratoire était étranger.

Il résulte des faits que nous venons d'exposer, que les ouvertures fœtales ne s'oblitèrent pas immédiatement après la naissance; que l'époque à laquelle cette oblitération est achevée, est extrêmement variable; que cependant c'est or-

dinairement à 8 ou 10 jours que le trou Botal et le canal
artériel sont oblitérés. Il résulte encore de l'examen auquel
nous nous sommes livrés, que les modifications qui succèdent à la cessation de la vie fœtale, dans les organes circulatoires du nouveau-né, arrivent dans l'ordre suivant : les
artères ombilicales s'oblitèrent, puis les veines de ce nom,
le canal artériel, et, enfin, le trou Botal. La persistance
des ouvertures fœtales pendant quelques jours après la naissance, ne doit donc pas être considérée comme une maladie, puisqu'il est assez ordinaire de la rencontrer, et qu'elle
ne donne lieu à aucun accident particulier. Cette irrégularité ou ce retard est dû au mode d'oblitération de ces ouvertures; c'est, en effet, ce que nous allons voir.

§ IIe. MODE D'OBLITÉRATION DES OUVERTURES FŒTALES.

Lorsqu'on examine la disposition que prend peu à peu le
trou Botal depuis les premiers mois de la conception jusqu'à la naissance, on s'aperçoit que la forme de cette ouverture, et que la disposition respective des parties environnantes, et notamment de la valvule d'Eustachi, deviennent
telles que le sang, qui d'abord affluait sans obstacle d'une
oreillette dans l'autre, éprouve peu à peu plus de difficultés
à parcourir la route qu'il suivait depuis quelque temps. Sabatier a surtout insisté sur ce point. Ainsi une première
modification survenue dans l'organisation du cœur, force le
sang à modifier son cours; le liquide, inerte par lui-même,
est sous la dépendance immédiate du moteur qui le projette
et le dirige dans les canaux qu'il doit parcourir. S'il en est
ainsi, il faudra qu'il survienne également dans les autres
parties que le sang doit abandonner, des modifications anatomiques qui, changeant la forme et modifiant le mode
d'action de ces organes, impriment au fluide qui les parcoure, un changement de direction. Or, si l'on examine les
artères ombilicales et le canal artériel à mesure qu'ils s'o-

blitèrent, on verra que peu à peu leurs parois s'épaississent. Cette épaisseur des artères ombilicales est surtout remarquable à leur point d'insertion à l'ombilic : là , elles offrent très-souvent, après la naissance , une espèce de renflement fusiforme qui s'opère au préjudice du calibre de l'artère, et ce renflement semble résulter d'une sorte d'hypertrophie du tissu fibreux jaune élastique; d'où il résulte que l'artère offre, dans ce point, une force contractile supérieure à l'effort de dilatation que pourrait exercer la colonne de sang lancée par les artères iliaques. Il est extrêmement facile de constater l'épaisseur des parois de l'artère, en la coupant par tranches au niveau du point dont je parle; on voit cette épaisseur diminuer à mesure qu'on s'approche de l'insertion de l'artère aux iliaques, et c'est précisément dans ce sens que s'observe la progression de son oblitération après la naissance. Ainsi, deux causes après la naissance forcent le sang à abandonner le cours qu'il avait dans l'utérus : 1° l'établissement de la respiration et de la circulation pulmonaire ; 2° la modification de texture que subissent les artères ombilicales.

Il est un phénomène qui prouve encore que la contractilité des vaisseaux ombilicaux est susceptible de suspendre le cours du sang dans leur calibre, c'est celui-ci : si l'on coupe le cordon ombilical après la naissance, très-loin de l'ombilic, chez un enfant pléthorique, on voit d'abord un jet de sang s'écouler avec impétuosité, puis il se ralentit, s'arrête tout-à-fait; si l'on coupe une nouvelle portion du cordon , un nouveau jet de sang s'écoule, et s'arrête ensuite. On peut renouveler cette hémorrhagie à chaque section successive du cordon. M. P. Dubois m'a dit avoir constaté ce fait un grand nombre de fois. Or, le cours du sang est arrêté de la sorte, parce que les artères du cordon se contractent sur ce liquide, et le forcent à rétrograder; s'il existe près de l'ombilic et en dedans de l'abdomen, un point des artères ombilicales plus contractile, parce qu'il y règne une plus grande quantité de tissu fibreux élastique, on conçoit que le cours du sang, chez le fœtus, devenant moins impétueux quand le calme qui survient après l'accouchement commence à s'établir, ces artères puissent être capables de s'opposer à l'abord dans leur calibre du fluide sanguin qu'elles repoussent, et dont elles combattent l'effort; à mesure que l'enfant vieillit, l'artère s'oblitère davantage, et par la suite, étant soumise à un tiraillement que lui fait éprouver l'ampliation progressive des parois abdominales, elle perd tout-à-fait sa forme vasculaire, et se transforme en un véritable ligament.

Ce qui survient dans les artères ombilicales s'observe aussi pour le canal artériel. Chez les embryons, il offre une souplesse aussi grande que celle des autres artères; il se laisse donc facilement dilater par la colonne de sang qui afflue dans son calibre, et celle-ci pénètre sans nul obstacle dans l'aorte; mais à la naissance, et après cette époque, les parois de ce canal deviennent peu à peu plus épaisses; il se développe en elles une sorte d'hypertrophie concentrique, qui, sans diminuer en apparence la grosseur du vaisseau, en diminue cependant le calibre, d'où il résulte que le sang chassé de ce canal passe en totalité par les artères pulmonaires. Lorsque le canal artériel a subi l'hypertrophie et l'oblitération dont je parle, je ne puis mieux donner l'idée de la disposition qu'il présente, qu'en le comparant à un tuyau de pipe dont la cassure est fort épaisse, et ne présente à son centre qu'un pertuis d'un médiocre calibre (1).

(1) Ces observations se trouvent confirmées par celles que le docteur Berndt, de Vienne, professeur de médecine légale, avait faites antérieurement, et qui sont relatives aux changemens qui surviennent dans le canal artériel après la naissance ; changemens sur lesquels le professeur allemand a fondé sa preuve la plus concluante de la persistance de la vie après la sortie de l'enfant. L'histoire de l'oblitération de quelques vais-

L'oblitération de la veine ombilicale et du canal veineux ne se fait pas de la même manière. Ces vaisseaux ne présentent pas, comme les précédens, un épaississement remarquable de leurs parois ; dès l'instant où le cordon ombilical a été coupé, la veine de ce nom n'est plus susceptible de recevoir du sang dans son calibre, à moins que ce ne soit pas régurgitation de la veine cave inférieure. Alors ses parois s'affaissent et se rapprochent ; elles deviennent contiguës, et son calibre finit par s'oblitérer, ainsi que cela s'observe pour tous les conduits de quelque nature qu'ils soient, aussitôt qu'ils ne sont plus traversés par les fluides qui les parcourent habituellement. Cependant la veine ombilicale et le canal veineux conservent encore long-temps leur cavité libre, car on les distend aisément en y introduisant un stylet assez gros, tandis qu'il n'en est pas de même des artères ombilicales et du canal artériel. Il y a eu pour ces conduits une *oblitération active*, si je puis me servir de cette expression ; le sang a été forcé de les abandonner, par suite des modifications organiques survenues dans la texture de leurs parois, tandis que pour la veine ombilicale et le canal veineux, l'oblitération est pour ainsi dire *passive*, c'est-à-dire, qu'elle succède à l'absence du sang ; elle est le résultat et non la cause de la rétropulsion du fluide sanguin. Cette différence tient sans doute à la différence d'organisation entre le système artériel et veineux. S'il est nécessaire que le trou Botal et le canal artériel subissent des changemens organiques qui préparent et amènent leur oblitération, on concevra sans peine que la nature, si féconde en anomalies, puisse préparer ces modifications tantôt prématurément, tantôt plus tardivement, suivant les individus ; de là, la cause de l'oblitération des ouvertures fœtales dès les

seaux du fœtus a été traitée par Carcano, Trew, etc. *Voyez* l'article du docteur Robert Arrowsmith sur ce sujet, inséré dans le *Journal Hebdomadaire de médecine*, t. III, année 1829.

premiers jours de la naissance chez quelques enfans, et de la persistance, au contraire, du trou Botal et du canal artériel chez quelques autres, à une-époque plus ou moins éloignée de la naissance. De là, enfin, la nécessité d'un temps plus ou moins long dans la plupart des cas, pour que cette oblitération soit complète. Ainsi s'expliquent les irrégularités de l'époque de l'établissement complet de la circulation indépendante, sans qu'on ait besoin de les considérer comme cause ou comme effet de certaines maladies du cœur ou des poumons.

Cependant il doit résulter, sans doute, de l'accomplissement de ces phénomènes de transition, une oxygénation incomplète de sang, puisque tout le liquide que le cœur projette au loin dans les différentes parties du corps, n'a pas préalablement traversé les poumons, et ne s'est pas trouvé en contact avec le sang respiré par l'enfant. Mais, après tout, est-il nécessaire que le sang d'un enfant qui vient de naître soit aussi oxygéné que celui qui circule dans les artères d'un adulte? Ne convient-il pas, au contraire, que la trame, à peine ébauchée des organes du nouveau-né, ne reçoive pas un sang trop actif, et que les matériaux de la nutrition ne soient pas tout à coup chargés de principes excitans, dont l'action sur les organes de l'enfant tournerait sans doute au préjudice de sa santé, et nuirait même à l'établissement progressif de la vie indépendante? Je le crois, et je ne sache pas qu'on puisse rejeter ces opinions, qui d'ailleurs découlent de l'examen anatomique des organes circulatoires de l'enfant naissant. Il est encore une autre considération qui vient à l'appui de nos assertions, c'est que les poumons seraient exposés à des congestions funestes, si tout à coup les artères pulmonaires leur lançaient tout le sang qui afflue dans le cœur. Le canal artériel, en permettant au fluide surabondant de pénétrer dans son calibre, vient au secours pour ainsi dire de l'organe respiratoire, dont l'état de con-

gestion ne permettrait pas à l'air d'arriver librement dans
ses cellules , de sorte que l'établissement de la vie indépendante se trouve favorisé par la persistance même des dispositions organiques qui appartenaient à la vie fœtale. Ainsi ,
tout s'enchaîne dans l'organisation, et la disposition des parties , et l'exercice de leurs fonctions; ainsi , tout se succède
avec un ordre et par des transitions voulues et préparées
par la nature, afin qu'aucun changement brusque et inat-
tendu ne vienne interrompre l'ensemble et l'harmonie des
phénomènes de la vie. Si ces ouvertures persistaient bien
au-delà de l'époque que nous venons d'indiquer , il pourrait
en résulter alors des maladies que nous allons étudier dans
l'article suivant.

ARTICLE DEUXIÈME.

§ Ier. MALADIES DU CŒUR ET DES GROS VAISSEAUX.

Les maladies du cœur , chez les enfans comme chez les
adultes, consistent pour la plupart en des lésions organiques qui existent bien à l'époque de la naissance , mais dont
les effets ne se manifestent qu'à un âge plus avancé. L'histoire des maladies du cœur n'appartient donc point exclusivement à la pathologie des enfans à la mamelle ; par conséquent je me bornerai à passer en revue les affections du
centre circulatoire , qui se rencontrent le plus souvent chez
les jeunes enfans.

La persistance de l'orifice inter-auriculaire et du canal
artériel, ne produit pas, comme nous venons de le voir,
d'accidens particuliers pendant les premiers jours de la vie,
pourvu que cela ne s'oppose pas à l'oxygénation parfaite du
sang. Mais s'il existe en même temps une pléthore sanguine
considérable, ce vice de conformation, réuni à l'impossibilité ou à la difficulté extrême de l'établissement de la respi-

ration, empêche l'oxygénation du sang de s'opérer, et produit quelquefois la cyanose.

La cyanose, que M. Marc a proposé d'appeler cyanopathie, maladie que l'on peut observer à tous les âges, et sur laquelle Corvisart, M. Gintrac et M. Marc ont publié des réflexions intéressantes, n'est réellement pas le résultat constant de la persistance du trou Botal ni du passage du sang veineux dans le système artériel, puisqu'on possède de nombreux exemples de vices de conformation de l'appareil circulatoire qui auraient pu produire ce phénomène, et qui ne l'ont pas fait. Mais il est très-probable que cette coloration bleuâtre des tégumens est due cependant à ce mélange des deux sangs ou au défaut d'oxygénation du sang artériel, soit qu'il existe une communication entre les deux cavités latérales, soit que l'oxygénation se fasse incomplètement dans les poumons. Ainsi, il n'est pas étonnant qu'un enfant qui naît dans un état imminent d'asphyxie, et dans les poumons duquel l'air ne peut arriver, présente pendant quelques heures une sorte de cyanopathie passagère, qui se dissipe aussitôt que la respiration est complètement établie. Aussi Corvisart a-t-il saisi la ressemblance entre la coloration des nouveau-nés respirant incomplètement, et celle des adultes dont le cœur offre des vices de conformation ou des lésions organiques qui entravent et suspendent le cours normal du sang. « En comparant, dit cet illustre médecin, les effets que produit la communication établie entre les cavités droites et les cavités gauches du cœur, à ceux qui résultent promptement des diverses espèces d'asphyxie, n'y pourrait-t-on pas démontrer une analogie frappante ? N'y en aurait-il pas une également remarquable entre cet état et celui dans lequel on observe un certain nombre d'enfans après la naissance, surtout après les accouchemens plus ou moins laborieux ? Leur figure est plus ou moins bleue-violette, et l'habitude même du corps présente quelquefois à un haut degré la même teinte : chez tous, le corps est d'une température froide au toucher (1). »

En considérant les faits, en apparence contradictoires, publiés relativement à la cyanose, par Duret, Corvisart, M. Marc, M. Breschet, M. Fouquier, etc., je crois qu'il est possible d'en tirer une conclusion moyenne entre celle qui conduit à regarder la cyanose comme le résultat d'un vice de conformation du cœur, et l'opinion contraire : c'est que la cyanose étant, selon toute apparence, l'effet d'un défaut d'oxygénation du sang veineux, elle peut avoir lieu avec ou sans vice de conformation du cœur, pourvu que le sang, en traversant les poumons, n'y subisse pas les modifications vitales et chimiques qu'il y éprouve naturellement; si, malgré la communication des deux oreillettes, la cyanose ne survient pas, c'est que probablement le sang qui passe à travers les poumons, est en assez grande quantité, et se trouve assez oxygéné pour transmettre son oxygénation au sang veineux avec lequel il est mélangé. D'un autre côté, si les cavités du cœur sont dans l'état normal, mais si la disposition particulière des poumons ne permet pas l'oxygène de l'air de transformer le sang veineux en sang artériel, alors on voit arriver la cyanose. D'où il suit, en dernière analyse, que cette maladie est toujours l'indice d'un défaut d'oxygénation du sang, qu'il y ait ou non un vice de conformation du cœur. Ne voit-on pas chez les enfans dont la circulation pulmonaire est interceptée par un engouement ou une inflammation du poumon, les ailes du nez, les lèvres, la face même et les extrémités, devenir bleuâtres, premier degré de cyanose ? et pendant l'agonie des enfans pneumoniques, n'est-il pas fort ordinaire de voir toutes les parties du corps devenir livides et bleuâtres ? La cause de la cyanose peut donc souvent consister, ou bien dans un

____

(1) *Essai sur les maladies et les lésions organiques du cœur et des gros vaisseaux*, page 313.

vice de conformation du cœur compliqué de congestion ou d'inflammation pulmonaire, ou bien dans une affection du poumon sans lésion organique du cœur; et toutes les fois qu'il en existe, si les fonctions du poumon s'exécutent librement, on conçoit que la cyanose peut ne pas avoir lieu, par cela seul que le sang veineux reçoit, par son mélange même avec le sang artériel, une partie des propriétés chimiques et vitales qui lui manquaient.

Cette explication peut convenir au plus grand nombre des cas, mais elle subira nécessairement des exceptions; elle ne pourrait, par exemple, rendre raison du fait signalé par M. Breschet, qui a vu, chez un enfant d'environ un mois, l'artère sous-clavière gauche prendre naissance de l'artère pulmonaire, sans que cette disposition singulière, qui ne laissait pénétrer que du sang veineux dans le membre thoracique gauche, eût déterminé la moindre différence de coloration et de développement dans ce membre (1).

Quoi qu'il en soit, la cyanose locale ou générale est, dans le plus grand nombre des cas, chez les nouveau-nés, l'effet d'une congestion sanguine vers le cœur ou les poumons, et le meilleur moyen d'y remédier, est, suivant le conseil de Corvisart, de tenir l'enfant près d'un feu clair, et de frotter doucement la tête et tout le corps avec des linges fortement chauffés. Cette pratique doit être continuée avec persévérance, et elle est bien préférable à toutes les espèces d'aspersions que les accoucheurs ont l'habitude de mettre en usage (2). Si la cyanose est l'effet d'une pneumonie, les moyens propres à combattre cette inflammation conviendront contre la maladie, qui n'en est que le symptôme.

Il est rare d'observer, chez les enfans à la mamelle, les différentes variétés d'anévrysme que l'on rencontre si fré-

(1) Ferrus, art. *Cyanose* du *Dict. de méd.* en 21 vol.
(2) Corvisart, *loc. cit.*

quemment à un âge plus avancé. En général, les cavités droites du cœur offrent, dès la naissance, la différence de capacité qu'elles ont par rapport aux cavités gauches durant le reste de la vie; c'est du moins ce que j'ai pu voir sur le plus grand nombre des enfans naissans que j'ai disséqués. Cependant j'ai assez souvent rencontré ces deux cavités égales pour la largeur des ventricules et l'épaisseur de leurs parois; mais cette disposition est vraiment beaucoup plus rare que la précédente.

Je n'ai observé qu'une seule fois un cas de dilatation passive ou excentrique des cavités du cœur chez un enfant à la mamelle. Ce cas m'a paru d'autant plus intéressant, que l'enfant qui en est l'objet a présenté des symptômes fort analogues à ceux que l'on observe chez les adultes atteints de la même maladie.

76ᵉ OBSERVATION.

Anévrysme passif du cœur. — Marie Lhéritier, âgée de deux jours, assez forte et bien constituée, entre à l'infirmerie le 1ᵉʳ septembre. On remarque que cet enfant éprouve souvent des syncopes quelquefois assez prolongées pour faire croire à sa mort. Les battemens du cœur sont ordinairement obscurs, lents et irréguliers; le cri est assez fort et complet, la percussion du thorax très-sonore, et la respiration s'entend partout. Comme il ne se présente pas d'autres symptômes particuliers, on confie l'enfant aux nourrices sédentaires, aux soins desquelles il reste jusqu'à la fin d'octobre. Les accidens dont j'ai déjà parlé se renouvelant très-souvent, il rentre de nouveau à l'infirmerie, et présente alors un état de marasme fort avancé; la respiration très-difficile, gênée et parfois suffocante; une coloration bleuâtre des ailes du nez et des lèvres, et, enfin, des syncopes qui surviennent jusqu'à deux et trois fois par jour.

Son pouls est petit et très-irrégulier, ses extrémités toujours froides et œdémateuses, son cri plaintif et comme mourant. Il succombe le 2 novembre, en vomissant des matières brunes et sanguinolentes.

On trouve, à l'ouverture du cadavre, une décoloration générale de la membrane muqueuse intestinale, à la surface de laquelle est exhalé un sang noir et fluide. Quelques plexus folliculeux assez tuméfiés existent dans la région iléo-cœcale.

Le bord postérieur et le lobe inférieur du poumon droit sont solidement hépatisés ; le canal artériel est oblitéré ; le cœur est presqu'aussi volumineux qu'un œuf de poule ; le ventricule et l'oreillette du côté droit forment pour ainsi dire à eux seuls le volume de l'organe. Leurs cavités sont très-dilatées, et leurs parois presqu'aussi minces qu'une feuille de papier, tandis que les cavités opposées sont très-rétrécies et leurs parois hypertrophiées ; l'orifice inter-auriculaire est presque complètement oblitéré ; les orifices et les valvules du cœur sont libres ; le cerveau est très-ferme et très-injecté.

Il est probable que la dilatation des cavités droites du cœur chez cet enfant, a résulté de ce que les cavités gauches hypertrophiées et rétrécies ne recevaient pas assez librement le sang qui était obligé de refluer dans le ventricule et l'oreillette opposés, et de les distendre outre mesure. Il est survenu, dans ce cas, ce que l'on observe chez les adultes qui présentent des rétrécissemens ou des productions calcaires aux valvules ou orifices des ventricules ou des oreillettes.

Je n'ai point observé d'anévrysme des gros vaisseaux chez les enfans de l'âge dont il s'agit. Une seule fois cependant j'ai vu chez un enfant de huit mois, qui portait une gibbosité à la région dorsale de la colonne vertébrale, la crosse de l'aorte et le commencement de l'aorte descendante plus dilatés que dans l'état ordinaire. Je pense que cela provenait de la difficulté que le sang éprouvait à traverser le calibre du vaisseau, car l'artère elle-même suivait l'inflexion de la colonne vertébrale.

J'ai trouvé chez un enfant naissant, un anévrysme du canal artériel, dont voici la description :

77ᵉ OBSERVATION.

Anévrysme du canal artériel. — Le 25 octobre 1826, on apporta à l'hospice des Enfans-Trouvés un enfant âgé de deux jours, du sexe masculin, et que l'on fit entrer le lendemain à l'infirmerie. Sa taille et sa constitution étaient médiocres, sa respiration gênée, sa face livide, son cri étouffé, la température de son corps naturelle, son pouls petit, fréquent, et facile à déprimer. Cet enfant resta deux jours dans le même état, et mourut le troisième, sans avoir présenté d'autres symptômes que ceux que je viens d'indiquer. On trouva, à l'ouverture du cadavre, la bouche et l'œsophage sains; l'estomac et le tube intestinal étaient le siége d'une forte congestion sanguine; le foie gorgé de sang, les deux poumons engoués.

Le cœur était plus volumineux qu'il ne l'est ordinairement chez les enfans naissans; les deux cavités latérales offraient une dilatation à peu près égale, et étaient pleines d'un sang noir et pris en caillots; le canal artériel existait sous forme d'un gros noyau de cerise; son diamètre transversal avait environ trois lignes et demie, et sa circonférence, neuf; en le considérant à l'extérieur, on aurait dit qu'il s'ouvrait largement dans l'aorte; mais cette largeur apparente n'existait qu'à l'extérieur, car l'intérieur de la tumeur était rempli de caillots fibrineux organisés et disposés par couches, comme cela s'observe dans les tumeurs anévrysmales des adultes, et ne laissaient à leur centre qu'un pertuis qui eût à peine permis l'introduction d'une plume de corbeau (1).

Les autres organes du corps ne présentaient rien de particulier.

Je ne pense pas que les symptômes observés chez cet enfant aient été l'effet de cet anévrysme du canal artériel; nous nous en rendons plus facilement compte par l'état des poumons, et je pense qu'aucun signe extérieur ne pouvait nous dévoiler l'existence de cette maladie; je ne l'ai citée que comme un cas rare. M. Baron m'a dit avoir déjà rencontré une fois un semblable anévrysme chez un enfant dont les symptômes n'avaient également rien présenté de partilier.

L'inflammation du cœur et des gros vaisseaux chez les enfans à la mamelle, est rare, et sans doute fort difficile à constater. Je ne possède aucune donnée positive sur ce point de pathologie; je me bornerai à faire ici quelques réflexions sur la coloration de ces organes.

La surface extérieure du cœur est ordinairement d'un rouge foncé chez les jeunes enfans, et l'on doit regarder sa pâleur extrême comme un état anormal. La couleur de la face interne des cavités est également d'un rouge plus ou moins foncé, quelquefois il y a une différence de coloration tranchée entre les deux ventricules; les cavités droites sont d'un aspect violacé, on les dirait teintes avec du bois de campêche, tandis que les cavités gauches conservent leur aspect rougeâtre ordinaire. Dans ces cas, le sang veineux prédomine, les gros vaisseaux en sont gorgés, ainsi que tous les tissus du cadavre; la putréfaction, même assez avancée, ne produit pas le même effet; il ne se présente pas non plus sur tous les sujets où existe une congestion veineuse considérable : cette diversité de coloration des

(1) Consultez l'Atlas, planche 8.

deux cavités du cœur que j'ai , du reste , également observée chez des vieillards , tient donc à des causes particulières qui m'échappent, et dont je me borne à signaler les
effets.

Le système vasculaire chez les enfans est remarquable
par la turgescence sanguine dont il est habituellement le
siége ; aussi est-il très-commun de rencontrer chez les nouveau-nés des engorgemens , des ecchymoses, des épanchemens sanguins dans différentes régions , mais surtout dans
les parties les plus déclives , ainsi que dans celles où règne
une grande quantité de tissu cellulaire. Les vaisseaux , malgré leur état de plénitude , ne sont pas toujours colorés par
le sang qu'ils renferment, et, lorsqu'on suit leurs rameaux
dans l'épaisseur des organes dont le tissu est imprégné d'une
grande quantité de sang , on les voit presque souvent blancs
ou légèrement rosés au milieu du tissu à travers lequel ils
rampent. J'ai été conduit à cette remarque par des recherches anatomiques que j'ai faites dans le but de m'assurer
si ces vaisseaux partageaient , chez les jeunes enfans, la coloration des organes auxquels ils se rendent , ainsi que M.
Trousseau paraît l'avoir observé sur un certain nombre
d'animaux.

§. II. PÉRICARDITE.

Si l'inflammation du tissu propre du cœur est rare ou
difficile à constater chez les enfans naissans, l'inflammation
du péricarde est plus commune. Peut-être même est-elle
plus fréquente dans le premier âge qu'à toute autre époque
de la vie : sur près de 700 ouvertures de cadavres d'enfans
morts à l'hospice des Enfans-Trouvés, j'ai rencontré 7 pé-
ricardites bien caractérisées.

Les causes de cette maladie sont difficiles à expliquer ,
surtout si l'on cherche à les rapprocher de celles qui sembleraient, chez les adultes, propres à déterminer cette in-

flammation. On sait que Pinel a signalé parmi ces causes les exercices immodérés et les travaux forcés de l'esprit, et qu'à l'appui de cette assertion il a cité l'histoire de la maladie et de la mort de Mirabeau, que sa jeunesse bouillante, ses écarts de régime et sa grande activité morale, semblaient avoir disposé dès long-temps à la péricardite qui l'a moissonné (1); mais rien de cela ne s'observe dans la vie végétative des nouveau-nés, qui succombent pourtant assez souvent à cette phlegmasie. Il suffit donc que l'activité fonctionnelle du cœur augmente, et redouble l'irritabilité propre de l'organe, pour que son enveloppe séreuse s'enflamme, et donne lieu aux accidens les plus graves. Ainsi, je regarde comme une des causes prédisposantes de la péricardite, chez les nouveau-nés, l'activité plus grande survenue dans les fonctions du cœur lors de l'établissement de la circulation indépendante. Telle est sans doute aussi la cause de la fréquence de cette maladie chez les anévrysmatiques ou chez les femmes nerveuses qui sont sujettes aux palpitations.

Les symptômes de la péricardite, chez les enfans naissans, sont faciles à méconnaître, parce qu'ils peuvent aisément se confondre avec ceux de la pleurésie, de la méningite ou du ramollissement gélatiniforme de l'estomac.

En général, les enfans affectés de péricardite paraissent éprouver de violentes douleurs; ils ont le cri pénible, la respiration gênée et quelquefois suffocante; la figure est grippée; les muscles de la face semblent se contracter continuellement. J'ai vu deux fois survenir des mouvemens spasmodiques des membres; ils étaient causés sans doute par des soubresauts musculaires. La péricardite est ordinairement très-rapide dans sa marche, et les enfans périssent sans présenter de symptômes plus tranchés que ceux que je viens d'indiquer. Il est donc presqu'impossible de diagnosti-

(1) *Nosographie philos.*, tom. II, pag. 44.

quer cette maladie; cependant nous pouvons faire une remarque, c'est que cet état général d'anxiété, de malaise et de souffrance chez les nouveau-nés, est presque toujours l'effet d'un ramollissement gélatiniforme de l'estomac, d'une péricardite ou d'une pleurésie aiguë. Nous pouvons donc partager notre jugement entre ces trois maladies différentes, lorsque nous observons, chez un enfant naissant, l'ensemble des signes précités. Le pouls n'offre, dans ce cas, aucun caractère notable; il en est de même de la percussion et de l'auscultation; de sorte que, dans tous les cas de péricardite que j'ai été à même d'observer, jamais il n'a été possible d'établir par des signes évidens le diagnostic de la maladie; l'ouverture des cadavres nous en a seule démontré l'existence.

J'ai trouvé chez un enfant de deux jours, des adhérences assez solides entre les feuillets du péricarde, pour que l'on fût porté à croire qu'elles étaient le produit ancien d'une péricardite qui s'était développée pendant l'évolution fœtale. Dans les six autres cas, il y avait dans le péricarde un épanchement séro-albumineux, des flocons blanchâtres adhérens à la surface du cœur, et des brides très-légères entre les deux feuillets de l'enveloppe de l'organe.

Le péricarde et la surface externe du cœur offrent assez souvent, chez les enfans, des pétéchies d'un rouge violet; un épanchement séro-sanguinolent, ou même du sang pur, accompagne ordinairement cette éruption pétéchiale. Je ne pense pas que l'on doive attribuer cette lésion à une inflammation; elle me paraît être l'effet d'une congestion passive. En général, on trouve presque toujours une certaine quantité de sérosité dans le péricarde des jeunes enfans.

S'il était possible de diagnostiquer la péricardite, le traitement de cette maladie devrait être le même que celui de la pleurésie.

Le thymus est susceptible d'éprouver certaines maladies

pendant le court espace de son existence passagère. Je n'ai
jamais observé de symptômes particuliers qui se rattachas-
sent à ces maladies ; mais, en ouvrant des cadavres d'enfans,
je l'ai vu deux fois très-tuméfié, très-rouge et d'une friabilité extrême. J'ai considéré cet état comme le résultat d'une
inflammation qui, peut-être, aurait amené plus tard sa suppuration ou sa désorganisation. M. Véron a rapporté, dans
un mémoire qu'il a lu à l'Académie royale de médecine,
dans sa séance du 26 avril 1825, un exemple d'inflammation du thymus avec formation de pus dans l'intérieur de
cet organe.

Je termine ici ce que j'avais à dire sur les maladies inflammatoires de l'appareil respiratoire et circulatoire chez
les enfans à la mamelle. Je devrais peut-être traiter de l'emphysème des poumons, de l'asthme et des névroses en général de l'appareil respiratoire ; mais, d'une part, l'emphysème des poumons, quoique assez commun chez les enfans naissans, ne donne lieu à aucuns symptômes ou accidens particuliers ; de l'autre, les névroses de l'appareil circulatoire ne sont point du domaine exclusif des maladies
des enfans : je pense donc que l'histoire doit en être ren-
voyée aux ouvrages de pathologie générale, ou bien aux
traités spécialement destinés aux maladies des organes thoraciques.

CHAPITRE X.

MALADIES DE L'APPAREIL CÉRÉBRO-SPINAL.

S'il est un point de la pathologie des nouveau-nés qui
puisse démontrer combien il est utile de faire marcher ensemble la science de l'organisation et l'observation clinique
des maladies, c'est l'histoire des maladies de l'encéphale.
Nous verrons, en effet, quelle modification importante l'é-

tat organique du cerveau des enfans naissans apporte à la marche et la nature de leurs affections cérébro-spinales. Commençons donc par jeter un coup d'œil rapide sur le développement de la moelle épinière et du cerveau.

Un grand nombre d'auteurs anciens avaient, depuis Galien, considéré la moelle épinière comme une annexe du cerveau ; mais Gall a fait revivre l'opinion contraire, que déjà Platon, Praxagoras et Philotine avaient soutenue, et les travaux immortels de M. Tiedemann sont venus confirmer cette idée du docteur Gall. Il est aujourd'hui démontré que la moelle épinière se développe avant le cerveau, qui n'en est que l'épanouissement, et qui, dans l'origine, est très-petit relativement à la moelle.

Vers la 3ᵉ ou 4ᵉ semaine, on aperçoit dans les cavités de la tête et du rachis, un fluide d'un gris blanc ; de la 4ᵉ à la 5ᵉ semaine, on voit distinctement la moelle allongée, qui se recourbe en avant, au niveau de la flexion de la tête sur le rachis ; la moelle épinière est alors formée de deux filets blancs, qui peu à peu s'adossent, et forment une sorte de gouttière longitudinale, de sorte qu'à sept semaines la moelle est fendue dans toute sa longueur ; alors on commence à voir les rudimens du cervelet, et le renflement cervical dont la formation coïncide avec l'apparition des membres supérieurs. Au commencement du 3ᵉ mois, la moelle, encore ouverte dans sa moitié supérieure, n'offre plus, dans le reste de son étendue, qu'un raphé longitudinal, qui est la trace de la réunion de ses deux cordons primitifs ; les tubercules quadrijumeaux sont volumineux, les couches optiques pleines, les renflemens de la moelle sensiblement développés ; à douze semaines, la moelle ne s'étend qu'à la moitié du sacrum, les tubercules quadrijumeaux sont réunis, et l'on distingue très-bien les éminences mamillaires, ainsi que les corps striés. Il existe un canal intérieur produit par le renversement des bords de la moelle, et qui communique avec le 4ᵉ ventricule. Ce canal s'oblitère par la formation de la substance grise qui est sécrétée à son intérieur; de sorte que, vers le 6ᵉ mois, on ne le trouve plus chez les embryons bien conformés. A 5 mois, les éminences pyramidales, la protubérance annulaire et les corps striés, sont très-gros, et, jusqu'au 4ᵉ mois de la vie utérine, l'embryon humain offre un prolongement caudal; il diminue d'autant plus vite, que le développement et l'allongement de la colonne vertébrale, qui, suivant Tiedemann, s'accroît assez rapidement en longueur, tandis que la moelle reste fixe à sa place, se fait plus vite. A 8 mois, la moelle ne se prolonge plus que jusque vers la 4ᵉ vertèbre lombaire; elle se termine par des filamens nerveux qui constituent la queue de cheval. Enfin, à l'époque de la naissance, la moelle épinière, et la moelle allongée, qui en dépend essentiellement, offrent leurs parties constituantes très-distinctes et très-bien conformées.

En effet, on observe les éminences olivaires formant une saillie latérale très-marquée, et dont les cordons interne et moyen s'enfoncent dans les couches optiques pour former les pédoncules du cerveau, et la protubérance annulaire se trouve composée de fibres parties d'un hémisphère latéral du cervelet, et de celles qui viennent de l'hémisphère opposé, et qui sont disposées par couches qui alternent avec les plans de fibres dirigées obliquement des pyramides aux couches optiques.

Pendant que la moelle épinière subit ces différentes évolutions, le cervelet et le cerveau, dont nous avons déjà vu les rudimens partir de la moelle, acquièrent peu à peu la forme et l'organisation qui leur sont propres. Le cervelet, qui ne consiste d'abord qu'en deux lames infléchies l'une vers l'autre, résulte de l'agrandissement de ces deux lames qui s'élèvent et s'unissent au-dessus du 4ᵉ ventricule, et prennent peu à peu la disposition en branches, rameaux et

feuilles, que l'on sait appartenir à la substance de cet organe.
Les faisceaux pyramidaux produisent les couches optiques
et les corps striés qui se terminent en dehors par une la-
melle qu'on voit se réfléchir d'avant en arrière et de dehors
en dedans, pour former les hémisphères cérébraux. Ces hémisphères membraniformes et infléchis sont encore tellement courts au second mois, qu'ils couvrent à peine les
corps cannelés; mais à mesure qu'ils grandissent, ils couvrent successivement les couches optiques, les tubercules
quadrijumeaux, et enfin le cervelet. C'est leur inflexion sur
eux-mêmes qui donne naissance aux ventricules latéraux.
D'après ce très-court aperçu de la formation de la moelle
épinière et du cerveau, nous devons voir que la masse cérébrale est produite par la moelle rachidienne, dont elle est,
comme le disait Reil, une efflorescence (1).

S'il en est ainsi, la moelle épinière et la moelle allongée
doivent, à l'époque de la naissance, offrir un développement
presque parfait, et remplir des fonctions importantes, tandis que les lobes cérébraux, moins utiles sans doute pour
cette époque de la vie, seront aussi moins avancés en organisation; c'est, en effet, ce qui a lieu. M. Tiedemann a fait
remarquer avec beaucoup de raison, que, chez les enfans
âgés de 6, 7, 8 et 9 mois, le cerveau offrait une substance
homogène, et d'un blanc rougeâtre, dans laquelle on distinguait difficilement la substance grise de la substance blanche. Je me suis assuré, par des dissections nombreuses, de
la vérité de cette assertion de M. Tiedemann. Voici le résultat
de mes recherches sur ce sujet (2).

(1) Consultez, pour plus de détails, sur la formation de l'encéphale,
Tiedemann, *Anatomie du cerveau, contenant l'histoire de son développement
dans le fœtus*; traduit par A.-J.-L. Jourdan; Paris, 1823.—Ollivier, *Traité
de la moelle épinière et de ses maladies*, 2e édit. Paris, 1827.—Serres, *Anatomie comparée du cerveau*.

(2) Ces détails ont été insérés par M. le prof. Orfila, dans le tome 1er
de ses *Leçons de médecine légale*, 2e édit. Paris, 1828.

Chez l'enfant qui vient de naître, la couleur de la moelle épinière est d'un blanc assez prononcé; son centre gris n'a pas tout-à-fait la même couleur que chez l'adulte; il est ici plus rosé et plus mou. Il est assez facile de dérouler les deux cordons latéraux qui concourent primitivement à sa formation. Sa consistance est assez ferme pour qu'on puisse couper le cordon médullaire par tranches nettes, surtout au niveau de ses renflemens.

Le cerveau du nouveau-né ne ressemble que par sa forme générale au cerveau des adultes; il en diffère totalement par sa consistance et par son aspect. Sa consistance est absolument celle de la colle; il se laisse couper par tranches assez nettes, mais il ne tarde pas à se ramollir au contact de l'air; sa couleur est blanchâtre; il n'existe pas encore de ligne de démarcation bien tranchée entre la substance corticale et la substance blanche, de sorte qu'en coupant horizontalement l'hémisphère par sa moitié, on ne voit pas le centre ovale de Vieussens, comme chez les adultes. Cependant on reconnaît le siége qu'occupera la substance corticale, à la présence d'une ligne moins colorée que la substance centrale, et qui serpente à la superficie du cerveau le long des circonvolutions cérébrales. La substance blanche est ordinairement très-injectée, ou parcourue par une grande quantité de vaisseaux. « Dans toutes les parties où nous trouvons la substance grise accumulée en masses considérables chez l'adulte, dit M. Tiedemann (1), comme dans les pédoncules cérébraux, les corps cannelés, les couches optiques, etc., j'ai reconnu seulement des vaisseaux plus abondans et plus volumineux que dans celles qui sont composées de substance médullaire après l'époque de la naissance. Les parties qui correspondent aux corps striés dans le cerveau du fœtus,

(1) *Anatomie du cerveau*, contenant *l'histoire de son développement dans le fœtus*, etc.; trad. par A.-J.-L. Jourdan. Paris, 1824, in-8°, fig., p. 120.

sont composées d'une substance homogène blanche avec une teinte rougeâtre, et pénétrées d'une multitude de vaisseaux d'un gros calibre. Le cervelet n'offre pas non plus, entre ses deux substances, des différences d'aspect aussi tranchées que dans un âge plus avancé; mais elles sont cependant plus faciles à distinguer, et apparaissent de meilleure heure que dans le cerveau. »

A mesure que l'enfant avance en âge, les diverses parties constituantes du cerveau prennent l'aspect, la forme et l'organisation anatomique qu'elles doivent avoir le reste de la vie. Depuis 9 mois jusqu'à 1 an, la substance grise acquiert un surcroît d'énergie vitale, qui résulte sans doute des modifications qui surviennent dans sa texture; on la voit apparaître d'abord rosée, puis rougeâtre, brune, et enfin d'un gris rougeâtre. Il est à remarquer que les parties de la masse cérébrale qui sont les plus voisines de la moelle allongée, sont aussi plus avancées dans leur organisation que les régions qui s'en éloignent davantage, et c'est une conséquence naturelle du mode d'organisation de l'appareil cérébro-spinal, dont le développement marche progressivement de la moelle épinière vers l'encéphale proprement dit.

Ainsi donc, depuis la naissance jusqu'à 1 an, le cerveau de l'enfant se trouve dans un véritable état de transition, de sorte que cet organe, à peine ébauché dans le principe, arrive vers 9 mois et 1 an à l'organisation propre au cerveau des adultes. Ne serait-ce point à cette modification survenue dans le cerveau des enfans, qu'il faudrait attribuer la fréquence des affections cérébrales à l'âge dont nous parlons. Il arrive que c'est précisément aussi à cette époque que les premières dents paraissent, de sorte que depuis longtemps on a cru devoir attribuer aux dents la fréquence des convulsions ou autres maladies cérébrales des enfans. Cette opinion, émise dans les écrits d'Hippocrate, avait sans doute pour principal appui le respect et l'autorité qu'inspire ordinairement le nom du père de la médecine. Mais, quoi qu'en ait dit Hippocrate, nous devons voir que la véritable cause de la fréquence des affections cérébrales, chez les enfans qui sont à l'époque de la dentition, est dans le cerveau, qui, devenu mieux organisé, est plus apte à faire ressentir au loin son influence. La dentition ne pourrait être qu'une des causes accidentelles des maladies cérébrales; la cause prédisposante réside dans la modification organique survenue dans l'encéphale; c'est là qu'il faut aller la chercher et la combattre. Non-seulement le cerveau a subi dans l'espace de la première année les modifications organiques que je viens de signaler, mais l'exercice de ses fonctions s'est en même temps accru, il a pris peu à peu son empire sur les autres organes, il est devenu propre à recevoir de leur part des irradiations sympathiques auxquelles il restait antérieurement étranger; il est actuellement le centre et le régulateur des sensations, et cette influence se fait ressentir jusque dans les maladies. En effet, nous avons vu que dans les premiers jours de la vie, il se passait souvent au sein des organes des altérations profondes que n'accompagnait aucune réaction fébrile, aucun symptôme général, aucune sympathie morbide; mais à l'âge dont nous parlons, tout prend une face nouvelle; la fièvre qu'on trouve souvent avec la plus grande difficulté chez les nouveau-nés, s'allume ici par la moindre cause; de là, cette agitation, ces cris, ces spasmes, cette mobilité nerveuse si commune, si facile à provoquer, et en même temps si passagère chez les enfans sortis de l'époque de la vie dont nous étudions les maladies. Ces considérations nous démontrent comment il se fait que les maladies de la première enfance sont si difficiles à étudier: la cause en est évidemment dans l'imperfection organique de l'encéphale, qui est impropre à nous dévoiler les signes et les symptômes extérieurs de ces maladies.

Tandis que la moelle épinière s'est organisée, la colonne

vertébrale a également parcouru ses périodes de formation d'une manière à peu près analogue. Le rachis consiste dans le principe, suivant M. Meckel, en une gouttière qui reste ouverte postérieurement pendant quelque temps, et qui se ferme par la réunion des lames des apophyses épineuses. Le crâne est d'abord entièrement membraniforme, son ossification commence de bonne heure aux environs du trou occipital; les divers os offrent à leur centre un point primitif d'ossification, qui s'étend par irradiation vers la circonférence de l'os, dont les bords et les angles sont encore séparés à l'époque de la naissance par des intervalles cartilagineux ou membraniformes, qui permettent aux différentes pièces de la cavité crânienne de se mouvoir les unes sur les autres avec la plus grande facilité.

Les membranes de la moelle et du cerveau sont formées de très-bonne heure, et présentent la forme et la disposition qu'elles devront toujours avoir, de sorte qu'elles jouissent, à l'époque de la naissance, de toutes leurs propriétés vitales et organiques; aussi leurs maladies sont-elles absolument semblables à celles des méninges chez les adultes, et donnent-elles lieu à des symptômes presque identiques.

La disposition du système vasculaire de la moelle épinière et du cerveau, mérite de fixer l'attention des médecins, car les troubles qui surviennent dans la circulation cérébro-rachidienne, peuvent provenir de la disposition même de ces vaisseaux. Il existe de grandes veines méningo-rachidiennes qui remontent le long des parties latérales du rachis, et en outre un réseau veineux que M. Breschet a décrit, et qui se trouve appliqué entre la dure-mère et la face postérieure du corps des vertèbres. D'autres veines décrites par M. Dupuytren, sous le nom de *Medulli-spinales*, et par M. Chaussier sous celui de *Médianes rachidiennes*, sont particulièrement destinées à la moelle. Il existe également derrière la dure-mère une couche assez épaisse de tissu cellulaire, qui chez les jeunes enfans est infiltré d'une sérosité souvent jaunâtre, dont la consistance est quelquefois gélatiniforme, et qu'il faut se garder de prendre alors pour une production morbide. Le réseau veineux rachidien est presque toujours gorgé de sang, ce qui provient sans doute de la lenteur avec laquelle s'effectue la circulation veineuse du rachis à cette époque de la vie; les artères ne présentent rien de particulier.

M. Magendie a fait observer, dans ces derniers temps, qu'il existait entre la pie-mère et le feuillet de l'arachnoïde qui se réfléchit sur elle, un espace plus ou moins large, qui, comme l'a remarqué M. Ollivier, est intercepté de distance en distance par de petites brides très-légères, et dans lequel se trouverait continuellement, pendant la vie, un fluide séreux qui communiquerait, selon M. Magendie, avec le fluide des ventricules cérébraux (1); la pie-mère, qui est essentiellement vasculaire, tandis que l'arachnoïde est privée de vaisseaux, est moins adhérente à la surface de la moelle et du cerveau chez les enfans que chez l'adulte; on remarque aussi que la pie-mère de la moelle est plus celluleuse et plus solide que celle du cerveau, et Bichat a fait observer que cette membrane devenait d'autant plus épaisse, qu'on l'examinait plus inférieurement; ainsi donc, pour s'assurer chez les enfans de l'état de mollesse ou de fermeté de la moelle, il faut toujours la priver de la pie-mère; ce qui se fait avec la plus grande facilité.

Le cerveau et la moelle épinière éprouvent pendant la vie des mouvemens continuels d'élévation et d'abaissement; ceux de la moelle ont été long-temps méconnus; M. Ollivier s'est surtout attaché à les démontrer, et il me semble en avoir très-bien fait connaître le mécanisme. Il y a, dit-il, trois causes bien évidentes qui produisent le mouvement

____

(1) *Journal de physiologie expér. et path.* Tome V.

qu'on remarque dans toute la longueur de l'étui membraneux
du rachis; d'une part, l'ébranlement communiqué à la moelle
par suite de l'action de la respiration sur la circulation de
cet organe, celui que produit la dilatation des vaisseaux,
lors de l'afflux du sang, et enfin l'abord d'un nouveau flot de
liquide rachidien à chaque mouvement respiratoire (1).

Ces premières données anatomiques et physiologiques
étant établies, passons à l'étude des vices de conformation de
l'appareil cérébro-spinal. Mon but n'est pas d'en donner l'histoire complète, je veux seulement les considérer dans leurs
rapports avec l'étude des symptômes des maladies des enfans.

Vices de conformation. — On appelle l'absence complète
de la moelle, amyelie; il paraît que son absence comporte
toujours celle du cerveau. Morgagni a cité plusieurs exemples
d'absence simultanée du cerveau et de la moelle; M. Ollivier
a rapporté et commenté à peu près tous les faits de ce genre,
publiés dans les recueils scientifiques, et il a fait remarquer
que, sur presque tous les individus affectés de cette difformité, on avait en même temps trouvé un spina-bifida plus ou
moins complet. Cependant il ne faudrait pas conclure que
l'absence des parties contenues causât toujours celle des
parties contenantes, ainsi que l'on pensé MM. Serres et
Geoffroi Saint-Hilaire; mais cette coïncidence est seulement
assez ordinaire. Tout porte à croire que l'absence de la
moelle est le résultat d'une maladie, plutôt que l'effet d'un
arrêt de développement. Je ne puis entrer ici dans le développement des motifs sur lesquels Béclard, MM. Meckel (2),
Ollivier, Dugès et beaucoup d'autres, appuient cette opinion. Je rappellerai seulement qu'il existe beaucoup de cas
propres à la confirmer.

La moelle épinière peut offrir une difformité à son extré-

_____

(1) Ollivier, *loc. cit.*, pag. 43.

(2) *Manuel d'anatomie générale, descriptive et pathologique;* trad. de
l'allemand par A.-J.-L. Jourdan et Breschet. Paris, 1825, 3 vol. in-8°.

mité supérieure; dans le cas d'anencéphalie, la protubérance annulaire existe encore, ou ne présente que quelques rudimens; quelquefois le cordon rachidien offre la trace plus ou moins profonde de sa division en deux parties latérales, ou se trouve brusquement tronqué au niveau du quatrième ventricule. Les enfans affectés de cette difformité n'expirent pas aussitôt qu'ils sont séparés d'avec leur mère, car le cœur et les poumons qui reçoivent l'influence des nerfs qui partent du bulbe rachidien ou de l'extrémité supérieure de la moelle, peuvent fort bien exécuter leurs fonctions pendant quelque temps, de manière à entretenir la vie un ou plusieurs jours. On voit, en effet, ces enfans respirer, crier, exercer la succion et avaler.

La division plus ou moins étendue de la moelle épinière en deux cordons latéraux, que Zacchias, Manget et Hall ont signalée, et dont j'ai moi-même recueilli un exemple qui se trouve consigné dans l'ouvrage de M. Ollivier (1), peut exister avec un spina-bifida complet, quoique la peau soit intacte au niveau de l'écartement des vertèbres; ce vice de conformation ne permet pas à la vie indépendante de s'établir; les enfans qui l'ont présenté sont morts presque en naissant, ou n'ont encore donné aucun signe de vie; un autre vice de conformation consiste dans la duplicité médullaire, et se rencontre particulièrement dans les fœtus doubles. Enfin, le centre de la moelle épinière peut offrir un canal qui n'est que le résultat de la distension mécanique que fait éprouver à cet organe la sérosité qui s'accumule au centre des cavités cérébrales dans le cas d'hydrocéphale ou d'hydrorachis.

L'hydrorachis consiste dans une ou plusieurs tumeurs situées le long de la colonne vertébrale, au niveau de l'écartement des apophyses épineuses, résultant d'une accu-

(1) *Loc. cit.*, tom. Ier, pag. 167.

mulation de sérosité contenue dans un sac formé par la peau et les méninges.

La tumeur de l'hydrorachis peut être située à la partie supérieure, moyenne ou inférieure de la colonne vertébrale ; sa forme est marronée, oblongue, irrégulièrement arrondie ou multilobée ; sa consistance est toujours celle d'un kyste, renfermant un fluide qui disparaît plus ou moins par la pression la plus légère, refluant sans doute vers le cerveau. Cette compression est ordinairement douloureuse, le volume de la tumeur est très-variable. Quel que soit son siége, elle présente trois degrés ou trois variétés d'aspect, dont la distinction est d'une utilité réellement pratique. 1° La peau qui la recouvre est aussi saine que celle de toute autre partie du corps ; le siége de la maladie, la fluctuation et la sensation de l'écartement des vertèbres, sont les seuls signes qui puissent faire reconnaître alors l'existence d'une hydrorachis. Cette variété démontre évidemment que la peau concourt à former les parois de la tumeur. Elle est moins dangereuse que les autres, elle peut durer long-temps sans causer le moindre accident. J'ai vu des enfans vivre fort long-temps avec de semblables tumeurs. 2° La peau est quelquefois très-mince et très-transparente, traversée par des marbrures violettes ; elle est le siége, dans certains cas, d'un suintement séro-purulent ou sanguinolent, qui est l'indice de la rupture prochaine de la tumeur. 3° Enfin celle-ci est ouverte, et ne présente au fond qu'une membrane très-fine perforée, et laissant sortir en quantité variable le fluide épanché. Les environs de cette rupture offrent un bourrelet rouge, rugueux et inégal, formé par la peau et le tissu cellulaire sous-cutané. Ce bourrelet est d'autant plus dur qu'il se trouve appliqué contre les bords de la bifurcation vertébrale. Les deux dernières variétés sont plus communes que la première ; et, comme les enfans naissent presque toujours avec une ulcération du spina-bifida, quelques auteurs avaient pensé que la peau ne prenait pas part à la formation des parois du sac. Sur sept cas de spina-bifida observés dans les salles de M. Baron, pendant l'année 1826, j'ai vu deux fois la tumeur intacte et recouverte par la peau; l'un de ces enfans a vécu deux mois, et a succombé à une pneumonie. Chez l'autre, la tumeur s'est ulcérée, et a pris peu à peu l'aspect qu'elle offre ordinairement.

L'ouverture de la tumeur qui accompagne l'hydrorachis, est toujours une circonstance très-fâcheuse, car elle donne lieu promptement à l'inflammation des méninges, à tous les accidens qui s'en suivent, et à la mort même. Lors donc qu'un enfant naît avec une tumeur ulcérée, mais incomplètement perforée, il faut se garder de l'ouvrir pour en faire sortir le liquide qu'elle renferme. Morgagni a rapporté un exemple funeste d'une telle opération, qu'un médecin ignorant avait faite malgré son avis; à peine l'ouverture de la tumeur fut-elle pratiquée, que l'enfant tomba dans un affaiblissement et un dépérissement qui, dans trois jours, le conduisirent à sa fin. « *Non vixit autem ad totum tertium ab inciso tumore diem. Ex quo enim hic incisus est, numquam flere et clamare destitit, qui anteà hilaris esset ac ridibundus, et mammam ferè aversari cujus semper appetens fuisset* (1). »

Sur les sept enfans affectés d'hydrorachis avec spina-bifida, que j'ai vu périr, cinq m'ont présenté une méningite rachidienne. Ceux dont la tumeur n'était pas perforée, sont restés pendant quelque temps sans offrir le moindre symptôme; mais aussitôt que la destruction des parois du kyste a donné lieu à l'écoulement du fluide qu'il contenait, il est survenu des convulsions qui ont duré jusqu'à la mort de l'enfant; les convulsions ont commencé le premier jour de la naissance, et ont duré jusqu'à l'instant de la mort, chez les enfans qui sont nés avec une perforation de la tumeur;

(1) *De sed. et caus. morborum*, lib. 1, epist. XII, page 193, Edente Tissot.

il est donc évident que dans ce cas, la mort est causée par une méningite rachidienne qui ne tarde pas à s'étendre jusqu'au cerveau.

En disséquant la colonne vertébrale et la tumeur des enfans affectés de spina-bifida, j'ai toujours trouvé chez cinq d'entre eux un épanchement abondant de sérosité dans le crâne et le long de la moelle, de sorte qu'il est probable que l'écartement des vertèbres et la tumeur qui s'en suit, sont le résultat ordinaire de cette accumulation de sérosité, ou si l'on veut de cette hydropisie encéphalo-rachidienne. Chez les deux enfans dont la tumeur, peu volumineuse, était située dans la région sacrée, et se trouvait recouverte de la peau intacte, le cerveau était parfaitement sain, ses ventricules n'avaient point été distendus, il n'y avait de la sérosité que le long du rachis. La moelle épinière était fort saine. Cette intégrité du cerveau, qui coïncide avec un état peu avancé de la tumeur, ne pourrait-elle pas servir à prouver que la maladie commence quelquefois par le rachis ?

J'ai examiné avec soin le siége de cette sérosité, il m'a toujours semblé qu'elle existait dans la cavité même de l'arachnoïde. J'ai cru le voir une seule fois entre l'arachnoïde et la pie-mère. Le siége de cette hydropisie serait donc autre que celui du fluide cérébro-spinal de M. Magendie, et cette circonstance ne porterait-elle pas à croire qu'il existe un fluide séreux, non-seulement entre l'arachnoïde et la pie-mère, mais encore dans la cavité même de l'arachnoïde? Je n'ai trouvé ce fluide, épais, trouble et floconneux, que chez les cinq enfans qui avaient offert des symptômes de méningite. Il était limpide et nullement floconneux chez les deux autres, dont la mort avait été causée par une maladie étrangère au système nerveux.

Je n'ai pas toujours trouvé une communication parfaite entre le fluide du rachis et celui du crâne. L'observation suivante offre à cet égard une disposition très-particulière.

69ᵉ OBSERVATION.

Alexandrine Dupuis, âgée de deux jours, entre le 7 mai à l'infirmerie; elle est petite et très-faible; elle porte à la partie inférieure du dos une tumeur allongée, ayant un pouce et demi de long sur un pouce de large; ses parois, sans être ouvertes, sont violacées et très-minces; l'enfant n'éprouve pas de convulsion; ses membres sont œdémateux; son cri, d'abord fort, devient peu à peu voilé et étouffé. L'enfant meurt le 8 mai. On trouve à l'autopsie cadavérique l'œsophage ecchymosé, l'estomac et le tube intestinal un peu injectés, le foie sain, la vésicule biliaire vide, le poumon gauche engoué et même dans un commencement d'hépatisation, le cœur gorgé de sang, le canal artériel largement ouvert. Il existe autour de la tumeur rachidienne du sang épanché dans le tissu cellulaire. L'écartement des lames épineuses a lieu sur les cinq vertèbres lombaires; le liquide que renferme la tumeur est roussâtre et sanguinolent : on le fait aisément refluer le long de la moelle épinière, et il est facile de constater qu'il circule entre l'arachnoïde et la pie-mère. Les ventricules latéraux renferment un fluide qui, au lieu d'être rougeâtre, offre au contraire une couleur citrine transparente. Ce liquide pénètre dans le ventricule moyen, et l'aqueduc du sylvius, un peu dilaté, lui permet de descendre jusqu'au 4ᵉ ventricule, au-dessous duquel se trouve une petite poche rougeâtre, mince, flexible et grosse comme une petite aveline. Elle forme un cul-de-sac qui interrompt toute communication entre le cerveau et le rachis; lorsqu'on la perce, le fluide s'écoule et elle s'affaisse aussitôt.

Ainsi donc, cette observation nous offre une double particularité : le siége du fluide épanché qui se trouvait à la place de celui que M. Magendie a décrit, et l'interception évidente entre le cerveau et le rachis. J'ai trouvé sur un autre enfant, mort d'hydrorachis, le fluide épanché le long du rachis, coloré en jaune, et ayant laissé un dépôt limoneux de la même couleur à la surface des méninges, tandis que la sérosité du cerveau était claire et citrine comme à l'ordinaire.

Quoique ces faits soient en apparence contradictoires, on peut cependant en tirer une conséquence, c'est que le fluide de l'hydropisie céphalo-rachidienne est épanché tantôt entre l'arachnoïde et la pie-mère, tantôt entre les deux feuillets de l'arachnoïde; il est même probable que la source de sa sécrétion est dans le canal décrit par M. Magendie, et qu'il s'introduit, soit par des ruptures de l'arachnoïde, soit par exsudation en dehors de ce canal devenu trop étroit pour le contenir. Telle est aussi l'opinion de M. Ollivier. La communication de ce canal avec le cerveau semblerait contredite par le fait que je viens de prouver; cependant, comme il est le seul à ma connaissance qui ait été publié, je le regarde ici comme une simple exception. Du reste, on peut dire que la communication très-large et très-libre qui existe dans le cas de spina-bifida, entre le cerveau et le rachis, est toujours l'effet des progrès et de l'abondance de l'épanchement cérébro-rachidien.

La moelle épinière reste ordinairement saine au milieu du fluide de l'épanchement; quelquefois cependant on la trouve molle et diffluente, comme les parois des ventricules cérébraux le sont dans l'hydrocéphalie. Elle peut en même temps offrir quelques-uns des vices de conformation que nous avons signalés.

Les symptômes sont le plus ordinairement nuls, tant que la tumeur n'a pas de communication avec l'air, et que le liquide ne comprime ni le cerveau ni la moelle de manière à nuire à l'exercice de leurs fonctions. On a vu des individus affectés de spina-bifida vivre jusqu'à un âge avancé sans en éprouver d'accidens; mais lorsque la tumeur est ouverte, la méningite rachidienne qui survient aussitôt, donne lieu à tous les symptômes qu'elle détermine ordinairement.

La compression douce et graduelle de la tumeur, est le seul traitement qu'il convienne d'employer; l'expérience n'a encore justifié ni l'ouverture du kyste faite à plusieurs reprises avec une aiguille fine, ni la méthode qui consiste à traverser la tumeur avec un séton; car l'inflammation des méninges suit presque toujours de très-près ces tentatives (1).

Parmi les maladies congénitales de la moelle épinière, on doit encore ranger sa coloration ictérique, que M. Lobstein a décrite récemment sous le titre de kyrronose, et qu'il a observée sur deux embryons de cinq mois (2). Cet auteur pense que c'est une maladie propre aux premières périodes de la vie intrà-utérine; mais je rapporterai à l'article de l'ictère plusieurs cas de la coloration jaune de la moelle épinière et du cerveau, qui m'ont paru avoir la plus grande analogie avec la kyrronose de M. Lobstein. Je pense donc que cette affection peut s'observer à d'autres époques qu'à celle indiquée par le savant anatomiste de Strasbourg.

Les vices de conformation du crâne et du cerveau sont assez fréquens. Je n'ai point pour but de faire ici l'historique de leurs causes, de leur mode de formation et de la nomenclature dont ils ont été l'objet, je veux seulement les considérer rapidement dans leurs rapports avec l'étude des symptômes propres aux maladies des nouveau-nés.

L'acéphalie qui consiste dans l'absence complète du cerveau, et même de la moelle allongée, ne se rencontre que lorsque la tête, la face et la partie supérieure du cou manquent en même temps; dans ce cas, la vie ne peut s'établir, et le fœtus qui n'avait existé que par sa communication avec l'appareil circulatoire de sa mère, meurt aussitôt que cette communication est interrompue. Il arrive que

(1) Consultez Ollivier, *Traité de la moelle épinière et de ses maladies*, t. I, page 207.

(2) *Répertoire d'anatomie générale*, tome Ier. Paris, 1826, in-4°, fig.

l'appareil respiratoire et circulatoire manquent en même temps, ou sont incomplets.

L'anencéphalie mérite davantage notre attention. Elle consiste dans l'absence d'une partie du cerveau, avec ou sans l'absence de la cavité crânienne. Il est si commun de rencontrer la difformité du crâne avec un cerveau difforme, que les anatomistes les plus célèbres, parmi lesquels je citerai surtout M. Geoffroy Saint-Hilaire, ont établi comme une loi générale, que le contenant devait être difforme, ou manquer, toutes les fois que le contenu était lui-même peu développé ou mal conformé; mais déjà quelques faits contradictoires ont ébranlé la vérité de ce principe; je pourrai moi-même en citer un fort remarquable.

L'anencéphalie présente différens degrés. On pourrait la considérer depuis l'espèce d'atrophie des hémisphères cérébraux, que l'on rencontre quelquefois chez les idiots, jusqu'à l'absence complète de la masse cérébrale. J'ai observé plusieurs degrés d'anencéphalie. Ainsi, j'ai vu chez un enfant naissant le front et le sommet de la tête considérablement aplatis. M. Baron diagnostiqua sur cette simple disposition, qu'il avait d'ailleurs observée d'autres fois, l'existence d'une anencéphalie, et l'autopsie cadavérique nous fit voir qu'il n'existait que le cervelet, les couches optiques, le troisième et le quatrième ventricule; la voûte à trois piliers était fendue à sa partie moyenne. La partie postérieure des hémisphères était assez développée, mais elle manquait antérieurement, et laissait à découvert la partie antérieure des ventricules latéraux. Cet enfant a vécu 40 jours, a crié, respiré et exercé la succion sans difficulté : j'en ai donné l'observation plus détaillée dans ma thèse (1). J'ai également rapporté l'histoire d'un enfant qui vint au monde avec le crâne très-régulièrement développé; on ne se doutait nullement qu'il fût anencéphale; il vécut trois jours. En ouvrant

____

(1) Voyez ci-après la *Dissertation médico-légale sur la viabilité.*

la cavité du crâne, au lieu d'y trouver un cerveau régulièrement conformé, on ne rencontra qu'une poche formée par les méninges, à la surface desquelles rampaient des vaisseaux aussi nombreux que dans l'état naturel; cette poche renfermait un fluide d'un beau jaune citrin, liquide et inodore comme de la sérosité. Lorsqu'il fut écoulé, on trouva à la base du crâne le cervelet recouvert par sa tente, les rudimens de la grande faux cérébrale, la moelle allongée parfaitement intacte, les couches optiques et les corps striés; en dehors de ces derniers flottaient quelques fragmens pulpeux, qui semblaient être les rudimens des hémisphères cérébraux. La pie-mère, qui formait le feuillet interne de ce kyste cérébral, était tapissée çà et là d'un assez grand nombre de flocons pulpeux et cérébriformes, qu'on eût dit avoir été sécrétés par elle (1).

Ainsi, malgré l'intégrité des os du crâne et le développement considérable des vaisseaux de cet organe, le cerveau n'existait qu'à un état très-rudimentaire, et présentait la difformité propre aux anencéphales. L'anencéphalie n'avait donc été causée ici ni par une cause mécanique extérieure, ni par le défaut de développement du système vasculaire qui, suivant la doctrine de M. Serres, préexiste à la formation des organes; et tout porte à croire qu'une hydropisie ou une maladie quelconque du cerveau en avait suspendu le développement, ou bien l'avait désorganisé à une époque plus ou moins avancée de sa formation. Mais ce qui doit particulièrement nous occuper ici, c'est l'absence de tout symptôme propre à nous dévoiler l'existence de cette désorganisation, et la persistance de la vie pendant un temps assez long, malgré l'absence de la plus grande partie d'un organe aussi important.

Le degré le plus ordinaire d'anencéphalie est celui où le

______

(1) M. Breschet a cité des faits analogues, à l'art. *Hydrocéphalie* du *Dict. de méd.* en 21 vol.

crâne et le cerveau manquent en même temps, la partie supérieure du crâne étant ouverte; les os frontaux manquent ou sont mutilés, les pariétaux laissent à peine des traces de leur existence. Une masse cérébrale informe, recouverte de membranes rouges et saignantes, est située sur la base du crâne, qui ordinairement se trouve beaucoup plus près des épaules que dans l'état naturel; la saillie considérable des arcades orbitaires et des yeux, la forme écrasée de la face, qui présente alors quelque analogie d'aspect avec la tête de certains animaux immondes auxquels le vulgaire se plaît à comparer ces enfans : tel est l'ensemble des traits ordinaires de l'anencéphale, chez lequel on ne trouve le plus souvent que la moelle allongée, et quelquefois le cervelet et des débris des couchés optiques et des corps striés. Les causes de cette déviation organique ont été savamment expliquées et discutées par Haller, Sandifort, Sœmmering, Klein, Otto, Meckel, Tiedemann, Béclard, Breschet, Geoffroy Saint-Hilaire, Serres et Andral. L'examen analytique des faits qu'ils ont fait connaître, et des conséquences qu'ils en ont déduites, exigerait ici une longue dissertation, et reculerait infiniment les bornes de cet ouvrage; aussi me contenterai-je d'en tirer une seule conclusion, c'est que presque tous les enfans anencéphales, bien que nés avant terme, étaient du reste gras et bien constitués, ont vécu la plupart un ou plusieurs jours, et ont prouvé par là qu'il suffisait que la moelle épinière et la moelle allongée, d'où partent les nerfs essentiels à la vie organique, fussent dans un certain état d'intégrité, pour entretenir la vie pendant l'évolution fœtale et quelques instans encore après la naissance.

L'hydrocéphale congénitale est, suivant toutes probabilités, le résultat d'une inflammation des méninges pendant la vie intrà-utérine, ou d'un vice de conformation difficile à saisir, et qui semble tenir à une sorte d'hypertrophie nutritive de l'encéphale. Ce qui porterait à admettre cette idée, c'est le développement de la masse cérébrale et des os du crâne chez les fœtus hydrocéphales. Ces os acquièrent une largueur et une épaisseur, qui est non-seulement le résultat de l'inflammation des méninges (cette seule circonstance ne pourrait expliquer ce phénomène), mais elle atteste évidemment un surcroît de nutrition qu'on doit regarder comme une des causes de l'hydrocéphale. Remarquons, en effet, qu'après la naissance, les enfans dont le cerveau et le crâne sont très-développés, sont aussi très-exposés à l'hydrocéphalie. L'activité vitale ou la force de nutrition developpée avec plus d'énergie que dans l'état naturel, doit sans aucun doute être prise en considération comme une des causes possibles de l'hydrocéphale congénitale.

Cependant nous devons distinguer différentes variétés d'hydrocéphale : celle où la cavité du crâne ne prend aucune part à l'hydropisie du cerveau, dont la substance se trouve plus ou moins complètement détruite, et c'est le cas de l'observation d'anencéphalie que je viens de citer tout à l'heure; celle ou l'hydrocéphale survenant à une époque peu avancée de la formation fœtale, les parois du crâne et le cerveau lui-même sont détruits ou déformés; et, enfin, l'hydrocéphale la plus ordinaire, c'est-à-dire, celle qui existe avec un développement très-considérable des os du crâne : cette dernière variété me paraît évidemment due à une sorte d'hypertrophie cérébrale et crânienne, que l'on n'observe pas dans les autres cas. Cette hypertrophie nutritive, en activant la force de formation de la masse encéphalique, doit augmenter l'activité de sécrétion de ses membranes; de là l'abondance du fluide en même temps que l'augmentation de volume de l'organe. Les causes du développement normal des viscères tiennent par des degrés insensibles aux causes de leurs anomalies, et l'on conçoit comment il arrive que cette espèce de vie végétative dont nos organes sont doués à l'époque de leur formation, puisse, en recevant un surcroît d'énergie, dépasser, soit dans un sens, soit dans l'autre, les limites de son état régulier, et causer ainsi des vices de conformation qu'il ne faut pas toujours attribuer à des maladies semblables à celles qui se développent après la naissance. Si nous reconnaissons que certaines monstruosités proviennent d'un arrêt de développement, pourquoi n'attribuerions-nous pas certaines autres à un surcroît de ce même développement?

Quoi qu'il en soit, l'hydrocéphale congénitale consiste dans un épanchement très-abondant de sérosité dans les ventricules distendus du cerveau, dont le volume est augmenté du tiers ou de la moitié, et dont la substance plus ou moins ferme à la circonférence, est presque toujours très-diffluente dans les points qui se trouvent en contact avec le fluide. Celui-ci ne reste pas toujours renfermé dans les ventricules : on le rencontre quelquefois épanché dans la cavité de l'arachnoïde, de là, la distinction assez peu fondée entre l'hydrocéphale interne et l'hydrocéphale externe.

L'hydrocéphale coexiste souvent avec l'hydrorachis; les enfans portent alors en même temps une ou plusieurs tumeurs le long de la colonne vertébrale et une tête volumineuse. Il est fort difficile de savoir laquelle de ces deux maladies a existé la première; peut-être ont-elles eu un développement simultané sous l'influence de la même cause. L'inflammation franche et bien caractérisée des méninges n'accompagne pas toujours l'hydrocéphale congénitale. Comme dans l'hydrorachis, on la voit survenir, et donner lieu à tous les accidens qui lui sont propres, lorsqu'une cause extérieure, telle que l'introduction de l'air par l'ouverture de la poche du spina-bifida, vient sur-exciter ces membranes, et y développer un travail inflammatoire dont les progrès sont ordinairement très-rapides. L'hydrocéphale peut exister chez l'enfant naissant, sans donner lieu à aucun symptôme morbide. Elle est même, chez quelques-uns, accompagnée d'une activité intellectuelle fort remarquable, ce qui prouve encore la vérité de l'assertion que j'émettais tout à l'heure relativement aux causes de cette anomalie. En effet, si nous suivons pendant un temps plus ou moins long les progrès et la marche de cette maladie, nous la verrons chez quelques enfans ne consister d'abord qu'en un surcroît d'énergie organique qui donne au cerveau et au crâne un volume dont les physiologistes aiment à contempler la forme, parce qu'il est pour eux le présage d'une intelligence élevée, présage qui leur paraît d'autant mieux fondé, que bientôt l'enfant étonne par son instinct, par la justesse de son jugement ou l'éclat de son esprit. Mais, si la cause d'une telle énergie organique et fonctionnelle continue d'agir, elle ne tarde pas à réduire, et l'organe et ses fonctions, à un état de destruction et d'anéantissement que la mort suit de très-près, et dont l'homme de l'art devait pronostiquer d'avance l'issue funeste.

. L'hydrocéphale peut rester stationnaire, et durer jusqu'à une époque très-avancée de la vie. Il paraît, d'après les observations de Camper, que les enfans dont les os du crâne ne sont pas écartés, vivent plus long-temps que ceux qui présentent de larges fontanelles et un écartement considérable des sutures des os. Elle existe souvent en même temps avec un vice de conformation de la colonne vertébrale ou des membres, et rend les individus qui en sont atteints, ou idiots, si elle altère profondément la substance cérébrale, ou remarquables par leur esprit, si elle se maintient à un faible degré, et si l'activité cérébrale ne dépasse pas les limites, à nous inconnues, au-delà desquelles l'intelligence est pervertie. Il est inutile de décrire la forme du crâne, et l'expression que donne à la physionomie l'accumulation d'eau dans les ventricules cérébraux : le *facies* des hydrocéphales est bien connu.

Je crois qu'il est difficile d'établir le traitement qui convient à cette maladie. Comment, en effet, pouvoir suspendre l'activité nutritive de l'organe, et déterminer la résorption du fluide épanché? Cependant les auteurs ont conseillé différens moyens, parmi lesquels je citerai surtout les frictions mercurielles; elles ont été employées, dans ce cas, pour la première fois, par Armstrong; et Lefebvre de Villebrune a consigné, dans sa traduction d'Underwood, plusieurs observations recueillies par Armstrong lui-même et par Hunter, dans lesquelles l'efficacité de ce moyen est assez évidente. Mais il est à remarquer que les enfans qui font le sujet de ces observations étaient déjà avancés en âge, et qu'ils éprouvaient des symptômes plus propres à la méningite aiguë ou chronique, qu'à l'épanchement simple de sérosité dans les ventricules cérébraux (1). Je pense donc qu'il est inutile de tenter aucun moyen lorsque l'hydrocéphale ne cause pas d'accidens particuliers, et qu'il faut se borner à des soins hygiéniques, dont le but principal sera d'éviter toute excitation cérébrale. S'il survenait une méningite, on aurait alors recours aux moyens que nous conseillerons en faisant l'histoire de cette maladie (2).

Pour terminer l'histoire des maladies congénitales de l'appareil cérébro-spinal, il me reste à parler des fractures et des vices de conformation de la colonne vertébrale et des os du crâne.

J'ai déjà parlé du défaut de réunion des apophyses épi-

(1) *Traité des maladies des enfans*, par Underwood; traduit de l'anglais par Lefebvre de Villebrune, pag. 259 et suiv.

(2) Aux altérations du cerveau qui viennent d'être étudiées, on peut joindre, comme exemples d'hypertrophie congénitale des parties dépendantes de l'encéphale, les deux faits rapportés par Chaussier. Chez un enfant mort-né, dont la tête était bien conformée, il a trouvé la glande pinéale compacte, allongée, aussi volumineuse que l'extrémité du petit doigt d'un adulte. Chez un autre, il a vu la glande pituitaire beaucoup plus volumineuse que dans l'adulte. (*Procès-verbal de la distribution des prix aux élèves sages-femmes de la Maternité de Paris*. Juin, 1812, p. 107.)

neuses des vertèbres , je ne dirai qu'un mot sur les gibbosi-
tés. Elles sont rares chez les enfans naissans , elles se développent ordinairement après la naissance. Cependant, lorsqu'on examine avec attention la colonne vertébrale des
nouveau-nés , on trouve chez quelques-uns une disposition
particulière, et qui pourrait bien être une des causes prédisposantes du vice de conformation dont je parle. Cette
disposition consiste en une sorte de déplacement en arrière
d'une ou plusieurs vertèbres dorsales, qui, au lieu d'être
sur une ligne parallèle aux autres , offrent à leur niveau un
léger enfoncement. Je n'ai remarqué cela que sur deux enfans naissans; cette disposition était peut-être un commencement de gibbosité.

Les os du crâne offrent souvent chez l'enfant naissant
des vices de conformation ou des solutions de continuité.
Les premières sont le résultat d'un arrêt de développement.
J'ai recueilli trois exemples d'une anomalie assez remarquable de l'ossification des os du crâne : les fibres osseuses ,
au lieu de se rendre du centre à la circonférence de l'os,
étaient interrompues , et disposées par petites masses isolées,
entre lesquelles se trouvait placée une substance cartilagi-
forme. Lorsqu'on touchait ces os à travers les tégumens ,
on les croyait moulus ou fracturés. J'ai trouvé une autre
fois chez un nouveau-né un enfoncement assez considérable
à la partie antérieure et inférieure du pariétal droit, qui
paraissait avoir été produit par une cause compressive et
mécanique appliquée sur le crâne pendant l'ossification de
ses parois.

Enfin , les os du crâne sont sujets à offrir des fractures
dans différens sens , lorsque la tête a éprouvé de grandes
difficultés à franchir les détroits du bassin, ou lorsqu'on a
été obligé de terminer l'accouchement par l'application du
forceps. Le professeur Chaussier et M. Dugès ont depuis
long-temps publié des exemples de ces sortes de lésions.

Ces fractures sont presque toujours compliquées d'une congestion cérébrale ou d'une apoplexie; cette complication doit, plus encore que la fracture, fixer l'attention du médecin.

Les os du crâne laissent quelquefois entre eux de larges intervalles, soit parce qu'ils ne se développent pas assez par rapport au volume monstrueux du cerveau, comme cela s'observe dans l'hydrocéphale, soit qu'ils aient subi un véritable arrêt de développement. Il en résulte que les fontanelles sont fort écartées, et qu'elles laissent faire une saillie plus ou moins considérable au cerveau, qui forme alors une véritable hernie. Cette maladie est excessivement grave, elle coexiste presque toujours avec une hydrocéphale, dont les progrès ne tardent pas à causer la mort de l'enfant. On reconnaît la nature de cette hernie, surtout à sa situation, car elle occupe toujours un point correspondant à l'une des fontanelles, et principalement à la fontanelle antérieure et supérieure. Il faut se garder de comprimer et de percer la tumeur; on doit se borner à la couvrir modérément, afin que le frottement des vêtemens ou des corps extérieurs n'en produise pas le déchirement et l'inflammation.

Il est une autre espèce de hernie beaucoup plus rare, et que je n'ai rencontrée qu'une seule fois; je n'en connais même pas d'exemple dans les auteurs. L'observation suivante en fournira la description.

79ᵉ OBSERVATION.

Vice de conformation du crâne, hernie du cerveau. — Marianne Masse, âgée d'un jour, entra le 22 à l'infirmerie; elle était d'une force médiocre, ses tégumens étaient très-rouges; elle n'avait d'autre symptôme qu'un dévoiement peu abondant; son cri était assez fort, et sa respiration très-libre. Elle portait sur la partie latérale gauche de la face et au-devant de l'oreille, une tumeur d'un demi-pouce de diamètre, très-ronde, plus saillante inférieurement que supérieurement, où elle se confondait avec la peau du crâne, tandis qu'inférieurement elle offrait un rebord saillant et bien circonscrit. Les tégumens qui la recouvraient étaient sains, et vermeils comme le reste de la face. Elle était douloureuse et un peu molle au toucher; le front, très-déprimé de haut en bas, formait une saillie considérable en avant; les paupières étaient enfoncées dans l'orbite, et leur rapprochement considérable empêchait tout-à-fait de distinguer le globe de l'œil; une cicatrice oblongue, vermeille, à bords légèrement proéminens, et paraissant être récemment consolidée, existait à la partie latérale gauche du crâne. Cet enfant resta à l'infirmerie jusqu'au 20 juillet, époque de sa mort.

On trouva, à l'ouverture du cadavre, une inflammation assez vive du tube digestif, et l'appareil respiratoire dans l'état sain.

L'hémisphère gauche du cerveau avait environ un tiers moins de volume que l'hémisphère droit. Le sinus longitudinal supérieur ni la grande faulx du cerveau ne se trouvaient sur la ligne médiane du crâne; ils se dirigeaient obliquement de la partie moyenne du front à la partie latérale gauche de la fosse occipitale; toute la portion de l'hémisphère gauche, qui se trouve ordinairement logée dans la fosse latérale moyenne de la base du crâne, était déjetée en dehors dans une espèce de sac formé par l'arachnoïde, la dure-mère et la peau. Cette portion du cerveau formait la tumeur dont j'ai parlé; elle sortait de la cavité crânienne par une ouverture assez large, qui résultait de l'absence complète de la portion écailleuse du temporal. Cette portion ne consistait qu'en un rebord qui avait tout au plus deux lignes, et qui en dehors était recourbé comme la paroi d'une coquille; l'angle du pariétal existait, et formait la partie supérieure de l'ouverture. Les méninges et la substance cérébrale étaient fort injectées (1).

Il est évident que cette hernie était le résultat d'une compression que le crâne et le cerveau avaient sans doute éprouvée pendant la vie intrà-utérine ; le défaut de développement de la portion écailleuse du temporal avait été causé probablement par la compression que le point correspondant du cerveau avait exercée sur elle. Je suis déjà entré dans quelques considérations relatives aux causes possibles de cette hernie, en parlant des maladies congénitales de la peau.

Art. 2. — Maladies de l'appareil cérébro-spinal, développées après la naissance.

§ Ier. *Congestions.* — Les congestions passives de l'appareil cérébro-spinal sont très-communes chez les enfans naissans. Cela tient à l'abondance des vaisseaux, à la lenteur de la circulation et à l'influence de la respiration sur la circulation rachidienne et cérébrale. La longueur de l'accouchement, les tractions nécessitées dans certaines manœuvres, la difficulté avec laquelle la respiration s'établit, le changement subit qui survient dans la circulation de l'enfant, expliquent encore comment cet appareil est si souvent le siége de congestions sanguines, qui varient depuis la simple injection des méninges jusqu'à la véritable apoplexie.

On désigne sous le terme général d'apoplexie des nouveau-nés, plusieurs degrés de congestion cérébrale ; et même le plus souvent les enfans qui meurent dans un état apoplectique, n'offrent point, à l'ouverture du cadavre, l'épanchement sanguin ou l'hémorrhagie cérébrale très-circonscrite qui constitue la maladie que chez les adultes on désigne sous le même nom. Passons donc en revue les lésions diverses qui appartiennent à cette maladie.

(1) Consultez l'Atlas, planche S.

L'injection des méninges, de la moelle et du cerveau, est si commune chez l'enfant naissant, qu'il me semblerait plus juste de la considérer comme un état naturel que comme un état pathologique. On la trouve sur le plus grand nombre de cadavres; l'injection vasculaire, et même l'épanchement de sang à l'extrémité inférieure et postérieure du rachis, sont très-fréquens. Je l'ai souvent observée sans qu'elle ait donné lieu, pendant la vie, à des symptômes appréciables.

Si l'injection est portée trop loin, il ne tarde pas à se faire une exsudation sanguine à la surface des méninges; et le sang, qui est le produit de cette exhalation, ordinairement coagulé en quantité plus ou moins grande, comprime le cerveau ou la moelle épinière, et donne lieu à l'état de stupeur et d'abattement qui caractérise l'apoplexie. Cette hémorrhagie extérieure à la masse cérébrale se rencontre presque toujours chez les enfans qu'on dit avoir péri d'apoplexie. C'est ce que M. Serres appelle apoplexie méningienne, et qu'il attribue à la rupture de quelques-unes des branches vasculaires qui serpentent à la surface du cerveau.

L'injection de la pulpe cérébrale est également assez commune; elle existe sous forme d'une rougeur pointillée ou sablée, colore quelquefois en un rouge assez prononcé la substance de l'organe, et existe particulièrement sur les parties latérales des corps striés et des couches optiques. C'est là, en effet, que les vaisseaux du cerveau existent en plus grand nombre, et qu'ont lieu le plus habituellement les hémorrhagies et les inflammations cérébrales à toutes les époques de la vie : les travaux de Morgagni et les recherches récentes de MM. Lallemand (1) et Bouillaud (2), ont rendu cette vérité incontestable.

(1) *Recherches anatomico-pathologiques sur l'encéphale et ses dépendances.* Paris, 1820 — 1829. Lettres 1 à 6, 2 vol. in-8°.

(2) *Traité de l'encéphalite ou inflammation du cerveau, et de ses suites,* etc. Paris, 1825, in-8°.

Enfin, il est possible, mais il est plus rare, de trouver une hémorrhagie cérébrale très-circonscrite : je n'en ai rencontré qu'un seul cas. L'enfant était mort le troisième jour après sa naissance, il avait offert les symptômes ordinaires de l'apoplexie. On trouva, à l'ouverture du cadavre, un épanchement sanguin situé dans l'épaisseur de l'hémisphère gauche, sur les parties latérales des corps striés. Il n'y avait pas de kyste apparent ; la substance cérébrale était seulement un peu molle dans les points qui environnaient l'épanchement, dont l'étendue était d'un pouce de long sur un demi-pouce de large (1).

§ II. *Ramollissement non-inflammatoire.* — Il est une lésion propre à l'encéphale des nouveau-nés, et qui est le résultat évident des congestions de cet organe. Je veux parler d'une espèce de ramollissement local ou général, qui, loin de présenter les caractères de l'inflammation, offre au contraire tous les signes propres à indiquer la décomposition, et l'on pourrait presque dire la putréfaction de l'organe. Je commencerai par en rapporter un exemple.

80ᵉ OBSERVATION.

Alexis Louart, âgé de 5 jours, entre le 18 mai à l'infirmerie. Il est affecté d'un endurcissement général du tissu cellulaire ; ses tégumens sont d'un rouge violacé sur toutes les parties du corps ; son cri est étouffé, pénible, et par momens très-aigu. Sa poitrine ne retentit qu'obscurément.

(1) Un fait observé par M. Bérard jeune, prouve que l'hémorrhagie cérébrale peut avoir lieu pendant la vie intra-utérine ; en sorte que l'apoplexie doit être indiquée au nombre des maladies qui peuvent faire périr l'enfant avant sa naissance, et entraîner l'accouchement avant terme. Le fœtus sur lequel M. Bérard a observé cette altération remarquable, était âgé de huit mois et demi : le caillot, du volume d'une noix, était logé dans la substance cérébrale. (*Compte rendu de la Société anatomique, pour l'année 1828.*)

Il est, en outre, affecté d'une diarrhée verte très-abondante. Les battemens du cœur sont précipités, mais d'une petitesse extrême. Son état ne change en rien les jours suivans, et il meurt le 21 mai. On trouve, à l'autopsie cadavérique, l'appareil digestif très-injecté dans toute son étendue. Le foie est gorgé de sang noir et fluide, son tissu est dur et d'une couleur brun ardoisé; les poumons sont flasques, noirâtres, peu dilatés par l'air, et gorgés de sang au bord postérieur. Les ouvertures fœtales persistent encore; les méninges sont très-injectées; la pulpe cérébrale est rougeâtre, réduite en une bouillie floconneuse qui s'écoule de tous côtés lorsqu'on incise l'arachnoïde, et qui répand une odeur d'hydrogène sulfuré très-prononcée. Ce ramollissement s'étend jusqu'aux ventricules latéraux, où se trouve une assez grande quantité de sang épanché; le reste du cerveau est ramolli et d'une couleur violacée, mais il est loin d'être diffluent et ramolli comme la partie des hémisphères supérieurs aux ventricules.

On voit évidemment ici que cette désorganisation générale de la pulpe du cerveau était le résultat de son contact et de son mélange avec le sang épanché dans les ventricules et infiltré dans la substance propre du cerveau. Ce ramollissement, remarquable par sa couleur lie de vin, et son odeur si prononcée d'hydrogène sulfuré, est souvent le résultat du mélange du sang avec la substance du cerveau; car il y a presque toujours en même temps une hémorrhagie cérébrale; mais cette hémorrhagie, lorsqu'elle est récente, peut exister seule, sans que la pulpe du cerveau soit encore ramollie : seulement on observe, soit à la partie supérieure des hémisphères, soit en dehors des corps striés, des points de l'encéphale qui commencent à se ramollir, et qui répandent déjà l'odeur propre à cette désorganisation; d'un autre côté, je suis porté à croire que le ramollissement cérébral peut précéder l'hémorrhagie, et peut même y donner lieu, car je l'ai trouvé plusieurs fois sans épanchement sanguin.

Le ramollissement dont je parle n'existe quelquefois que dans un seul lobe, d'autres fois dans les deux; très-souvent toute la masse cérébrale est ainsi détruite; on ne trouve plus, en ouvrant le crâne, qu'une bouillie floconneuse, noirâtre, et mélangée d'un grand nombre de caillots de sang et de flocons pulpeux. Un fait très-particulier, c'est que les méninges restent toujours étrangères à cette désorganisation, et que, malgré une telle destruction de l'encéphale, les enfans vivent encore quelques jours; il est vrai qu'ils n'ont, comme on le dit vulgairement, qu'un souffle de vie, mais enfin ils respirent, crient, et peuvent exercer la succion; cela tient à ce que la désorganisation s'arrête le plus ordinairement aux environs de la moelle allongée, qui reste intacte, et qui préside avec la moelle épinière, aux phénomènes de la vie, qu'elle entretient pendant quelque temps.

J'ai souvent trouvé ce ramollissement chez des nouveaunés morts presque immédiatement après la naissance, ce qui me portait à croire qu'il avait eu lieu pendant le séjour de l'enfant dans l'utérus.

Lorsque la moelle allongée et la moelle épinière sont ainsi ramollies, l'enfant présente une activité vitale bien moins prononcée; ses membres sont dans un état complet de flaccidité et d'immobilité; son cri est tout-à-fait anéanti; les battemens du cœur sont à peine sensibles; les membres sont froids, et la déglutition presque impossible. L'enfant ne tarde pas à succomber à cet état de faiblesse, et l'ouverture du cadavre atteste une désorganisation de tout le centre nerveux, ce qui explique et les symptômes et la mort de l'enfant.

Ce ramollissement est plus fréquent sur les parties latérales des hémisphères et près des corps striés, que dans tout autre point du cerveau. Ses symptômes sont d'autant plus graves qu'il est plus étendu, et qu'il s'approche davantage de la moelle allongée; son prognostic est très-fâcheux, car la mort me paraît en être la conséquence inévitable.

Tel est l'ensemble des lésions que peuvent offrir les degrés et les variétés de la congestion cérébrale chez les nouveau-nés. Les symptômes sont ordinairement caractérisés par un état d'abattement, de prostration, par la congestion sanguine des tégumens des membres, du tronc et de la face, et surtout par les signes propres à la congestion pulmonaire, qui accompagne presque toujours celle du cerveau. Il est difficile, chez les jeunes enfans, d'observer les effets croisés de l'apoplexie de l'hémisphère droit ou gauche; car, ainsi que je l'ai dit en parlant du développement du cerveau, cet organe, à l'époque de la naissance, est à peine ébauché; il ne jouit encore ni des formes organiques ni des propriétés vitales qu'il n'acquiert que par suite des progrès de son développement.

Le traitement des congestions cérébrales doit se borner aux évacuations sanguines, faites en laissant couler le sang par le cordon ombilical chez l'enfant naissant, ou en lui appliquant deux, trois ou quatre sangsues à la base du crâne. Il faut éloigner de lui tout ce qui peut exciter et accélérer le mouvement de la circulation.

Art. 3. — Inflammations de l'appareil cérébro-spinal.

Il est réellement fort avantageux que le cerveau reste chez l'enfant un des derniers viscères à s'organiser; car s'il jouissait, à l'époque de la naissance, de toutes les propriétés organiques et vitales que nous pouvons observer dans l'appareil digestif et respiratoire, il serait comme eux exposé à de fréquentes inflammations. Mais son état pulpeux, et l'on pourrait presque dire anorganique, le met à l'abri des phlegmasies qui pourraient se développer à la suite des congestions dont il est toujours le siége au moment de la naissance. Aussi je puis affirmer que l'inflammation bien franche et bien caractérisée de la pulpe cérébrale est rare chez les nouveau-nés. Celle des méninges l'est beaucoup moins : commençons donc par étudier la méningite.

§ Ier. *Méningite rachidienne.* —Les inflammations des méninges rachidiennes sont toujours plus fréquentes que celles de la moelle proprement dite; elles donnent lieu à des convulsions des membres et quelquefois de la face, surtout si cette inflammation s'élève vers la base du cerveau. Sur trente cas de convulsions des nouveau-nés, j'ai trouvé vingt fois une inflammation bien caractérisée des méninges du rachis, et sur ces vingt cas il y avait en même temps six fois inflammation des méninges du cerveau et de la moelle épinière; de sorte qu'il est probable que les convulsions des enfans naissans sont très-souvent le résultat d'une irritation ou d'une inflammation des méninges rachidiennes. L'observation suivante va nous offrir le tableau du développement et de la marche des symptômes propres à la méningite.

81ᵉ OBSERVATION.

Louis Roussel, âgé de 3 jours, entre le 3 septembre à l'infirmerie. Dans la nuit précédente, il a été pris de convulsions générales qui durent encore au matin. Ses membres se roidissent et se tordent avec violence; les muscles de la face sont dans un état continuel de contraction; le pouls est plein, fort et assez fréquent. (*Deux sangsues à la région mastoïdienne, eau de tilleul édulcorée, sinapismes aux pieds.*) Les convulsions diminuent sans cesser tout-à-fait après l'application des sangsues. L'enfant, très-faible, respire avec difficulté, et rend par la bouche une salive spumeuse. (*Eau d'orge édulcorée, cataplasme aux pieds.*) Le 4 au matin, les convulsions recommencent avec une nouvelle intensité; le pouls s'est élevé; les tégumens sont très-chauds. L'état de faiblesse de l'enfant ne permettant plus l'application des sangsues, on se borne à lui appliquer des compresses réfrigérantes sur la tête. Les convulsions durent toute la journée; le tronc reste roide, et la colonne vertébrale, que le poids du torse fait fléchir avec tant de facilité chez les nouveau-nés, reste ici droite et rigide lorsqu'on lève l'enfant. Son cri est très-aigu; les muscles de la face se contractent avec la même force que précédemment; il semble même qu'il y ait un léger tiraillement à gauche. Le soir l'enfant est abattu, froid et immobile; son pouls est petit et intermittent; il meurt dans la nuit du 4 au 5.

Autopsie cadavérique. — Pâleur générale des tégumens, rougeur pointillée de l'estomac, décoloration de la membrane muqueuse de l'intestin grêle, follicules très-rouges et très-tuméfiées dans le gros intestin. L'hémisphère droit du cerveau présente à sa surface une assez grande quantité de sang épanché, et l'on trouve de la sérosité sanguinolente dans les ventricules latéraux et à la base du crâne. Les méninges du cerveau sont pâles, celles du rachis sont très-injectées, et l'on trouve à la surface de l'arachnoïde une exsudation pelliculeuse très épaisse; cette couche s'enlève aisément, et laisse voir au-dessous d'elle la membrane parsemée de plaques rouges et pointillées, sans autre altération de tissu.

Tels sont les symptômes et les lésions que présente le plus ordinairement la méningite rachidienne. Cependant il est possible qu'elle ne consiste qu'en une simple irritation, sans offrir à l'ouverture du cadavre de lésions phlegmasiques apparentes. Il n'est pas rare, en effet, de ne trouver, après les convulsions, chez les enfans comme chez les adultes, qu'une simple injection des méninges; mais doit-on douter pour cela qu'elles aient été le siége de la maladie ; et ne voit-on pas qu'il n'existe dans ce cas qu'une simple différence d'un degré moindre à un degré plus élevé de l'inflammation, dont les progrès n'ont point encore amené les lésions qui, pour l'ordinaire, la rendent incontestable ?

Les méninges du rachis peuvent partager l'inflammation de toutes les membranes séreuses. J'ai trouvé une fois, chez un enfant mort trois jours après sa naissance, une péritonite, une pleurésie et une méningite rachidienne.

L'inflammation des méninges donne presque toujours lieu, même chez les jeunes enfans, à l'élévation et la fréquence du pouls ; la réaction fébrile est réellement plus marquée dans ce cas que dans les phlegmasies du thorax et du bas-ventre ; cependant j'ai trouvé quelquefois le pouls lent et déprimé ; mais, dans ce cas, la physionomie de l'enfant exprimait toujours la douleur et l'anxiété. Il y a aussi parfois une gêne considérable dans la respiration, ce que démontre la lividité de la face et des membres, ainsi que la dilatation lente et pénible des parois thoraciques.

§ II. *Méningite cérébrale.* — Les symptômes de l'arachnitis du cerveau, chez les enfans, diffèrent très-peu de ceux de l'inflammation des méninges rachidiennes. Elle est bien plus commune à la base qu'à la face supérieure de l'organe, aussi la seule altération que l'on trouve chez les enfans qui succombent à cette phlegmasie, ne consiste-t-elle très-souvent qu'en une exsudation pelliculaire, plus ou moins épaisse, appliquée en lambeaux irréguliers sur la surface de l'arachnoïde correspondant à la base du crâne. Ces concrétions sont presque toujours appliquées entre l'arachnoïde et la pie-mère.

Un des résultats les plus prompts de la méningite cérébrale est l'épanchement de sérosité dans les ventricules. Cet épanchement, désigné par les auteurs sous le nom d'hydrocéphale aiguë, a lieu assez souvent avant la formation des concrétions pelliculaires, et lors même que l'inflammation de la membrane ne consiste encore qu'en une simple injection; de sorte que beaucoup d'auteurs, attachant plus d'importance au symptôme qu'à la cause qui le produit, se sont bornés à décrire sous le titre d'hydrocéphale aiguë, cette forme ou variété des phlegmasies rachidiennes; mais les travaux intéressans de MM. Bricheteau, Guersent, Senn, Goelis et autres, nous ont démontré d'une manière évidente la coïncidence parfaite qui existe entre l'arachnitis et l'hydrocéphale aiguë; de sorte qu'il me paraît convenable de traiter ici de cette maladie, sans en faire l'objet d'un chapitre à part.

L'épanchement de sérosité dans les ventricules cérébraux se fait avec la plus grande promptitude chez les enfans. La moindre irritation méningienne ou cérébrale le détermine, et comme la présence subite de cette eau dans les ventricules, produit, soit par son contact, soit par la pression et la distension qu'elle détermine, une plus grande douleur et de nouveaux symptômes, la méningite ou l'encéphalite compliquée d'hydrocéphalie, prend dès-lors un caractère qui lui est propre.

En effet, aux convulsions, à l'anxiété, à l'agitation assez modérée qui survient chez l'enfant dans le début de la maladie, succède tout à coup l'excitation la plus grande; l'enfant accuse souvent, par un cri aigu et pénétrant, l'excès de sa douleur, qui se calme par momens, et revient ensuite avec une nouvelle intensité. Cette rémission dans les symptômes est fort remarquable, elle a même parfois une périodicité apparente, et c'est sans doute ce qui a porté quelques auteurs à décrire une fièvre hydrocéphalique intermittente. Mais cette rémittence est commune à toutes les douleurs excessives, et surtout à celles que déterminent quelques lésions du système nerveux; c'est un fait d'observation digne de remarque, et qui mérite d'être développé dans l'histoire des irritations périodiques. Lorsque l'épanchement est considérable, les convulsions sont moindres, les membres, qui ont été long-temps dans une rigidité spasmodique très-prononcée, tombent dans une résolution complète; la figure prend une expression particulière, et qui provient de la dilatation permanente des pupilles et du regard fixe et hébêté de l'enfant. Le pouls, qui avait été remarquable par sa fréquence et son élévation, devient alors très-lent et à peine perceptible. Cependant l'enfant sort quelquefois tout à coup de cet état de prostration, une excitation nouvelle se manifeste, les membres sont de nouveau convulsés, le globe de l'œil devient le siége de mouvemens spasmodiques; mais cette exacerbation est de courte durée, et fait place promptement à l'état comateux, qui dure ordinairement jusqu'à la mort du malade. Chez les enfans un peu plus âgés que ceux dont j'écris la pathologie, d'autres symptômes peuvent fixer l'attention du médecin : telle est surtout la douleur de tête qui cause à l'enfant la sensation d'un corps tendant à écarter les os du crâne, expression dont j'ai entendu se servir un enfant de 6 ans, qui, pour me dépeindre ses souffrances, les comparait à celles que produirait un coin enfoncé violemment dans sa tête, pour la fendre en divers sens.

Les symptômes secondaires, ou qui ne dépendent pas directement de l'hydrocéphale aiguë chez les nouveau-nés, sont les vomissemens, la difficulté de la respiration et l'angine avec altération du timbre du cri. Cette dernière affection provient sans doute de la violence et de la fréquence des cris. On voit aussi assez souvent une constipation opiniâtre.

Il arrive quelquefois que l'hydrocéphale prend une marche chronique, après avoir eu d'abord les caractères de l'hydrocéphale aiguë. Le malade tombe alors dans un état de stupeur et d'idiotie qu'il peut conserver toute la vie.

Les lésions anatomiques que nous fait connaître l'ouverture des cadavres, sont nombreuses et assez variables. Dans le plus petit nombre de cas, on ne trouve qu'une simple injection vasculaire des méninges, et de la sérosité plus ou moins claire dans les ventricules. Faut-il considérer cela comme une hydrocéphale sans méningite? je ne le pense pas : l'inflammation ne cause pas toujours les altérations pathologiques qui la caractérisent dès le premier instant de son dévelopement; nous pouvons observer tous les jours des méningites et des encéphalites caractérisées, durant la vie, par des symptômes les mieux tranchés, et n'offrir aucune lésion appréciable à l'ouverture des cadavres. J'ai déjà dit plus haut que la seule conclusion que nous puissions tirer de ces faits en apparence négatifs, c'est que l'inflammation n'avait pas encore eu le temps de produire toutes les altérations anatomiques qu'elle a pour habitude de déterminer; un seul de ses résultats existait déjà, je veux parler de l'épanchement de sérosité.

Cet épanchement varie sous le rapport de sa quantité et même de son siége. Sa quantité ne peut être appréciée, et l'on ne peut dire à quel degré elle commence à être assez grande pour causer la distension ou la compression douloureuse du cerveau; son siége le plus ordinaire est dans les ventricules cérébraux et dans la grande cavité de l'arachnoïde; cependant on la trouve assez souvent infiltrée sous la pie-mère, ou bien entre cette membrane et l'arachnoïde. Sa couleur varie du jaune clair au jaune trouble; elle est tantôt mélangée de flocons albuminiformes, tantôt prise en gelée entre les circonvolutions cérébrales, et très-souvent sanguinolente chez les enfans naissans. Lorsque l'hydrocéphale a été considérable, les parois des ventricules latéraux sont ramollies, et réduites quelquefois en une pulpe très-diffluente, altération qui est sans doute l'effet mécanique de la distension et de la compression causées par le fluide auquel, par cette raison, on attribuait autrefois des propriétés irritantes ; mais l'analyse chimique a renversé cette opinion, en démontrant que le fluide de l'hydrocéphale ne contenait rien qui pût corroder la substance du cerveau. Celle-ci est quelquefois fortement injectée et d'une consistance très-ferme ; j'y ai trouvé une fois de petits épanchemens sanguins disséminés dans les deux hémisphères. Tantôt, au contraire, elle est pâle et dans un état voisin du ramollissement, ou dans un ramollissement complet. La pie-mère est toujours fort injectée, et sa surface, ainsi que celle de l'arachnoïde, tapissée par une couche plus ou moins épaisse de concrétions albuminiformes. Les plexus choroïdes, qui sont presque toujours tuméfiés et d'un rouge noir, sont, dans certains cas, totalement enveloppés d'une couche épaisse de productions pelliculaires. Enfin, la méningite peut causer, outre l'épanchement de sérosité dans les ventricules, une véritable suppuration à la surface du cerveau. L'observation suivante, que j'emprunte à M. Abercrombie, offre sous ce rapport beaucoup d'intérêt.

82ᵉ OBSERVATION.

Un enfant de 5 mois, qui jouissait antérieurement d'une parfaite santé, fut pris de convulsions le 21 novembre 1817, au matin. L'accès, qui fut de courte durée, fut attribué à la dentition ; on incisa donc les gencives sur les dents qui paraissaient produire de l'irritation, et les autres remèdes employés en pareil cas furent administrés. L'enfant continua d'aller bien durant la nuit ; mais, le 22 au matin, il se trouva oppressé, et sa respiration fut très-fréquente. Le soir, il tomba dans un état comateux, sans que d'autres convulsions fussent revenues. Cet état dura quelques heures, et céda à une saignée locale, à l'administration de purgatifs actifs et à l'application de compresses refrigérantes sur la tête. Le 23, il y avait un mieux sensible, le regard était naturel. Le 24, même rémission des symptômes; mais, le soir, retour des convulsions, qui durent pendant toute la nuit; mort au matin.

On trouva, entre l'arachnoïde et la pie-mère, une production pseudo-membraneuse qui s'étendait sur presque toute la surface du cerveau. Les ventricules contenaient une matière purulente, et la substance cérébrale était ramollie dans le voisinage de leurs parois; on ne trouva point d'épanchement séreux; il y avait une concrétion gélatiniforme au-dessous des nerfs optiques, ainsi qu'à la base du cerveau et du cervelet; une matière semblable, mélangée avec du pus, existait également au-dessous de la moelle allongée.

Le même auteur rapporte l'observation d'un enfant de 8 mois, qui mourut le 15 mars 1818, après avoir éprouvé des convulsions qui furent suivies d'un état comateux. Dans le cours de la maladie, on avait vu se manifester une tumeur assez saillante à la fontanelle antérieure; elle prit bientôt un accroissement considérable, et, au bout de trois semaines, elle formait une éminence molle, fluctuante et bien circonscrite. Lorsqu'on la comprimait, on occasionait des convulsions; elle fut ouverte par une petite piqûre, et laissa couler une matière puriforme, et ensuite séreuse et sanguinolente. Cela ne changea pas la nature des symptômes, qui durèrent jusqu'à la mort. On trouva, à l'ouverture du cadavre, l'ouverture faite à la fontanelle fermée par l'application d'une couche épaisse de matière puriforme, et qui se prolongeait entre la dure-mère et l'arachnoïde dans une assez grande étendue; on en trouvait également entre l'arachnoïde et la pie-mère (1).

Il résulte des considérations dans lesquelles je viens d'entrer, que la méningite offre deux périodes ou deux variétés.

(1) *Pathological and practical researches of diseases of the brain, etc. etc.* Edimb. 1828, in-8°.

1° Elle est simple, elle ne consiste encore qu'en une injection vasculaire ou une rougeur pointillée avec ou sans la formation de couches pelliculaires à la surface du cerveau, et, dans ce cas, elle donne lieu à des convulsions générales, à l'agitation spasmodique des muscles de la face, à des cris provoqués sans doute par la douleur qu'elle détermine. 2° Elle se complique d'un épanchement séreux ou séro-purulent dans les cavités cérébrales, et alors l'agitation et les convulsions redoublent, pour faire place bientôt à un état comateux plus ou moins profond, accompagné de la dilatation permanente des pupilles, de la roideur des membres, et plus tard de leur résolution complète et de l'anéantissement total des facultés intellectuelles, si l'enfant est assez âgé pour qu'elles se soient déjà développées. Ces symptômes offrent beaucoup de variétés sous le rapport de leur durée, de leur intensité, de leurs rémissions et de leurs exacerbations ; ils s'observent tantôt sur une seule partie latérale du corps, tantôt sur les deux à la fois ; mais, quelles que soient leurs variétés de forme, leur caractère fondamental existe toujours, et le praticien doit savoir le distinguer au milieu des épiphénomènes que la méningite présente sans cesse, et qui font de cette maladie une des plus graves et des plus insidieuses qui puissent attaquer les jeunes enfans. En effet, irrégularité dans la durée et le caractère des symptômes, passage subit des exacerbations aux rémissions, complications nombreuses, rapidité des progrès de la maladie, tout concourt à tromper l'attention du médecin, à déjouer son diagnostic, ou à rendre nuls ses moyens curatifs. Ajoutons à cela que tantôt les symptômes les plus graves accompagnent une méningite très-circonscrite, tandis que d'autres fois des lésions anatomiques fort étendues existent sans donner lieu à des symptômes tranchés, et l'on concevra toute la difficulté du diagnostic et du traitement de cette affection.

Il est des cas où l'épanchement de sérosité se fait tout à coup, et cause aussitôt la mort de l'enfant. On a désigné cette variété sous le nom d'hydrocéphale apoplectiforme. Mais cet épanchement est-il soudain ? Ne peut-il pas s'être fait lentement, et n'avoir donné lieu à des accidens qu'en devenant très-abondant ? Ne voit-on pas d'ailleurs des ré-missions plus ou moins longues être suivies d'exacerbations subites et presque inattendues ? Je crois donc que cette variété mérite d'être étudiée avec plus d'attention qu'on ne l'a fait. Quant à l'hydrocéphale qui semble avoir lieu sans inflammation, et que l'on a comparée à l'hydropisie ascite, elle rentre dans la classe de l'hydrocéphale chro-nique, sur laquelle je crois avoir donné des détails assez étendus.

Le traitement de la méningite doit être fort actif. Il ne faut pas manquer, dès le début, d'appliquer deux, quatre ou six sangsues à la base de la mâchoire ; l'application de compresses réfrigérantes sur la tête, l'administration du calomel ou de tout autre purgatif, et enfin l'application d'un ou de plusieurs vésicatoires aux jambes ou aux bras, doivent former la base du traitement. Goelis a surtout tiré un parti fort avantageux de l'administration du mercure dans la seconde période de la maladie. Il le donne à la dose d'un demi-grain, ou un quart de grain, deux fois par jour, jusqu'à ce qu'il produise un effet purgatif. J'ai vu quelquefois l'application d'un large vésicatoire, soit à la nuque, soit aux cuisses, être suivie de succès.

§. III. *Inflammation de la moelle épinière et du cerveau.* — L'inflammation de la moelle épinière, chez les enfans à la mamelle, est moins fréquente que celle de ses membranes. Cependant lorsque celles-ci sont enflammées, la moelle épinière peut devenir le siége de quelques altérations, qu'il faut sans doute attribuer à l'inflammation. Ces altérations ne sont pas constantes ; tantôt la moelle est excessivement dure et d'autres fois très-ramollie. Je crois que le premier état est le résultat d'une inflammation récente; car je l'ai trouvé assez souvent dans des cas où la méningite était elle-même peu avancée. J'ai trouvé une fois cet endurcissement si prononcé, que j'ai pu soulever avec une moelle privée de ses membranes, un objet qui pesait à peu près une livre. L'enfant avait eu pendant sa vie des convulsions des membres, et l'on trouva les méninges tapissées par une couche assez épaisse de concrétions pseudo-membraneuses. Dans ces cas d'endurcissement, la substance centrale est plus ou moins molle et plus ou moins foncée en couleur; elle ne partage pas la dureté de la substance blanche.

Le ramollissement de la moelle épiniere est général ou partiel. Il est blanc ou mélangé d'un épanchement sanguin.

Le ramollissement général coexiste avec un état semblable du cerveau. La pulpe de la moelle est alors très-molle, jaunâtre, quelquefois sanguinolente ou mélangée de stries de sang. Le ramollissement plus ou moins complet du cerveau, dont j'ai parlé à l'occasion des congestions passives, s'observe aussi dans la moelle, mais il y est bien moins fréquent; il est fort rare que celui de la moelle existe indépendamment de celui du cerveau : il est beaucoup plus commun que celui du cerveau se rencontre sans ramollissement de la moelle; enfin, sur trente cas de ramollissement avec désorganisation de la pulpe cérébrale, je n'ai trouvé que dix fois le ramollissement ayant en même temps pour siége le cerveau et la moelle épinière. Ce ramollissement offre les mêmes caractères que celui du cerveau; il répand aussi une odeur très-prononcée d'hydrogène sulfuré, indice d'une décomposition avancée; on déchire là moelle dès qu'on y touche, et le moindre lavage la réduit en bouillie diffluente. Lorsqu'on rencontre cette altération, l'enfant n'a ordinairement vécu que quelques jours; il a respiré péniblement; son cri a été étouffé, ses mouvemens presque nuls ; ses membres sont dans un état de flaccidité remarquable, ses tégumens violacés, sa figure immobile. Cet affaissement général se remarque chez les enfans les plus robustes comme les plus faibles en apparence. Il paraît que la circulation éprouve alors un grand trouble, car le pouls et les battemens du cœur, toujours irréguliers, sont à peine perceptibles. On trouve presque toujours des congestions de sang dans les poumons, ou des épanchemens du même liquide dans l'abdomen, le crâne ou le canal rachidien. En général, la désorganisation du cerveau seul donne lieu à des désordres fonctionnels bien moindres que lorsque tout l'axe cérébro-spinal est malade ; ce ramollissement semble toujours s'étendre du cerveau à la moelle, et les symptômes sont d'autant plus prononcés, que la désorganisation de la moelle est plus avancée. J'ai souvent rencontré chez les nouveau-nés le cerveau entièrement détruit, sans qu'aucun signe extérieur eût permis, pendant la vie, de soupçonner cette lésion, tandis qu'il n'en a jamais été de même du ramollissement de la moelle.

Les différences de consistance de la moelle sont difficiles à apprécier ; elle se trouve plus ou moins molle, sans qu'on puisse affirmer si elle est plus ou moins malade ; car il n'est pas aisé d'indiquer le degré d'altération où commence son état pathologique ; cependant on peut dire que les deux extrêmes de mollesse et de dureté sont réellement des états morbides, puisqu'on ne les rencontre jamais, du moins chez les jeunes enfans, sans qu'il n'ait existé, pendant la vie, des symptômes résultant de ces lésions. On peut en effet poser comme un principe général, que, dans la mollesse extrême, il y a toujours paralysie générale ou anéantissement de la sensibilité, tandis que lorsque la consistance du tissu nerveux est augmentée, ce sont des convulsions ou une exaltation de la sensibilité que l'on observe.

On rencontre assez souvent le ramollissement partiel de la moelle, c'est-à-dire, qu'elle est très-diffluente dans la moitié ou le tiers de sa longueur, tandis que le reste offre la consistance naturelle à cet organe. Ce ramollissement existe le plus ordinairement au tiers supérieur; il va toujours en décroissant à mesure qu'on approche de l'extrémité inférieure. On peut également rencontrer un endurcissement partiel et local; c'est ainsi que le renflement lombaire est souvent remarquable par sa dureté, tandis que le reste de la moelle se réduit sans peine en bouillie. Je n'ai point observé de symptômes particuliers qui correspondissent à cette modification du tissu médullaire; et je ne sais à quoi en attribuer la cause (1). Le ramollissement du tiers inférieur se rencontre également, tandis que la partie supérieure est d'une consistance ferme. Chez un enfant qui avait eu une méningite à l'âge de 6 mois, et qui mourut à 18 mois, j'ai trouvé un ramollissement très-marqué du renflement inférieur de la moelle. Il est à remarquer que cet enfant était paralysé des membres inférieurs, qui ne pouvaient nullement le soutenir, et qu'il traînait, comme le font les enfans qu'on dit être noués. J'ai souvent remarqué cette paralysie des membres inférieurs chez les enfans arrivés déjà à un âge où ils marchent ordinairement. Je présume que cette infirmité provient d'une affection de la moelle épinière, et peut-être d'une hydrorachis chronique, opinion qu'il faudrait, du reste, tâcher de confirmer par des recherches plus nombreuses que celles que j'ai été à même de faire.

Les inflammations du cerveau, chez les enfans naissans, sont fort difficiles à constater; je crois, du reste, qu'elles sont moins fréquentes que ses congestions, dont j'ai décrit

(1) Une partie de ces détails se trouve consignée dans l'ouvrage de M. Ollivier (*Traité de la moelle épinière, etc.*), à qui je les avais communiqués.

précédemment les degrés et les symptômes. Cependant lorsqu'il se développe une méningite accompagnée d'hydrocéphalie, je crois devoir attribuer à l'inflammation cette sorte de turgescence que présente en même temps le cerveau, dont la substance est dure, quelquefois d'un gris cendré, et toujours très-injectée. Le cerveau, dans ce cas, semble être comme étroitement emprisonné dans ses membranes. Il s'en échappe avec promptitude lorsqu'on les incise. Cet état doit provenir, d'une part, de l'épanchement séreux dans les cavités ventriculaires, de l'autre, d'une véritable turgescence inflammatoire, que MM. Jadelot et Guersent ont déjà signalée, et qu'ils disent avoir rencontrée surtout dans les cas d'hydrocéphalie.

L'endurcissement de la substance cérébrale s'observe fort souvent, sans qu'il ait été possible d'observer quelques symptômes pendant la vie. Cependant j'ai vu deux fois seulement quelques mouvemens convulsifs de la face chez deux enfans, dont le cerveau présenta une rougeur sablée très-intense avec une consistance ferme de son tissu. M. Bouillaud a cité un cas à peu près analogue dans les Archives générales de médecine. Il a trouvé, sur un enfant de cinq semaines, mort après avoir offert une contracture des membres et un redressement spasmodique du cou, une congestion sanguine de l'encéphale, dont la substance était également ferme (1).

En général, il est fort difficile de bien saisir les symptômes propres à l'encéphalite, et plus difficile encore de constater l'existence isolée de cette inflammation chez les jeunes enfans. Une distinction fondée sur des faits qui sont assez concluans, et sur laquelle M. Lallemand a insisté, c'est que les symptômes des inflammations de la pulpe cérébrale proprement dite sont surtout marqués par les aberrations des

(1) *Archives générales de médecine*, cahier de mars 1828.

fonctions intellectuelles, tandis que ceux de la méningite offrent plus particulièrement des convulsions avec ou sans délire; or, comment observer les effets et les signes du délire chez les enfans à la mamelle, dont les facultés sont encore presque nulles? Nous avons déjà vu que, lors même qu'il existait une désorganisation presque complète de la masse cérébrale, on n'observait presque aucun symptôme, et que l'enfant périssait sans faire soupçonner par aucun signe la désorganisation encéphalique dont il était affecté : doit-on maintenant s'étonner qu'il se développe à cet âge une encéphalite plus ou moins grave sans symptômes correspondans? Ce phénomène propre à l'âge et à la pathologie des jeunes enfans, ne se trouve-t-il pas expliqué par le peu d'importance et d'utilité des hémisphères cérébraux dont l'organisation n'est point encore achevée, et sans lesquels on peut voir les anencéphales vivre sans offrir de convulsions, ainsi que nous l'avons observé plus haut ?

Mais il n'en est pas de même de la méningite. Les membranes cérébro-rachidiennes sont à peine irritées ou enflammées, qu'elles donnent lieu aussitôt à des convulsions de la face ou des membres, à des contractions tétaniques plus ou moins prononcées, à des douleurs, à des cris, à une anxiété qui doivent toujours fixer l'attention des médecins; car l'ensemble de ces signes est presque toujours une indication certaine de méningite, et alors la pulpe cérébrale ou médullaire prend part ou reste étrangère à l'inflammation, sans qu'il soit possible de distinguer les cas où cette complication existe, de ceux où elle n'existe pas.

Les considérations dans lesquelles je viens d'entrer, s'appliquent au plus grand nombre des cas; mais je m'empresse d'ajouter aussi que cette règle ne doit pas être générale et exclusive; elle peut subir des exceptions, et l'on observe des symptômes d'encéphalite, qui, sans être aussi bien tranchés chez les enfans que chez les adultes, peuvent cependant fixer l'attention du médecin. En voici un exemple :

83ᵉ OBSERVATION.

Gastro-entérite et encéphalo-myelite. — Julien Bouvier, âgé de trois jours, entre le 28 septembre à l'infirmerie. Il est pâle sans être maigre; on observe quelques contractions spasmodiques des lèvres et des paupières, surtout du côté gauche; les membres des deux côtés sont roides et œdémateux; le cri est aigu et peu soutenu; le pouls est très-lent, la peau offre sa température naturelle. (*Sinapismes aux pieds, 3 sangsues au côté gauche de la tête, eau de tilleul édulcorée.*) Le 29, les convulsions ont continué; la respiration devient fréquente; l'enfant vomit, et rend par les narines des matières sanguinolentes; l'épigastre est légèrement tendu, la pression en est douloureuse, et, lorsqu'on l'exerce, la figure se grippe; le pouls est petit et serré, la peau offre une teinte ictérique générale (*Eau d'orge, sirop de gomme, 4 sangsues à l'épigastre, diète.*) Le 1ᵉʳ octobre, le pouls n'est pas très-fréquent, il ne bat que 88 fois; la teinte ictérique de la face est moins intense; les convulsions sont à peine sensibles; l'endurcissement ou l'œdème des membres a fait des progrès. La mort survient le 2 octobre au matin.

Autopsie cadavérique. — La bouche et l'œsophage sont sains; on trouve une rougeur striée avec ulcération des follicules à la surface de l'estomac; la membrane muqueuse de l'intestin grêle est d'un blanc mat, et commence à se ramollir. Le ramollissement devient plus marqué à mesure qu'on s'avance dans la région iléo-cœcale. Il existe dans le colon une éruption très-abondante de follicules non ulcérés. Le foie est décoloré; la bile est peu abondante et noirâtre; les poumons sont sains, les ouvertures fœtales commencent à s'oblitérer; les cavités du cœur sont d'une dimension égale; le cerveau est jaunâtre, mou, et commence à répandre une légère odeur d'hydrogène sulfuré. On trouve un épanchement sanguinolent avec ramollissement jaunâtre et pulpeux de la substance cérébrale, à la partie antérieure de l'hémisphère droit. Ce ramollissement offre la plus grande analogie avec ceux que M. Lallemand a décrits chez les adultes : son étendue est d'un demi-pouce environ. Les méninges sont gorgées de sang. La moelle épinière est très-molle, presque diffluente et jaunâtre. On trouve un épanchement sanguin considérable le long du rachis, une forte congestion des méninges rachidiennes, et une infiltration séreuse avec dégagement de gaz entre la pie-mère et l'arachnoïde, à la partie postérieure de la moelle.

On a pu voir, dans cette observation, que de très-légers symptômes ont accompagné une inflammation et même une désorganisation cérébrale assez prononcée. Quelques mouvemens convulsifs des paupières ou du globe de l'œil, un tiraillement des traits de la face dans un sens ou dans l'autre, voilà quels sont le plus souvent les seuls symptômes de l'encéphalite des nouveau-nés. L'inflammation de l'estomac a pu être ici une des causes prédisposantes de l'encéphalite. Cette complication n'est pas aussi commune qu'à un âge plus avancé (1).

Cherchons donc maintenant à apprécier la nature et le siége présumable des symptômes qu'il paraît naturel de rapporter à l'encéphale chez les nouveau-nés.

Les convulsions. — Elles sont le plus souvent le résultat d'une méningite rachidienne ou cérébrale. S'il est des cas où l'on ne trouve pas à l'ouverture du cadavre les traces de l'inflammation des méninges, c'est que, d'une part, il est fort difficile de distinguer leur congestion passive de leur injection phlegmasique, et que, de l'autre, on conçoit qu'une irritation assez prononcée du tissu d'un organe, puisse avoir

______

(1) Sablairolles, *Influence des organes digestifs des enfans sur le cerveau.* Paris, 1827, in-8°.

lieu avant que le produit de l'inflammation ait eu le temps de se manifester, du moins d'une manière assez sensible pour que nous puissions bien constater son existence. D'ailleurs, comme il est bien plus commun d'observer des convulsions avec une méningite évidente, chez les enfans, que de rencontrer le contraire, la force de l'analogie doit nous conduire à admettre que presque toujours les convulsions des enfans, quels que soient leur forme et leurs degrés, qu'on les appelle ÉCLAMPSIE, CONTRACTURES des MEMBRES, SOUBRESAUTS, etc., sont dues à une méningite rachidienne ou cérébrale. Cette opinion a d'ailleurs été bien démontrée par M. Brachet de Lyon (1).

Le tétanos. — Je ne possède aucun fait propre à éclairer l'histoire de cette maladie ; elle se rencontre bien plus rarement dans nos climats que dans les pays chauds, où elle fait périr un grand nombre d'enfans. Je ne puis me prononcer ni pour ni contre les opinions émises par les auteurs sur cette maladie ; je n'ai observé que deux cas de tétanos sur les enfans naissans : ils étaient caractérisés par la roideur assez prononcée de la colonne vertébrale, et surtout par le trismus. Je n'ai trouvé qu'un épanchement de sang très-abondant et coagulé dans le rachis. Ce sang était exhalé entre les deux feuillets de l'arachnoïde, et remplissait le canal médullaire depuis la moelle allongée jusqu'à la région sacrée. Les symptômes tétaniques étaient-ils dus à cette hémorrhagie rachidienne ? Je serais porté à le croire.

Je ne dois pas parler ici du délire, puisqu'il ne s'observe que lorsque les fonctions intellectuelles sont développées.

Le traitement de l'encéphalite ne différera pas de celui de la méningite, qui se trouve décrit précédemment. D'ailleurs l'encéphalite accompagne presque toujours l'inflammation des méninges.

(1) Brachet, *Mémoire sur les causes des convulsions chez les enfans.* Paris, 1824.

CHAPITRE XI.

MALADIES DES ORGANES DE LA LOCOMOTION.

VERS un mois ou six semaines, les membres commencent à paraître sous forme de petites saillies légèrement aplaties latéralement, et inclinées vers le torse. Les supérieurs se montrent avant les inférieurs; la main et l'avant-bras se distinguent à deux mois; la jambe et le pied apparaissent de trois à quatre mois. Quand l'avant-bras et la jambe commencent à paraître, dit Ph. Béclard, ils sont moins grands que la main et le pied; et de même, la cuisse et le bras sont moins grands que la jambe et l'avant-bras. Les membres présentent déjà deux parties distinctes à sept semaines, pour les supérieurs, et à huit, pour les inférieurs; le sommet s'élargit, et se divise en doigts gros et courts, qui restent liés entre eux jusqu'au troisième mois, par une substance molle: cette substance disparaît peu à peu, à partir du sommet jusqu'à la base des doigts. Pendant long-temps les membres supérieurs, qui se sont développés les premiers, restent plus longs que les inférieurs, et ce n'est que vers le 4e mois qu'ils sont égaux (1).

Les vices de conformation des membres sont assez nombreux : ils manquent ou ils sont surnuméraires; ils peuvent avoir éprouvé un arrêt de développement, des scissions, des fractures ou des luxations pendant la vie intrà-utérine.

Haller a cité des exemples nombreux de l'absence d'un membre, de plusieurs membres, des deux bras ou des deux jambes, d'une ou de plusieurs parties d'un même membre. Il a également rapporté beaucoup de cas de membres surnuméraires implantés sur différentes parties du corps (2). De-

(1) *Dissertation inaugurale*, pag. 60.
(2) *Opera minora.* — *De monstris* (partes deficientes), t. III.

puis lui; les recueils scientifiques ont fait connaître une foule de faits analogues, dont nous ne pouvons faire ici l'histoire, sans nous exposer à entrer dans des détails beaucoup plus longs que ne le comporte la nature de ce Traité; j'abandonne donc ce sujet aux ouvrages spécialement destinés à l'anatomie pathologique, et je me bornerai à parler ici des solutions de continuité, des fractures et des luxations qui surviennent pendant le séjour de l'enfant dans l'utérus, ou qui ont lieu pendant l'accouchement.

Il paraît que la gangrène peut s'emparer des membres du fœtus, et causer leur séparation plus ou moins complète; de sorte que l'enfant naît avec un membre divisé, et l'on peut observer sur le moignon la trace de la cicatrice qui résulte de cette division. Un enfant vint au monde à la Maternité de Paris, avec un bras de moins; la surface du moignon était cicatrisée, et l'on trouva un cylindre osseux qui semblait être l'autre portion de l'humérus amputé, implanté à la surface du placenta. Chaussier pensa que ce membre avait été séparé par une espèce de sphacèle (1). Le 29 décembre 1824, le docteur Katkinson fut appelé pour accoucher une femme âgée de vingt ans, mariée depuis le mois d'avril précédent. Je trouvai, dit ce médecin, les membranes encore entières : à onze heures elles se rompirent, et une demi-heure après un fœtus vint au monde naturellement. Je m'aperçus alors que le pied gauche manquait, et qu'il avait été séparé de la jambe un peu au-dessous des mollets. La surface amputée était cicatrisée, excepté au centre, sans doute en raison de la saillie des os. L'enfant était vivant, mais il expira au bout de vingt minutes. En examinant, après l'accouchement, les parties génitales, je trouvai le pied à l'entrée du vagin, et le retirai aussitôt. La

____

(1) Discours prononcé en 1812 à la distribution des prix de la Maternité de Paris.

section était également cicatrisée, excepté dans le point où les os faisaient saillie. Rien ne put indiquer qu'il se fût fait une hémorrhagie du membre amputé. Ce pied, plus petit que le droit, qui était contourné en dedans, n'offrait aucune trace de putréfaction; et, le comparant à l'autre pied, je pus juger approximativement qu'il était séparé depuis deux mois. Durant la grossesse, la mère n'avait rien éprouvé qui pût expliquer cette lésion, ni rendre compte de l'époque à laquelle elle avait eu lieu (1).

Les membres du fœtus ont quelquefois offert des luxations. Chaussier a observé sur un fœtus les deux cuisses, les deux genoux, les deux pieds et trois doigts de la main gauche luxés. M. le professeur Dupuytren a publié récemment un mémoire fort intéressant sur la luxation spontanée du fémur, qui, dans le plus grand nombre des cas, existe des deux côtés à la fois, et qui n'a lieu, chez quelques individus, que d'un côté seulement. « Sur vingt cas de cette maladie que j'ai observés, dit M. Dupuytren, la luxation n'existait que d'un côté sur deux ou trois individus. J'ai en ce moment sous les yeux un jeune enfant qui n'a de luxation que d'un seul côté, et ce qui rend ce fait plus intéressant encore, c'est que cet enfant a une sœur affectée de la même maladie, et qui, comme lui, ne l'a que du côté droit (2). Ce n'est point à l'époque de la naissance, que l'on s'aperçoit ordinairement de l'existence de cette luxation; mais, à mesure que la station et la progression s'établissent et se perfectionnent, le diagnostic de cette luxation devient plus facile. C'est surtout, dit M. Dupuytren, lorsque le bassin commence à prendre plus de lar-

(1) *The London med. and phys. Journal*; july 1825. Voyez aussi les *Archives générales de médecine*, janvier 1826, où j'ai donné la traduction de cette observation.

(2) *Répertoire général d'anatomie*, rédigé par M. Breschet, tome V, première partie, page 110.

geur, et que les enfans commencent à être habitués à des exercices plus longs et plus fatigans, que le mal devient plus apparent. C'est alors que le balancement de la partie supérieure du corps sur le bassin, que son inclinaison en avant, que la cambrure de la taille, la saillie du ventre, les mouvemens en arc de cercle des extrémités du diamètre transverse du bassin, que le défaut de flexité de la tête des fémurs, que les mouvemens alternatifs d'élévation et d'abaissement de cette tête le long de la fosse iliaque externe, etc., commencent à devenir très-évidens.

Cette luxation a ordinairement lieu en haut et en dehors ; la tête du fémur se trouve transposée de la cavité cotyloïde dans la fosse iliaque externe de l'os des îles. Ce déplacement paraît avoir pour cause, suivant M. Dupuytren, la position habituelle des jambes du fœtus pendant qu'il est contenu dans l'utérus. Cette position est telle que les cuisses sont fortement fléchies sur le ventre ; que les têtes des fémurs font continuellement effort contre la partie postérieure et inférieure de la capsule de l'articulation ; que cet effort continuel, sans effet chez les individus bien constitués, peut bien en avoir chez d'autres dont les tissus sont moins résistans. En admettant ce fait, on conçoit que la partie postérieure et inférieure de la capsule de l'articulation, obligée de céder et de laisser passer la tête du fémur, permette à une luxation de s'opérer ; et dès-lors il suffit, pour concevoir le déplacement en haut et en dehors, de se rappeler que les plus puissans des muscles qui environnent l'articulation supérieure des fémurs, tendent constamment à faire remonter la tête de ces os dès qu'elle est sortie de la cavité cotyloïde (1).

M. Dupuytren conseille, pour bases du traitement, le

(1) *Mémoire sur un déplacement originel ou congénital de la tête des fémurs*, par M. le baron Dupuytren. (*Répertoire d'anatomie*, tome II, première partie.)

repos et les moyens propres à raffermir les parties molles
qui environnent l'articulation, et à s'opposer à l'élévation
de la tête du fémur dans la fosse iliaque. Il est difficile d'appliquer ces moyens aux enfans à la mamelle; mais on peut
du moins éviter de les faire marcher trop promptement,
et de les contraindre, dans le but ridicule de *leur donner
des forces*, de se tenir sur leurs jambes; car on conçoit
que le poids du corps facilite l'élévation de la tête du fémur dans la fosse iliaque. Je ne puis exposer ici toutes les
considérations développées dans cet excellent mémoire,
auquel je suis obligé de renvoyer le lecteur (1).

Outre les luxations, les os du fœtus peuvent encore
éprouver des solutions de continuité, soit par suite d'un
arrêt de développement, soit par suite d'une fracture analogue à celles que nous observons chez les adultes; j'ai
recueilli une observation qui démontre la possibilité des
solutions de continuité par arrêt de développement.

84ᵉ OBSERVATION.

Un enfant de deux mois meurt à l'hospice des Enfans-
Trouvés, le 4 juin 1826, d'une pneumonie aiguë. A l'examen du cadavre, je m'aperçois que l'humérus est mobile
à la partie moyenne où il existe une espèce de fausse articulation : l'observation attentive de cette partie permet
de voir qu'il y a une solution de continuité de la substance
osseuse à la partie moyenne de l'humérus, et dans une
étendue de 4 lignes; cet espace est rempli par une substance cartilagineuse assez épaisse, dont les extrémités

(1) On consultera aussi avec fruit les observations et les planches publiées sur ce vice de conformation par M. Cruveilhier, qui concourent à
prouver, comme le pensait M. Dupuytren, que cette difformité, ainsi
que celle qui constitue le pied-bot, dépendent de la situation particulière,
des membres du fœtus dans l'utérus. (Voyez *Anatomie pathologique du corps
humain*, etc. ; deuxième livraison, pl. 2, in-f°, fig. coloriées.)

sont en contact avec les extrémités chagrinées de l'os, comme le sont les épiphyses avec les os auxquels elles appartiennent. Cet humérus n'était pas plus long que celui du côté opposé; l'espace dont je parle n'était donc par formé par une substance déposée entre les deux fragmens de l'os, mais bien par un rudiment de l'état cartilagineux de celui-ci, que, par une singulière anomalie, l'ossification n'avait pas envahi.

Il est fort possible que les enfans venus au monde avec un grand nombre de fractures, et dont Chaussier a donné des exemples, se soient trouvés dans le cas du sujet de cette observation. Je ne connais que la gravure représentant les fractures multipliées d'un enfant, dont nous devons l'histoire à ce savant anatomiste; et j'ai vu entre les solutions de continuité que présentent les os de ce squelette, et celle dont je viens de rapporter l'observation, l'analogie la plus frappante. Il semble que la continuité des fibres osseuses ait été interrompue par des arrêts de développement, au niveau desquels on aperçoit un grand nombre d'intersections cartilagineuses. Tous ces fragmens sont appliqués les uns aux autres par des points, dont les surfaces réciproques sont rugueuses et chagrinées comme les surfaces correspondantes du sphénoïde et de la portion basilaire de l'occipital chez les jeunes sujets.

Outre cette espèce particulière de solution de continuité, il s'opère chez le fœtus, pendant son séjour dans l'utérus, de véritables fractures, qui même offrent quelquefois, à l'époque de la naissance, un commencement de consolidation. M. Devergie aîné a rapporté, dans la séance du 24 février 1825 de l'Académie royale de médecine, section de chirurgie, l'observation d'une femme qui, étant grosse de six mois, se frappa violemment l'abdomen contre l'angle d'une table, en tombant d'une chaise élevée. La douleur fut excessivement aiguë, et persista pendant quelque temps, sans qu'on fît rien pour la calmer. Insensiblement elle se dissipa; et, au terme ordinaire de la grossesse, cette femme accoucha d'un enfant assez fort, et qui présentait une tumeur volumineuse dans la région de la clavicule gauche. Il mourut le huitième jour, et, à l'examen du cadavre, on trouva une fracture de la clavicule, dont les fragmens, qui avaient un peu chevauché l'un sur l'autre, étaient réunis par un cal solide et volumineux, qui formait la tumeur dont on vient de parler. Les circonstances de cette observation ne portent-elles pas à admettre un rapport probable entre le coup violent reçu dans l'abdomen de la mère, deux ou trois mois avant l'accouchement, et la fracture consolidée de la clavicule du fœtus (1)?

L'observation suivante, extraite d'un journal allemand, et consignée dans le numéro de mars 1828 des *Archives générales de médecine*, est analogue à la précédente.

Une jeune fille, âgée de 25 ans, fortement constituée, et enceinte de six mois, fit une chute sur le bas-ventre; aussitôt elle sentit remuer l'enfant avec beaucoup de force, mais ces mouvemens ne tardèrent pas à cesser. Le terme de la grossesse arrivé, elle accoucha sans accidens d'un enfant maigre, très-faible, donnant peu de signes de vie, et offrant à la jambe droite une plaie transversale de neuf lignes de longueur. Cette plaie, dont les lèvres étaient pâles et flasques, passait d'une malléole à l'autre, intéressait la peau et les muscles sous-jacens, et était accompagnée d'une fracture du tibia. Le corps de cet os était tout-à-fait séparé de l'épiphyse inférieure; il sortait par la plaie en se dirigeant en dehors, avait perdu son périoste, et offrait un mauvais aspect. On tenta, mais vainement, d'en faire la réduction. On fut obligé d'y renoncer, parce que les bords de la plaie furent frappés de sphacèle, et que la nécrose fit des pro-

---

(1) *Archives générales de médecine*. Tome VII, année 1825, page 467.

grès. Le mal s'étendit alors rapidement , et l'enfant mourut au treizième jour. Le docteur Carus, auquel on est redevable de cette observation , la regarde comme une nouvelle preuve qu'un individu peut supporter , pendant la durée de la vie intra-utérine , des affections qui deviennent promptement mortelles après la naissance.

Il est très-commun de voir s'opérer des fractures des membres pendant l'accouchement ou après la naissance ; elles se reconnaissent par les mêmes signes que celles qui surviennent chez les adultes, et l'on doit avoir recours aux mêmes moyens contentifs pour seconder et diriger leur consolidation.

Les difformités des articulations sont assez communes ; le renversement des pieds et des mains dans un sens contraire à leur direction naturelle , est ce qui s'observe le plus souvent. Cette distorsion se passe principalement dans le tarse ou le carpe, qui sont encore cartilagineux à cette époque. On a l'habitude d'abandonner l'enfant ainsi déformé , et d'attendre un âge plus avancé pour le soumettre à l'emploi des divers moyens orthopédiques ; mais ne vaudrait-il pas mieux tenter, dès les premiers jours de la vie , de corriger cette distorsion vicieuse par des moyens doucement compressifs, et qui agiraient lentement sur ces parties cartilagineuses, d'autant plus faciles à redresser, que l'ossification ne les a point envahies ?

Tels sont les détails généraux que j'avais à donner sur les fractures et les luxations des membres. Les muscles offrent très-rarement, chez les nouveau-nés , des maladies dignes de fixer l'attention du médecin : dans l'état sain, les muscles de l'enfant naissant ont une couleur rosée ; ils sont moins rouges que les muscles de l'adulte ; leur consistance est assez ferme ; la direction de leurs fibres est analogue à la forme générale et à la fonction particulière du muscle. Leurs variétés d'aspect sont : 1° la pâleur extrême ou la décoloration; 2° la congestion sanguine. J'ai trouvé plusieurs fois des ecchymoses dans l'épaisseur des muscles ; il n'est pas rare d'y rencontrer un grand nombre de petites taches pété- chiales, dont la forme et le nombre varient considérable- ment. 3° La coloration jaune ; je l'ai vue une fois chez un ic- térique.

CHAPITRE VII.

MALADIES DES ORGANES DE LA GÉNÉRATION.

JE ne n'ai que deux mots à dire sur les maladies de ces organes chez les enfans. Leurs vices de conformation ont été en partie décrits, pour l'homme, à l'article des mala- dies des voies urinaires. Quant à ceux de la petite fille, ils ne donnent lieu à des symptômes morbides qu'à l'époque de la puberté, lors de l'apparition des règles et du développe- ment des fonctions génitales.

Les testicules se trouvent au niveau de l'anneau inguinal, ou l'ont plus ou moins franchi à l'époque de la naissance ; leur séjour prolongé au niveau de cet anneau, donne lieu quelquefois à des accidens inflammatoires qui simulent la péritonite, et qu'il faut combattre par l'application de ca- taplasmes émolliens et par l'emploi de bains simples ou de guimauve. A mesure que les organes descendent, ils s'enve- loppent de la tunique vaginale qu'ils repoussent au-devant d'eux. On peut prendre pour un testicule situé au passage de l'anneau, une hydrocèle du cordon, qui consiste en de petits kystes globuleux un peu mous, et situés dans l'épaisseur du cordon spermatique. Lorsque le sac péritonéal, qui descend avec le testicule pour former sa tunique vaginale, ne se ferme pas aussitôt au-dessus de l'organe, il est possible qu'une certaine quantité de sérosité s'accumule dans ce sac, et forme une *hydrocèle congénitale*, que l'on reconnaît à sa forme régulièrement arrondie, à sa fluctuation, à sa transparence, et surtout à la facilité avec laquelle on fait refluer le liquide dans l'abdomen. On a confondu avec cette espèce d'hydrocèle, une autre tumeur aqueuse du scrotum, formée par une infiltration séreuse du tissu cellulaire de cette partie. On l'observe assez fréquemment dans l'œdème ou endurcissement du tissu cellulaire. Il faut, pour guérir la première espèce d'hydrocèle, comprimer la tumeur, afin de faire refluer le liquide dans l'abdomen, et maintenir le scrotum modérément comprimé, à l'aide d'un bandage approprié. Quant à l'infiltration du scrotum, elle se guérit par les applications ou les douches réfrigérantes, faites, soit avec l'eau simple, soit avec l'eau végéto-minérale.

Le tissu des testicules, chez les enfans naissans, est d'un rose pâle; sa consistance est assez ferme, et l'on distingue aisément sa texture filamenteuse. Je l'ai trouvé quelquefois ecchymosé et jaune chez des sujets ictériques.

La matrice est très-peu volumineuse chez la petite fille; sa cavité centrale est peu spacieuse. Cependant ses parois ne sont pas tout-à-fait contiguës; elles sont ordinairement humectées par un fluide blanchâtre et muqueux. J'ai trouvé deux fois du sang épanché et pris en caillot dans la cavité de l'utérus, chez des petites filles mortes peu de jours après la naissance (1). Le vagin est ordinairement très-développé;

(1) Il n'est pas très-rare d'observer, quelques jours ou quelques semaines après la naissance, un sang rouge et liquide qui s'écoule continuellement de la vulve, chez les enfans à la mamelle. D'après les observations du docteur Ollivier, d'Angers, cet écoulement, qui rappelle tout-à-fait ce qui se passe pendant le temps des règles chez les femmes adultes, dure quelquefois une semaine, quinze jours et plus, sans que l'enfant en paraisse aucunement affecté. Il se tarit de lui-même, et n'exige aucunes autres précautions que celles qu'on a l'habitude de prendre pour les enfans qu'on entretient proprement. On devra donc s'empresser de calmer les inquiétudes que fait naître l'apparition de cette hémorrhagie insolite. Cet écoulement sanguin n'est accompagné d'aucune rougeur, d'aucun gonflement, en un mot, d'aucun symptôme d'irritation des parties externes de la génération. L'enfant ne témoigne aucune difficulté en urinant,

il présente une large cavité allongée, et tapissée par une membrane muqueuse dont la sécrétion est très-abondante, car on trouve toujours dans ce conduit, chez les jeunes enfans, une grande quantité de mucosités très-blanches, très-adhérentes, et qui s'agglomèrent par pelotons. Cette sécrétion, que l'on pourrait regarder comme l'effet d'un état pathologique du vagin, telle qu'une blennorrhagie communiquée par la mère à l'enfant, existe chez presque toutes les petites filles, et semblerait être une sécrétion nécessaire, tant est grande l'abondance de ces mucosités.

Le clitoris est très-développé; il l'est même quelquefois à un tel point, que l'on a pu le prendre pour un pénis, et confondre les sexes à l'époque de la naissance. Les grandes lèvres sont fort saillantes; elles s'infiltrent, se tuméfient, et s'enflamment avec d'autant plus de facilité, qu'elles sont continuellement baignées par les matières alvines (1).

Les mamelles des enfans naissans sont assez souvent le siége d'une tuméfaction causée par une accumulation de

les évacuations alvines ne sont ni plus ni moins fréquentes que dans l'état normal, et la santé générale de l'enfant n'en éprouve aucun dérangement. Il semble, dans ces cas exceptionnels, que la nature prélude en quelque sorte à l'établissement de la fonction qu'elle doit développer et régulariser plus tard.

(1) *Gangrène de la vulve.* — A l'article de la gangrène de la bouche (page 245), on a déjà rappelé que l'inflammation gangréneuse peut se développer aux parties génitales externes et profondes, avec des caractères qui rapprochent cette désorganisation de celle qu'on observe dans les parois de la cavité buccale. L'analogie de structure et d'organisation de ces parties rend assez raison de l'analogie des maladies qui peuvent les affecter. Cette gangrène de la vulve a été observée, en effet, par le docteur Ollivier (d'Angers), dans des circonstances entièrement analogues à celles qu'on a signalées comme coïncidant avec la gangrène de la bouche, ou précédant et favorisant son développement; telles sont certaines phlegmasies cutanées, la variole, la rougeole par exemple. Cette gangrène de la vulve, chez les très-jeunes enfans, est une maladie assez rare, et qui peut se manifester, à son début, sous des apparences capables de rendre le diagnostic obscur. L'enfant de madame ***, âgé de 21 mois, d'une constitution saine et

fluide lactescent, dont l'abondance est telle qu'on peut le
faire jaillir par la pression. Cette turgescence, dont il est
difficile d'expliquer la cause, donne même lieu, dans certains cas, à l'inflammation, et, par suite, à l'abcès des ma-

robuste, jouissait de la meilleure santé, lorsqu'on s'aperçut qu'il portait
de temps à autre sa main entre ses cuisses, comme s'il eût éprouvé une
sensation légèrement incommode à l'orifice de la vulve. Du reste, l'enfant
conservait toute sa gaîté et son appétit. Son jeune frère venait d'être atteint de la rougeole, et cette maladie avait suivi son cours ordinaire sans
aucune complication fâcheuse. Le malaise exprimé par l'enfant, nous décida à l'examiner, et l'on observa, à la face interne de la grande lèvre
droite, une ulcération arrondie, superficielle, de la grandeur d'une lentille, à fond grisâtre, et entourée d'un cercle rouge peu intense. Le lendemain, la rougeole se déclara, et dès-lors cette ulcération superficielle,
qui avait tout l'aspect d'un aphthe ulcéré, prit un accroissement rapide en
deux jours; plusieurs autres entièrement semblables se développèrent à la
face interne de la grande lèvre gauche et sur le pourtour de la vulve.
Leurs bords sinueux, coupés à pic, leur fond grisâtre, l'absence d'odeur
ou d'écoulement fétide, donnait à cette phlegmasie ulcéreuse la plus
grande analogie avec des ulcères vénériens primitifs. Les topiques émolliens de toute espèce n'avaient apporté aucune entrave à la marche rapide
de cette inflammation, lorsque la sécheresse des surfaces malades, les exca-
vations creusées en une nuit dans toute l'épaisseur de la grande lèvre primitivement malade, et l'odeur gangréneuse, vinrent lever tous les doutes
qui existaient jusque là. Dans l'espace de 24 heures, la vulve tout entière
fut convertie en une escarre noirâtre, entourée d'un cercle rouge livide,
et d'un œdème aigu qui rendait la peau luisante et sèche. La rougeole
était disparue en deux jours.

Dès le début de cette inflammation gangréneuse, des phénomènes cérébraux s'étaient manifestés, accompagnés d'une fièvre intense; l'agitation continuelle de l'enfant, ses cris, ses mouvemens convulsifs, tout annonçait que les progrès de cette désorganisation étaient en même temps
fort douloureux. Cependant nulle altération des traits, ventre mou, souple, sans douleur à la pression, selles demi-liquides sollicitées par lavement; urine rare et limpide. Des boissons légèrement acidulées, des lavemens de sulfate de quinine, des bains entiers, des lotions et des injections fréquentes avec les solutions de chlorure de chaux et de soude,
des plumasseaux de charpie imbibés de la même solution, tels furent les
moyens employés jusqu'à la fin, et sans aucun avantage. L'enfant succomba, après des souffrances inouïes, le douzième jour.

La marche insidieuse de cette maladie, pendant les premiers jours de

melles. Ce fluide est réellement sécrété par la glande mam-
maire, qui, chez les enfans naissans, est souvent plus développée que les glandes salivaires; mais ce développement,
ou plutôt cette turgescence, n'est que passagère.

son apparition, a contribué sans nul doute à retarder l'emploi des topiques irritans. Aussi devrait-on, dans de semblables cas, cautériser de
suite les ulcérations, et insister sur ce traitement local, afin de borner le
plus tôt possible l'extension de la gangrène. Ici les phénomènes généraux
ont été différens de ceux qui accompagnent la gangrène de la bouche;
au lieu d'une faiblesse extrême du pouls, de la décoloration de la peau,
du hoquet, du météorisme du ventre, de la diarrhée, l'enfant a conservé
jusqu'à la fin une teinte rosée de la peau, un pouls fort et fréquent, le
ventre mou et souple; les chairs sont restées fermes et potelées : cette différence résulte très-probablement du siége différent de la maladie. Dans la
gangrène de la bouche, tous les produits de la désorganisation locale sont
exhalés à l'orifice des voies respiratoires, et peut-être cette absorption
pulmonaire des émanations putrides de la partie gangréneuse cause-t-elle
en partie les symptômes dits adynamiques qui accompagnent cette maladie ? On retrouve alors, en effet, tous les phénomènes qui résultent de
l'injection des matières putrides dans les veines. Dans la gangrène de la
vulve, au contraire, on n'observe rien de semblable; il existe une réaction fébrile continue, des cris, de l'agitation, dont l'intensité croît avec
les progrès du mal; c'est qu'ici le foyer de désorganisation se trouve isolé;
il n'avoisine pas l'ouverture des organes respiratoires, et l'air inspiré ne
se charge pas de principes délétères en pénétrant dans les poumons.

Sans doute, on pourra contester l'analogie que nous cherchons à établir
ici entre ces deux maladies, en considérant la différence que présente l'état
général de l'enfant dans les deux cas; mais, quelqu'opinion qu'on adopte,
il nous paraît toujours assez rationnel d'attribuer la rapidité plus grande de
la mort dans un cas que dans l'autre, au siége particulier occupé par la
maladie locale, qui vient ainsi contribuer directement à vicier le sang en
circulation par l'intermédiaire de la respiration.

CHAPITRE XIII.

MALADIES DU SYSTÈME LYMPHATIQUE.

Les maladies du système lymphatique ne sont point aussi communes, dans les huit ou dix premiers mois qui suivent la naissance, qu'au-delà de cette époque. Je ne m'arrêterai donc point à les décrire ; je ferai seulement remarquer que les ganglions lymphatiques du mésentère, qui deviennent si promptement le siége d'une inflammation chronique, et même d'une désorganisation tuberculeuse chez les enfans au-dessus d'un an, affectés d'inflammations chroniques des intestins, ne prennent pas part le plus souvent à ces phlegmasies chez les très-jeunes enfans : la seule altération qu'on y observe consiste dans une légère tuméfaction ; et lorsqu'on incise la glande, on la trouve un peu dure, rosée, et quelquefois même très-rouge. Les modifications que l'âge apporte dans la nutrition et la texture de ces organes, les disposent donc particulièrement aux phlegmasies chroniques dont elles sont le siége, dans la maladie désignée sous le nom de carreau ou d'atrophie mésentérique. Il ne conviendrait donc pas de ranger l'histoire de cette maladie parmi celles qui sont propres aux enfans naissans, ou qui sont encore à la mamelle. Je ne veux pas dire pour cela que cet âge en soit exempt, j'affirme seulement qu'il en est plus rarement affecté. Les ganglions lymphatiques du cou, et ceux qui environnent les divisions bronchiques et les racines des poumons, sont plus souvent enflammés ou engorgés que ceux du mésentère chez les jeunes enfans. Les ganglions mésentériques sont très-peu développés chez l'enfant naissant ; ils prennent de l'accroissement, et acquièrent une certaine prédominence dans le cours de la première année ; et il est à remarquer que leurs maladies et leurs altérations deviennent plus fréquentes à mesure que leur développement acquiert une prédominence marquée dans l'économie.

CHAPITRE XIV.

MALADIES DES YEUX.

ART. Iᵉʳ. — Développement et vices de conformation.

LES yeux offrent d'assez bonne heure la saillie qui doit correspondre au globe oculaire, mais ils ne sont organisés de manière à exécuter la vision, que vers la fin de la grossesse. En effet, ils subissent successivement des changemens qui les conduisent insensiblement à leur état parfait d'organisation. Les paupières sont agglutinées jusqu'au septième mois; dans le principe, la sclérotique est très-mince et très-transparente. La cornée, qui apparaît de bonne heure, est d'abord molle, opaque; elle n'offre qu'à six mois environ la transparence et la solidité qui lui sont propres. Elle touche, dans le commencement, la face antérieure du cristallin, dont elle ne se sépare qu'à mesure que l'humeur aqueuse est sécrétée. L'iris est fermée jusqu'à sept mois environ par la membrane pupillaire, qui se rompt alors à son milieu, et se rétracte vers sa circonférence par l'effet de la disposition de ses vaisseaux, qui offrent des anses opposées et non adhérentes à leur convexité où elles sont contiguës. Cette disposition a été parfaitement bien décrite par M. Jules Cloquet. A l'époque où la pupille s'ouvre, l'humeur aqueuse, qui était située derrière l'iris, vient s'interposer entre la cornée et l'iris, et former l'espace qui constitue la chambre antérieure. L'humeur vitrée, rougeâtre dans le principe, perd peu à peu cette couleur, pour prendre la transparence qui lui est propre. Le cristallin, qui ne consistait d'abord qu'en un fluide renfermé dans une sorte de kyste très-mince, s'épaissit peu à peu, tout en conservant sa transparence, et revêt sa forme lenticulaire.

La permanence de l'occlusion des paupières constitue un vice de conformation auquel il faut remédier dès les premiers temps, en les divisant dans le sens de la ligne qui décrit les bords contigus des paupières au niveau de leur agglutination.

La cataracte congénitale et l'imperforation de l'iris, exigent des opérations chirurgicales qu'il est plus prudent de ne pratiquer qu'après la période de la vie, dont je décris les maladies. Je renvoie donc, pour les développemens de ce sujet, aux divers ouvrages consacrés à l'histoire des opérations chirurgicales, où se trouvent en même temps des détails plus ou moins longs sur l'étiologie de la cataracte congénitale.

Les vices de conformation du globe de l'œil, sa saillie plus ou moins grande, sa petitesse extrême, sa compression, sa réunion avec celui du côté opposé, sa fusion en un seul œil situé sur la ligne médiane de la face, anomalie désignée sous le nom de cyclopie ou de monopsie, sont ordinairement le résultat d'un vice de conformation des orbites que l'on trouve comprimés, déformés ou réunis en un seul, dans les cas de vice de conformation des os du crâne ou des fosses nasales.

À l'époque de la naissance, toutes les parties constituantes de l'œil sont assez perfectionnées pour que la vision s'exécute; mais l'imperfection de ce sens tient sans doute à l'imperfection d'organisation du cerveau. À mesure que celui-ci s'organise, la vision se perfectionne; l'axe des yeux, d'abord indéterminé, se fixe sur les parties qui environnent l'enfant; celui-ci a une grande prédilection pour les corps brillans: c'est alors qu'il faut éviter de placer ses yeux dans un milieu que la lumière traverserait obliquement, et qui forcerait l'enfant à dévier l'axe visuel de sa direction naturelle. L'habitude qu'il en contracte se conserve toute la vie, et constitue le strabisme.

Art. 2°.— Ophthalmie des nouveau-nés.

Il est souvent difficile d'expliquer les causes de l'ophthalmie des nouveau-nés ; cependant on doit considérer la longueur et la difficulté de l'accouchement, ainsi que la compression éprouvée par la tête de l'enfant, comme une des causes de cette ophthalmie. Les mères infectées d'une blennorrhagie syphilitique peuvent aussi communiquer à leurs enfans une ophthalmie purulente ; cependant beaucoup d'enfans nés de mères qui n'étaient pas infectées, ont eu cette ophthalmie, de sorte que la blennorrhagie ne doit pas être considérée comme la seule cause de cette inflammation des yeux. Il paraît que la réunion d'un grand nombre d'enfans dans un hôpital, les dispose à l'ophthalmie ; car elle règne toujours sur un plus grand nombre d'enfans dans les hôpitaux que dans les villes. Le séjour des enfans dans des habitations mal abritées, ou dans lesquelles l'atmosphère est chargée de fumée, le peu de soin que l'on a de laver les yeux des enfans dès que la moindre rougeur s'y manifeste, sont des causes évidemment propres à développer cette maladie. M. le docteur Heurteloup a fait remarquer, avec raison, que la fréquence de cette maladie, à l'hospice des Enfans-Trouvés, pouvait provenir du grand nombre des enfans dans des salles mal aérées (1).

Elle offre deux périodes bien distinctes : une fois développée, elle devient la cause d'une foule d'altérations plus ou moins profondes, qui surviennent aux dépendances du globe de l'œil. Elle peut, en un mot, détruire successivement toutes les parties de l'organe de la vue.

(1) *Inflammation de la membrane muq. gastro-pulm. chez les nouveau-nés.* Paris, 1825. Dissert. inaug., page 16.

Dans le début de la première période, les paupières de l'enfant sont un peu rouges et légèrement tuméfiées ; on ne voit d'abord qu'une seule ligne rougeâtre et transversale qui occupe le centre de la paupière. Dès-lors l'enfant ne peut supporter la lumière, il tourne toujours la tête à l'opposé lorsqu'on l'y présente, et jette un cri lorsqu'on passe la main sur ses paupières. Il arrive même que la douleur ou la démangeaison qu'il éprouve, provoque continuellement ses cris, et le prive du sommeil. Alors aussi les bords des paupières, et surtout l'angle interne de l'œil, commencent à devenir rouges ; et si l'on examine la face interne des paupières, on la trouve d'un rouge plus ou moins foncé, ou simplement très-injectée. Le globe de l'œil ne présente encore aucune altération. Tel est le premier degré de l'ophthalmie des enfans : elle survient le 3e, 4e ou 6e jour après la naissance, et reste peu de temps à cet état, si on l'abandonne à elle-même.

Dans la 2e période, la suppuration s'établit ; tous les symptômes précités ont augmenté d'intensité ; l'injection s'est étendue au globe de l'œil ; la rougeur extérieure des paupières est plus vive ; il s'en écoule un pus très-abondant, qui fait adhérer les bords des paupières entre eux ; alors le pus s'accumule dans l'espèce de poche qui résulte de cette agglutination, et lorsqu'on sépare les paupières, un flot de pus s'en écoule aussitôt ; l'enfant ne peut plus ouvrir les yeux, parce que le gonflement des paupières s'y oppose, et que d'ailleurs la lumière lui devient tout-à-fait insupportable. La conjonctive qui s'est elle-même enflammée dans cette seconde période, a pris une couleur rouge très-foncée ; les replis de cette membrane qui existent entre le globe de l'œil et la paupière, se tuméfient, et offrent à leur surface des granulations très-fines ; et comme ces plis compriment et poussent en dehors les cartilages tarses, ils donnent lieu à un ectropion plus ou moins prononcé qui se forme aussitôt

que l'enfant crie : deux bourrelets rouges et fongueux s'observent alors entre les paupières. Pendant que l'inflammation
a fait ces progrès, la suppuration est encore devenue plus
abondante ; elle varie beaucoup sous le rapport de sa couleur et de sa consistance : elle est ordinairement épaisse et
d'un blanc jaunâtre ; quelquefois elle est mélangée de sang,
et même une exhalation sanguine assez abondante a lieu
lorsqu'on a abstergé tout le pus. Elle prend aussi, dans la
période avancée de la maladie, une couleur verte plus ou
moins foncée. Enfin je l'ai vue, chez des enfans ictériques,
présenter une couleur jaune très-prononcée.

J'ai dit que l'inflammation passait des paupières au globe
de l'œil. Lorsqu'elle siége dans cette seconde partie, elle y
détermine plusieurs lésions plus ou moins graves, et qui,
quelquefois, causent la perte totale de la vue chez les enfans les plus jeunes. Examinons rapidement ces différentes
complications.

L'inflammation de la cornée, ou la kératite, est la plus
commune (1) : plusieurs sortes de lésions la constituent ;
telles sont son opacité, son ramollissement, son ulcération,
sa perforation.

L'opacité survient ici, comme dans l'ophthalmie des adultes, par suite d'un épanchement de matière puriforme entre les lames de la cornée ou de la portion de l'épaississement de la conjonctive qui recouvre le globe de l'œil. Cette
opacité est plus ou moins étendue ; je crois qu'il faut la considérer comme un des effets les moins funestes de l'ophthalmie puriforme, car elle disparaît assez ordinairement lorsque l'inflammation est dissipée.

Le ramollissement de la cornée est beaucoup plus grave,
et malheureusement il survient assez souvent. Quand il

____

(1) Mirault, *Dissertation inaugurale sur la kératite, ou inflammation de
la cornée.* Paris, 1825, in-4°.

commence , la cornée perd son éclat et son poli; elle offre dans un ou plusieurs points une teinte grisâtre et un peu brune , et l'on peut distinguer la ligne de démarcation qui indique la séparation de la partie saine avec la partie ramollie. Bientôt le centre de ce ramollissement se perfore , et établit une communication entre l'air extérieur et la chambre antérieure de l'œil; de sorte que , à l'instant où la perforation s'effectue, il s'écoule toujours une certaine quantité d'humeur aqueuse. Cette ouverture s'opère ordinairement au centre même du globe de l'œil, c'est-à-dire, vis-à-vis la pupille. Elle est assez large pour donner issue au cristallin qui tombe avec l'humeur aqueuse, et qui entraîne à sa suite une perte plus ou moins grande d'humeur vitrée. Alors le globe de l'œil s'affaisse, les paupières, en se guérissant, se rapprochent, et la vision est complètement perdue. J'ai vu plusieurs fois l'iris venir faire saillie sur les bords de l'ouverture, l'oblitérer en partie, et s'opposer ainsi à l'écoulement des humeurs de l'œil.

L'ulcération diffère un peu du ramollissement; elle survient ordinairement au niveau des parties opaques de la cornée, ses bords sont tuméfiés; elle consiste en de petites solutions de continuité, dont les bords, un peu saillans, sont plus arrondis et plus réguliers que dans le ramollissement. On conçoit qu'elle peut donner lieu aux mêmes accidens consécutifs.

Lorsque l'inflammation diminue, on voit le gonflement des paupières cesser peu à peu. La suppuration est moins abondante, moins verte et moins épaisse; l'enfant supporte mieux la lumière, et entr'ouvre les paupières avec plus de facilité; mais les lésions survenues aux membranes de l'œil persistent, et les enfans peuvent devenir borgnes ou aveugles par suite de la persistance de l'opacité de la cornée, de son staphylome, ou de l'évacuation complète des humeurs de l'œil et du cristallin. Les pupilles restent plus ou moins difformes, suivant les adhérences qu'elles ont contractées dans un sens ou dans l'autre avec les parties environnantes. En général, le prognostic de l'ophthalmie des enfans devient plus grave à mesure que l'inflammation passe des paupières au globe de l'œil, et que les parties constituantes de cet organe s'altèrent davantage. La durée de cette inflammation est très-variable : lorsqu'elle est simple, elle n'a que quelques jours de durée ; se complique-t-elle d'altérations organiques du globe de l'œil, elle peut persister pendant plusieurs semaines ou plusieurs mois.

L'opacité et le ramollissement de la cornée ne sont pas toujours le résultat de l'ophthalmie puriforme. J'ai vu plusieurs enfans, que des affections gastro-intestinales de longue durée avaient réduits au marasme le plus complet, affectés sans inflammation palpébrale, d'un ramollissement de la cornée, par suite duquel cette membrane se perforait à son centre, et donnait lieu à la sortie des humeurs de l'œil et du cristallin. Cette sorte de ramollissement spontané m'a rappelé le fait observé par M. Magendie, sur un chien qui, étant nourri pendant long-temps avec du sucre, périt après avoir été réduit à un degré d'épuisement et de marasme fort avancé. « Il se développa, dit M. Magendie, sur un œil, et ensuite sur l'autre, une petite ulcération au centre de la cornée transparente ; elle augmenta assez rapidement, et, au bout de quelques jours, elle avait plus d'une ligne de diamètre ; sa profondeur s'accrut dans la même proportion ; bientôt la cornée fut entièrement perforée, et les humeurs de l'œil s'écoulèrent au-dehors. Ce singulier phénomène fut accompagné d'une sécrétion abondante des glandes propres aux paupières (1). » Le défaut d'alimentation serait-il donc une des causes du ramollissement de la cornée ?

____

(1) *Précis élémentaire de physiologie.* Première édition, tome II, page 209.

Le premier but qu'on doit se proposer, dans le traitement de cette ophthalmie, est de combattre la violence de l'inflammation. On a conseillé d'appliquer des sangsues sur le milieu même de la paupière supérieure. Une seule suffit dans ce cas; M. Lawrence prétend qu'un plus grand nombre produit une évacuation sanguine trop abondante, et que l'enfant le plus robuste est réduit, même par l'emploi d'une seule sangsue, à un état de faiblesse et de pâleur qui contr'indique d'en employer un plus grand nombre (1). M. Baron fait appliquer ordinairement une sangsue à l'angle externe de chaque œil, et j'en ai vu résulter les plus heureux effets, même lorsque la tuméfaction des paupières était très-considérable. On doit en même temps laver les yeux avec un collyre d'eau de guimauve et d'eau de roses ou d'eau blanche. On a l'habitude, à l'hôpital des enfans de Vienne, de tenir continuellement sur les yeux des compresses imbibées d'eau froide. Enfin, il faut avoir soin de frotter les bords des paupières avec du cérat ou de l'onguent rosat, pour empêcher qu'elles ne s'agglutinent, ou pour les décoller lorsqu'elles sont prises.

M. Lawrence conseille de faire usage, aussitôt que les premiers symptômes inflammatoires sont combattus, des collyres astringens. On se sert ordinairement, à l'infirmerie ophthalmique, d'une solution de deux, trois ou quatre grains d'alun par once d'eau: on augmente successivement la dose de l'alun. Il faut avoir soin d'injecter cette eau entre les paupières trois ou quatre fois dans vingt-quatre heures, de manière à enlever tout le produit de la suppuration. Dans un grand nombre de cas, et lorsque l'inflammation n'a point encore gagné la conjonctive oculaire, on peut employer, dès le principe, les astringens. On se contente pres-

(1) *Traité pratique des maladies des yeux*, ou *Leçons faites à l'infirmerie ophthalmique de Londres*; traduit de l'anglais, et augmenté d'un *Précis sur l'anatomie pathologique de l'œil*; par C. Billard. Paris, 1830. in 8°.

que toujours, à l'infirmerie de Londres, de laver les yeux
de l'enfant avec une solution d'alun, et de lui administrer
la magnésie à l'intérieur; ce simple traitement réussit très-
bien. On peut encore employer avantageusement la solution
de nitrate d'argent : on en fait dissoudre un ou deux grains
dans une once d'eau, et l'on augmente successivement jusqu'à six grains; il faut également introduire cette dissolution entre les paupières.

CHAPITRE XV.

DE L'ICTÈRE DES NOUVEAU-NÉS.

Je définis l'ictère, la coloration jaune des tégumens ou
du tissu propre d'un ou de plusieurs organes. Cette définition générale embrasse toutes les variétés de forme, d'aspect et d'étendue de l'ictère, car il ne faut pas seulement
appliquer cette dénomination à la couleur jaune des tégumens du nouveau-né; nous allons voir tout à l'heure qu'elle
peut s'observer sur beaucoup de parties différentes, qu'elle
peut être locale ou générale, et offrir une intensité de couleur plus ou moins grande, suivant les sujets.

J'ai observé la coloration jaune qui constitue l'ictère, 4
fois au cerveau et à la moelle épinière; la pulpe cérébrale,
médiocrement ferme, offrait une belle couleur jaune répandue uniformément chez deux sujets, et se présentant
par plaques isolées chez les deux autres. Dans trois de ces
cas la substance de la moelle était d'un jaune assez foncé,
sa consistance était très-molle; et chez les deux sujets dont
la couleur jaune du cerveau était uniforme, il y avait en
même temps un ictère général des tégumens. Cette coloration jaune est analogue à celle que M. Lobstein a observée
chez un embryon, et qu'il a nommée kirronose.

Je n'ai jamais vu l'ictère des poumons, je les ai seulement trouvés infiltrés d'une sérosité jaune très-abondante ; mais j'ai vu chez un enfant ictérique le tissu du cœur et le péricarde d'un jaune safran très-prononcé. J'ai trouvé assez souvent le thymus plus ou moins jaune. Le tube intestinal, qui très-souvent offre à sa face interne une teinte jaune due au contact de la bile, a présenté deux fois à mon observation une coloration jaune qui existait à l'intérieur comme à l'extérieur de sa paroi, et qui se communiquait même au mésentère et au péritoine des parois abdominales. J'ai desséché et conservé une portion des parois de ce tube intestinal, et la coloration ictérique s'est parfaitement bien conservée. J'ai déjà parlé de la coloration jaune que l'on observe par stries dans le tissu des reins. Enfin, la vessie elle-même offre quelquefois à sa face interne une couleur jaune plus ou moins intense. Le foie est très-souvent jaunâtre chez les enfans naissans, et même j'y ai trouvé plusieurs fois une coloration fort intense chez des enfans qui n'étaient pas ictériques à l'extérieur; mais ce n'est pas ce qu'on observe le plus communément. On trouve les muscles jaunâtres, et le tissu cellulaire et adipeux qui les environne, parfaitement blanc. D'autres fois tout le système adipeux en général est jaune, et ni les tégumens, ni les muscles, ni les différens organes, n'offrent cette coloration. J'ai remarqué principalement deux fois cette couleur de la graisse chez des enfans naissans, de sorte que, lorsqu'on incisait transversalement la cuisse, la coupe du moignon présentait une ligne jaune circulaire, ayant pour siége le tissu adipeux sous-cutané, tandis que ni la peau qui était à l'extérieur, ni les muscles qui se trouvaient au centre, n'étaient jaunes. Avant cette dissection, on ne se fût pas douté que l'enfant était ictérique. Enfin, j'ai trouvé jusqu'au périoste et au tissu des os, teints en jaune, avec ou sans l'ictère général.

Les tégumens externes sont le siége le plus ordinaire de

l'ictère. Leur couleur varie du jaune tendre au jaune foncé tirant sur le vert; l'ictère de la peau est tantôt borné au visage, tantôt aux membres et au tronc ; il s'étend successivement de l'une de ces parties à l'autre, ou apparaît sur un point après avoir disparu sur une autre région. Dans le cas d'ictère cutané, la conjonctive est aussi très-souvent jaune ; mais il faut avouer que cette coïncidence existe bien moins souvent chez les enfans que chez les adultes. Il est fort commun de rencontrer la sérosité du tissu cellulaire de la plèvre du péricarde et du péritoine, teinte en jaune. La coloration de l'urine et des matières intestinales varie beaucoup; la suppuration des organes enflammés prend aussi assez souvent la couleur jaune ; enfin, le sérum du sang a presque toujours cette couleur.

Sur 80 cas d'ictère, j'ai trouvé 50 fois le foie et les vaisseaux abdominaux gorgés de sang, et j'ai compté 40 cas de congestion hépatique sans ictère. Dans les 80 cas d'ictère, je n'ai trouvé que deux fois la bile plus jaune et plus abondante qu'à l'ordinaire. J'ai presque toujours vu l'ictère des tégumens succéder à la coloration rouge de la peau chez les nouveau-nés : l'apparition de cette couleur se fait par degrés. Lorsque les enfans sont encore très-rouges, on remarque à la surface de la peau une nuance jaunâtre qui se distingue à peine de la couleur rouge; si l'on applique le doigt sur la peau, au lieu de blanchir, elle jaunit sous la pression, et redevient aussitôt rouge ; mais peu à peu l'ictère devient plus évident, et, vers le 3ᵉ, 4ᵉ ou 8ᵉ jour, il remplace tout-à-fait la couleur rouge, et se trouve à son tour remplacé par la coloration blanche ou rose tendre qui est propre à la peau des jeunes enfans; il semblerait donc que l'ictère fût la nuance ou la couleur intermédiaire entre la congestion tégumentaire des nouveau-nés, et la couleur blanche propre à leurs tégumens.

Il résulte des faits dont je viens d'exposer le résumé général : 1° que l'ictère, étant quelquefois local, ne peut dépendre d'une cause générale qui étendrait son influence morbide sur toutes les parties du corps, comme les maladies du foie par exemple. M. Lobstein a d'ailleurs observé la coloration jaune de la moelle à une époque antérieure à la possibilité de la sécrétion biliaire; 2° que le foie et la bile se trouvant, dans les cas d'ictère, dans des circonstances très-variables, il est difficile d'expliquer quel pourrait être l'état pathologique de cet organe, ou du produit de sa sécrétion propre à causer l'ictère; 3° que cependant la congestion sanguine du foie et des tégumens existant le plus souvent avec l'ictère, il serait possible que le séjour de ce liquide dans les organes, et le dépôt du sérum qu'il renferme, et qui est presque toujours jaune, coloration qu'il emprunte, soit au principe colorant de la bile, comme semblent le prouver les expériences de M. Chevreul, soit à une source qui nous est encore inconnue, fût la cause de l'ictère. Mais ici nous établissons une simple présomption environnée seulement de quelques probabilités.

Dans tous les cas, l'ictère des nouveau-nés n'est point une maladie; il faut abandonner à la nature le soin de dissiper cette coloration momentanée, et ne prescrire à l'enfant des médicamens, que lorsque, dans le cours et indépendamment de l'ictère, il survient des affections des organes cérébraux, thoraciques ou abdominaux.

Les pathologistes anglais, parmi lesquels je citerai Armstrong, Underwood et M. Dewees, ont établi une distinction entre l'ictère des nouveau-nés et l'ictère symptomatique d'une affection du foie; ils ont fondé cette distinction sur ce que, dans ce dernier cas, les évacuations alvines étaient blanches ou jaunâtres, les larmes et le produit des diverses sécrétions morbides également teints en jaune. Ces caractères de l'ictère pathologique, si je puis me servir de ce mot, indiquent seulement un degré plus intense de l'ictère ordinaire ; mais ils n'établissent pas une différence assez fondée pour que nous puissions modifier dans ce cas notre plan thérapeutique. Nous ne devons le faire que lorsqu'une maladie plus ou moins grave survient chez les enfans ictériques. L'ictère symptomatique des maladies du foie étant une maladie commune à tous les âges, ne mérite point une place dans cet ouvrage.

CHAPITRE XVI.

TISSUS ACCIDENTELS CHEZ LES NOUVEAU-NÉS.

Les tissus accidentels et sans analogie dans l'économie, sont très-rares chez les nouveau-nés ; car ils semblent être le produit ordinaire des modifications organiques que la nutrition apporte dans le tissu des organes pendant le cours de la vie. Je n'ai trouvé que deux sortes de tissus accidentels sur le nombre assez grand de cadavres d'enfans naissans, ouverts dans le service de M. Baron, pendant l'année 1826. Ces deux sortes de tissus sont le squirrhe et les tubercules.

Par une singularité frappante, j'ai trouvé le squirrhe dans un des organes où il ne se présente presque jamais chez l'adulte, dans le tissu du cœur : voici l'histoire de ce fait curieux.

84ᵉ OBSERVATION.

Squirrhe du cœur. — Courtini, âgé de trois jours, est déposé à la crèche de l'hospice des Enfans-Trouvés, le 4 novembre 1826, et il meurt le lendemain sans avoir été observé. L'autopsie cadavérique est faite vingt-quatre heures après la mort : l'extérieur de l'enfant offre un certain embonpoint, ses tégumens sont violacés. On trouve une congestion passive générale du tube intestinal. Les poumons sont sains ;

le cœur, qui a son volume ordinaire, offre à sa partie anté-rieure et sur la ligne inter-ventriculaire, trois saillies blan-châtres, de volume inégal, aplaties antérieurement, et très-rapprochées les unes des autres. La plus volumineuse est voisine de la base du cœur; celle dont la grosseur est moyenne s'approche davantage du sommet de l'organe, elle est comme découpée à l'un de ses bords; enfin la plus petite se trouve entre les deux précédentes. Elles sont in-crustées dans l'épaisseur de la paroi du ventricule gauche et de la cloison inter-ventriculaire; leur face profonde fait une saillie à la face interne de la cavité du cœur, mais elle ne s'y montre pas à nu. Lorsqu'on les incise elles crient sous le scalpel, et offrent à leur coupe des fibres étroite-ment entrecroisées, dont l'aspect et la forme sont analo-gues à celles du tissu squirrheux (1). Mise en contact avec l'acide nitrique, cette substance se crispe aussitôt, et noir-cit; elle offre le même phénomène sur des charbons ardens, où elle ne fond point en fusant comme le fait la graisse; enfin elle n'imprime aucune tache au papier non collé, contre lequel je la frotte assez long-temps. Les parties environnantes du tissu du cœur étaient parfaitement saines; tout porte donc à croire que ces tumeurs n'étaient point formées par du tissu adipeux. Je ne sais à quelle cause attribuer la formation de ce tissu chez un enfant qui, nécessairement, a dû apporter en naissant cette désorgani-sation. Je n'ai pu malheureusement me procurer de ren-seignemens sur la santé de sa mère.

Tubercules. — On possède plusieurs exemples de tuber-cules observés dans différentes parties du corps du fœtus. J'ai trouvé des granulations tuberculeuses dans le péritoine d'un enfant mort quatre jours après sa naissance; sur deux fœtus morts-nés, j'ai observé une transformation tubercu-

(1) Consultez l'Atlas, planche 8.

leuse bien évidente de quelques glandes mésentériques.
OElher a trouvé les glandes mésentériques tuméfiées, dures,
adipiformes, en un mot scrofuleuses, non-seulement chez
les fœtus nés de mères scrofuleuses, mais encore chez
quelques-uns dont les mères n'offraient aucune trace de
cette maladie (1). Les granulations tuberculeuses de la rate
et du foie ne sont pas très-rares chez les enfans naissans;
j'en ai vu sur cinq enfans, dont deux avaient en même
temps des tubercules du poumon. On doit éviter de prendre pour des transformations organiques accidentelles,
les tumeurs résultant de la duplicité monstrueuse par inclusion, et dans lesquelles se rencontrent des débris de fœtus.

Les tubercules du poumon s'observent aussi chez des
enfans morts-nés, ou nés avant terme. M. Husson a rapporté à l'Académie royale de médecine, avoir disséqué
deux enfans, l'un né mort au septième mois de la grossesse,
l'autre qui ne vécut que huit jours, et qui ont présenté des
tubercules ramollis et déjà en suppuration; le premier
dans le poumon, quoiqu'il provînt d'une mère bien portante et non phthisique, et le second dans le foie (2).

J'ai rencontré dans l'année 1826 quatre cas de tubercules pulmonaires; ces enfans sont morts âgés d'un mois,
deux mois, trois mois et cinq mois. Tous, à l'époque de la
naissance, offraient un état de fraîcheur et d'embonpoint
qui ne permettait pas de supposer l'existence de l'altération
organique dont ils étaient atteints. Ils sont peu à peu tombés dans l'étiolement et le marasme; leur ventre s'est ballonné, leur cri a quelquefois été altéré, et chez deux
d'entre eux la percussion n'offrait point la sonoréité naturelle à cet âge; cette circonstance avait porté M. Baron à

(1) Désormeaux, art. *OEuf* (path.) du *Dict. de Médecine*, tome XV;
page 402.

(2) *Idem.*

supposer, chez l'un deux, l'existence des tubercules que l'on découvrit en assez grand nombre à l'autopsie cadavérique. Aucun de ces enfans n'a présenté les symptômes propres à la phthisie des adultes, tels que le catarrhe bronchique, les hémoptysies, les sueurs et le dévoiement colliquatif. Un d'eux seulement a été affecté d'un dévoiement très-abondant, et l'on a trouvé les glandes mésentériques tuberculeuses, et des ulcères folliculeux dans les intestins : c'était sur l'enfant âgé de cinq mois. L'un d'eux a offert, pendant trois jours, des symptômes qui nous firent croire à l'existence d'une angine laryngienne fort intense ; il mourut suffoqué. On trouva, à l'ouverture du cadavre, la trachée-artère, les bronches et les poumons dans l'état suivant : la plèvre costale et pulmonaire était parsemée d'un grand nombre de petites granulations blanches légèrement proéminentes ; le larynx et la trachée-artère étaient sains ; les bronches contenaient, à leur origine, quelques mucosités écumeuses ; la bronche gauche était remplie d'un fluide épais et puriforme. Il existait à la racine du poumon gauche une masse tuberculeuse, irrégulière, encore à l'état de crudité, comprimant et embrassant par son développement la branche correspondante qu'elle avait aplatie de manière à permettre à peine le passage de l'air. La membrane interne de cette bronche n'était rouge et tuméfiée qu'au niveau du rétrécissement. Le tissu du poumon était blanchâtre, flasque et comme flétri ; ses rameaux bronchiques étaient affaissés sur eux-mêmes. L'autre poumon, très-perméable à l'air, présentait un aspect parfaitement sain ; quelques petites granulations tuberculeuses, blanchâtres et transparentes étaient disséminées dans le tissu du poumon.

En général, les tubercules pulmonaires se sont montrés chez les enfans que j'ai disséqués, sous la forme de granulations transparentes, petites et arrondies, disséminées à la surface et dans le tissu du poumon, soit aux dernières extrémités bronchiques, soit dans les espaces qui les séparent, tandis que des tubercules beaucoup plus avancés, et même réduits en suppuration, se sont montrés aux racines des bronches ou le long de la trachée-artère (1). Il semblerait donc, d'après cela, que la transformation tuberculeuse des ganglions lymphatiques situés à la racine des poumons et au voisinage des rameaux bronchiques, aurait lieu d'abord, et que ce ne serait que consécutivement à cette transformation qu'apparaîtraient les tubercules pulmonaires. Ne pourrait-on pas supposer aussi que, dans le principe, les tubercules pulmonaires consisteraient en de petites granulations, d'abord transparentes et molles, mais qui, en se multipliant, se rapprochant et s'agglomérant, constitueraient les masses tuberculeuses que nous rencontrons dans les poumons à un âge plus avancé? Cette forme des tubercules pulmonaires, plus commune que toute autre au début de la vie, semble nous dévoiler par là le mode primitif du développement des tubercules dans le tissu des poumons.

CHAPITRE XVII.

ALTÉRATION DU SANG.

J'AI trouvé le cadavre de trois enfans morts-nés, dans un état de décomposition générale, que je ne sais à quelle cause attribuer, et sur lesquels j'ai cru voir une altération du sang bien caractérisée (2). Le petit nombre de faits bien

(1) Consultez l'Atlas, planche 9.

(2) Dans ces trois cas, on n'a pu connaître l'état dans lequel la mère elle-même pouvait être au moment de l'accouchement. Nul doute que la santé de la mère n'influe directement sur celle de l'enfant; mille exemples l'ont démontré depuis long-temps, et, dans les cas dont il s'agit, il est

avérés publiés dans ces derniers temps sur les altérations
des fluides dans les maladies, ne permettant point encore
d'établir à cet égard de théorie fixe et positive, je me contenterai de signaler les faits que j'ai observés, pour qu'ils
puissent servir à l'histoire des maladies des fluides.

J'ai trouvé, sur huit enfans qui n'avaient pas vécu au-delà
de 11 jours, et qui avaient succombé à des pneumonies et
des gastro-entérites, une décoloration générale du cadavre,
accompagnée d'un marasme complet sans décomposition des
tégumens ni destruction de l'épiderme. Lorsqu'on incisait
les différentes parties du corps, il s'en écoulait en abondance un sang liquide très-peu lié, et d'une couleur chocolat; la membrane muqueuse du tube digestif offrait chez
presque tous ces enfans la décoloration et le ramollissement
blanc que j'ai décrits au chapitre des maladies du tube digestif. Le foie était gorgé d'un sang fluide, et semblable
pour la couleur à celui des tégumens; les poumons, décolorés et mollasses, renfermaient le même fluide; le cœur,
également pâle et flasque, offrait la même congestion. Les
ouvertures fœtales étaient oblitérées chez presque tous; quelques-uns d'entre eux avaient le cerveau ferme et sans injec-

possible qu'il y ait eu quelque coïncidence analogue. On lit, dans les
Archives gén. de Méd., tom. XV, pag. 92, l'observation d'une décomposition du sang accompagnée de pétéchies générales chez une femme
morte presqu'au terme de sa grossesse. Voici ce qu'on trouva chez le fœtus
encore contenu dans l'utérus : Il était recouvert, comme à l'ordinaire,
d'un enduit caséeux, mais l'épiderme était enlevé aux pieds, aux mains
et au scrotum. Il n'existait aucune ecchymose à toute la surface du corps.
Le cerveau était injecté d'un sang liquide et aqueux, les poumons *parse-*
més de taches purpurines de la dimension d'une épingle, de même que le
péricarde, le cœur et l'origine des gros vaisseaux. Le foie, la rate, le canal
intestinal, les reins et la vessie, étaient dans l'état normal.

Tout le sang qui s'écoula des diverses parties pendant qu'on en faisait
la section, *ainsi que celui qui était contenu dans les différens vaisseaux de
la mère et du fœtus, était liquide, violet, analogue à du carmin délayé en
grande proportion dans l'eau.* Nulle part on ne rencontra le moindre caillot.

tion; chez le plus grand nombre, il était ramolli, et chez deux d'entre eux, je l'ai trouvé décomposé, et répandant l'odeur d'hydrogène sulfuré que j'ai signalée plus haut. J'ai trouvé chez 4 enfans le foie également ramolli, et répandant la même odeur. La bile ne m'a jamais rien présenté de particulier; mais tous les tissus étaient remarquables par leur mollesse, leur flaccidité et leur état voisin d'une véritable décomposition cadavérique. Chez plusieurs d'entre eux, les membres étaient œdémateux, et la peau avait la blancheur inanimée de la cire. Tous ont offert, avant leur mort, une prostration très-marquée, une lenteur extrême de la circulation; leur cri était faible et mourant; leur poitrine se dilatait à peine; ils restaient deux ou trois jours dans une espèce d'agonie que la mort venait terminer sans donner lieu à aucun symptôme particulier.

Ainsi, la mort de ces enfans semblait être causée plutôt par une sorte de décomposition spontanée des fluides et des solides, que par les progrès d'une maladie inflammatoire ou d'une lésion organique quelconque. Cette sorte de mort par décomposition ne ressemble-t-elle pas plutôt à la dissolution qui flétrit et désorganise les végétaux, qu'à ces altérations qui surviennent au sein des organes chez les êtres doués de toute la plénitude de la vie, et qui, en succombant, offrent des symptômes de réaction, que nous considérons, dans un sens métaphorique, comme l'effet d'une sorte de lutte qui s'établit entre la mort et la vie (1)?

(1) Nous placerons ici, quoiqu'elles n'aient peut-être qu'un rapport indirect avec les faits qui précèdent, des observations intéressantes, publiées par la docteur Joerg, dans son ouvrage sur les maladies des enfans (*über die kinderkrankheiten*, etc., page 310). Une maladie très-importante de la peau des nouveau-nés, dit-il, est celle qui est caractérisée par un état particulier de l'épiderme, qui fait qu'il se détache au moindre attouchement, de la plante des pieds, des orteils, de la paume des mains, des doigts, et quelquefois même de toute la surface du corps. J'ai observé seulement une fois ce dépouillement général de la peau chez un enfant

DISSERTATION

MÉDICO-LÉGALE

SUR LA VIABILITÉ,

CONSIDÉRÉE DANS SES RAPPORTS AVEC LA PATHOLOGIE DES NOUVEAU-NÉS.

La viabilité est l'aptitude à la vie extrà-utérine; elle doit consister non-seulement dans l'état normal des organes du nouveau-né, mais encore dans l'absence de toute cause physique ou pathologique capable de s'opposer à l'*établissement* et au *prolongement* de la vie indépendànte; ainsi, comme le dit M. le professeur Orfila, un enfant peut avoir vécu, et ne pas avoir été regardé comme viable, parce qu'il

venu parfaitement à terme et plein de vie; mais je l'ai rencontré plus fréquemment aux mains et aux pieds. Dans tous les cas, il était évident que la mère avait été affectée de syphilis pendant sa grossesse. Aucun des enfans atteints de cette maladie *n'a vécu plus de quatre ou cinq jours*, et, quoique venus à terme, *ils étaient tous maigres et débiles.* Les parties dépouillées d'épiderme s'enflamment, et cette circonstance, jointe à la faiblesse extrême des individus, contribue puissamment à abréger leur existence. J'ignore absolument quelle peut être la nature de cette maladie. Cet état de la peau aux mains et aux pieds est quelquefois accompagné d'une éruption pustuleuse sur diverses parties du corps, différant essentiellement de la petite-vérole par la forme et l'aspect des boutons. Elles ressemblent, au contraire, beaucoup aux pustules de vaccine vers le douzième ou le treizième jour de l'éruption. Il m'a été aussi tout-à-fait impossible de savoir à quoi m'en tenir sur la nature et la marche de cet exanthème, à cause de la rapidité avec laquelle succombent tous les enfans atteints de cette singulière maladie. (*Archives gén. de méd.*, tome XXIII, pag. 560.)

offrait dans son organisation quelque vice qui s'opposait à ce que la vie se prolongeât; un autre enfant né vivant peut périr dans les premiers jours de sa vie, quoiqu'il fût viable (1).

La question de viabilité a donc besoin d'être traitée sous le rapport des causes pathologiques qui sont capables de s'opposer à l'établissement de la vie; il faut pouvoir apprécier ces causes à leur juste valeur. Il me paraît utile de rechercher jusqu'à quel point les vices de conformation et les maladies que l'enfant apporte en naissant, sont susceptibles d'entraver l'établissement de la vie, car toutes les maladies congénitales ne sont pas des causes de non-viabilité : les unes ne s'opposent nullement à ce que la vie indépendante s'établisse, et se prolonge plus ou moins longtemps; les autres offrent seulement quelques entraves au développement des phénomènes de la vie; les dernières, enfin, sont des causes inévitables de la mort de l'enfant. Il s'agit de discerner la nature et l'influence de chacune d'elles : cette étude est le but de cette dissertation.

Je passerai en revue les divers appareils et les principaux organes de l'économie, et j'examinerai successivement leurs vices de conformation, et les maladies qui peuvent s'y développer pendant l'évolution fœtale. Je diviserai ce travail en deux parties : la première comprendra l'étude des maladies congénitales, et celle de leur influence sur le développement de la vie; je ferai, dans la seconde, l'application de ces données à la médecine légale (2).

(1) *Leçons de médecine légale*, 2ᵉ édition, p. 511.

(2) Les faits qui fournissent la matière de cette dissertation, étant puisés dans les observations nombreuses qui précèdent, il est impossible qu'on ne trouve pas ici des répétitions; mais, en y réfléchissant, on verra qu'il était indispensable de rappeler tous les exemples qui concourent à la démonstration de chacun des points qu'il s'agissait d'éclairer.

PREMIÈRE PARTIE.

ÉTUDE DES VICES DE CONFORMATION ET DES MALADIES CONGÉNITALES.

§ Ier. *Vices de conformation et maladies congénitales de la peau.* — Il faut se garder de prendre pour une maladie congénitale de la peau, la rougeur intense des tégumens chez les nouveau-nés, et l'exfoliation de l'épiderme qui survient quelques jours après la naissance : ce sont des phénomènes naturels.

L'absence de la peau sur une ou plusieurs parties du corps du fœtus, a été observée dès la plus haute antiquité, puisque l'on trouve cette lésion signalée dans les écrits d'Hippocrate, qui en a fait le sujet de quelques réflexions très-judicieuses (1). Ce vice de conformation ne peut s'opposer à l'établissement de la vie du nouveau-né, que lorsqu'il coïncide avec une autre difformité, ou qu'il met à découvert un organe essentiel à la vie. Ainsi, l'absence de la peau avec plaie aux membres ou à la face, est susceptible de se cicatriser après la naissance, et ne nuit en rien à l'exécution des fonctions de la vie; mais, lorsque l'absence de la peau résulte d'un arrêt de développement dans les parois thoraciques, abdominales ou crâniennes, ce vice de conformation doit être mortel, car il prive des organes importans de leurs tégumens, et les expose ainsi aux affections les plus graves et les plus funestes.

Les excroissances cutanées que l'on rencontre à la face, aux mains et aux pieds, ne sont pas des causes de non-viabilité, à moins qu'elles ne soient accompagnées d'un défaut de développement de la membrane tégumentaire sur d'autres points, ce qui est assez fréquent, suivant la remarque

(1) *De geniturâ, cap.* 6.

de Meckel. Ainsi, l'excroissance cutanée qu'on voit saillir
au front chez les fœtus cyclopes, n'est une difformité dangereuse que parce qu'elle coexiste avec un autre vice de
conformation. Les excroissances cutanées que l'on rencontre seules au visage, peuvent s'enlever, et guérir sans
nuire même à la santé du nouveau-né.

Les excroissances cornées sont dans le même cas ; mais
leur existence sur les fœtus humains n'est encore rien moins
que prouvée, et le passage que Haller a consacré à leur histoire, n'est fondé que sur des faits qui ne paraissent pas
très-authentiques.

Le développement exagéré du système pileux chez l'enfant naissant, doit être considéré comme la persistance
anormale des poils, qui, vers le milieu de la vie intrà-utérine, couvrent le fœtus, et qui tombent ordinairement
avant la naissance. Loin de regarder ces enfans comme des
animaux privés des facultés, et par conséquent des droits
de l'homme civilisé, ainsi que l'ont fait, au rapport de
Haller, quelques hommes ignorans (1), il faut observer
avec soin ces enfans, et s'assurer si d'autres aberrations organiques ou quelque maladie des organes internes, ne s'opposent pas à l'établissement de la vie, car ce simple développement anormal du système pileux n'est point une cause
de non-viabilité. Ces poils tombent quelque temps après la
naissance, et l'enfant cesse d'offrir l'anomalie superficielle
et passagère que l'ignorance seule pouvait confondre avec
les tégumens d'un animal.

Les altérations de couleur de la peau peuvent se rapporter
aux pétéchies, à l'albinisme et à la cyanose. L'albinisme ne
s'oppose nullement à la viabilité ; les pétéchies et la cyanose, que l'on a plusieurs fois observées chez des enfans
naissans, ne sont ordinairement que des symptômes d'affections plus ou moins graves, qui, sans doute, peuvent s'op-

____

(1) *Opera minora.* — De monstris, lib. 1.

poser à l'établissement de la vie; mais il faut faire attention à ces lésions plutôt qu'aux modifications du pigment cutané, qui n'est d'aucune importance quand on le considère isolément. Quant à l'albinisme, il ne s'oppose jamais à ce que la vie se prolonge plus ou moins long-temps; car on voit des albinos arriver à un âge assez avancé (1).

Les ecchymoses, les bosses sanguines, les meurtrissures des tégumens, qui résultent ordinairement d'une congestion sanguine locale ou générale, doivent toujours être considérées dans leur rapport avec les causes qui les déterminent; elles ne peuvent rien signifier par elles-mêmes. Les taches et les tumeurs érectiles, qu'on a désignées par le terme général de *nævi materni*, ne s'opposent point à ce que les enfans soient viables, parce qu'ils peuvent vivre long-temps avec cette infirmité, qui ne devient mortelle qu'autant qu'elle est considérable, et qu'elle fait des progrès rapides.

Les inflammations congénitales de la peau méritent de fixer l'attention du médecin légiste. On a vu des enfans naître avec la rougeole et la variole. Bartholin, Boërhaave, Van-Swieten, Vogel, Jenner, Mauriceau, MM. Rayer, Dugès et autres, en ont rapporté des exemples. Quelques-uns de ces enfans étaient faibles et avortés; ils sont morts peu de temps après la naissance. M. Lobstein a également donné l'histoire d'un pemphigus congénital observé chez un enfant naissant. On a vu quelques enfans guérir de ces affections, et vivre plus ou moins long-temps. Par conséquent, si ces inflammations congénitales de la peau ne sont accompagnées ni d'un vice de conformation ni d'une autre maladie plus grave, on doit les considérer comme un obstacle à l'établissement de la vie indépendante, plutôt que comme une cause nécessaire de non-viabilité.

(1) J. Geoffroy-Saint-Hilaire, *Histoire générale et particulière des anomalies de l'organisation dans l'homme et les animaux.* Paris, 1832, in-8°, fig.

L'endurcissement ou l'œdème du tissu cellulaire n'existe jamais seul; il est presque toujours accompagné d'un état de congestion sanguine des principaux organes, et surtout de l'appareil circulatoire et respiratoire. Cette congestion nuit évidemment à l'établissement de la vie, et empêche, comme nous le verrons plus bas, l'enfant d'être viable. Ce n'est donc point ici l'œdème seul qui doit diriger notre jugement, lorsqu'il s'agit de prononcer sur la viabilité; nous devons remonter à l'examen des lésions qui le compliquent. Quant aux enfans qui, comme celui dont Uzembezius nous a laissé l'histoire, naissent si froids et si durs qu'on pourrait les prendre pour une *statue de marbre*, aucun doute ne peut s'élever sur la viabilité, puisqu'ils sont presque toujours nés morts. Cette sorte d'endurcissement du tissu cellulaire et adipeux, est d'ailleurs ordinairement l'effet d'une décomposition cadavérique.

§ II. *Appareil digestif.* — L'absence de la cavité buccale, et même l'absence de l'ouverture antérieure de la bouche, que remplace seulement un orifice irrégulier situé sur un point quelconque de la cavité buccale, doit être considérée comme une cause de non-viabilité : car il est impossible que l'enfant, qui ne vit plus par le moyen de sa mère, puisse exercer la succion et la déglutition; il est même impossible qu'on lui introduise des boissons dans les voies digestives. Il n'en est pas de même de l'occlusion plus ou moins complète de l'orifice de la bouche, par suite de l'agglutination des bords des lèvres; cette difformité ne s'oppose pas impérieusement à ce que l'enfant soit viable; car on peut, à l'aide d'une opération, rétablir l'ouverture des voies digestives. Mais, lorsque l'absence de la bouche coïncide avec un vice de conformation de la face ou du crâne, je crois qu'on doit regarder cette monstruosité comme une cause de non-viabilité.

Je dirai la même chose de la division congénitale des lèvres, de la voûte palatine et du voile du palais. L'enfant peut vivre très-long-temps, soit qu'on l'abandonne sans chercher à remédier à cette infirmité, soit qu'on le soumette à une opération qui le plus souvent est couronnée de succès. Il en est de même de l'imperfection de la langue et de la luette. Le développement énorme de la langue n'est point un obstacle insurmontable aux fonctions de la vie. On trouve, dans le tome 15e du Journal de médecine de Vandermonde, l'histoire d'un enfant né avec une langue monstrueuse, dont l'extrémité inférieure adhérait aux gencives de la mâchoire inférieure par une tumeur spongieuse grosse comme une petite aveline. Par la suite, cette tumeur se confondit avec le tissu de la langue, et celle-ci s'accrut toujours à mesure que l'enfant avançait en âge. Pendant ce temps, l'enfant ne vivait que d'alimens liquides : il s'était habitué à exercer la succion en retirant la mâchoire inférieure beaucoup plus en arrière que la supérieure; et, plus tard, toujours instruit par le besoin, il savait disposer sa langue et sa mâchoire de manière à mâcher, et à articuler des sons. Ainsi, malgré cette infirmité, cet enfant était viable, et il l'était d'autant plus qu'on aurait pu retrancher une partie de la langue, et rétablir ainsi la forme et les usages propres à cet organe. Les enfans naissans présentent quelquefois des congestions passives de la bouche et de la langue, qui ne peuvent en rien nuire au développement de la vie.

L'étroitesse extrême du pharynx, que j'ai vu coexister avec celle de la langue, nuit à la facilité de la déglutition, mais ne peut être considérée comme une cause de non-viabilité.

Les vices de conformation de l'œsophage sont presque tous mortels ; un seul, le rétrécissement congénital, peut encore permettre à l'enfant d'avaler des boissons, quoiqu'il le fasse avec difficulté; mais il n'en est pas de même de l'oblitération, de la scission ou de la duplicité du canal œsophagien. Les enfans affectés d'oblitération de l'œsophage peuvent offrir des vices de conformation apparens à l'extérieur, et dont la vue seule éloigne tous les doutes qui pourraient s'élever sur la question médico-légale que nous traitons; tel est le cas que M. Lallemand, de Montpellier, a rapporté dans sa dissertation inaugurale. Le docteur Sunderland, médecin à Barmen, a fait connaître l'histoire d'un enfant né à terme, paraissant bien portant, et qui mourut au bout de huit jours, après avoir continuellement vomi les alimens qu'on voulait lui faire prendre. On trouva, à l'ouverture du corps, que le cardia manquait; l'estomac adhérait, dans cet endroit, au diaphragme par du tissu cellulaire (1). Avec un tel vice de conformation, un enfant doit nécessairement périr. Le même résultat fâcheux doit avoir lieu toutes les fois que le canal œsophagien est obstrué, interrompu, dévié de sa direction naturelle, ou divisé en plusieurs parties.

L'inflammation congénitale de l'œsophage, sans s'opposer complètement à la viabilité, peut entraver l'exercice de la vie, et causer la mort de l'enfant. J'ai trouvé sur deux enfans morts, peu de temps après leur naissance, des ulcérations qui, certainement, s'étaient développées dans l'œsophage pendant les derniers momens de la vie intrà-utérine, et qui, par les progrès qu'elles ont faits après la naissance, ont beaucoup contribué à hâter la mort de ces enfans. Il est possible de rencontrer chez un nouveau-né un ramollissement gélatiniforme de l'œsophage; l'enfant vomit alors tout ce qu'on lui fait prendre; il ne tarde pas à tomber dans le marasme, qui résulte de son défaut d'alimentation; et, comme les progrès de la désorganisation vont toujours croissant, on peut trouver l'œsophage perforé lorsque l'on fait l'ouverture du cadavre. Le ramollissement

____

(1) *Journal complémentaire du Dictionnaire des sciences médicales*, tome VIII, page 369.

gélatiniforme étant déjà une désorganisation de tissu, et cette désorganisation, commencée ou achevée avant la naissance, ne pouvant guérir ni se cicatriser, je pense qu'on doit regarder cette altération de l'œsophage comme une cause inévitable de la mort; par conséquent les enfans qui en sont atteints en naissant ne sont pas viables, les chances de la vie sont pour eux trop incertaines.

L'estomac n'offre guère d'anomalies que sous le rapport de sa situation et de sa forme. Le déplacement de l'estomac n'est point un obstacle à la vie; il peut très-bien remplir ses fonctions, quand bien même il se trouve situé à droite au lieu d'être à gauche de l'abdomen, ou lorsqu'il fait saillie dans la cavité thoracique. La condition essentielle est que ces orifices soient libres; cependant, s'il se trouvait adhérent à des parties avec lesquelles il n'a, dans l'état naturel, aucune communication; si, par exemple, il s'ouvrait dans le colon, ou occupait la place du rectum, ainsi qu'on en a rapporté des exemples assez invraisemblables il est vrai, on conçoit qu'une telle infirmité pourrait être regardée comme une cause de non-viabilité.

Les maladies congénitales de l'estomac consistent dans des congestions sanguines ou des inflammations à différens degrés. Les congestions de l'estomac sont fort communes chez les nouveau-nés; par conséquent il ne faut y attacher qu'une faible importance sous le rapport de la viabilité. Quant aux inflammations congénitales, elles sont pour l'ordinaire la source d'accidens graves. La gastrite congénitale consiste presque toujours en une quantité plus ou moins considérable d'ulcérations, dont les bords sont d'un rouge carmin très-éclatant, et dont le fond est jaune. Ces ulcères résultent de la désorganisation des follicules mucipares de l'estomac. Les parties de la membrane muqueuse qui les environne restent blanchâtres, malgré cette inflammation, et l'estomac renferme ordinairement une quantité plus ou moins considérable de matières noirâtres et sanguinolentes; résultant d'une exhalation sanguine qui s'est faite probablement par les ulcères, à la surface du ventricule. Dans ce cas, l'enfant n'offre à l'extérieur aucun signe de la phlegmasie dont il est atteint; il a même presque toujours de l'embonpoint; mais, aussitôt qu'il est séparé de sa mère, et que la digestion stomacale devient pour lui de la plus grande nécessité, alors il tombe dans le marasme, et vomit ce qu'on lui fait boire; des matières brunâtres, semblables à celles que j'ai dit exister à la surface de l'organe, sont rendues avec les vomissemens; et il ne tarde pas à périr, si ces ulcères, au lieu de se cicatriser, s'élargissent et deviennent plus nombreux. Cette altération phlegmasique de l'estomac doit être rangée parmi les causes propres à entraver le développement de la vie.

Le ramollissement gélatiniforme de l'estomac survient quelquefois si promptement après la naissance, qu'on serait porté à croire qu'il existait déjà pendant la vie intrà-utérine. Si l'on trouvait donc cette altération chez un enfant qui serait mort le lendemain ou le surlendemain de sa naissance, devrait-on le déclarer viable? Je ne le pense pas, parce que, suivant toutes probabilités, cette altération existait au moment de la naissance; et elle est ordinairement si rapide dans sa marche, et si funeste dans ses résultats, qu'un enfant qui naît avec elle doit être considéré comme devant nécessairement mourir, et par conséquent comme n'étant pas né viable.

Les vices de conformation du tube intestinal sont très-nombreux, on en possède un grand nombre d'exemples, et ils ont été presque tous signalés dans le savant ouvrage de M. Mckel (1). Le docteur Schaefer a publié un mémoire (2),

---

(1) *Manuel d'anatomie générale descriptive et pathologique,* trad. de l'allemand, par Jourdan et Breschet. Paris, 1825, 3 vol. in-8°.

(2) *Journal complémentaire du Dict. des sciences médicales,* tome 24.

où sont également indiquées les principales anomalies du canal digestif. Celles qui doivent ici fixer notre attention sont les interruptions des intestins, leur rétrécissement et leur oblitération. Toute interruption du canal intestinal doit être considérée comme une cause de mort. L'oblitération des intestins sera plus ou moins dangereuse suivant sa position. Ainsi on doit regarder comme non-viable un enfant ayant une oblitération intestinale au duodénum, dans un point de l'intestin grêle, au cœcum, à la courbure iliaque du colon, et aux deux tiers supérieurs du rectum; mais lorsque le rectum existe, et que son oblitération a lieu près de l'orifice de l'anus, l'enfant peut être encore considéré comme viable, puisqu'on est parvenu plusieurs fois à rétablir l'ouverture de l'anus, en pratiquant une incision sur le cul-de-sac formé par l'oblitération du rectum. Lorsque cet intestin manque, bien qu'il soit possible de pratiquer un anus artificiel à la courbure iliaque du colon, je regarde cependant cette infirmité comme une cause de non-viabilité, attendu que l'opération qu'on doit pratiquer en pareil cas, a, jusqu'à ce jour, presque toujours causé la mort des enfans, tandis qu'il n'en est pas de même quand il s'agit simplement de faire une incision superficielle au périnée. Les rétrécissemens plus ou moins nombreux qu'on trouve quelquefois le long du canal digestif, sont seulement propres à nuire à l'établissement de la vie, et ne doivent pas être considérés comme la cause d'une mort inévitable.

Les congestions et les hémorrhagies intestinales, qui s'observent très-souvent chez des enfans naissans, les altérations phlegmasiques, telles que l'inflammation et l'ulcération des follicules muciparos, sont également des accidens graves, mais non absolument mortels chez les nouveau-nés. Il n'est pas très-rare de voir ces enfans rendre par les selles, avec ou après l'évacuation du méconium, une quantité

plus ou moins grande de sang, qui résulte d'une exhalation
intestinale ayant pour cause la congestion des intestins. Les
enfans ne succombent pas toujours, surtout dans nos climats, à cette espèce de dysenterie qui en moissonne, au
contraire, un grand nombre en Amérique, où le choléra
des enfans règne épidémiquement. Du moment où il est
prouvé que des enfans peuvent survivre à cette maladie,
on doit admettre qu'elle n'est pas essentiellement mortelle.
Il n'en est pas de même du ramollissement blanc ou pultacé
de la membrane muqueuse intestinale; j'ai vu trois fois
cette désorganisation de la membrane interne des intestins
chez des enfans qui, nés pâles et débiles, étaient morts
très-peu de temps après la naissance. Je regarde ce ramollissement comme une véritable désorganisation du tissu
muqueux, que rien ne peut régénérer, et qui, par conséquent, est tout-à-fait incapable de remplir les fonctions digestives, qui sont si importantes au début de la vie, et surtout à un âge où la nutrition est la fonction dominante et
essentielle de l'économie. On se gardera de confondre ce
ramollissement avec l'enduit muqueux qui tapisse ordinairement la face interne du tube digestif des enfans. Ainsi
donc, je pense qu'il faudra déclarer non-viable un enfant
qui apportera en naissant un ramollissement général et
complet de la membrane interne des intestins.

§ III. *Appareil urinaire.* — L'absence d'un rein n'est
point un obstacle à l'établissement de la vie, non plus que
la néphrite calculeuse qu'on trouve quelquefois chez les
nouveau-nés; mais l'hydropisie de cet organe, qu'on rencontre quelquefois chez l'enfant naissant, est réellement un
cas de non-viabilité. Voici comment a lieu cette hydropisie
congénitale : un obstacle, soit par rétrécissement, soit par
oblitération, existe dans un point quelconque de l'uretère;
à mesure que le rein s'organise, le fluide qu'il doit sécréter, ne trouvant pas d'issue, reflue vers le bassinet et les

calices; il engorge et distend la substance propre du rein, qui prend alors l'aspect et la forme d'une agglomération de vésicules, disposition tout-à-fait analogue à celle qu'il a dans les premiers instans de sa formation; cette masse vésiculeuse va toujours en augmentant, elle finit par distendre l'abdomen, et cause bientôt la mort de l'enfant, qui devait nécessairement périr avec une telle infirmité. Si l'obstacle, au lieu d'exister à l'uretère, se trouve au col de la vessie ou sur un point non éloigné de la racine de la verge, alors les deux reins, et la vessie elle-même, sont distendus par le fluide. La vessie peut acquérir un volume énorme, se renverser d'arrière en avant, attirer pour ainsi dire hors du bassin les parties qui lui sont contiguës, entraîner le rectum même dans son mouvement de bascule, et offrir alors le vice de conformation que l'on a décrit sous le nom de *coalition du rectum avec la vessie*. Certes, un enfant qui naît avec une telle infirmité n'est pas viable. Si le rectum, en adhérant à la vessie, s'y ouvre de manière à ce que les matières intestinales trouvent une issue par cet organe, la viabilité ne sera pas impossible. Si l'obstacle au cours des voies urinaires existe dans un point qui soit accessible à nos moyens chirurgicaux, tel que près du gland, ou dans la portion du canal qui se trouve depuis la racine de la verge jusqu'au méat urinaire, comme on peut, à l'aide d'une incision, pratiquer un hypospadias artificiel, et rendre ainsi la liberté du cours des urines, je crois qu'alors l'enfant peut être regardé comme viable, parce que l'infirmité dont il est atteint peut s'opposer à l'établissement de la vie, mais n'est pas une cause de mort qu'on ne puisse éviter. L'extroversion de la vessie, qui coexiste toujours avec un écartement plus ou moins grand de la ligne blanche, ne peut être la cause d'une mort prématurée, puisque l'on a vu des individus vivre jusqu'à un âge assez avancé avec cette infirmité.

L'inflammation et la tuméfaction du col de la vessie peuvent s'opposer, chez un enfant naissant, à l'écoulement des urines, et causer une rétention d'urine qui ne tarde pas à faire périr l'enfant. Il faut donc ne pas perdre de vue cette lésion dans l'examen des causes qui pourraient avoir déterminé la mort d'un enfant dont la viabilité se trouve contestée.

§ IV. La *péritonite* peut exister chez le nouveau-né, à l'état aigu ou à l'état chronique : j'ai observé sur le cadavre de deux enfans morts, l'un dix-huit heures, l'autre vingt-quatre heures après la naissance, des adhérences anciennes et bien organisées, qui réunissaient quelques circonvolutions intestinales; l'un de ces enfans était maigre, petit et très-pâle; l'autre avait l'embonpoint ordinaire aux nouveau-nés. L'existence de ces produits phlegmasiques devait être prise en considération dans l'appréciation des causes de mort de ces enfans. On a vu plusieurs fois la péritonite aiguë chez des enfans qui paraissaient avoir apporté cette maladie en naissant; M. Dugès en a rapporté quelques exemples dans sa Dissertation inaugurale. J'ai trouvé une péritonite aiguë chez trois enfans morts peu de temps après leur naissance. Ces phlegmasies congénitales sont sans doute assez graves pour exposer au plus grand danger l'existence de l'enfant; mais, comme il est possible qu'elles guérissent, elles doivent encore être rangées parmi les obstacles au développement de la vie, et non parmi les causes nécessaires de non-viabilité.

L'hydropisie ascite peut se rencontrer chez les enfans naissans; le fluide qui distend l'abdomen est en quantité plus ou moins grande : on a trouvé, chez un enfant mort-né, près d'une pinte d'eau, tant dans l'abdomen que dans la poitrine et les autres parties du corps; ce qu'il y a de plus singulier, c'est que cet enfant était né d'une mère hydropique. (*Journal de méd.*, par A. Roux, tome 17, page 180.)

Le docteur Ollivier, d'Angers, a rapporté un exemple d'hydropisie enkystée chez un fœtus mort-né. L'hydropisie congénitale doit empêcher le fœtus d'être viable; car l'abondance du fluide dans la cavité abdominale, et quelquefois même thoracique, nuit d'une manière évidente au jeu du diaphragme, et à la dilatation des parois thoraciques dans l'acte de la respiration.

§ V. *Hernies de l'abdomen.* — La hernie ombilicale n'est pas mortelle; le temps et quelques moyens chirurgicaux peuvent la guérir; et, lors même qu'ils n'y réussiraient pas, la persistance de cette infirmité ne peut s'opposer à ce que la vie se prolonge indéfiniment. Il en est de même de la hernie inguinale congénitale; mais, lorsqu'une partie des viscères abdominaux s'échappe de cette cavité par une ouverture plus ou moins large, résultant d'une imperfection de la paroi de l'abdomen, de manière à ce que le foie, les intestins et le mésentère soient mis à nu, nul doute ne peut s'élever sur la non-viabilité de l'enfant, qui, s'il ne vient au monde déjà mort, ne tarde pas à expirer.

§ VI. *Appareil respiratoire.* — L'intégrité de l'appareil respiratoire chez l'enfant naissant, est une des premières conditions de la viabilité; en effet, c'est dans cet appareil que se passent les principaux phénomènes qui établissent le passage de la vie intra-utérine à la vie indépendante; c'est là qu'est la source de la vie nouvelle de l'enfant; toutes les lésions qui s'y développent peuvent donc entraver et compromettre l'existence du nouveau-né. Les médecins légistes n'admettent qu'un enfant a vécu, que lorsqu'il a respiré; car, pour eux, vivre c'est respirer; par conséquent, tout ce qui s'oppose à ce que l'enfant respire, devra s'opposer aussi à ce qu'il vive. Examinons donc avec un soin particulier les vices de conformation et les affections congénitales de l'appareil respiratoire : je comprends dans cet appareil les fosses nasales, le larynx, la trachée-artère et les poumons. Les vices de conformation du nez, la fusion des deux parties latérales des fosses nasales en une seule, existent presque toujours avec un vice de conformation de la face ou du crâne, tel que la monopsie, l'anencéphalie ou l'hydrocéphalie; et l'expérience a prouvé que ces fœtus ne vivaient guère que quelques instans, plus encore en raison de la complication de ces déviations organiques que par suite de la difformité des fosses nasales; par conséquent nous devrons regarder cette monstruosité comme une cause de non-viabilité. Le larynx est habituellement le siége de congestions passives plus ou moins prononcées chez les enfans naissans; il faut se garder de prendre pour une phlegmasie la rougeur qui existe presque toujours aux parois de ce conduit chez les nouveau-nés; la trachée-artère et les bronches sont très-souvent obstruées par des mucosités qui, si elles sont abondantes et visqueuses, s'opposent tout-à-fait à l'introduction de l'air dans les poumons, et sont de la sorte un obstacle évident à l'établissement de la vie. On a vu rarement l'inflammation congénitale du larynx et de la trachée-artère, je n'en connais pas même d'exemple authentique; mais, si la congestion sanguine et l'accumulation de mucosités dans ces organes peuvent s'opposer à l'établissement de la respiration, on conçoit qu'une phlegmasie simple ou compliquée d'altération de sécrétion, qui surviendrait dans les derniers instans de la vie intrà-utérine chez un enfant, nuirait considérablement au développement de la vie.

Les vices de conformation des poumons ne sont pas communs, mais ceux de la cavité thoracique s'observent assez souvent; lorsque ces parois sont incomplètement fermées, de manière à laisser à nu le cœur et les poumons, l'enfant doit nécessairement périr : Bianchi et Fracassini en ont cité des exemples, au rapport de Haller. L'inversion du poumon droit à gauche, et *vice versâ*, n'empêche nullement l'enfant de vivre. Les vices de conformation du thorax, qui s'opposent à l'expansion libre des poumons, nuisent à la respiration, et donnent lieu à des accidens qui se prolongent même à une époque plus avancée de la vie, ainsi que l'a fait voir M. le professeur Dupuytren; mais cette simple dépression latérale du thorax, bien qu'étant la source de quelques accidens, n'est certainement point une cause de mort; si le vice de conformation des parois thoraciques existe au diaphragme; si, par exemple, la perforation de cette cloison permet aux viscères abdominaux de pénétrer dans la cavité du thorax, alors on peut sans crainte déclarer l'enfant non-viable; car il est impossible que la vie puisse se prolonger quelque temps avec une pareille déviation organique; il ne pourrait vivre que dans le cas où une petite portion d'un organe ferait hernie.

L'inflammation de la plèvre des poumons et des bronches est possible avant la naissance; quelques auteurs, et Mauriceau entr'autres, en ont déjà rapporté des exemples. J'ai trouvé, chez trois enfans morts le premier jour de leur naissance, une hépatisation du poumon assez avancée pour faire croire que, si cette hépatisation n'existait pas pendant la vie intrà-utérine, elle s'était au moins développée pendant ou immédiatement après l'accouchement. Quelle que fût l'époque de son développement, il était évident qu'elle avait entravé l'établissement de la respiration, et que, par conséquent, elle avait causé la mort de ces nouveau-nés. J'ai trouvé, chez un enfant mort quelques jours après sa naissance, les traces évidentes d'une pleurésie chronique, qui sans doute était la cause de la faiblesse extrême qu'offrait cet enfant. Ces faits doivent nous porter à conclure que les enfans qui naissent avec une pneumonie congénitale, ne sont pas viables. Il en est de même des nouveau-nés qui respirent plus ou moins facilement pendant les premières heures de leur naissance, et chez lesquels surviennent une pneumonie ou un engorgement pulmonaire qui, chassant l'air introduit déjà dans le tissu des poumons, ne permet pas qu'il en pénètre de nouveau, et rend ainsi ces organes incapables de remplir leurs fonctions. J'ai observé plusieurs faits à l'appui de cette opinion, et je les ai communiqués à M. le professeur Orfila.

Il est encore une autre circonstance qui s'oppose à l'introduction de l'air dans les poumons, et qui rend l'enfant inapte à la vie indépendante ; je veux parler de la faiblesse extrême de l'enfant, et de la difficulté avec laquelle il dilate les parois du thorax, qui, restant à peu près immobiles, n'exécutent pas le mouvement d'inspiration par suite duquel l'air franchit les voies aériennes pour pénétrer dans le tissu des poumons. Malgré cette nullité de la respiration, les enfans peuvent encore vivre quelques heures ou quelques jours, et si l'on ouvre leur cadavre, on ne trouve pas la moindre trace d'air dans les poumons. L'exemple suivant, que j'ai recueilli à l'hospice des Enfans-Trouvés, vient à l'appui de cette assertion. Trois enfans jumeaux, nés dans la nuit 21 octobre 1826, sont-apportés aussitôt à l'hospice ; ils étaient tous faibles, et pour ainsi dire mourans ; l'un d'eux expire onze heures après sa naissance. La docymasie pulmonaire ayant été faite avec toutes les précautions exigées, on ne trouva pas la moindre trace d'air dans le tissu pulmonaire ; les poumons offraient seulement à leur bord une légère congestion sanguine ; aucun point n'était hépatisé : ainsi ce n'était point la présence du sang dans les cellules du poumon qui s'était opposée à ce que l'air y pénétrât ; l'absence de ce fluide était due à l'impossibilité dans laquelle s'était trouvé l'enfant de dilater les parois thoraciques de manière à rendre ses poumons perméables à l'air.

Ainsi donc, il est possible qu'un enfant vive sans respirer, et par conséquent qu'il vive sans être viable ; cette vérité, que nous avons déjà démontrée à l'occasion de certains vices de conformation qui entraînent nécessairement la mort, trouve ici un nouveau développement. Mais hâtons-nous de faire remarquer que la vie d'un enfant qui ne respire pas, présente des caractères qui lui sont propres, et qui la différencient de la vie indépendante proprement dite. Examinons ces caractères.

Il est difficile d'expliquer la cause qui entretient la vie précaire d'un enfant qui languit quelques heures sans respirer après avoir reçu le jour. Vit-il encore de la vie embryonaire? c'est-à-dire, l'oxygénation du sang, par suite de son mélange avec celui de la mère tandis que l'enfant communiquait encore avec elle, se prolonge-t-elle pendant quelque temps, de manière à entretenir la vie? ou bien l'enfant absorbe-t-il assez d'oxygène par les surfaces muqueuses qui se trouvent en contact avec l'air ambiant, pour que cet agent, producteur de la vie, puisse animer les êtres débiles dont nous parlons? Ce sont vraiment des questions délicates, et que l'état actuel de la physiologie ne permet pas de résoudre. Quoi qu'il en soit, les signes de la vie se bornent aux suivans, chez l'enfant dont l'appareil respiratoire ne peut remplir ses fonctions : 1° Les battemens du cœur sont toujours lents, obscurs et irréguliers. 2° Les mouvemens des membres et des lèvres sont très-lents et presque nuls; les muscles de la face restent immobiles, ou se grippent de temps en temps, pour reprendre bientôt l'immobilité par suite de laquelle la physionomie reste sans expression. 3° Le cri qui, dans l'état naturel, se compose de deux sons distincts, l'un qui correspond à l'inspiration, l'autre à l'expiration, ne fait entendre ici qu'une seule de ces parties, celle qui correspond à l'inspiration; il ne consiste donc qu'en un bruit aigu, le plus souvent étouffé, et assez ordinairement tremblant et saccadé. Enfin les tégumens sont froids et livides, au lieu d'offrir la chaleur douce et halitueuse propre aux enfans qui viennent de naître.

C'est l'ensemble de ces signes d'une vie imparfaite, que les sages-femmes, et quelques médecins même, prennent souvent pour des preuves de viabilité; c'est sur ces données, d'autant plus vagues pour eux que souvent ils sont incapables de les apprécier, qu'ils basent leurs rapports et leurs procès-verbaux; et les juges, obligés de prononcer pour ou contre la viabilité d'un enfant, à la vie duquel se rattachent souvent les plus grands intérêts, sont exposés à déclarer viable un enfant qui ne l'était pas. Ne nous hâtons donc jamais de prononcer sur la viabilité d'un enfant, d'après les seuls symptômes observés pendant la vie; ne portons notre jugement qu'après avoir vu l'ouverture du cadavre. En vain les témoins affirment qu'ils ont vu l'enfant s'agiter, crier, et même essayer de prendre le sein de sa mère; si les poumons n'ont pas été pénétrés par l'air, l'enfant ne sera pas viable, quoiqu'il ait vécu, parce qu'il n'a pas vécu de la vie extra-utérine, et que c'est dans l'établissement de la vie indépendante, et dans l'absence de toute cause propre à en empêcher la prolongation, que consiste la viabilité. On ne doit point non plus considérer comme viable un enfant qui, pendant l'accouchement, est pris tout-à-coup d'une pneumonie par suite de laquelle l'air est expulsé plus ou moins complétement des poumons. Il s'engage alors une sorte de lutte entre les tentatives que fait la nature pour l'établissement de la vie, et les causes pathologiques qui s'y opposent. La mort de l'enfant, dès les premiers momens de sa naissance, est le résultat inévitable d'un tel désordre.

Si, au bout de quelques jours, lorsque la respiration est pleinement et régulièrement accomplie, l'enfant succombe à une phlegmasie de la plèvre ou des poumons, survenue par une cause quelconque, on ne doit pas pour cela le regarder comme-non-viable; mais il faut tenir compte de l'affection qui est survenue, et qui doit être seulement considérée comme pouvant s'opposer à la prolongation de la vie extra-utérine. J'ai vu, chez plusieurs enfans qui, en naissant, avaient très-bien respiré, l'air se trouver expulsé du tissu pulmonaire par suite d'une hépatisation survenue dans le tissu du poumon; mais je n'ai jamais vu les deux poumons assez complètement hépatisés pour qu'aucune partie de leur tissu ne recélât plus d'air.

Une simple congestion pulmonaire, sans inflammation, est également une entrave à l'introduction de l'air dans le tissu des poumons. Il existe, entre la respiration et la circulation, une relation tellement étroite, que le trouble de l'une produit presque nécessairement celui de l'autre. Certains enfans offrent en naissant, dans tous leurs organes, une turgescence sanguine si considérable, que le sang est exhalé de toutes parts, et reste stagnant, même dans les parties les moins déclives. Les poumons, le cœur et le foie se ressentent surtout de cette congestion; les poumons ne reçoivent donc pas l'air que l'enfant inspire, ou bien ils n'en reçoivent qu'une partie. Les enfans qui naissent dans cet état ont ordinairement les membres œdémateux, les tégumens violacés; leurs mouvemens sont lents et pénibles; leur cri est presque toujours étouffé; les battemens du cœur sont obscurs et le pouls presque imperceptible. L'enfant, plongé dans un état d'affaissement et d'engourdissement général, languit quelques heures ou quelques jours, et succombe enfin. On trouve, à l'ouverture du cadavre, une très-petite quantité d'air au bord antérieur des poumons, dont la plus grande partie est gorgée de sang, et dont la surface est quelquefois emphysémateuse. Dans ce cas, un obstacle mécanique empêche l'air de pénétrer dans le tissu des poumons, et la mort a lieu par asphyxie. Un enfant qui naît et qui meurt dans cette circonstance, ne peut être déclaré viable; car la mort est la suite la plus ordinaire de cette pléthore sanguine congénitale.

§ VII. *Appareil circulatoire.* — Les vices de conformation du cœur ne sont pas tous des causes de non-viabilité. La situation insolite du cœur, observée seule et sans complication, telle que l'existence du cœur dans la cavité thoracique droite, au lieu d'être à gauche, peut ne pas être un obstacle à l'établissement de la vie; mais lorsque cet organe est situé dans l'abdomen, par suite de l'absence d'une partie plus ou moins grande du diaphragme; lorsque les parois thoraciques, ouvertes, le laissent échapper au-dehors; enfin, quand cette transposition du centre circulatoire est accompagnée d'une anencéphalie ou d'une acéphalie complète, coïncidence très-commune, ainsi que M. Breschet l'a démontré dans son mémoire sur l'*ectopie du cœur*, l'enfant ne peut être regardé comme viable. L'absence d'une des parties latérales du cœur, de manière à ce qu'il ne soit pour ainsi dire qu'un cœur unique, s'oppose également à la viabilité. M. Mauran, médecin de la Providence, en Amérique, a récemment publié un cas de cœur n'ayant qu'une oreillette et qu'un ventricule. L'enfant, qui était affecté de cyanose, vécut quinze jours, pendant lesquels il éprouvait souvent des syncopes, et les accidens d'une suffocation imminente. Il périt dans un de ces accès de suffocation. Je crois devoir ranger encore parmi les causes de non-viabilité, la séparation du cœur en deux parties divisées par une scission profonde.

Quant aux vices de conformation qui ne consistent que dans l'étroitesse des orifices, ou dans la difformité ou le développement incomplet des valvules, ils offrent moins de danger pour la vie de l'enfant que les conformations précédentes; ils nuisent à l'exercice régulier des fonctions du cœur, ils donnent lieu à certains accidens particuliers; mais ils ne peuvent pas irrévocablement causer la mort, puisqu'on voit des individus vivre jusqu'à un âge fort avancé avec de tels vices de conformation. Il en est de même de la persistance du trou Botal, qui s'observe quelquefois jusqu'à un âge assez avancé, et qui, tout en produisant quelques symptômes plus ou moins graves, ne fait pas pour cela périr les individus qui en sont affectés. J'ai trouvé une fois une tumeur squirrheuse dans l'épaisseur de la paroi antérieure du ventricule gauche. Cette altération doit être, à mon avis, regardée comme une cause de non-viabilité, car on sait que c'est le propre des tumeurs squirrheuses d'aller toujours croissant, et de faire même des progrès assez rapides. Or, les progrès de cette tumeur auraient inévitablement dérangé, ou même interrompu les fonctions du cœur chez cet enfant, s'il ne fût mort peu de temps après sa naissance. Les anomalies dans la distribution des vaisseaux ne sont presque jamais des causes de mort, parce qu'aucune partie de l'économie n'offre un plus grand nombre de moyens de remplacer les fonctions d'un organe absent, que le système vasculaire. Les divisions multipliées, les communications et les relations des différentes branches d'un tronc artériel, sont très-propres à rétablir le cours du sang dans les différens points de ce tronc oblitéré, ou divisé dans une ou plusieurs de ses parties. Les recherches admirables faites depuis vingt ans, sur les maladies du cœur et des vaisseaux, nous ont dévoilé combien, en pareil cas, les ressources de la nature étaient grandes.

L'examen anatomique des organes circulatoires chez l'enfant naissant, m'a démontré que le passage de la vie intrà-utérine à la vie indépendante, se faisait par des transitions ménagées et préparées en quelque sorte par la nature. L'oblitération des ouvertures fœtales se fait graduellement; déjà rétrécies lorsque l'enfant est sur le point d'être expulsé de l'utérus, elles ne sont pas encore entièrement fermées lorsqu'il vit depuis quelques jours, et ce passage graduel des formes fœtales aux formes ordinaires du cœur et des vaisseaux, chez l'enfant naissant, ne donne lieu à aucun accident; de sorte qu'il est très-ordinaire de trouver le trou de Botal et le canal artériel encore libres, cinq, huit ou dix jours après la naissance, sans qu'on observe le moindre symptôme. Si donc on rencontrait le canal artériel et le trou de Botal encore assez largement ouverts chez un fœtus mort plusieurs jours après sa naissance, il ne faudrait pas considérer cette persistance des ouvertures fœtales comme une des causes de la mort, et cette disposition, si elle n'était compliquée d'aucune lésion ou d'aucun vice de conformation, ne devrait nullement nous porter à croire que l'enfant n'était pas viable. J'ai trouvé une fois un anévrysme du canal artériel chez un enfant âgé de quatre jours, et qui, pendant la vie, n'en avait pas présenté le moindre symptôme. Cet anévrysme d'ailleurs, qui consistait dans une tumeur grosse comme un noyau de cerise, renfermait dans son intérieur des couches fibrineuses superposées, commençant à oblitérer ce canal, et qui s'opposaient de la sorte aux accidens qui auraient pu résulter de la dilatation anormale de son calibre.

La péricardite s'observe quelquefois chez les enfans naissans. Cette inflammation, très-rapide dans sa marche, et très-funeste dans ses résultats, fait périr en peu de temps les enfans qui en sont atteints; sur sept cas de péricardite que j'ai observés pendant l'année 1826, à l'hospice des Enfans-Trouvés, j'ai rencontré cette maladie sur deux enfans morts au second jour de leur naissance. J'ai trouvé une fois, chez un enfant de deux jours, des adhérences assez solides entre les feuillets du péricarde, pour qu'on fût porté à croire qu'elles étaient le produit d'une ancienne péricardite qui s'était développée pendant l'évolution fœtale. Lorsqu'un enfant naissant succombe à une péricardite le jour ou le lendemain de sa naissance, on doit, ce me semble, déclarer qu'il n'était pas viable, parce que tout porte à croire qu'il a apporté cette maladie du sein de sa mère, et la violence de cette inflammation doit nécessairement entraver et suspendre les fonctions importantes du cœur à l'époque où le sang prend un nouveau cours, et où le centre circulatoire a besoin de déployer une activité nouvelle.

§ VIII. *Appareil cérébro-spinal.* — L'appareil cérébro-spinal est sujet à de fréquentes anomalies; presque toutes entraînent la mort de l'enfant, parce que ces organes étant le centre de la vie, rien ne peut les suppléer lorsqu'ils manquent en partie ou en totalité. Cependant ils offrent encore des degrés de difformité suivant lesquels l'enfant est plus ou moins viable, si je puis le dire, c'est-à-dire, que ces déviations de l'appareil cérébro-spinal peuvent avoir, dans certains cas, une influence telle sur le reste de l'économie, qu'elles déterminent promptement et nécessairement la mort, tandis que, dans d'autres circonstances, l'enfant peut vivre plus ou moins long-temps, quoiqu'il soit affecté d'un vice de conformation de l'organe encéphalique. L'examen analytique de ces divers cas va nous faire sentir leur différence.

L'acéphalie complète est toujours une cause de mort; ce fait n'a pas besoin de commentaire; il n'en est pas de même de l'anencéphalie.

L'anencéphalie consiste, comme on le sait, dans l'absence d'une partie plus ou moins considérable du cerveau; le cerveau est imparfait, par suite d'un arrêt de développement, ou par suite d'une affection des méninges ou du cerveau survenue pendant le séjour de l'enfant dans l'utérus. Il faut distinguer l'atrophie cérébrale de l'anencéphalie.

L'imperfection ou l'atrophie de la masse cérébrale n'est point un obstacle à la viabilité. On voit des enfans naître avec un crâne et un cerveau extrêmement petits; leur front est tellement déprimé, que la face prend une expression particulière, et ressemble plutôt à celle d'un animal d'un ordre inférieur qu'à la tête d'un homme. Cependant ces

enfans vivent très-bien, et ne présentent rien de différent
d'avec les autres, tant que la vie végétative est la seule
dont les fonctions aient besoin de s'exécuter. Arrivent-ils à
l'âge où les facultés intellectuelles se développent? leur intelligence est nulle ou presque nulle, et ils ont tout au plus
la conscience de leurs besoins physiques, et l'instinct de
les satisfaire. En un mot, ils demeurent idiots le reste de
leur vie; rien n'est plus commun, en effet, que de rencontrer une sorte d'atrophie du cerveau chez les idiots.
Chez ces individus, dit Georget, le front s'en va très-obli-
quement en arrière, ce qui leur donne beaucoup de ressemblance avec les animaux. Leur crâne n'a quelquefois
pas plus de seize, dix-sept ou dix-huit pouces de circonférence; ceux de seize pouces ressemblent à peine à une tête
humaine (1). J'ai vu, à la clinique que M. Esquirol faisait à la
Salpêtrière, un plâtre modelé sur le crâne d'une jeune
idiote, dont la partie antérieure du cerveau était tellement
aplatie et déprimée, que cette tête ressemblait tout-à-fait à
celle d'un mouton. J'ai ouvert, à l'hôpital d'Angers, le
cadavre d'un idiot mort à l'âge de cinquante ans environ:
le crâne, très-déprimé sur les parties antérieures et latérales, s'élevait en pointe vers l'occiput; les parois de la voûte
crânienne étaient d'une épaisseur remarquable, tandis que
le cerveau était réduit à un petit volume; les hémisphères
cérébraux étaient au moins de deux tiers plus petits que chez
le commun des hommes; et, chose assez remarquable, la
substance grise du cerveau ne consistait qu'en une lame
extrêmement mince; l'atrophie de l'organe semblait s'être
particulièrement faite aux dépens de cette substance.

Ces différens cas d'atrophie cérébrale, que l'on pourrait
considérer comme un premier degré d'anencéphalie, se
sont rencontrés chez des individus qui étaient viables, puisqu'ils sont arrivés à un âge assez avancé. Remarquons bien

(1) *De la Folie.* Paris, 1820, in-8°,

d'ailleurs que la viabilité est surtout considérée sous le rapport de la vie végétative. Or, cette espèce de suspension de l'évolution cérébrale nuit sans doute au développement des facultés intellectuelles : mais, qu'importe ici que les facultés morales demeurent fixées au degré le plus inférieur de l'échelle immense que l'intelligence humaine est appelée à parcourir, pourvu que les conditions de la vie végétative soient remplies ? et elles le sont si bien, la viabilité se montre ici tellement dans sa plénitude, que les individus en qui l'atrophie cérébrale coïncide avec la nullité des idées, arrivent, dans le cours de leur vie, à un état d'embonpoint qui contraste avec l'amaigrissement et le dépérissement physique que présentent, au contraire, les hommes faibles et maladifs chez qui nous admirons tout ce que la pensée humaine a de brillant et de sublime. Il n'est pas rare de trouver, parmi les hommes que leurs productions scientifiques ou littéraires ont illustrés, des êtres cachochymes, comme l'ont été Pascal et Pope. On sait que la taille petite et avortée de Winslow, offrait un contraste frappant avec l'étendue de son intelligence.

Je pense donc que cette petitesse du crâne et du cerveau chez les enfans qui, plus tard, deviennent idiots, n'est point un obstacle à la viabilité, qui, considérée dans le sens rigoureux de sa définition, indique particulièrement l'aptitude à la vie végétative ou organique.

Mais lorsque l'anencéphalie arrive à un degré plus avancé que celui que nous venons d'examiner, l'existence des enfans est plus compromise, et l'on peut dire que les degrés de la viabilité diminuent à mesure que le cerveau est plus désorganisé. J'ai recueilli, à l'hospice des Enfans-Trouvés, un fait qui présente pour ainsi dire le passage ou le degré intermédiaire entre l'atrophie cérébrale dont il vient d'être question, et l'anencéphalie assez avancée pour causer nécessairement la mort de l'enfant.

OBSERVATION.

Le 26 janvier 1826, on apporta à l'hospice des Enfans-Trouvés, un enfant du sexe féminin, nommé Verdelet. Un bulletin attaché au bras, portait qu'il était âgé de vingt-quatre jours; il était d'une force médiocre; sa taille était de dix-sept pouces; ses tégumens étaient violacés, son cri étouffé, sa poitrine très-peu sonore à la percussion; le front était très-affaissé, et la région pariétale sensiblement déprimée. Le rapprochement intime des os du crâne s'opposait à l'existence d'une fontanelle antérieure. L'occiput offrait une saillie brusque au niveau de la suture lambdoïde. Les yeux faisaient saillie en dehors dans l'orbite, dont le bord supérieur était déprimé. La tête, inclinée en arrière, et la face dirigée en haut, donnaient à la physionomie de cet enfant l'expression propre aux anencéphales. Cet enfant mourut le 11 février, sans avoir présenté d'autres symptômes que ceux que j'ai signalés plus haut. On trouva, à l'ouverture du cadavre, le poumon droit hépatisé au bord postérieur et au sommet. Le trou de Botal était encore libre; mais le canal artériel était oblitéré. La voûte du crâne et les lames postérieures des vertèbres étant enlevées, on trouva la moelle épinière intacte dans toute son étendue; les éminences pyramidales et olivaires très-développées; les pyramides antérieures remarquables par leur grosseur. En procédant d'arrière en avant à l'examen du cerveau, je trouvai dans l'état normal la protubérance annulaire et ses prolongemens antérieur et postérieur, les tubercules quadrijumeaux, la tige pituitaire, le *tuber cinereum*, la glande pituitaire, et la commissure des nerfs optiques. Jusque-là, la distinction des lobules postérieur et moyen était très-tranchée; mais on ne put parfaitement reconnaître le lobe antérieur, qui, au lieu d'offrir une surface légèrement aplatie et sillonnée de quelques circonvolutions légères, présentait deux éminences rugueuses grosses comme une aveline, séparées l'une de l'autre par un écartement peu marqué, et réunies postérieurement par la commissure antérieure; elle n'offraient point, à leur surface inférieure, les gouttières qui doivent loger les nerfs olfactifs; ceux-ci se confondaient postérieurement avec la substance cérébrale; mais ils s'en séparaient antérieurement, et l'on voyait leurs terminaisons renflées et arrondies se rendre sur les parties latérales de l'apophyse *crista galli*. Lorsqu'on examine le cerveau supérieurement, on trouve la partie postérieure des hémisphères développée comme dans l'état naturel; mais les circonvolutions s'interrompent brusquement au tiers antérieur du cerveau, et cessent dans la direction d'une ligne qui serait la continuation de la scissure de Sylvius. La partie antérieure et supérieure des hémisphères manque par conséquent tout-à-fait. Il n'existe pas de corps calleux; la commissure postérieure en est le seul vestige. Il n'y a point non plus de septum médian, et la partie antérieure des ventricules latéraux se trouve à découvert. Au devant de l'interruption des circonvolutions existe une dépression subite, au niveau de laquelle on voit une poche membraneuse renfermant un peu de sérosité citrine, formée probablement par la pie-mère et l'arachnoïde, qui sont parsemées de vaisseaux. Cette poche, repliée et affaissée sur elle-même, n'offre pas d'ouverture de communication avec l'extérieur. Incisée longitudinalement, elle laisse à nu deux éminences de forme olivaire, séparées l'une de l'autre par un sillon profond, sur lequel sont appliquées deux bandelettes blanches réunies en V antérieurement, et s'écartant postérieurement de manière à se prolonger au-dessous des circonvolutions interrompues. Ce sont les rudimens de la voûte à trois pilliers. Ces bandes laissent entr'elles un intervalle que devrait occuper le *septum lucidum*. Les saillies antérieures, rugueuses et inégales, sont évidemment formées par les couches optiques, dont le bord interne constitue le troisième ventricule, communiquant largement avec les ventricules latéraux par l'écartement de la voûte à trois piliers, au-dessous de laquelle on remarque la toile choroïdienne. Des deux côtés de cette voûte on voit l'extrémité postérieure des plexus choroïdes. Lorsqu'on soulève la portion postérieure et intacte des hémisphères cérébraux, on voit les ventricules latéraux se continuer en arrière, s'écarter, et former, comme à l'ordinaire, la cavité ancyroïde. En dehors des couches optiques, on distingue à peine les corps striés, dont quelques portions pulpeuses semblent offrir les traces : le cervelet est intact.

Les vaisseaux provenant de la vertébrale et de la carotide, offrent à la base du crâne leur distribution accoutumée.

On voit une des branches principales de la carotide se diriger vers le point qui devrait correspondre à la scissure de Sylvius, fournir des rameaux qui s'enfoncent entre les circonvolutions interrompues, et d'autres qui viennent s'étendre sur la surface de la poche membraneuse dont j'ai parlé. Tous les nerfs de la base du crâne présentent leurs points d'origine et leur disposition dans l'état normal. Cette base est légèrement déprimée sur les parties latérales, de sorte que les fosses antérieures sont bien moins développées que les moyennes et les postérieures.

J'ai rapporté cette observation avec détail, pour faire voir qu'un enfant pouvait vivre encore assez long-temps avec l'absence de quelques-unes des parties qui constituent la masse encéphalique. La forme particulière du crâne correspondait très-bien ici avec la déformation du cerveau : on aurait pu croire que le cerveau de cet enfant était analogue à celui des idiots dont j'ai parlé précédemment; mais ici il y avait non-seulement atrophie de l'organe, mais encore absence de plusieurs des parties qui entrent dans sa composition. Ce degré plus avancé de l'anencéphalie doit sans doute être regardé comme une cause de non-viabilité. Cet enfant a vécu sans être viable ; c'est-à-dire, sans offrir les conditions organiques qui sont indispensables à la prolongation de la vie indépendante.

La difformité du crâne n'existe pas toujours en même temps que le vice de conformation du cerveau. M. Breschet a cité plusieurs exemples de crânes bien conformés, renfermant un cerveau mutilé et incomplet. Je puis ajouter l'observation suivante aux faits dont il a enrichi la science.

OBSERVATION.

Noblet, âgé de trois jours, du sexe masculin, entre à l'hospice des Enfans-Trouvés, le 11 mars 1826. Pendant son séjour à l'hospice, il crie, suce le doigt, et prend bien le mamelon de sa nourrice. Examiné le 12 au matin, il est destiné à partir le lendemain pour la campagne ; mais il meurt dans la nuit du 12 au 13. L'ouverture du cadavre est faite le lendemain : l'enfant présente à l'extérieur beaucoup d'embonpoint et quelques lividités cadavériques. On trouve des ulcères folliculeux dans l'estomac, et une congestion générale du tube intestinal. Les poumons étaient sains et crépitans.

Le crâne offre un développement très-marqué ; mais, lorsqu'on l'ouvre, on s'aperçoit qu'il est rempli d'une poche membraneuse, parsemée de nombreux vaisseaux très-injectés, et pleine d'un liquide abondant, ayant l'aspect, la consistance et la couleur du blanc d'œuf. Il est facile de reconnaître que cette poche est formée par la pie-mère et l'arachnoïde. Le liquide qu'elle renferme s'écoule aussitôt qu'on la perce, et elle s'affaisse sur une masse cérébriforme qui existe à la base du crâne, et dont je vais tout à l'heure donner la description. La moelle épinière est intacte ; les éminences pyramidales et olivaires sont parfaitement déve-

loppées; le cervelet est bien conformé; la protubérance
annulaire présente également sa forme et son volume ac-
coutumés, mais les pédoncules antérieurs donnent naissance à quatre saillies, deux gauches et deux droites,
séparées sur la ligne médiane par un sillon profond. Les
plus internes de ces saillies ont une forme olivaire; elles
semblent être les vestiges des couches optiques, séparées
par un intervalle qui, dans l'état sain, devrait constituer
le troisième ventricule. Les deux autres saillies, plus externes, doivent être considérées comme les vestiges des corps
striés; elles sont à demi-recouvertes par un repli membraniforme, qu'on dirait être le plexus choroïde. Enfin,
en dehors des parties décrites se trouve une sorte d'épanouissement pulpeux, aplati, frangé, très-mollasse, et qui,
sans aucun doute, représente les rudimens des deux hémisphères cérébraux. Ces deux portions de substance cérébrale vont en s'amincissant, et en se confondant avec la face
interne des méninges, qui se trouvent tapissées des débris
pulpeux, dont l'aspect a la plus grande ressemblance avec
la substance cérébrale. Lorsqu'on examine la face inférieure de ce cerveau rudimentaire, on voit que les nerfs
olfactifs n'existent que sous forme de filamens médullaires
minces et fragiles, tandis que leurs renflemens olivaires près
de l'apophyse *crista galli* sont très-développés. La commissure des nerfs optiques est à peine visible; les nerfs qui en
partent sont presque nuls, tandis que, dans l'intérieur de
l'orbite, ils ont leur développement accoutumé. Tous les
autres nerfs de la base du cerveau offrent un développement normal. Les artères fournies par la carotide et le
tronc basilaire de l'artère vertébrale, ont leur disposition
accoutumée, et leur rameaux vont se rendre dans les parois de la poche formée par les méninges. Ainsi, il manquait
à ce cerveau, 1° les hémisphères entiers, 2° le corps calleux, 3° la voûte à trois piliers, 4° les ventricules latéraux,

5° la toile choroïdienne, 6° les commissures antérieure et postérieure.

Si le crâne de cet enfant n'avait pas été ouvert, on ne se fût pas douté de la cause de sa mort, et peut-être l'eût-on déclaré viable. Sa vie a sans doute été entretenue, pendant les trois jours qui ont précédé sa mort, par l'influence nerveuse de la moelle allongée, que la déviation organique n'occupait pas.

Il est inutile de chercher à démontrer la non-viabilité des fœtus anencéphales dont le crâne est détruit et perforé; on sait qu'ils n'existent ordinairement que quelques heures.

Je dois signaler, comme une cause de mort, l'apoplexie des nouveau-nés, et surtout le ramollissement général du cerveau, qu'on trouve quelquefois, chez les enfans naissans, très-diffluent, mélangé de sang épais, et répandant une forte odeur d'hydrogène sulfuré, indice évident de la décomposition de l'organe.

L'hydrocéphalie n'est une cause de non-viabilité que lorsque le crâne a un volume considérable, et que les fontanelles sont très-écartées. Dans ce cas, les ventricules cérébraux sont distendus outre mesure, et leurs parois sont toujours ramollies et désorganisées. L'encéphalocèle, qui accompagne assez souvent l'hydropisie du cerveau, rend également l'existence de l'enfant trop précaire pour qu'on puisse espérer qu'il vive. L'encéphalocèle sans hydrocéphalie peut ne pas causer la mort : M. Lallement a trouvé une hernie du cervelet, chez une femme âgée, à la Salpêtrière. Mais, lorsque l'hydrocéphalie n'est attestée que par une augmentation de volume du crâne, et surtout lorsque les fontanelles sont peu larges, on peut espérer de voir l'enfant vivre jusqu'à un âge plus avancé. Camper a observé que les enfans hydrocéphales vivaient d'autant plus vieux, que les os du crâne étaient plus rapprochés et leurs sutures plus solides : toutefois, il faut convenir que l'hydrocéphalie est réellement un obstacle à la viabilité. La méningite, qui survient quelquefois immédiatement après la naissance, et qui donne lieu à des convulsions, n'est point une cause de mort chez tous les enfans qui en sont atteints; aussi ne doit-on pas regarder cet accident comme absolument mortel. Les fractures des os du crâne ne sont graves que par leurs complications. Les vices de conformation de la moelle épinière sont tous mortels; l'hydrorachis, compliquée de spina-bifida, ne l'est pas toujours. En effet, lorsque les tégumens de la tumeur qui existe au niveau de l'écartement des lames épineuses des vertèbres, sont intactes, l'enfant peut arriver jusqu'à un âge très-avancé; les progrès de l'ossification des vertèbres peuvent même amener une guérison parfaite; mais la mort est inévitable si la tumeur est ulcérée, parce que l'expérience a prouvé qu'une méningite rachidienne se développait toujours presque aussitôt après la naissance chez les enfans dont la poche du spina-bifida était perforée ou ulcérée.

Les vices de conformation des organes génitaux, tels que l'imperforation ou l'absence du vagin, sont sans doute très-graves, mais ne sont pas des accidens mortels chez l'enfant naissant; la mort même peut ne pas survenir à l'époque de la puberté, puisqu'on a vu l'évacuation menstruelle s'opérer sur d'autres surfaces que celles qui sécrètent habituellement le sang des règles; par conséquent nous ne devons pas regarder comme incapables de vivre les enfans qui présenteront ces vices de conformation.

Les fractures, les luxations, les scissions des membres, ne sont pas non plus des causes de non-viabilité.

Les différens cas de duplicité monstrueuse par inclusion ou par coalition, ne peuvent êtres soumis à ces règles générales; il est nécessaire d'examiner chaque cas en particulier, pour bien apprécier le degré de viabilité des enfans affectés de cette monstruosité.

Ici se borne l'examen analytique et raisonné que je m'étais proposé de faire des vices de conformation et des maladies congénitales qui peuvent affecter les principaux organes chez l'enfant naissant. Voyons maintenant quelles conséquences nous pourrons en tirer.

DEUXIÈME PARTIE.

INDUCTIONS MÉDICO-LÉGALES.

La question de viabilité, en jurisprudence médicale, se présente sous plusieurs points de vue ; quelquefois même elle exige de la part du médecin des investigations différentes, suivant le but dans lequel elle est présentée : s'agit-il d'un infanticide, il faut prouver, 1° si l'enfant était à terme ; 2° s'il est né vivant ; 3° s'il était viable ; 4° s'il a vécu. S'agit-il, au contraire, de donations ou de discussions testamentaires, la question de viabilité se présente sous un point de vue différent ; en effet, il y a presque toujours deux parties en contradiction ; l'une soutient que l'enfant a vécu, et qu'il était viable, l'autre prétend le contraire : il faut, avant tout, démontrer si l'enfant a vécu. Les renseignemens verbaux et la docimasie pulmonaire peuvent remplir cet objet. Si l'enfant n'a pas vécu, si les assertions des témoins sont incertaines, si les poumons n'offrent pas la moindre trace d'air, il me semble que le médecin doit borner là ses recherches ; la question se trouve jugée par le fait : en vain on alléguera que l'enfant a respiré, et qu'il est survenu une pneumonie qui a chassé l'air des poumons ; outre que nous avons démontré précédemment que l'on devait considérer comme une cause de non-viabilité le développement d'une pneumonie avant la naissance ou pendant l'établissement de la respiration, le médecin ne pourra, en son âme et conscience, affirmer que l'enfant a vécu, puisqu'il n'en trouve pas la preuve irrécusable; d'ailleurs il est rare qu'une pneumonie chasse tout l'air contenu dans les poumons.

Trouve-t-on un peu d'air dans les poumons, et des attestations véridiques semblent-elles affirmer en faveur de la vie de l'enfant, le médecin doit, avant de déclarer la viabilité, examiner si les signes de vie dont on lui parle ne sont point analogues à ceux que nous avons dit se manifester chez ces enfans dont la respiration est incomplète et la circulation très-irrégulière; s'il en est ainsi, il peut déclarer que l'enfant n'était pas viable, et qu'il n'a pas joui pleinement de la vie indépendante. Enfin, lors même que tous les signes de la vie indépendante existent d'une manière incontestable, il faut encore s'assurer si aucun vice de conformation, aucune lésion grave, n'occupe un organe essentiel à la vie : ainsi, par exemple, un enfant respirera très-bien; mais, affecté d'une oblitération du tube intestinal, il devra nécessairement périr, et par conséquent n'être pas réputé viable.

La mort causée par ces affections congénitales arrive à des époques extrêmement variables : un enfant non-viable peut vivre huit, dix ou quinze jours, ainsi que nous l'avons vu pour le sujet dont le cœur était unique, et qui ne mourut que quinze jours après la naissance; comme aussi un enfant peut périr le jour ou le lendemain de sa naissance, d'une maladie dont la nature ne s'opposait pas nécessairement à la viabilité. Par conséquent, on ne peut poser en principe, ainsi que l'a fait le professeur Chaussier, que tout enfant qui, attaqué d'une maladie dans le sein de sa mère, meurt dans les vingt-quatre heures qui suivent sa naissance, quelle qu'en soit la cause, soit réputé non-viable. (Chaussier, *Mémoire médico - légal sur la viabilité*, adressé à M. le garde des-sceaux.) En effet, d'une part, toutes les maladies qui se développent chez le fœtus dans le sein de la mère, ne sont pas essentiellement mortelles; de l'autre, les maladies essentiellement mortelles que l'enfant apporte en naissant, ne causent pas toujours la mort dans les vingt-quatre heures qui suivent sa naissance.

Je crois que les conditions indispensables de la viabilité, considérées sous le point de vue de l'anatomie, de la physiologie et de la pathologie du fœtus, sont les suivantes :

1° L'enfant doit être né à terme ; 2° aucun obstacle physique ou pathologique ne doit s'opposer à ce que la respiration et la circulation indépendante s'établissent; 5° lors même que la respiration et la circulation sont établies, il faut que le corps du fœtus ne présente aucune monstruosité, aucune maladie congénitale, capables de causer tôt ou tard la mort de l'enfant. Or, l'examen de ces lésions congénitales mérite d'autant plus de fixer notre attention, que c'est en les invoquant que l'on pourra souvent faire triompher la vérité, soit qu'il s'agisse de prouver qu'un enfant n'a pas vécu, soit qu'il faille démontrer le contraire. Pour apprécier ces lésions à leur juste valeur, il me semblerait convenable de les séparer en diverses classes, suivant leur ordre de gravité : les unes seraient essentiellement mortelles; les autres entraveraient le développement de la vie, sans être une cause essentielle de non-viabilité; les dernières, enfin, ne s'opposeraient nullement à la vie : ainsi, un enfant qui naît avec une oblitération de l'œsophage, n'est pas viable; un enfant qui vient au monde avec une gastrite ou une phlegmasie cutanée, peut vivre; un enfant qui apporte en naissant une fracture d'un membre ou un bec de lièvre, est incontestablement viable. Cette distinction est de la plus grande importance : en effet, les enfans nés avec une infirmité du premier ordre, ne donneront lieu à aucune contestation; les maladies du second ordre peuvent être invoquées comme circonstances atténuantes dans les questions d'infanticide; celles, au contraire, du troisième ordre, ne pourront jamais l'être.

Pour rendre plus positives nos données sur la question de viabilité, il serait à désirer que le législateur fît dresser, par une commission de médecins éclairés, un tableau des maladies congénitales rangées suivant les distinctions que je viens d'exposer; ce tableau, bien établi, et fondé sur nos connaissances anatomiques et pathologiques, servirait, aux magistrats et aux médecins, de base pour juger de la viabilité d'un enfant en faveur duquel on voudrait faire valoir l'existence de quelque maladie congénitale, dans le but de prouver qu'il était ou n'était pas viable.

Voici comment je concevrais ce tableau, qu'un homme plus éclairé que moi rédigerait mieux sans doute, et qui ne pourrait avoir d'importance qu'après avoir été examiné et discuté par une commission de médecins instruits.

TABLEAU DES MALADIES CONGÉNITALES

QUI PEUVENT ÊTRE INVOQUÉES POUR OU CONTRE LA VIABILITÉ.

Ier ORDRE. — *Vices de conformation et maladies nécessairement mortelles.*

Absence de la peau avec imperfection des parois des cavités splanchniques. (Éventration.)

Oblitération, scission, duplicité de l'œsophage.

Ulcères et ramollissement gélatiniforme de cet organe développés avant la naissance.

Oblitération de l'estomac.

Son ramollissement gélatiniforme développé avant la naissance.

Oblitération et scission des parties supérieure, moyenne et du tiers inférieur du canal digestif.

Ramollissement général de la membrane muqueuse intestinale développé avant la naissance.

Hydropisie des reins ou d'un seul.

Coalition du rectum oblitéré avec la vessie.

Déformation des fosses nasales avec monopsie.

Hernie des organes abdominaux dans la cavité thoracique.

Inflammation de la plèvre, des poumons ou des bronches avant la naissance ou pendant l'accouchement.

Impossibilité de dilater les parois du thorax, à cause de la faiblesse extrême de l'enfant. (Faiblesse de naissance.)

Congestion des poumons et du cœur au moment de la naissance.

Cœur unique, ou ne consistant qu'en une oreillette et un ventricule.

Division du cœur en deux parties par une scission complète.

Péricardite développée pendant la vie intra-utérine.

Acéphalie.

Anencéphalie.

Vices de conformation de la moelle épinière.

Hydrocéphalie avec déformation considérable du crâne.

Encéphalocèle avec hydrocéphalie.

Apoplexie compliquée ou non de fracture du crâne survenue avant ou pendant l'accouchement.

Ramollissement du cerveau.

Hydrorachis avec ulcération de la tumeur.

IIe ORDRE. — *Maladies qui, sans être nécessairement mortelles, peuvent s'opposer au développement de la vie indépendante.*

Ecchymoses, meurtrissures, bosses sanguines, cyanopathie.

Nævi materni très-développés.

Inflammations cutanées.

Adhérence des lèvres.

Longueur énorme de la langue.

Étroitesse extrême du pharynx.

OEsophagite simple.

Ulcères folliculeux de l'estomac.

Simples rétrécissemens des intestins.

Imperforation de l'anus.

Hémorrhagie intestinale.

Néphrite calculeuse.

Péritonite avec ou sans hydropisie.

Vices de conformation, ou dépression des parois thoraciques.

Communication plus ou moins large des oreillettes ou des ventricules du cœur.

Hydrocéphalie peu avancée et sans écartement des os du crâne.

Imperforation et absence du vagin.

Accumulation de mucosités dans les bronches.

IIIᵉ ORDRE. — *Maladies qui ne s'opposent nullement à la viabilité.*

Absence simple de la peau.

Excroissances cutanées.

Développement exagéré du système pileux.

Albinisme.

Nævi materni stationnaires.

Bec de lièvre.

Division du voile du palais.

Déviation de l'estomac, transposition des viscères abdominaux.

Absence d'un rein.

Hypospadias.

Extroversion de la vessie.

Hernie ombilicale et inguinale.

Transposition du cœur.

Rétrécissement de ses orifices, anomalies de leurs valvules.

Persistance des ouvertures fœtales quelques jours après la naissance.

Atrophie cérébrale.

Hydrorachis sans ulcération de la tumeur.

Fractures, luxations, scissions des membres.

Une fois ce tableau rédigé, discuté par des médecins, et sanctionné par le sceau de la loi, il serait à désirer qu'on établît les règles suivantes, relativement à la viabilité considérée dans ses rapports avec la pathologie des nouveaunés.

1° Ne sera pas réputé viable tout enfant qui, ayant respiré, sera affecté d'une maladie comprise dans le premier ordre du tableau.

2° Sera réputé viable, mais affecté d'une lésion propre à entraver la vie, tout enfant naissant avec une maladie comprise dans le second ordre.

3° Sera évidemment réputé viable tout enfant qui, ayant respiré, sera seulement atteint d'une maladie indiquée dans le troisième ordre du tableau.

FIN.

TABLE DES MATIÈRES.

FIN DE LA TABLE DES MATIÈRES.

www.ingramcontent.com/pod-product-compliance
Lightning Source LLC
LaVergne TN
LVHW020123030726
842520LV00001B/24